新知文库

171

XINZHI

Understanding
Brain Aging and Dementia:
A Life Course Approach

UNDERSTANDING BRAIN AGING AND DEMENTIA: A Life Course Approach by Lawrence J. Whalley

Copyright © 2015 Columbia University Press

Chinese Simplified translation copyright © 2025 by SDX Joint Publishing Company Ltd. Published by arrangement with Columbia University Press through Bardon-Chinese Media Agency

博达著作权代理有限公司

ALL RIGHTS RESERVED

衰老之谜

解码脑老化与阿尔茨海默病

［英］劳伦斯·J. 惠利 著

孙晓宁 王赫男 严仕达 杨子仪 译

生活·讀書·新知 三联书店

Simplified Chinese Copyright © 2025 by SDX Joint Publishing Company.
All Rights Reserved.

本作品简体中文版权由生活·读书·新知三联书店所有。
未经许可，不得翻印。

图书在版编目（CIP）数据

衰老之谜：解码脑老化与阿尔茨海默病／（英）劳伦斯·J.惠利（Lawrence J. Whalley）著；孙晓宁等译. —北京：生活·读书·新知三联书店，2025.6. — （新知文库）. — ISBN 978-7-108-08033-2

Ⅰ. R749.1

中国国家版本馆 CIP 数据核字第 2025N70T96 号

策划编辑　唐明星
责任编辑　刘子瑄
装帧设计　陆智昌　康　健
责任校对　陈　格
责任印制　卢　岳
出版发行　生活·讀書·新知三联书店
　　　　　（北京市东城区美术馆东街22号 100010）
网　　址　www.sdxjpc.com
经　　销　新华书店
印　　刷　河北松源印刷有限公司
版　　次　2025年6月北京第1版
　　　　　2025年6月北京第1次印刷
开　　本　635毫米×965毫米 1/16 印张29.5
字　　数　349千字
印　　数　0,001－5,000册
定　　价　79.00元
（印装查询：01064002715；邮购查询：01084010542）

新知文库

出版说明

在今天三联书店的前身——生活书店、读书出版社和新知书店的出版史上，介绍新知识和新观念的图书曾占有很大比重。熟悉三联的读者也都会记得，20世纪80年代后期，我们曾以"新知文库"的名义，出版过一批译介西方现代人文社会科学知识的图书。今年是生活·读书·新知三联书店恢复独立建制20周年，我们再次推出"新知文库"，正是为了接续这一传统。

近半个世纪以来，无论在自然科学方面，还是在人文社会科学方面，知识都在以前所未有的速度更新。涉及自然环境、社会文化等领域的新发现、新探索和新成果层出不穷，并以同样前所未有的深度和广度影响人类的社会和生活。了解这种知识成果的内容，思考其与我们生活的关系，固然是明了社会变迁趋势的必需，但更为重要的，乃是通过知识演进的背景和过程，领悟和体会隐藏其中的理性精神和科学规律。

"新知文库"拟选编一些介绍人文社会科学和自然科学新知识及其如何被发现和传播的图书，陆续出版。希望读者能在愉悦的阅读中获取新知，开阔视野，启迪思维，激发好奇心和想象力。

生活·讀書·新知三联书店
2006年3月

献给 海伦

衡量一个民族的品格，不在于它如何爱护幼小，而在于它如何尊重和呵护长者。孩童之爱，人皆有之，哪怕是暴君和独裁者，亦会刻意展现其对孩子的宠爱。然而，对那些年迈的、身患不治之症的、无助的人的关爱与关怀，才是衡量一个文化深厚底蕴的真正试金石。

——波兰出生的美国犹太拉比、神学家
亚伯拉罕·约书亚·赫舍尔
（Abraham Joshua Heschel，1907—1972）

青春是自然赋予的恩赐，而老年则是岁月雕琢的艺术品。

——波兰犹太诗人斯坦尼斯洛·耶日·勒克
（Stanislaw Jerzy Lec，1906—1966）

目 录

致谢 1
序言 3

第一章 绪论 1
一、生活史与生命历程理论 1
二、人口老龄化 2
三、表观遗传学在脑老化和痴呆中的作用 3
四、社会阶级与生命历程 4
五、个体差异的研究 5
六、适应力与社会资本 6
七、成年疾病的来源 8
八、关联研究的局限性及还原论的风险 9
九、系统生物学、还原论和可视化的价值 11
十、大脑与思维老化的生物学原理 16
十一、社会认知、衰老和痴呆 19

第二章　生命历程理论　　22

一、一些影响深远的概念　　22
二、发育阶段　　29
三、关键阶段　　32
四、程序化发育与老化　　37
五、三个人的一生　　43
六、衰老和成年疾病的发育起源　　45
七、总结　　48
附录一　术语　　50
附录二　延伸阅读　　52

第三章　大脑——美妙连接成的网络　　53

一、揭秘神经系统　　53
二、功能性组织　　62
三、弥散张量成像　　70
四、与衰老相关的脑结构与功能　　72
五、美妙连接成的大脑蓝图　　75
六、大脑和语言　　81
七、大脑图谱　　82
八、总结　　84

第四章　进化、衰老与痴呆　　86

一、引言　　86
二、只有人类会得阿尔茨海默病吗？　　92
三、人类进化　　96
四、进化程度更高的神经网络是否对阿尔茨海默病更为易感呢？　　99
五、阿尔茨海默病中胚胎发育通路的再激活是否
　　与成熟脑组织无法相容？　　105

六、脑衰老与神经系统疾病的演变　　119
　　七、总结　　121

第五章　衰老的大脑　　124
　　一、引言　　124
　　二、额叶和衰老　　139
　　三、脑血管　　140
　　四、基因、饮食和行为　　145
　　五、应激反应和大脑老化　　147
　　六、总结　　151

第六章　痴呆的生物学原理　　154
　　一、相关理论的发展和演变　　154
　　二、现代研究：聚焦β-淀粉样蛋白　　163
　　三、Tau蛋白的分子生物学机制　　170
　　四、血管性认知功能障碍与痴呆　　173
　　五、现代研究：聚焦衰老的生物学原理　　175
　　六、痴呆病变中神经网络的破坏　　184
　　七、总结　　187

第七章　断裂的思维　　190
　　一、引言　　190
　　二、认知老化　　192
　　三、感觉系统　　200
　　四、什么影响到认知老化的速度?　　203
　　五、注意力　　205
　　六、信息处理过程　　211
　　七、总体思维能力　　211

八、记忆 225
九、易感人群 230
十、个性和认知老化 237
十一、总结 237

第八章　情绪老化 239
一、情绪生活 240
二、作为情绪专家的老年人 244
三、情绪状态 246
四、大脑老化和情绪老化 247
五、情绪解剖 248
六、情商 249
七、活在"角色"里的老年人 253
八、生活叙事、自我概念和晚年的自我可能 257
九、社会支持、社会凝聚力和社会性疼痛 262
十、还剩多少时间？ 265
十一、总结 268

第九章　痴呆综合征 270
一、引言 270
二、阿尔茨海默病 282
三、早期痴呆的脑成像 294
四、额颞叶痴呆 303
五、帕金森病痴呆 305
六、脑血管病性痴呆 311
七、总结 313

第十章　降低痴呆风险：基本概念、储备能力与生命早期机遇　316
　　一、痴呆的流行病学　316
　　二、认知储备　322
　　三、降低痴呆风险策略的生物学合理性　327
　　四、痴呆预防的早期时机　331
　　五、总结　347

第十一章　降低痴呆风险：中年期的干预可否延缓痴呆发生？　352
　　一、神经血管假说　354
　　二、炎症和代谢假说　365
　　三、淀粉样蛋白和相关的治疗策略假说　369
　　四、压力、抑郁和生长因子的作用　372
　　五、脑活性假说　376
　　六、总结　378

第十二章　降低痴呆风险：多维度方法　383
　　一、背景　383
　　二、营养与痴呆症　389
　　三、多领域假设　398
　　四、总结　405

结语　406
注释　411

致　谢

对生命历程理论在大脑老化与痴呆中的应用方面，我深受我的朋友和曾经的精神病学老师的影响。通过与伊恩·奥斯瓦尔德（Ian Oswald）和亨利·沃尔顿（Henry Walton）共事，以及学习诺曼·克赖特曼（Norman Kreitman）、拉尔夫·麦圭尔（Ralph MacGuire）和乔治·芬克（George Fink）的研究方法，我在爱丁堡的工作得以顺利开展。同时，我的同辈艾维-玛丽·布莱克本（Ivy-Marie Blackburn）、道格拉斯·布莱克伍德（Douglas Blackwood）以及W. 约翰·利夫西（W. John Livesley）的工作也为我提供了重要的研究起点。在早年的工作中，我们认为生命历程理论在精神健康护理上的应用为病史采集、社会评估、成因解释以及长期护理计划制定等方面。这个理论提供了一个既易于理解又具有强操作性的理论框架。

近30年的时间里，我有幸与伊恩·戴芮（Ian Deary）和约翰·斯塔尔（John Starr）保持着卓越的研究合作关系。在心理学、老年医学和精神病学的知识基础上，我们共同建立了一套研究大脑老化与痴呆的生命历程研究模型。我们遵循苏格兰的杰出传统，在临床、社会和教育领域的研究上,希望能通过卫生保健、社会资源和教育方面的改革来改善苏格兰人民生活。许多同事和朋友都给予了极大的帮助,罗布·雷特(Rob Wrate)、马里奥·戴帕拉(Mario de Parra)和赫尔诺特·里德尔(Gernot Riedel)做出了重要贡献。汤姆·拉斯(Tom Russ)阅读本书后给出了许多宝贵意见,而戴维·圣克莱尔(David St. Clair)在神经遗传学方面提供了更具体的宝贵意见。苏珊·达西(Susan Duthie)、安德鲁·科林斯(Andrew Collins)和艾伦·赖特(Allan Wright)在分子研究领域对基因、营养、老化和痴呆研究做出了贡献。此外,我感激那些匿名审稿人,以及哥伦比亚大学出版社的编辑帕特里克·菲茨杰拉德(Patrick Fitzgerald)、凯瑟琳·谢尔(Kathryn Schell)和布里奇特·弗兰纳里-麦科伊(Bridget Flannery-McCoy),没有他们,这本书的逻辑性和结构性将会大打折扣。我尤其需要感谢我的文字编辑,莫琳·奥德里斯科尔(Maureen O'Driscoll),她自始至终对细节和一致性的关注大大提高了本书的准确性和可读性。最后,我想感谢惠康基金会(Wellcome Trust)对我的临床研究员工作的慷慨支持,他们对我在学术发展方面提供了细致而周到的指导,为最终呈现于本书中的观点做出了巨大贡献。

序　言

在20世纪60年代，人们喜欢引用社会生物学（sociobiology）领域的书籍中的话，认为我们的行为"都是由基因决定的"。专家们自信满满地预测着所谓"成功基因""智慧基因"，甚至是导致抑郁的"忧郁基因"的存在。而到了21世纪初期，这样的观点已经逐渐变得过时，持有这些论调反而会让人觉得见解浅陋。自此，许多更为复杂的理论逐渐成形，为人们构建自洽统一的理论框架带来了希望，用以取代曾流行一时而如今却备受质疑的所谓"一个基因解释一种性状，一个基因解释一种疾病"的猜想。然而，在公众的理解里，这些有关"基因至上"的想法意味着诸如阿尔茨海默病（Alzheimer's disease，AD）这类常见的疾病，如今应该已能得到医治了。毕竟，你能听到人们的反诘："这些难道不就是某种生理上的紊乱吗？难道生物组织不服从物理定律吗？大脑跟心脏和肝脏一样，仅仅就是一块组织，不是吗？"

这场解读大脑老化的游戏目前进展到哪儿了？我们是否在寻求答案的过程中达成了共识？让我们先来看看以下两篇新闻报道。

2010年8月，《纽约时报》（*The New York Times*）报道了一段

发生在2003年的对话。对话双方分别是美国国家衰老研究所老年痴呆研究部（Dementias of Aging Branch at the National Institute of Aging）主任尼尔·布克霍尔茨（Neil Buckholtz），和他的老朋友威廉·波特（William Potter），一个刚刚离开美国国立卫生研究院（National Institutes of Health），后就职于礼来公司（Eli Lilly and Company）的神经科学家。[1]波特一直在思考如何加速阿尔茨海默病极为缓慢的药品研发进程。二人都认为，目前阻碍大多数阿尔茨海默病药品研发的主要因素是缺乏可信的生物数据，来显示阿尔茨海默病患者与健康个体有何差异，以及这些差异如何随着疾病的进展而变化。

这种差异被称为"生物标志物"，它是一种生化指标，能在疾病发作之前出现。通过这种生物标志物，我们能够识别出最有可能患病的人群的可靠特征。重要的是，生物标志物要能在疾病发作之前就出现，从而能够用于提前识别那些最有可能患病的人群。

两位科学家都意识到，没有任何一个孤立的公司或机构拥有实现药品研发突破所需的资源。他们的解决方案是劝说政府和大型药厂资助一个大型合作项目，以提供所需的生物数据（其中政府投资了6500万美元，药厂投资了2700万美元），从而促成了阿尔茨海默病神经影像学行动计划（AD Neuroimaging Initiative，ADNI）。"这简直令人难以置信，"宾夕法尼亚大学的约翰·Q. 特罗扬诺夫斯基（John Q. Trojanowski）博士说道，"虽然这与我们大多数人职业生涯中所熟悉的科学理念不同，但我们都意识到，除非我们先放下所谓'知识产权'的执念，分享所有的研究数据，否则我们绝不可能发现这些生物标志物。"

上一个故事发生在2003年。转眼到了2010年，《纽约时报》的另一篇文章[2]报道了2008年8月美国国立卫生研究院的一次会议纪要[3]，该会议颁布了《美国国立卫生研究院关于预防阿尔茨海默病和认知减退的共识发展会议声明》。与会者们认为，现有的证据并不支持存在与认知减退或阿尔茨海默病相关的"任何可干预的危险因素"。专家组为进一步的研究提出了一些建议，但那时人们依然感到前路漫漫，成果甚少。

这种集体性失望情绪的源头，可以从该会议的相关资料中窥见一斑。举例来说，关于营养、饮食因素和阿尔茨海默病的关系，会议专家组发现其要么是缺乏持续的相关性，要么仅有"非常有限的证据"能证明某一种食物或者单一营养素有保护性作用。并且，后者随后还会受到营养学家们质疑，他们认为关联性研究中使用的证据尚不充分，应该在临床试验中得到积极的结果之后再下结论。

此外，该专家组后来也承认"大部分现有证据来源于那些原本为调查其他疾病而设计和开展的研究（例如心血管疾病和癌症）"。这一专家组主要由心血管疾病和癌症方面的专家组成，即便有着几名具备预防性研究领域专业知识的临床神经科学家，其在人员组成上也是不平衡的。但除了他们之外，还有谁的意见值得参考呢？又有谁开展了关于预防神经系统疾病的临床试验呢？

我们很难构想出现有的哪些临床试验与痴呆的预防直接相关。最可能的候选应该是那些针对预防卒中（即脑中风）而设计的试验，尤其是关注卒中后痴呆预防的试验。此外，还有相关的临床试验关注神经系统发育缺陷的预防。目前，这类试验中最广为人知的成果是证实了通过补充维生素能够有效预防先天神经管缺陷（如脊柱裂和无脑畸形）。

这项开创性研究由英国利兹市的理查德·史密斯尔斯（Richard Smithells）和伊丽莎白·希巴德（Elizabeth Hibbard）[4]主持。通过这项研究，他们成功说服专家咨询委员会建议在某些食品中添加叶酸以补充营养。20世纪90年代，在美国疾病预防与控制中心（Centers for Disease Control and Prevention）的戈弗雷·奥克利（Godfrey Oakley）的建议和广大医疗机构的支持下，美国也开始了推广叶酸的行动。这一行动使得美国在1998年成为首个通过强制在面粉和其他谷物中添加叶酸来预防神经管发育缺陷的国家。遗憾的是，与其他欧洲国家一样，这项营养强化的行动在英国的推行却被一拖再拖。考虑到这项关键的预防性研究恰恰是在英国本土完成的，这一事实不免让人感到格外尴尬。

2008年，美国国立卫生研究院的专家小组建议开展关于预防痴呆的长期研究，但他们并未明确研究的目的以及应该衡量的指标，甚至没有确定应该从哪个年龄段的人群开始研究。如果从一开始就知道研究设计应该囊括哪些评估指标，那么随后的长期研究将因此受益。然而，这几乎是不可能的，因为技术进步的进程是难以预测的，哪怕仅仅是20年后的情况我们都无从预知。尽管维生素补给的相关研究表明叶酸补充应在计划怀孕之初就开始，但预防痴呆的措施是否也需要在如此早的节点开始呢？这类研究的时间跨度可能会贯穿研究对象的一生，真的可行吗？

目前，在痴呆预防方面，我们似乎渐渐有了较为乐观的苗头。2013年，美国至少开展了三项相关研究，涵盖了来自澳大利亚、哥伦比亚、英国和美国的人口样本。第一项研究关注了携带某种突变基因的高患病风险个体，这些个体日后极有可能患上痴呆；第二项研究筛选出了脑中存在与痴呆相关的异常大脑蛋白（淀粉样蛋白）的个体；第三项研究则招募了带有特定等位基因（APOEε4）纯合拷贝的个体，该等位基因会增加患痴呆的风险。这三项研究开始时，其研究对象均无痴呆临床症状（均为预防性研究，而非治疗性研究），研究方法包含敏感度较高的精神测试和脑成像等检查手段。

相关干预措施主要包括降低淀粉样蛋白的毒性效应以减少患痴呆的风险。与欧洲人对迟发型痴呆的研究不同，美国人认为迟发型痴呆是一种复杂的、由多因素引起的疾病。因此，要实现有效的疾病预防，需要同时干预多个致病因素。

预防痴呆不仅是健康研究领域的重要任务，更拥有巨大的市场前景。尽管现有各种预防痴呆的构想听上去都有着一定的科学性，但要把已知的导致痴呆的风险因素汇总起来，并制定出具体的实施方案，仍是一项艰巨的挑战。在有关痴呆研究的国际会议上，研究者们已将痴呆的预防列为首要任务，并普遍认同这项工作需要通过国际的紧密合作来完成。随着各国逐渐意识到痴呆的"流行"态势对现代社会的经济发展和社会福利构成的严重威胁，对于痴呆研究的紧迫感也日益增加。专家们不再寄望于能研发出一种对老年痴呆综合征的常见病因都有作用的"灵丹妙药"。相反，更为复杂的研究理念关注如何通过药物研发来对抗遗传和环境因素对痴呆症发病的加速作用。研究者不再拘泥于传统的以基因为中心的病因假说。这些观点体现了欧洲和美国进化生物学家在理解基因在种群水平上的作用时存在的历史性差异，而非在基因表达调控过程对进化速度影响方面的差异。[5]

"生命历程理论"（the life course approach）为我们从个体的成长发育和个体历程角度解读痴呆的发生与发展提供了思路和结构上的框架。我们将应用这一理论来探讨痴呆的病因和病程。尽管这本书是面向非专业人士的科普读物，但那些在痴呆研究中专注于某些特定领域的神经科学家可能也会对这一理论感到陌生。我们希望，无论是这些领域的研究者还是关心痴呆患者的人群，都能够通过阅读本书而有所收获。

第一章
绪　论

一、生活史与生命历程理论

本书探讨了个体在脑老化速度和对老年痴呆易感性上存在的差异，以及这些差异存在的原因。20余年来，在爱丁堡进行的脑老化与健康的研究，以及对苏格兰亚伯丁郡居民进行的两个出生队列的研究，共同为这一领域建立了核心观点。这两个队列在首次被招募时的年龄分别为64岁和77岁，他们同意入组参与一项关于脑老化与精神心理健康的随访调查。该研究中使用了经过多次验证的可靠方法。经过一年左右的时间，研究范围已经拓展到了连续脑成像、分子遗传学数据收集以及营养调查等领域。不过，研究目的始终没有改变，即探讨正常的（即非病理性）衰老与痴呆早期的认知功能衰退的区别。为什么有些高龄老人仍能保持良好的认知功能？研究者们深入解读了相关数据并发表了研究成果。报告的编辑和审稿人的建议和反思推动研究的进一步发展，这些成果最终成为本书的重点内容。本书力求对大脑老化研究的整体概况进行阐述，并展现心智能力与情感老化过程中遗传和环境影响因素的重要性。此外，本书还介绍了延缓甚至预防痴呆症发病的科学依据。

本书主要是为非专业人士编写的，旨在帮助读者了解关于典型生命周期的基本概念，并认识个体发育和衰老过程中的主要阶段。更重要的是，本书将探讨决定大脑和认知功能老化速度差异的重要因素。

在"生命历程的思维方式"的框架中，我们能够系统地理解和整合关于大脑老化和痴呆的知识。生命历程理论，作为一个基于个体生活史的科学概念，不仅是对历史的简单描述性的记录，而且是一个整合了生物学、心理学以及社会科学等多个领域影响的复杂因果体系。

二、人口老龄化

我们的世界将随着人口老龄化而发生改变。日益增长的平均寿命与日趋下降的出生率将影响每一个国家的年龄结构。虽然难以准确预测，但预计到2050年，超过世界人口的22%将会是60岁以上，而其中的1/5的人会超过80岁。不过，好消息是这些人的健康状况有望更好，患病时间更短且患病年龄更晚。老龄化群体的工作能力和社会需求将改变世界的经济格局：人们将需要工作更长时间而更晚才能领取养老金。在国家层面，老年人个体行为的变化也将会影响政府对宏观经济体系的管理（包括医疗体系），并且由于他们的利益和需求与年轻人不同，老年人的政治行为也会对政府产生显著影响。

本书从三个层面探讨了脑老化的后果。第一，为了理解人们脑老化速度上的差异，我们需要了解哪些因素影响着脑老化。第二，导致脑老化速度不同的原因是否能被转化为某种实用而有效的对策，以减缓甚至避免痴呆的发生？第三，影响个体对痴呆的易感性差异的因素与影响脑老化速度差异的因素之间是否存在实际区别？

寻找抗痴呆的有效干预措施需要克服两大主要挑战。第一项挑战与脑细胞健康有关。[1]例如，如何保证良好的营养状况，如何控制不必要的炎症，以及如何修复脑细胞网络损伤。第二项挑战涉及大脑执行任务的能力，包括自我组织、形成新的神经网络、创新工作方法以提高工作能力、适应变化的环境，以及应对年龄增长可能对脑细胞造成的损害。一个关键观点是，一些专家认为脑老化是脑细胞自我维持和修复功能障碍的结果。心智活动（俗称脑力活动）是决定脑细胞间连接密度和模式的关键因素，因此，脑力训练对延缓脑衰老具有广泛认可的益处。

三、表观遗传学在脑老化和痴呆中的作用

随着早期发育对成年后健康的重要性得到广泛认可，分子生物学领域开始尝试解开困扰科学家们多个世纪的谜团。例如，为什么两个基因相同的个体（如同卵双胞胎）会有不同的病史，或者为什么环境的改变（如严重的饥荒）产生的生物效应在事件结束后仍能持续很长时间。表观遗传学的理论旨在为这类问题寻找答案。当科学家讨论表观遗传学时，他们是在试图解释那些无法通过基因序列的改变来解释的基因表达变化现象。随着表观遗传学的发展，它能被应用于生物编程（biological programming），使人们能够更好地理解从早期发育过程缺陷到成年后患病的过程。

随着几个从出生到中年的长期研究结果的发表，表观遗传学也取得了重大进展。这些研究成果将幼年的缺陷与常见成年期慢性疾病的发生联系了起来。英国国家健康与发展调查（the British

National Survey of Health and Development）是这类研究中最早开展的，其研究对象是一群在1946年3月的一周内出生的孩子。当这些孩子大约36岁时，他们开始表现出慢性病的首发症状。举例来说，前期结果显示，他们在36岁时患有肺部疾病的风险随着幼年时不幸经历的累积而升高，这些经历包括过度拥挤的家庭环境、大气污染严重的社区以及过早养成的吸烟习惯。尽管这些高危因素已被认为和肺病的发生有关，但这项针对出生队列的长期随访调查首次展示了在整个生命历程中这些效应是如何逐渐积累的。此外，这些不同的不幸经历共同造成的损害有时比它们各自效应的简单叠加要大得多。

四、社会阶级与生命历程

在20世纪，人们逐渐认识到社会阶级能够解释为什么某些人面临更高的成年慢性病风险。进入21世纪后，这一观点得到了更深入的理解，人们发现社会阶级差异对疾病死亡率有非常显著的影响，即使在物质生活水平全面改善的情况下，这种影响也难以逆转。因此，我们需要一个更本质的解释来解读这一现象。对此，社会科学家认为，社会地位的重要性在于它使得高阶层的人能够获得更好的教育和健康水平、更容易获取和享受卫生服务，并且更擅长利用人际关系的支持来减轻疾病带来的伤害。

生命历程的研究表明，幼年时期的常见疾病、父母的社会阶级以及受教育程度可以作为预测一个人是否会形成不良饮食习惯、肥胖及较低的社会工作地位等因素的指标。然而，随着研究的深入，这种联系的复杂性逐渐显现。例如，体力工作者相对于白领更容易受到童年困境的影响。此外，更高的教育程度并不总是对健康有益，比如高学历女性往往更晚结婚、更晚生育，这可能使她们面临更高的乳腺癌患病风险。如今，脑科学研究已经取得了显著进展，对基因和环境之间相互作用的理解已经足够深入，使得我们能够进一步探索大脑发育和老化的机制。

然而，在将有关衰老的长期研究结果纳入考量之前，我们亦需要警惕一些陷阱。例如，老年人的样本（如75岁）通常仅由在该年龄段仍存活的人组成。对于生活条件较差的人来说，能够进入老年期本身就是一种"成就"。这些"坚强的幸存者"通常具备克服贫困与苦难的多种方法，甚至可能在疾病抗性上拥有基因上的优势。然而，这些并不是唯一的"生存"属性。其他幸存者可能缺乏抵御疾病的生物学优势，但他们可能在生活中获得了他人的支持，例如一些慈善团体会向不幸的人提供帮助。这些问题对心智能力衰退的研究设计具有重要影响。弗吉尼亚大学的蒂莫西·索尔特豪斯（Timothy Salthouse）改进了脑老化相关研究的方法，本书许多内容也深受其观念的影响。[2]

五、个体差异的研究

为了理解个体在脑老化速度和老年痴呆易感性上的差异，了解大脑的发育和结构是极有帮助的。大脑老化的生理变化对于理解痴呆问题同样至关重要，因此这些问题在本书中也有所涉及。同样地，最近在理解老化生物系统的演化方面取得了显著进展，大脑作为其中一个极为复杂的例子，其演化过程尤为引人注目。通过对基因调控的深入研究，我们进一步认识了这些系统在老化过程中发挥的关键作用。虽然这种演化可能看似与痴呆没有直接关系，但本书中的相关介绍将为探讨影响大脑发育的通路提供新的视角，同时也为神经再生中的潜在修整策略带来启发。

在详细介绍第七章和第八章这两个关键章节之前，我会对上述内容进行简要总结。另外，这两个章节的编写受到了我的爱丁堡大学同事伊恩·戴芮的工作的启发。[3]这些内容旨在解释在心智衰老过程中主要的生理、心理和社会影响。然而，在认识到部分心智能力在晚年会有所下降的同时，我们也观察到并非所有能力都会受影响，因此在这两者之间找到平衡是十分必要的。实际上，有些能力甚至会随着衰老而有所提高，特别是情绪控制能力方面，情绪健康随着年龄的增长而逐渐改善，这与普遍的看法相反。

六、适应力与社会资本

生命历程包括随着时间流逝而发生的一系列关键事件，以及一个人在其中扮演的各种角色。这些事件发生的确切时间往往难以精准确定，但许多重大事件的发生（如结婚的年龄）都有其社会文化范式。一个人承担特定角色的机会（如开始第一份工作）会受到经济形势和教育需求变化的影响，所以这些事件发生的时间也会相应变化。这些事件和角色累积起来的经历可能是积极的，也可能是消极的。随着生理和心理的逐渐成熟，这些经历的累积将影响一个人的成功或失败。有些经历，比如父母一方的死亡，会导致不同的长期后果，这取决于可获得支持的多少以及父母逝去时孩子年纪的大小。父母去世后的负面影响可能使部分孩子对其他亲密关系的破裂较为敏感，而对于其他人来说，这也许会提供一个学会如何成功管理紧张情绪的机会。不管怎么说，在早期发育中，家庭的角色至关重要。

从孩提到老年，我们不断体验并将人生经历累积成在世间的记忆。许多经历会影响我们面对衰老和疾病时的适应能力。从受精卵开始算起，在近百年的人生中，经历塑造了我们的大脑，并提供必要的资源以确保我们的身体健康。当疾病产生时，我们的适应力会减缓疾病的破坏并保护心理和生理功能。对于那些发生在我们身上的变故，我们会问："这正常吗？我只是变老了吗？我可能是生病了吗？我能从这段经历中获得积极的成长吗？"

这种由经验储备、家庭支持和社会网络所构成的资源集合不仅帮助我们融入社会集体，同时以相互帮助的方式塑造我们的社交大脑。那么，我们应该如何准确描述这种资源集合呢？在现代社会，尽管"社会资本"（social capital）一词被广泛用于描述各种人力资源，但由于其定义一直未能令人满意，因此它的使用也受到了一定的限制。罗伯特·帕特南（Robert Putnam）（由大卫·哈尔彭［David Halpern］引用）将"社会资本"定义为"社会组织的特性，如信任、规范和网络，它们通过促进协调的行动来提高社会效率"。[4] 由此可见，社会资本具有很强的流动性，与其他形式的资本相比表现出更高的灵活性。我们很容易就能理解"金融资本"或"商品资本"[5]，理解它们的稳定性及其价值的维系。而社会资本的增长则需要人们努力培养由人际关系、梦想、愿望和慈善行为所构成的土壤。为了使"社会资本"这一概念具有实际意义，一些社会科学家主要关注个体从其社会网络中获取利益的能力，就像是一个优秀的演员会通过与"各方面都表现最佳"的公司合作来取得演艺事业的领先地位。

在定义上遇到的困难给衡量社会资本的大小带来了不小的问题，特别是有些概念仍然依赖于尚未清晰界定的内容来解释。在第八章中，加州大学洛杉矶分校的苏珊·查尔斯（Susan Charles）和斯坦福大学的劳拉·卡斯滕森（Laura Carstensen）解决了相关问题。[6]她们证明了社会网络、情感支持和建立信任这三个要素与脑老化的两大必然结果——认知与情感老化（cognitive and emotional aging）有关。这两大推论都会受到社会环境因素的影响，因此一个人的认知老化会影响与其直接相关的个人社会网络，同时一个人的社会网络也会影响其认知。

从政治体系的角度来看，社会资本也是一个重要概念。一些政治活动家宣称国家应该满足人们"从摇篮到坟墓"的所有需求。如苏联、古巴和以色列等国家所宣称的国内健康水平改善，实际上应归功于完备的社会网络结构改善了民众原本接近赤贫的生活水平，从而提高了人群的预期寿命。然而，一旦这些社会网络崩塌，就像在苏联发生的那样，社会资源的不平等将伴随着个体健康的显著差异一道显现出来。

七、成年疾病的来源

在2009年《美国医学会杂志》（Journal of the American Medical Association）中，杰克·宋可夫（Jack Shonkoff）、托马斯·博伊斯（Thomas Boyce）和布鲁斯·麦克尤恩（Bruce McEwen）[7]指出，许多常见的成年疾病起源于幼年。这一共识直接促使卫生政策重新审视幼年对成年疾病风险的影响，并推动科学研究关注幼年不幸与疾病风险的关联。目前已知的是，大脑在疾病风险塑造中发挥着关键作用。因此，考虑压力性事件（stressful event）对大脑的潜在伤害及其如何增加痴呆患病风险至关重要。

由于大量的大脑研究和媒体的广泛关注，保持绝对客观是不易的。本书聚焦于从生命历程理论探讨脑老化，所以许多相关研究都是描述性或观察性的，不涉及任何人体试验。这些研究绝大多数是非实验性的，通过自然的方式在一定情境和条件下观察研究对象，并与其他环境中的个体进行比较。生命历程研究遵循人体发育的时间轨迹。一旦个体被纳入纵向研究设计，研究者会监测随后的变化及这些变化与环境因素（如养育质量、适当饮食、接触有毒物质）的关系。

八、关联研究的局限性及还原论的风险

关联研究揭示了环境差异与不同类型长期结果之间的相互关系。但是，关联研究存在一个问题，即事件很少单独发生，一个事件的发生往往引发另一个事件（连锁反应）。例如，反复的肺部感染可能与过度拥挤的家庭环境、失学和缺乏卫生保健有关。其中任一因素都可能与晚年不良的肺功能有关。有时，某种因素会增加患病风险，而疾病的早期效应又会对这种因素产生某种影响，形成"反向因果关系"[8]。例如，患有痴呆的老年人通常有不良的日常饮食习惯。进一步研究表明，在某些情况下，痴呆的早期症状会破坏原有的饮食计划，从而导致不良的饮食习惯。因此，关联研究并不能确定原因，也没有为理解脑老化提供一个框架。关联实质上是一种待解释的观察结果。关联研究未能为需要干预的因素（如建议增加摄入特定"能预防痴呆"的食物）提供坚定的理论依据。

基于关联性的有无、关联强度和关联性的正反等信息，确实能够推导出关于潜在的生物学机制的可被验证的命题，用以解释所观察到的关联性。在生物学合理性（biological plausibility）①的原则

---

① 流行病学研究中判断因果联系的准则之一。指根据观察到的现象做出因果联系的判断，要符合已经存在的生物学或医学知识（《卫生学大辞典》）。——译者注

下，探索可能的生物机制之前，对生物学基础的综合理解是必要的。然而，大脑与其他生物系统相比格外复杂，因此那些错综复杂的通路中可能会漏掉许多步骤，导致剩下的部分看起来并不比臆测更有说服力。这一点提醒我们警惕关联研究中的最后一个问题——对生物学还原论（biological reductionism）保持警惕。

还原论的核心思想是将大量事物（如各种属性或事实）简化为少量的相互关联的思想或理论。有许多有效的还原论的例子，例如，光学原理如何还原为电磁理论。从科学进步的角度来看，还原的过程是必要的。就其本身而言，还原论没有问题。一个科学的讨论首先应从区分有用信息与不相关或不可靠的信息开始。然后，提炼出来的信息需要进行整合，并能够合理简洁地解释现象。

这并不是被那些存在主义者所批判的、被称之为生物决定论（biological determinism）的粗陋的还原论（ugly reductionism），即简单地将所有现象归结于生物学因素，而忽视了其他可能的因素。相反，这是科学思维中必要的内核。决定论与还原论一样具有误导性，特别是当报道发现一个基因与某个所谓的"先天"性状相关时。[9]例如，当发现某种基因与某一特定行为性状之间存在稳定关联时，很容易让人认为在携带这种基因的人群中这一性状是"先天"存在的。然而，"先天"这一概念从未被精确定义过。所谓"先天"，是不是意味着某一特定的行为表达的可能性自出生就存在？又或者，要证明某一行为不是"先天"的，是否必须说明环境对其有部分贡献？这些问题值得我们进一步探讨。

现有脑生物学知识的不足限制了理论的发展。对心智功能的本质推测需要掌握生物学领域的关键知识。如果缺乏这一点，那些大胆的还原主义论者将会被人嘲笑，基础还没打牢就来制订研究计划。在《生命线：生物，自由，决定论》（*Lifelines: Biology,*

Freedom, Determinism）一书中，史蒂文·罗斯（Steven Rose）[10]构建了一个可以用来考量生命历程理论的框架。他强调了个体维持自我和自我组织的能力。他的框架旨在反映一生当中个体经历与生物学之间复杂的相互关系。罗斯的观点虽然不一定正确，但有趣。然而，他确实反对轻率地接受基因决定论，以免这种观点蔓延并左右医学研究的思维。

九、系统生物学、还原论和可视化的价值

在熟悉的地方迷路是导致我们感到焦虑和烦恼的常见原因。与大多数动物相似，我们依赖一些可靠的方式来回答诸如"我在哪儿？""我要去哪儿？""那边是什么地方？""我该去哪儿觅食？"等问题。这种可靠性是基于我们通过某些方式来反复无误地处理信息，并每次都得到相同的结果。导航能力就是系统如何发展并学习如何精准地实现这一目标的例子。一个导航系统需要揭示一个地方与另一个地方之间的关系，并将这些信息以容易检索的方式储存起来。比较动物和人类在这方面的行为可能会为我们提供一些有益的见解。例如，卢卡·托马西（Luca Tommasi）及其同事[11]认为，动物的导航系统是随着物种的演变而逐渐进化的，因此，相较于老鼠等动物，进化为成熟的灵长类动物应具有更强的导航能力。同样地，成年人的导航能力也应该比儿童更强。

在进化过程中，脊椎动物的大脑中保留了专门用于处理空间信息的系统和组织架构。我们的机体具有这样一种特殊能力，即能够将各种视觉、位置觉、触觉和嗅觉的信息整合到规划运动和协调日常行为当中。为了生存，这些处理空间信息的结构必须与机体的这种能力高效配合。对空间的精确心理表述使得在空间的几何关系上

增添个人的抽象推理成为可能，进而让我们对所居住的环境有了一种新的想象方式。也许这就是人类与其他灵长类动物最大的不同之处：我们拥有许多共同的基本能力，如空间导航能力，但我们的独特之处在于如何发挥这些基本能力以及如何利用我们最新进化的大脑结构。缺乏对进化的理解，我们就很难深入研究大量的人类生物学的知识，包括人类的健康和疾病行为。

关于生物还原论的风险，当下最为人所知的例子便是人类基因组计划。这是一项大规模国际化研究，旨在"破解人类基因密码"。2000年的报纸头条宣称"生命之书"的神秘面纱已被揭开，并预言新一轮的医学革命即将来临。然而，事态的发展似乎有些不如预期。人类基因组计划揭示的人类基因数量竟然不到25000个——这一数字仅为许多生物学家预测的1/4。鉴于人类基因组所包含的基因如此有限，不足以解释我们的复杂构成，科学家们开始认真考虑其他非编码基因的作用。这些非编码基因过去曾被贬称为"垃圾DNA"，或者更确切地说，是"神秘DNA"，因为它们不直接为蛋白质提供转录模板①。自此，遗传学家们开始探究非编码DNA如何通过调节编码DNA的活性来发挥作用。很快，人们又进一步猜想环境（尤其是饮食）如何影响这些调节性DNA的分子结构。目前，对非编码DNA作用的研究已经超越了传统的"一个基因，一种疾病"的观念。伊娃·雅布隆卡（Eva Jablonka）和玛丽昂·兰姆（Marion Lamb）的研究从哲学和经验两个层面挑战了这些还原论的观点。[12]

---

① 遗传信息储存于DNA中，在基因表达时，以DNA的一条链为模板，根据碱基互补配对的原则，在RNA聚合酶的作用下合成RNA，这一过程叫作转录；随后RNA会进一步指导组成蛋白质的多肽按特定序列合成，进而形成具有生物活性的大分子蛋白质。——译者注

这些复杂的理论一开始往往难以理解。为了理解它们，我们可以从大城市的地铁线路图中寻找一些灵感。最初，地图详细展示了车站之间的精确地理关系以及具体线路。但随着系统的不断扩建，地图开始变得复杂混乱，需要乘客发挥一些想象力来理解。这时，哈里·贝克（Harry Beck）率先打破传统，设计出了一个简洁易懂的伦敦地铁线路图。这一创新设计迅速得到了公众的认可，并迅速传遍了全世界。当面对生物系统的复杂性时，我们同样可能会感到困惑。这时，我们可以借鉴哈里·贝克的思路，忽略那些"多余的细节"，专注于核心的基础原理和关键的调控机制。就像地铁系统中的换乘站一样，生物系统中也有类似的调节"开关"，它们通过适时地"开启"或"关闭"，来指导生命过程的进行。

生物学家有时倾向于坚持一种所谓的"正确方式"来分析问题，主张我们应优先关注那些在进化过程中高度保守地参与生物调节机制的生物大分子，并且强调分子生物学的首要地位，其他领域的内容（从种群水平到细胞水平）都应当与分子生物学的原理相适配。然而，生物学家也应认识到其他领域的科学理论对生物系统研究的重要贡献。特别是涉及数学和物理领域进展的学科，它们并非仅仅作为增强生物学研究"科学性"的辅助工具，而是旨在提高精确数据分析的独立性，以及比较多种不同甚至有时相互矛盾的分析方法得出的结果。

面对海量的科学数据，流于表面的浅显讨论显然不足以让我们进行深入的理解。那么，如何解读大量的生物信息呢？科学家们引入"组学"（-omics）的概念来表达"集合"的思想。[13]通过把"组学"这一术语添加到各种科学名词之后，形成许多广泛应用的相关词语，如基因组学、蛋白组学、营养基因组学、代谢组学和药物基因组学等。这些术语的构建为医学研究提供了许多有价值的概念框架。例如，蛋白组学关注的是特定组织中的所有蛋白质，而代谢组学则涉及特定代谢通路中的所有的分子。理论上，如果能把所有的"组学"领域整合起来，这个集合体将能够代表一个完整的生物系统。为了有效应用这些术语，我们使用不同的前缀来区分各种"组学"。这种区分方法在处理像阿尔茨海默病这样复杂的疾病时尤为有用。尽管其具体机制仍不明确，但与阿尔茨海默病相关的分子通路正逐渐清晰。目前，分子手段虽然尚未取代临床判断，但已经能够为临床决策提供有力支持。未来，在选择治疗像阿尔茨海默病的药物或监测治疗效果时，分子病理学将发挥至关重要的作用。

现有的大数据仍然在快速增长，这无疑对我们的生物系统研究能力提出了挑战，特别是当这些数据还与非生物医学类数据库（如系谱学、经济学或社交媒体）相关联时。目前的解决方案是尝试构建一种数据模型，能够自动遵循分子结构的相关原则，包括分子组成结构的变化和独立功能单位的形成。然而，当研究特定细胞内特定基因的表达时，这种数据模型会遇到一些复杂的问题。解决这类问题的首选方法是通过可视化手段展示在特定实验条件下哪些基因的表达被"上调"或"下调"。例如，使用不同的颜色梯度表现这种变化，甚至将其动画化，正所谓"一图胜千言"。因此，在生物学可视化数据分析技术上的巨大投资是非常值得的。[14]这种数据模型，就像哈里·贝克为伦敦地铁出行指引带来的进步一样，有望在理解生物系统间的相互关系上实现质的飞跃。类比来说，系统生物学中生成的示意图不仅能展示地铁站之间的相互关系，还能描绘伦敦市中心的地貌，以及用不同颜色表示人流的涌动情况。

对数据的深度分析最直接地强调了为"个体化预防性医疗"（personalized and preventive medicine）这一终极目标努力的重要性。在这一目标下，医疗过程能充分利用所有可能的前沿技术，并获取人体内所有可知的生物学信息。通过这样详尽而复杂的数据集，我们不仅能预测个体的患病风险，还能帮助他们预防疾病、准确诊断，以及预测药物治疗中可能出现的有利或不利的反应。然而，目前的技术只能对具有类似特征的患者群体进行分类和诊断，这更接近于"分层医疗"，而非我们期望的通过分析各种"组学"数据库而得到的"个性化医疗"。至此，基于个人患病风险因素的分类进行疾病预防的策略概述如上。需要强调的是，以上关于大数据的讨论并未对现有公共卫生政策所带来的益处提出质疑和挑战，也尚未揭示任何药物研发的新方法。[15, 16]

随着脑科学与衰老生物学研究的快速发展，临床科学家们开始有意识地将大量新信息融入那个简化的理论模型中。然而，我们真正需要的是一种理解疾病是如何干扰生物系统的方法。在初始阶段，这种方法将整合多学科的数据，涉及的学科领域广泛，如物理学和分子遗传学。过去，我们曾经以为只要深入了解分子遗传学，就能全面阐释复杂的个体。然而，经过广泛的讨论和深入的思考，我们逐渐认识到，对这个相互关联的生物系统的全面认识，需要分析各个系统在不同发育阶段的作用。那么，究竟哪种学科能够承担这一艰巨任务呢？这时，系统生物学（system biology）这一术语应运而生。它的定义如下：

> 系统生物学是一种开创性的科学方法，它借助系统的研究手段，旨在揭示生物系统中所有个体组分如何在时间和空间上相互作用，进而发挥系统的整体功能。这种方法使我们能够深入分析分子生物学和基因组学研究所产生的海量数据，并结合对生理学的理解，模拟细胞、器官乃至整个有机体的复杂功能，从而有望提高对于健康与疾病的认识。[17]

系统生物学的综合性特征意味着它必须依托大量的数据来构建系统模型。随着数据收集技术的迅猛发展，我们还需要设计出能够整合高通量、高含量的实验结果和最新基础理论的计算模型。然而，考虑到数据收集领域技术进步的速度，这一目标的实现可能还需要一定的时间。目前，在脑老化与痴呆的相关研究中，我们面临着众多挑战，其中一个突出的问题就是海量的数据缺乏合适的理论框架进行整合。这让我们不禁感叹，"如此海量的数据，却缺乏一种完美的猜想"[18]。

十、大脑与思维老化的生物学原理

在尝试全面地理解支持心智活动的基因、神经元以及脑区时，我们不免会想当然地去尝试把特定的功能分别划分至特定的脑区。这种观念源自19世纪的科学家，他们认为每个脑区只负责一种功能。实际上，每个基因都在以特定的方式发挥作用，为高级神经功能做出微小但重要的贡献。同一基因可能参与多个高级神经功能的实现。例如，虽然人们常说某种突变基因"导致"了某种脑病，但实际上往往并非如此。遗传学研究表明，阿尔茨海默病是由多种遗传缺陷共同造成的。这些导致阿尔茨海默病的分子通路涉及多个基因，其中一些通路与表面大分子的异常加工有关，而另一些则与胰岛素信号转导和炎症过程紧密相连。

一个基因编码的突变会导致异常蛋白的产生，进而在分子层面引发一系列事件，最终可能导致疾病的发生。然而，这并不意味着疾病就是这样简单"形成"的。关于这一点，哈佛医学院的肯尼思·科希克（Kenneth Kosik）这样写道：

正在构建中的神经科学整合数据库将涵盖各种模式系统的基因组、转录组、蛋白组和相互作用组，这些数据将不完全地映射到影像和生理数据库中。这些相互交织的数据集中的任何一个独立元素单独都无法实现一个完整的功能。正如物种比较学对于界定生理功能至关重要，蛋白组间的比较对于界定功能域也是必不可少的。事实上，在两个拥有近乎相同基因组的物种中，同种类型神经元之间树突网络的组织结构并非高度地一致。但诸如受体分布、突触结构等其他方面确实存在着在各物种之间高度保守的特征，从而在不同物种中实现相同的功能。[19]

这个解释十分合理。它有效地反驳了将阿尔茨海默病作为一个孤立实体的观点。相反，这一解释指出，通过利用基因突变的信息，我们可以识别出哪些通路与导致阿尔茨海默病有关，并确定在这些通路中哪些关键节点能够延缓或者阻止疾病进展。

大脑是一个多层次的结构，各层次之间需要相互协调以完成各种任务。在每一个对任务完成至关重要的脑区之间，信息在不断地传递。需要强调的是，人们常常错误地认为某一特定功能是由某一特定脑区单独实现的，但实际上，各个脑区之间存在着紧密的相互关联。这些联系，特别是脑细胞之间以及构成白质的神经纤维束之间的精细连接，是如何实现的？这是目前脑科学领域面临的最大的挑战之一。这些连接极其复杂，以至于全面测绘它们的工作要比绘制人类基因组还要困难得多。术语"连接组"（connectome）被用来指代与大脑所有连接相关的数据，而建立完整的连接组图谱是大脑老化研究中的核心任务。

在神经功能的生物研究领域中，两大工具被广泛运用于大脑系统衰老和痴呆的研究：分子遗传学和大脑功能成像技术。从进化学角度去理解分子遗传学，就如同理解大脑发育一样，会更为容易，这也将成为我们综述的起点。而另一种工具，即大脑功能成像技术，则能够捕捉健康群体和患病群体在大脑运转时的图像。这些图像的优势在于，它们能够以比文字更简洁直接的方式传递信息。就好比通过铁路线路图，游客们可以迅速获取路线以规划自己的行程。同样，研究人员也能通过大脑功能成像技术实时了解大脑的运转状态。

大脑皮质占据了大约3/4的大脑体积。因此，皮质病变成了痴呆以及各年龄段人群早逝的主要原因。典型的例子包括儿童的癫痫、青少年的精神分裂症和老年人的阿尔茨海默病。尽管动物实验能够为我们提供大量关于人脑皮质的信息，但显然，人类与大猩猩、大鼠或小鼠等动物之间仍然存在着巨大的差异。这些差异不仅呈现于皮质的大小上，更在于人类皮质的结构与连接比其他动物要复杂得多。人脑皮质细胞更加多样化，且能够实现更为复杂的神经网络连接。这些差异在人类和其他动物出生前就已经形成，这得益于人类更长的子宫内发育时间。例如，大鼠皮质的基本细胞结构在6天内就能够建立起来，而人类皮质则需要大约70天的时间进行发育。在70天后，这些细胞不仅会在各皮质区域内建立联系，还会与皮质区域之间的以及更远的皮质下大脑结构建立联系。

大脑皮质相关研究的核心应用在于探究皮质发育的知识如何助力阿尔茨海默病的治疗。我们能否借助诱导脑细胞新生治疗阿尔茨海默病？如果这些新细胞具备转化为其他皮质细胞的潜力，它们是否能与既有的脑细胞建立精确的联系，以恢复受损的神经功能？这部分工作被划入了再生神经学（regenerative neurology）的范畴，其重点关注着突触可塑性①在神经系统发育，以及在创伤后或与年龄相关的神经退行性疾病②中大脑功能维持与修复等方面发挥的作用。

关于脑老化的生物研究为构建大脑"信息处理模型"提供了基础。构建此模型须基于三大假设：第一，人脑持续且积极地处理着大量多样的信息；第二，大脑信息处理效率的差异可通过测量发现；第三，信息处理会经过多个连续阶段。以注意力为例，它涵盖了注意力的引导、筛选值得注意的对象，以及在多任务处理中分配注意力的能力。随着大脑老化，注意力可能受到影响，导致思维迟缓并难以应对复杂任务（如驾驶汽车）。

大脑老化的信息处理模型引发了关于记忆如何在衰老过程中变化的探讨。年轻人和老年人在短期记忆、长期记忆和自传体记忆方面存在的年龄差异是否源于信息存储的差异？在日常生活中，各种记忆，如地形记忆用于寻找熟悉地标间的路线，都会受到衰老影响。对信息处理系统生物组成部分的探索有望取得显著成果。[7]若能在这一领域构建一个简洁的理论框架，解释我们年轻时为何能够高效获取记忆力——信息的存储、组织和检索信息能力，将极具价值。然而，信息处理系统会随着年龄增长而日趋复杂，这种成熟且复杂的系统在衰老过程中开始瓦解，导致大脑结构及其连接发生改变。

十一、社会认知、衰老和痴呆

"认知储备"（cognitive reserve）这一概念精准地描绘了大脑在

---

① 神经细胞间的连接（即突触）在形态和功能上能够发生较为持久的改变的能力，如形成新的突触，或功能上的易化、增强或抑制。——译者注
② 指由于神经元和/或其髓鞘的损伤或丧失所致的，随着时间的推移而逐渐加重的神经系统功能障碍。——译者注

缓冲损伤和疾病影响方面的能力。尽管它与痴呆的多个维度紧密相关，但仍未形成一个统一且明确的功能实体，其细节仍需进一步深入探索。该概念广泛涉及大脑功能、社会适应以及精神生活的多个方面。认知储备还涵盖了老年人可获取的社会资源，因此在一定程度上与社会资本的定义存在交集。

从生命历程的角度来看大脑老化，"社会因素"在整合多种有益的（或者称"保护性"）影响因素方面扮演着举足轻重的角色，这些因素共同影响着个体对痴呆的抵抗力。能够增强认知储备的因素，包括儿童教育、职业训练与职业复杂性、积极的社会活动，以及有益身心的娱乐活动。目前尚不完全清楚，这些贡献究竟是通过大脑结构性代偿的途径被动实现的，还是通过大脑信息处理网络主动重组实现的。

营养因素在大脑发育和老化过程中起着关键作用。本书后续章节将深入探讨营养不良及其对大脑损伤和神经退行性疾病的影响，以帮助读者更好地理解这些因素的作用。随着年龄的增长，特定微量营养素（如抗氧化物）的重要性越发凸显，它们能够影响对年龄相关损伤的"内在"抵抗力。同样地，具有抗炎作用的食物以及从鱼油中获取的必需脂肪酸也至关重要。在第三章中，我们将总结日常营养对大脑发育的重要性。日常饮食习惯对心脏疾病、卒中、血压升高以及迟发型糖尿病等疾病的患病风险具有重要影响。肥胖会增加这些疾病的患病风险，而这些疾病又与痴呆风险相关。这些因素在公共卫生领域具有重要意义，并可能威胁到我们在防治心脏病和脑卒方面取得的健康成果。

本书的核心议题是大脑老化速度和对老年痴呆易感性的个体差异。要全面理解这些差异的来源，我们需要综合多方面的知识，包括衰老大脑的结构和功能研究、基因作用、营养、衰老机制和痴呆病因。这些因素共同构成了一个复杂且不断演变的个体发展模型，涉及个人成长、精神损伤、失去家人和朋友，以及在个人与社会资源逐渐枯竭的情况下与社会的逐渐脱离。生命历程理论为我们提供了一个统一的框架，用于理解这些与年龄相关的发展和变化。该理论还阐释了如何通过个体行为来预测脑老化和痴呆的患病风险，并探讨如何通过实施某些干预措施来减轻生命历程中的不幸所造成的影响。

第二章
生命历程理论

一、一些影响深远的概念

　　许多老年人容易接受这样的观点：他们已经度过了生命中相对稳定的阶段，接下来便是变化的时期。对他们来说，这就是"正常衰老"的过程。他们中的许多人能回忆起那些在特定时期引起巨大变化的关键事件，比如更换工作或者决定离婚等。这些事件帮助他们理解衰老的过程。从个人角度来看，这些事件塑造了成年发展的每个关键阶段，并产生了深远的影响。当一个人回顾他的一生时，他也许会怀疑这些影响是否真的像他当时所感受的那样重要。这些事情真的是这样发生的吗？这些事真的如此重要吗？不过一般来说，这种自我怀疑似乎并不多见。当谈论起一个人的人生故事时，人们似乎更容易回想起生命中那些最重要的事件发生时的情景，特别是当这些事件与失去（或者险些失去）亲人或者生活自理的能力等有关时。这种对于人生经历的个人理解为我们提供了一个框架，在这个框架里，我们能够容纳许多从不同学科得到的发现。这一生命历程的框架构成了本书的基础。

许多生命历程因素与不良健康状态及过早死亡紧密相关。在成年人中，贫穷与死亡率之间存在显著的相关性。此外，许多调查数据显示，童年时期的苦难与成年后的心智情感发育不良相关。[1—5]这种关联可以被理解为个体因获取物质资源和服务受限，在保持健康的过程中自然处于不利地位。尽管这一论点看似合理，但另一项事实却对其提出了挑战：尽管在过去的一个世纪里，个人财富普遍有显著增长，生活富足程度的相对差异仍然能够反映在个体健康的相对优劣上。

那么，是否存在其他因素，使得即使在物质生活改善的情况下，健康水平仍然不平等呢？这个显而易见的矛盾点促使人们寻求其他答案来解释贫穷与不良健康状态之间的联系。

从健康促进的角度来看，我们得到了另一个可信的解释。许多研究显示，童年时期遭受剧烈或者长期的社会压力会导致一些不健康的行为，如药物滥用、冲动行为，以及不能养成健康的生活方式。这些行为都会增加个体早逝的风险。通过仔细分析这些调查数据，我们可以发现，从童年时期到成年时期的健康状况不佳可能是由其他因素或途径引起的。自尊心低、有抑郁症状和对外界长期怀有敌意的成年人往往健康状态不佳，而这些心理特征可能与因父母离婚或分居而破碎的童年家庭环境有关，而且男孩似乎比女孩更容易受到影响。总之，不良的健康状态、贫穷以及不健康行为之间的关系，可能与穷人缺乏有效应对个体压力的条件有关。[6]

图2.1展示了一种可能的路径示意图，它从童年时期的社会经济压力开始，经过更大程度的压力暴露，最终影响特定的脑结构。这种影响导致在早期发展中经历困难和压力的成年人中出现更常见的缺陷或问题。这张图表旨在阐释童年时期的社会经济压力如何可能对成年人的心理和生理健康产生深远影响。请注意，图2.1中这4

个方框代表了与左边方框内描述的心理和情感状态可能有关联的大脑结构。处于应激状态能导致这些结构受到持续性损害。要理解这些损伤效应是如何产生以及其为何能够持续数十年之久，确实非常困难。这些问题的答案将在本书后续章节中逐步揭晓，而回答这些问题则综合利用了多种学科中的发现。例如，生物医学科学家已经对健康人和疾病的发育来源以及生命历程理论进行了深入研究。[7] 本章随后将介绍一种生物学模式，它代表了机体对于胚胎期在子宫内欠佳的生长环境信号的反应，而胚胎期子宫内环境欠佳往往预示着出生后早期的生存条件不良。当预测与事实不一致时（即胚胎期子宫内环境不良，但随后出生后生存情况良好），二者的差异越显著，个体成年期的健康状态所面临的风险越大。[8]

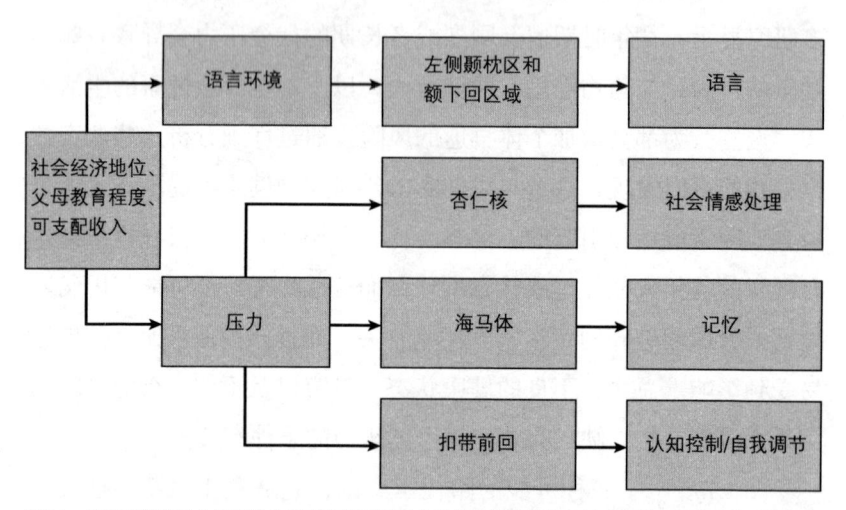

图2.1 儿童时期的社会经济地位到语言发展和语言技能的影响路径，以及从社会经济地位到更大的压力、社会情感处理和认知控制能力变化的路径。这些路径上的关键大脑结构已被确定，并将在本书后续部分进行更详细的解释。

（一）特曼生命周期研究

生命历程研究的开端可以追溯至20世纪早期。自此，历史上就逐渐发展出了两大研究流派。一派专注于改善大多数人的整体幸福水平（即下一段中介绍的特曼研究）。另一派则探究个体的生命历程（即接下来将介绍的阿道夫·迈耶［Adolf Meyer，1866—1950］的工作）。⁹

刘易斯·M.特曼（Lewis M.Terman）是心理测试的先驱。他于1921年开始了一项针对1910年左右出生于美国加利福尼亚州、年龄约11岁的高能力儿童的个人特性研究。¹⁰他从智力处于前1%的人中招募了1528名儿童。这群孩子被称为"天才儿童"，有时则会被戏称为"白蚁"①。数据的收集工作一直持续到研究对象去世。直至1991年，这一队列中还有720人在世。特曼成功地打破了智力超群的儿童体弱多病的神话，他通过问卷调查和个人访谈的方式，对这些儿童进行了长达70余年的跟踪调查，详细记录了他们的生活史。最终，特曼的生命周期研究提供了独特而详细的生活史记录，包括健康、体格、情感发展状况、娱乐活动以及家庭生活情况，同时也跟踪了教育史、就业史、婚姻史和家庭背景、收入、情绪稳定程度、政治立场等信息。

特曼研究调查了童年因素对健康和死亡率等的长期影响。在一个包含1285名"特曼儿童"的子样本中，560人在1991年前去世。在这个子样本中，生存期较短的危险因素包括性别为男性和在21岁前发生家庭破裂。"郁郁寡欢"和"认真负责"等儿童期人格特

---

① 白蚁"Termites"与特曼"Terman"近似，故用"白蚁"来指代特曼的研究对象。——译者注

征则预示着长寿。对于这群主要由中产阶级组成的样本，社会经济因素和低出生体重对死亡时间没有显著的预测作用。

特曼研究的发现对后来的许多调查设计产生了影响。这些发现强调了在整个生命历程中持续而密集地进行数据收集的重要性。尽管有人批评他们的基线数据测量方法在90年后看起来有些过时了，但在多数情况下它们仍然是童年对成年远期健康状态影响的相关研究中最可信而有用的信息。

特曼为其他心理学家探究不同能力水平儿童的生命历程开辟了一条道路。其中包括苏格兰心理学家戈弗雷·汤普森（Godfrey Thompson），他调查了总计89498名于1921年出生并于1932年6月入学的苏格兰儿童的心智能力。人们通过对他的数据档案进行分析，研究了死亡率与包括痴呆在内的各种健康状况之间的联系。[11] 这些调查的独特之处在于它们囊括了两种性别、不同能力水平的儿童个体。

（二）阿道夫·迈耶的观念

利用生活史图表，阿道夫·迈耶（1866—1950）发展出了一种个体化观念，来描述在个体生命经验积累下，个体的生理反应性如何整合为一个整体。迈氏生活史图表的关键特征在于它是一种实用的工具，能够展现各种复杂而多样化的因素如何与成功的适应过程中的持续变化相关。通过这些方法，迈耶希望能发现生理结构与心智功能之间的关系。他尽量避免通过内省法来分析意识等精神层面的元素。最终，他希望他的生活史方法能够显示生理与心理是如何组织起来并塑造出了每个独一无二的个体。然而，他的方法却被后继者们忽略了，因为他们发现迈氏生活史图表并不是那么令人满意，并且操作上耗时过长。更能说明问题的，或许是迈耶对弗洛伊德学派的贬低。他表示，他更倾向于"将语言化事物转化为视觉化事物"，而不是像精神分析师那样，将视觉化（如梦境）转化为言语。

从现代的角度来看，迈氏生活史图表的意义较为浅显。生活史图表的结构大概是这样的：日历日期在右边从上到下排列，而年龄按照时间顺序在左边排列下来。具体事件或者疾病发作则按照其持续时间标记在表上。在中央一栏，迈耶则用重量（如大脑重量）来指代生长发育，然而这表明他的测量指标只是某种尚未明确的生物学元素的替代。这是迈氏生活史图表最难令人满意的一点。尽管如此，迈耶提出了一个重要观点：生活史图表能够阐明个体成长与发展、积极与消极影响以及症状出现之间的关系。阿道夫·迈耶强烈反对弗洛伊德及其追随者所给出的冗长曲折的解释。他相信他的生活史图表通过简单的图解，以一种医生和患者都很容易理解的方式揭露了生命事件与心理转归之间错综复杂的联系。他的目标始终是帮助我们理解人生经历在个体发展中的作用。

系统生物学的研究方法结合了大量数据通量，使研究者能够在实验中验证衰老模型的新假说。分子遗传研究提供了大型数据集的例子（第一章介绍的"组学"概念阐明了这一点）。当前，研究者正致力于将衰老过程中可观察到的心理和生理变化与现有的可获得的海量"组学"数据联系起来。乐观主义者认为，这些联系最终将与神经网络的复杂结构相关联，这些神经网络是随着年龄变化而发生行为变化的基础。一些衰老理论学家则认为，这些联系将通过衰老和长寿的进化生物学原理得到理解。

"逆境中的顺应性"（resilience in the face of adversity）这一短语有时被用来描述生命历程中逆境的作用。我们希望能够记录下生命历程中的逆境及其产生的影响，但这并非易事。突发的不幸（如家人突然离世）与长期累积的不幸是不同的。一段经历产生的影响严重程度因个体的年龄而异，例如，青少年女性与儿童期的女性对于其母亲去世的反应可能截然不同。不良的经历不仅限于外部观察者所认为的那些潜在的压力性事件。有些人可能因为某种经历的再次出现而对压力变得格外敏感，这因人而异。此外，有些压力性事件并非孤立发生，它们之间可能存在紧密联系，甚至接连发生。

图2.2、图2.3和图2.4展示了在阿道夫·迈耶的观念下生命历程的记述方式，但这些图使用的是统计学上较容易分析的数据。图2.2代表一位女性的生命历程。对女性体重产生显著影响的事件都被标记在相应的生命历程位置上。图2.3进一步增加了对女性体重产生复杂影响的因素，展示了一家三代人（外祖母、母亲和孩子）之间的联系，并阐明了大家庭如何影响个人获取食物和物质资源，以及其如何分散父母的抚育精力。

当我们探讨高血压在代际的传递机制时，我们可以在图2.4的基础上进一步深入。在这张图中，外祖母的营养状态影响了她孩子在子宫内及出生后早期的生长情况。这个孩子的生长状况不佳，且

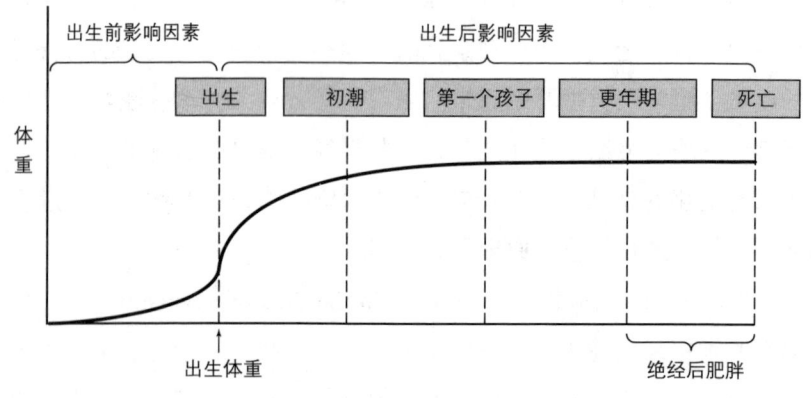

图2.2 在女性生命历程中体重的增长与生殖状态变化的关系。

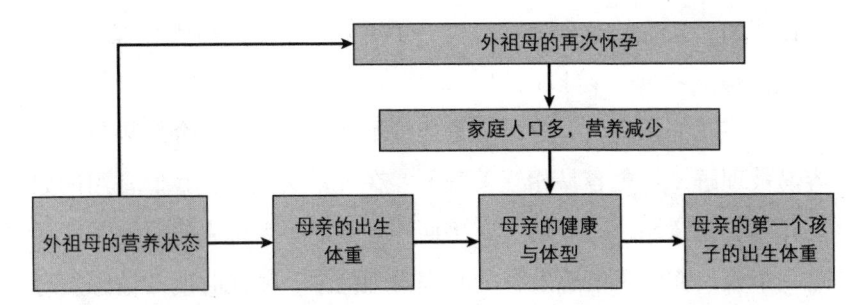

图2.3 外祖母的营养状态和家庭规模如何影响她女儿的生长与健康状态，并随后影响她外孙子/女的出生体重。

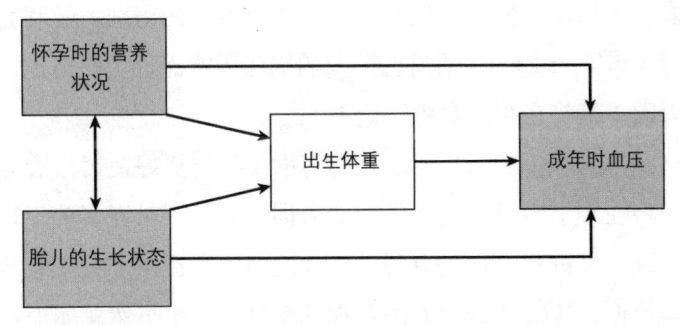

图2.4 此图展示了子宫内生长过程中发生的事件与出生时体重之间的关系。同时，它也揭示了出生体重与成年后血压调节之间可能存在的直接联系。此外，图中还体现了两种与血压相关的可能关联。这些环节表明，除了出生体重外，成年后血压的主要影响因素还包括母亲的营养状态。另一个可能的影响因素则是胎儿时期的生长状态。如果我们考虑从母亲怀孕到出生后早期乃至更长时间内的因素，这个图表可能会展现更加复杂的联系。例如，过度拥挤可能会引发应激反应，如果这个因素从母亲怀孕一直持续到个体成熟，那它很有可能影响到血压。

其母亲的饮食习惯也不健康。这增加其患高血压的风险，同样地，其后代也面临类似的风险。

二、发育阶段

生命历程通常被划分为一系列阶段来理解。莎士比亚将这些阶段比喻为"人生的七个阶段"①。为了更好地学习生命历程理论,我们是否应该将每一阶段的研究结果局限在对应的阶段内分析?或者,如果我们认为所有阶段都是连续不断的,那么研究结果是否更容易被理解(且更容易相互关联)?在日常交流中,我们常用诸如婴儿期、儿童期、青春期、成年期和老年期等名词来按时间顺序界定一个人。在有关情感发育的心理学理论中,婴儿时期的情感发育阶段("口唇期"、"肛门期"、"性器期"等)是由弗洛伊德及其追随者们系统总结出来的,如今也常见于大众话语中。后来关于人生情感发育的概念也依赖对出生到老年各个阶段的识别。爱利克·埃里克森(Erik Erikson)对这些阶段的描述影响深远(弗洛伊德和埃里克森的贡献将在第八章中讨论)。

这些广为采用的人生阶段称谓有助于我们更好地讨论衰老,因此我们将在本书中继续使用类似的名词。另外,对许多关于衰老过程的研究结果进行限定是有帮助的。这些研究提供了关于衰老的连续观察数据,这些数据给人的直观感受是,人生虽然总体上在平缓地变化,但也会偶尔出现骤变。

例如,有人提出,人到中年时会经历一种持续的变化,这种变化可能显得较为尖锐和突然,因此称为"中年危机"。在所有改变人生的关键阶段中,中年危机可能是最常被讨论的一个。然而,令人惊讶的是,我们难以证明它真的普遍发生过。中年危机被认为是由人们突然意识到人终将死去引发的。陷入中年危机的人通常被描述为符合某种刻板印象的男性,比如,开始与更年轻的女性交往。支持这种危机存在(特别是在女性中存在)的证据似乎并不能让任

---

① 人生的七个阶段(Seven ages of man),选自莎士比亚剧作《皆大欢喜》(*As You Like It*)第二幕第七场。——译者注

何一个性别信服这种危机出现过。事实上，这类危机同样发生在女性身上，而且发生的频率与男性相当。这使得中年危机成为一个普遍的问题。

然而，当谈及衰老时，大多数中年人并不会将其看作是危机；相反，他们会列举出变老的许多好处。男性会提及职业满意度，而女性则会谈到自尊以及更善于应对压力。在中年人中，这种自省实际上比所谓的危机感更为典型。人至中年，许多人会变得更善于描述他们的内在感受、痛苦以及快乐。

成功的衰老建立在自我实现的进步之上，这需要同时接受人生的得与失。随着年龄的增长，人们逐渐认识到，胜任力（即能够掌控对自己重要的东西）提升所带来的成就感，可能会被外在吸引力的丧失、身体的逐渐虚弱以及疾病和伤残的风险增加等因素所抵消。

在人类从受孕到青春期再到成熟期的生理发展过程中，我们可以轻易观察到瞬时和加速变化的迹象。然而，在成年后期及老年期，发现类似重要的发育阶段则较为困难。这是因为快速生长是有代价的。众所周知，儿童在早期发育阶段对环境格外敏感。若此时环境中存在有害物质，其带来的病理效应有可能持续到发育晚期甚至影响至晚年。识别儿童的敏感期是儿童保健工作的基本组成部分。准确识别这些时期并及时采取干预措施，对于保护儿童免受长期不良健康后果的影响至关重要。虽然大脑老化和痴呆的研究与儿童健康不直接相关，但童年时期的不利健康影响有时可能直到老年才显现。

从生物学角度来看，研究者们解释了童年不利因素的相关性。妊娠期间，胎儿的发育速度很快，而这种快速生长使得胎儿对环境有害因素的敏感性高于生命中的其他时期。一般来说，怀孕过程中接触有害因素可分为两个阶段：早期（妊娠期前16周，主要结构性异常出现的时期）和晚期（16周到40周）。怀孕晚期受到的伤害可能会扰乱发育进程，导致生长受损（如低出生体重）、机体调节功能缺陷（包括免疫功能），以及增加早产和难产等风险。

　　发育的重要阶段不仅限于子宫内。童年和青春期时，大脑和神经系统仍在持续发育。脑细胞（神经元）继续迁移到它们在大脑中预定的位置，新的脑细胞不断生成，新的连接（突触）持续形成。神经纤维的绝缘层（髓鞘）形成过程会持续到大约10岁。随后，在青春期，神经细胞之间的连接（突触）开始减少，这个过程可能贯穿整个成年期。同时，大脑之外的身体系统也在建立和成熟，以适应不断变化且有时恶劣的环境。免疫系统逐渐变得更加高效，机体应对压力的能力也随之增强。

三、关键阶段

　　赢得时间就意味着占据了先机，这一点教育学家们深谙于心。例如，要成为一名音乐大师，越早开始学习和训练就越好。学习第二语言也同样如此。如果有机会的话，早期学习将使这一任务变得更加容易，其益处甚至可能持续到童年以后。学习一门乐器不仅可以提高声音辨识力，还可能提升精细运动能力、词汇量以及非语言推理能力。[12]但除此之外，我们是否想过有哪些经历是孩子们希望忘记的呢？关键阶段中的机会窗口能否重现，以便创伤性经历在记忆中被抹去？这种假设属于科学范畴，但是，对于由卒中或与年龄相关的认知能力衰退、痴呆症等记忆障碍所造成的损害，我们又该如何解释呢？对这些关键阶段的理解是否与衰老和痴呆导致的脑组织损伤修复相关，还有待进一步研究。[13]

　　在非人类物种的比较学研究中，有证据表明，这些关键"窗口"受到严格控制。例如，在商业畜牧管理中，精确了解母性依赖行为的关键阶段至关重要。牧民们知道，缺乏母体关照和抛弃后代的行为通常会导致后代损失加重和养育成本上升，这种影响可能会持续好几代。

关于记忆的生物学基础，有几种相互竞争的理论。其中大多数理论认为学习行为是通过强化大脑内特定几类神经元之间的连接来完成的。各种理论对这种强化是如何实现的意见不一，常见的观点包括新生神经末梢的萌出、神经细胞间连通性的增强，以及神经细胞敏感性的提高，以便于"读取"相连细胞发出的信息。

我们可以合理地假设，学习和记忆确实在大脑中留下了某种痕迹。我们了解到，随着正常的老化过程，人们会出现记忆错乱，而在痴呆的情况下，这种错乱会达到灾难性的程度。但问题是，这些记忆痕迹到底在大脑的哪个部位形成，以及它们的本质究竟是什么呢？英国剑桥大学的加布里埃尔·霍恩（Gabriel Horn）研究雏鸡的印记机制时，尝试解答了这些问题。[14]

当雏鸡受到某种特定刺激后，它们不仅愿意跟随这个刺激物，还能够识别它，并随着它的移动而协调自己的运动。这种学习行为被发现与雏鸡大脑中特定脑区的DNA编码蛋白转录增加紧密相关，而这些脑区已被发现与学习行为有关联。这些脑区整合了视觉和听觉的信息，然后将其转化为神经系统内的连接变化。霍恩认为，这种神经细胞结构的变化就是小鸡大脑中细胞间连接重构的证据。他进一步指出，这种将神经细胞连接在一起的分子（即细胞表面黏附分子）是这一重构过程中的关键组成部分。这种分子在大脑神经环路的自组织过程中发挥着重要作用，同时也与阿尔茨海默病的分子基础密切相关。

发育中的关键阶段是一段严格控制的时间窗口。特定的环境刺激在这段时间内会引发对正常发育至关重要的生物学变化。图2.5展现了四种大脑系统能力按照逻辑顺序的排列，这四种能力包括感觉信息的管理、理解和使用语言、思维策略以及高级心智能力。所有这些能力的最终成熟都依赖于成功且按正确顺序度过每个发育阶段。作为婴儿发育的主要观察者，母亲需要认识到这些成熟阶段对儿童的重要性，理解这些阶段如何重叠出现，以及它们之间如何相互联系、相互依赖。人们对这些阶段的首次了解来自康拉德·洛伦茨（Konrad Lorenz）在小鹅中发现的"印记"现象。[15] 20世纪30年代初，洛伦茨发现，如果他在小鹅孵化出来的数小时内扮演鹅妈妈的角色，这些鹅宝宝就会跟随他，仿佛他是它们的母亲，直到它们完全长大。然而，在分子遗传学取得重大进展之前，洛伦茨无法揭示控制这些关键阶段"开启"与"关闭"的分子机制。

1963年，哈佛医学院的托尔斯滕·韦塞尔（Torsten Weisel）和戴维·胡贝尔（David Hubel）描述了视觉皮质——处理视觉信息的

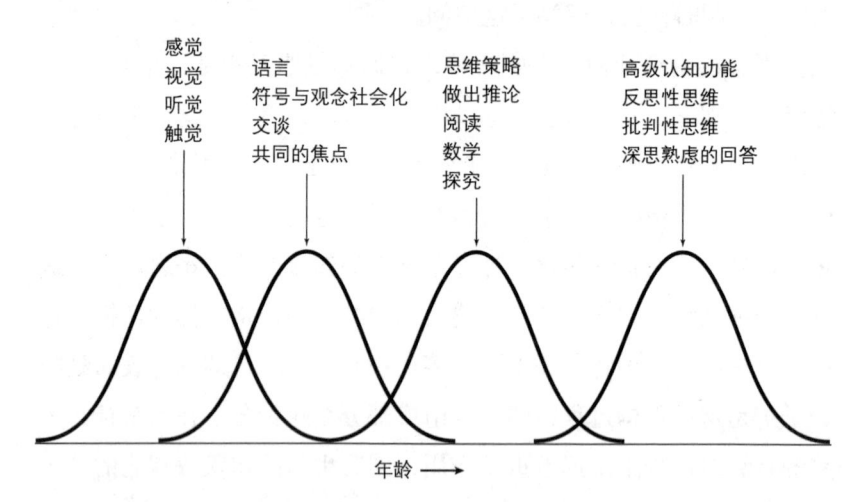

图2.5 以图表形式展现了从感觉功能获取、语言使用、思维策略形成到高级心理功能发展的多个连续关键阶段。这4个系统只是可以用这种方式表示的例子。可以看到，这些系统在发展过程中相互重叠，没有突兀的起始或终止。

脑区——的解剖结构是如何通过接收视觉刺激而被塑造和"雕饰"的。[16]他们发现，在视觉皮质中，有一些细胞只对来自一只眼睛的视觉刺激产生响应，而对另一只眼睛的刺激则无反应。当一只眼睛被永久性地关闭时，原本只对这只眼睛响应的细胞会开始对来自另一只眼睛的刺激产生反应。这里我们引入"可塑性"这一术语，来表明大脑的变化会经历一段快速强化学习的阶段，而这段时间内相关的大脑结构比其他任何时候都更易于改变。人们普遍认为，触发这一关键阶段的是一种兴奋性的刺激。

随着新技术在分析关键阶段分子层面潜在活动中的应用，人们越来越清楚地认识到哪些通路控制着变化的开关。与直觉相反的是，这些通路被证明是抑制性的，而非兴奋性的。不过，一旦这些通路被识别，就意味着它们可以被调控与修改。[13, 17]首个有希望从这些研究中受益的临床疾病是由先天性斜视（弱视）引起的失明。在研究重大神经疾病的治疗之前，人们可能会先尝试改善卒中后的记忆和学习能力。对于由卒中、脑部外伤，甚至是阿尔茨海默病引起的损伤的治疗，药物介入可能会与训练康复计划相结合来重建神经功能，其中药物介入有望"重新开启"这些研究发现的机会窗口。这一领域的进展有望成为神经再生计划的重要组成部分。

潜在的关键阶段是一种重要的生物进程（本书后面的章节将详细解释），而细胞的生长和增殖是推动机体发育的显著进程之一。当细胞数量快速扩张时，它们对机体的营养供给需求很大。因此，快速生长必须得到控制。在人体超过210种不同类型的细胞中，细胞复制的速度各异，可能需要从几小时到几周的时间才能完成一个细胞分裂周期。令人惊讶的是，即使是如细胞分裂调控这样复杂的生物进程，也只需不到10个调控蛋白来完成。

细胞分裂并不是调控细胞数量的唯一方式。另一种必要的过程是细胞死亡（有些人称之为"细胞自杀"），这个过程被称为细胞凋亡或者"程序性细胞死亡"。在这个过程中，不必要的细胞被移除。细胞凋亡在大脑发育中起着至关重要的作用。

编码基因密码的DNA会被翻译成蛋白质，这些蛋白质组成了每一个细胞的结构物质。DNA控制着所有细胞分裂和细胞死亡机制。在发育过程中，DNA格外忙碌，时常需要被"开启"或"关闭"。基因的表达或抑制受到一系列不编码蛋白质的DNA（称为"非编码DNA"）的调控。这种类型的DNA可以受到母体子宫内存在的营养物质的影响，进而使编码DNA的表达上调或下降。通过这一机制，母体营养状况可能会影响其孩子的发育，甚至可能影响孩子成年后的疾病易感性。这些关键阶段的生物机制与基因表达变化的时机密切相关。

为了确保DNA的准确表达，当DNA中出现错误时能够及时纠正是至关重要的。即使在像细菌这样的简单有机体中，也存在DNA修复系统；而在像人脑这样复杂的生物体中，DNA修复过程则更加复杂且精确。环境毒素可能干扰DNA修复过程。可以预见，有几类疾病就是由DNA修复的缺陷造成的。有些疾病本身就是由DNA修复基因的结构性遗传缺陷引起的遗传疾病，而另一些则是酒精（引起胎儿酒精综合征[①]）等多种物质以及特定类型的大气污染造成的直接DNA损害的结果。

发育中的儿童对环境有害介质或压力源头并没有一套成熟的应对机制。某些类型的伤害可能会超出一个孩子应对损伤的能力。一些在成年人中不致病的常见因素，在发育中的儿童身上可能会变成

[①] 指母亲在妊娠期间酗酒对胎儿所造成的永久出生缺陷，以中枢神经系统发育不良或畸形为主。——译者注

潜在的致命危险。

上述情况促使人们进行了许多关于动物发育过程中可能接触的环境有害介质的研究，但这些研究只能为解读现实世界中的真实情况提供有限的线索。我们需要对整个人口群体进行研究，以确定某种可能的有害介质是否对儿童发育构成明确的危险。更进一步，当研究人数足够多时，我们还要评估这种威胁的重要性。跨学科研究已经促进了流行病学和发育生物学的联合，二者互补增进了我们对于遗传与环境因素在人体发育中作用的理解。

关于发育过程中关键生物过程的时间节点，以及胎儿或儿童在这些敏感时期受到压力时是否更易出现发育异常，这些关键问题仍然存在。目前，大多数这些问题的答案仍不完整。

四、程序化发育与老化

发育过程需要精确的条件来确保机体功能有效地成熟。人们容易理解，儿童时期经历如饥荒等极度贫困情况会延缓发育，但难以理解为何婴儿时期的经历会影响成年人在应对压力时的能力和有效性。自从发现DNA以来，人们就认识到基因序列能被"读取"成蛋白质（这一过程首先经过"转录"然后"翻译"）。基因序列能够"程序化"响应环境的刺激，这一想法来源于工业中打孔卡控制机床的原理。在控制工程中，指令程序遵循精确步骤以完成复杂任务，这一原理也适用于程控机床、办公机械以及军事密码学。自20世纪50年代起，"程序化"概念开始受到关注和研究，现在人们普遍认为人体在特定情况下会对特定行为产生程序化反应。

"程序化"（program）一词在发育生物学中的应用与计算机技术中的用法相似。例如，在20世纪30年代，打孔卡能够在机器中输入外部指令，使机器按照预设程序运行。在生物学中，程序指令是在内部编码的（如DNA），基因表达受到内部控制，并可能受环境因素影响（或者准确地说，根据伊娃·雅布隆卡和玛丽昂·兰姆的理论[18]，可以对未来环境做出合理的预测和准备）。这些影响作用于一组内在的指令，决定何时激活或抑制每个发育基因。成功的发育过程需要基因表达按照精确顺序进行。这可以用城市地铁系统地图来类比，乘客在菱形标志处换乘地铁线路，以实现通过逻辑上最短的路程到达目的地。同样，发育过程也需要类似的基因转换序列来实现最理想的结果。

　　人们性格各异，有些人外向，而另一些人则更容易紧张或焦虑。不同人在应对压力和面对威胁时的适应能力也不同。有些人觉得压力性经历令人兴奋，甚至愉悦。这种个体差异通常被认为源于过去的逆境或危险经历。许多曾经体验过压力带来的不愉悦感受的人会尽力避免未来再次经历压力性事件，并对其后果感到恐惧。如果我们能够追踪一个人的一生，并将其疾病与早年的养育不良、贫穷以及经济不稳定等经历相对应，可能会发现早年生活的不幸与某些特定的长期健康状况之间存在联系。然而，这类调查很少广泛开展，因为记录通常不够全面。有批评者认为，更大规模、更全面的调查成本高昂，且健康收益有限，难以与投入相匹配。

　　尽管如此，欧洲和美国的前瞻性研究已经逐步揭示了早期生活环境与成年后疾病之间的联系。这些疾病大多数是心脏、肺部和血管疾病，但它们也与整体死亡率升高有着紧密的联系。幼年不幸或贫苦与成年疾病之间的联系可以被许多可能的通路所解释。每一条通路在其中发挥的相对作用仍然不太清楚，因此这是目前生命历程研究的主体。

　　从20世纪70年代英国南安普敦的戴维·巴克（David Barker）

的研究[19]开始，科学家们对幼年经历与晚年健康之间联系的兴趣始终不减。巴克首先提出，胎儿机体对于预期中来自环境因素刺激的反应是特定的、被"程序化"的。因为他的开拓性研究，子宫内以及婴幼儿时期的环境与个体早夭或长寿的具体原因之间产生了关联。不过，晚年衰老和慢性疾病的多种途径都能够在幼年的生活状态中追溯到源头，并且这些途径能够通过某种生物程序化异常来解释，这一观点仍然很新奇。诚然，如今许多人已经认同衰老以及年龄相关疾病的易感性根源能够追溯到生命早期，但大家仍没有把生物程序化异常作为公认的罪魁祸首来看待。未来很可能，生物"程序化"这个名词将会被更为准确的术语所取代，从而与其他的调节通路区分开来。

让我们以卒中为例。在美国，非裔美国人的卒中发病率要高于那些祖先来自欧洲的美国人。美国卒中发病率的地理差异在20世纪60年代首次被发现：研究发现，具有较高卒中死亡率的地区集中在东南部的几个州（后称之为"卒中带"①）。起初，人们将卒中发病率升高的原因归咎于高吸烟率、控制不当的高血压、肥胖、糖尿病以及酗酒。后来研究发现，某些地域性环境毒素（如铅和镉）、尚不明确的遗传因素以及较低的医疗服务普及程度，都有可能与卒中发病率升高有关。然而，到了21世纪早期，卒中死亡率升高的问题在美国日趋严重。上述"卒中带"现象不仅出现在成年人中，在儿童当中也有同样的规律。详细研究显示，成年的生活环境和种族都不能完全解释所谓卒中带的存在。奇怪的是，卒中的问题只影响出生在卒中带地区的美国人，而不影响从别处迁入这些地区的人。关于此问题的大量研究仍然不能给出生地与卒中风险之间的关

---

① 卒中带（stroke belt），指卒中高发地带。——译者注

系提供一个准确的解释。

戴维·巴克最初的研究强调了孕妇健康的重要性以及子宫内发育是增加老年心脏病和卒中风险的关键因素。[20]他的解释是，当还只是一个胎儿时，这个发育中的婴儿就受到生物程序化的调控来应对压力，从而提高疾病抵抗力并可能延长寿命。如今，生物程序化作用的生物学机制已经找到。那么，某种不恰当的压力性反应是否能够解释卒中发病率的升高呢？

巴克强调了饮食影响在生长发育以及生理反应成熟上的作用，这种作用非常重要，甚至有关键性意义。南加利福尼亚大学的艾琳·克里明斯（Eileen Crimmins）和凯莱布·芬奇（Caleb Finch）建立了一个更加复杂的模型，这个模型考虑了饮食因素，还加入了感染的影响。[21]像巴克一样，他们也用到了成人的历史病历，但他们采用了更宽泛的出生年代数据（1751—1899）。心脏病和卒中开始于血管壁的病理改变（动脉粥样硬化），而炎症反应在胚胎血管形成的生物进程中发挥着关键影响。在调查数据中，经历了儿童死亡率急剧下降的那一代人，其成年后死亡率也有所下降。而在同一调查的其他队列数据中，在儿童死亡率更高年代出生的人，其成年后身高会更矮。

童年时期的感染能够在机体留下损伤的痕迹。心脏、肺以及血管都能反映出童年感染对成年后及老年的影响。克里明斯和芬奇的研究强化了一种观点，即幼年饮食不良和儿童感染等幼年不利因素可能威胁老年健康。此外，他们的研究还支持通过改善孕妇和幼儿的健康来提高老年人的健康预期的策略。类似的作用可能是美国东南地区卒中高发生率的根源。

大脑如何对生命早期的环境因素做出响应，这一点对发育中的胎儿至关重要。生物编程在大脑中的作用能使其产生持续性的组织结构变化，而这种变化很容易在大脑应对不利因素的过程中被探测到。发育中的大脑应对外界压力的调节能够在成熟大脑中产生影响，这种影响不仅限于对压力反应性激素的控制，还包括对学习和记忆的影响。皮质醇是最重要的一种应激反应激素。它由肾上腺的皮质层分泌，这是一个位于肾脏上方的腺体，促皮质醇激素释放激素控制着皮质醇释放系统（见图2.6），而这一系统的每一元素都是生物编程中潜在的靶点。像所有的控制系统一样，皮质醇系统也必须事先调控好才能在一定的限制下运行。

子宫内生长迟缓可能是成年患病风险增加的直接原因之一。影响生长的基因与疾病风险之间相关。血糖控制系统是一个很好的例

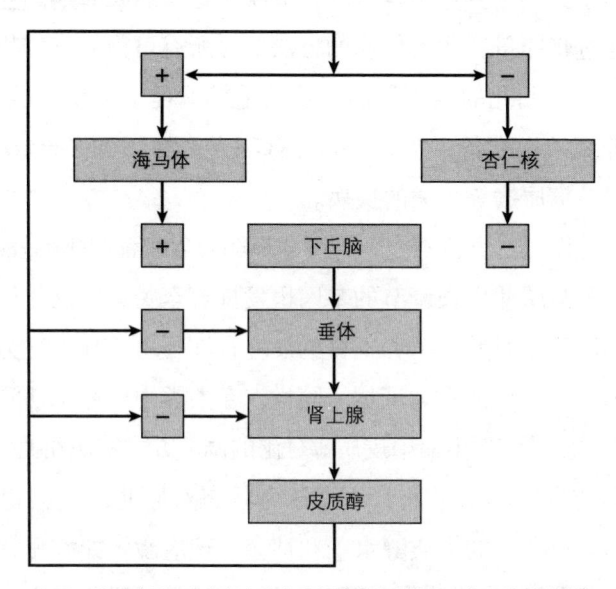

图2.6 皮质醇是一种由肾上腺皮质释放的应激激素。其释放受到垂体前叶释放的促肾上腺皮质激素（ACTH）的刺激，而垂体前叶则位于大脑基底。在垂体之上，下丘脑整合了多种应激反应，包括促皮质素释放因子（CRF）的释放，CRF的释放能够刺激ACTH的释放。下丘脑能够检测到皮质醇释放的增加，并通过"反馈"机制来抑制CRF的进一步释放。

子。怀孕过程中的压力刺激会影响胎儿大脑结构，并且（在动物中）会导致海马体中皮质醇受体（或其类似物）的数目减少。在老年动物中，那些在子宫内经历压力性事件的动物学习能力不如那些同时段没有相应经历的动物。皮质醇受体数目减少可以解释这种学习能力上的差异。

目前，有两种理论解释了生物程序化如何运作。第一种理论涉及了皮质醇、一些重要的神经递质，以及天然的阿片类似物。第二种则关注海马体和杏仁核中的皮质醇受体数目的变化。二者可能单独或者组合起来解释节约表型假说（thrifty phenotype hypothesis）。该假说认为怀孕过程中孕妇或胎儿营养不足使胎儿在发育和成熟过程中倾向于预判到营养不良状况，成年后这种胎儿时期的生物程序化将会通过将能量转化为体脂的方法保存所有可得的营养物质，因为怀孕过程中胎儿的生理控制系统被重新编程（修改了预先参数）来为营养短缺做准备。然而，一个食物充裕的环境将导致与肥胖、高血压以及糖尿病等相关的疾病。

这两种原则本身并不能令人满意地解释生物程序化的发生机制。实际上，参与胎儿生长调节的基因也发挥着至关重要的作用。近亲动物的不同品系对胎儿营养不良的反应存在显著差异，这为我们提供了基因作用存在的有力证据。同样，在人类中，怀孕期间的压力与出生体重以及随后生命中皮质醇分泌的调节方式密切相关。[22, 23]

孕妇的皮质醇水平及其心理压力状态对胎儿的生物程序化具有显著影响。孕妇的皮质醇水平和社会心理应激（如妊娠特异性焦虑）都与胎儿发育过程紧密相连。对健康足月的婴儿来说，这些因素可能影响到他们周岁时的心智能力。而这种对认知的影响似乎有可能持续整个生命历程。妊娠期间压力的具体效应则取决于怀孕过程中胎儿暴露在压力性事件的具体时间点。

五、三个人的一生

安妮被约翰（John）的行为弄得几乎要崩溃了。约翰总是要求她重复几分钟之前说过的话。他需要列一份清单才能完成哪怕是最简单的差事。他对曾经引以为傲的花园也失去了所有兴趣。去年冬天，他甚至决定不再出门，连和老朋友出去钓鱼也觉得"太累了"。他声称自己"不再对这种东西感兴趣了"。安妮问道："这对一个刚刚72岁的人来说正常吗？他看上去依然很年轻，行动时还像10年前那样矫健。我们经济无忧，也没有什么烦心事。我应该带他去检查他是否患上痴呆了吗？"

生命历程理论侧重于衰老过程中的生物学变化，以及高级神经功能的发育与衰退，从而解释个体在人际关系上的变化。如果我们掌握有关约翰过去行为的可靠信息，就能够更准确地判断安妮的抱怨是否合理。约翰是一直都这样，还是最近才变得这样？这些行为变化对约翰来说意味着什么？这些症状是否使他没法再像过去那样自如地生活？他的职业、爱好和消遣方式又是什么样的？只有将过去的约翰与现在的他进行对比，我们才能更准确地评估他变化的性质与程度。

在探寻约翰的生活轨迹时，我们首先会关注他人生中的关键节点——出生日和出生地、他父亲的工作、早年教育经历、兵役、婚姻和职业。约翰于1935年出生于中西部的一个贫困家庭，当时他的父亲为了工作而离开。他的童年充满了艰辛，弟弟妹妹在襁褓中夭折，父亲也一去不返。尽管如此，他依然完成了高中学业，并在"二战"后的一家蓬勃发展的公司中凭借自己的努力逐步上升。结婚后，他更是将体弱多病的母亲接到身边，让她安享晚年。虽然童年艰辛，但他对能够照料老母亲心怀感激。

当我们回顾约翰的一生，跨越这72年的磨砺与苦难，我们便能更好地理解他的现状。如果将目光放远，我们会洞察那些消极影响如何塑造了他的人生；而把时间点拉近一点，我们将看到他的积极特质是如何形成的，以及他如何与生命中的困境抗争。有时，逆境使他因成功而更加坚韧；有时，尽管他努力克服，逆境却让他受挫。从旁观者的角度看，似乎"时机"在其中起着关键作用。约翰年轻时历经艰辛，成年后生活逐渐得心应手，然而到了晚年，他再次遭遇失败，却已不复当年的雄心壮志。

接下来，让我们聚焦于另外两位与约翰经历相似但出生在不同年代的人物。保利娜于1915年出生于纽约，家境优渥。大学毕业后，她开始了职业生涯。1941年战争爆发时，她已在一家大型保险公司担任要职，并寻求晋升。在那个男性普遍服兵役的时代，她的升职成为公司的必然选择。她的人生看似一帆风顺——结婚、生子，并拥有一个稳定的家庭。40岁时，她重返职场并晋升为高级职工，50岁时成为公司的高级副总裁。当她75岁出现记忆问题时，家人及时找到了一家知名诊所，为她进行了早期痴呆症的评估和诊断。这为她提供了充裕的时间为自己的晚年护理做出重要决定，并合理安排她的资产（"预先指示"[①]）。

而约翰（Johan）[②]于1945年出生于荷兰北部。当时，撤退的德国军队切断了当地居民必需的食物和燃料供应，约翰的母亲正是在这样的环境下怀上了他。由于极度饥饿，她每日摄入热量不足600

[①] 预先指示（advanced directives）：指个体在有能力做出决定时以书面形式做出的陈述，指明自己一旦在无能力做决定时所希望接受的医疗护理形式或指定的代理人。——译者注

[②] 此处作者引入了一个新的人物和故事，其名约翰（Johan）与前文的约翰（John）并不相同。——译者注

卡路里。因此，约翰的出生体重（4.4磅）远低于正常标准。虽然外表看起来并无异常，但他在学校里总是稍显落后。成年后，他一直从事体力劳动，直到母亲去世时都未曾结婚。后来，人们发现他在格罗宁根街头深夜游荡，已失去工作，且没有喝酒或用药的迹象。他的行踪成谜，年仅59岁就与家人失去了联系，生活自理能力下降。医学检查显示他有许多阿尔茨海默病性痴呆的特征。医疗记录表明，他曾因为阅读能力低下（只相当于9岁儿童的水平）而被拒绝服兵役。尽管如此，他的理解能力、记忆力以及动手能力似乎并未受损。面对需要抽象推理的更复杂任务时，他自然感到困难，思考速度也慢于同龄人。尽管约翰在心理测试中的表现与保利娜相似，但他的实际状况却要糟糕得多。护理团队意识到他需要全天候的照顾，以确保他的日常起居、规律进食和日常出行。

六、衰老和成年疾病的发育起源

生命历程理论倡导我们深入理解人生中所经历的每一件事，追溯至幼年时期的最初影响，甚至追溯至子宫内的时光。如今，从幼年起源审视许多成年疾病（如心脏疾病或某些癌症）已变得司空见惯。然而，人们往往较少意识到衰老速度上的个体差异也可能源自幼年。

关于成年疾病可能起源于幼年环境的观点，最早由19世纪早期的欧洲医师提出。当时，医师们有时会将贫困家庭的生存环境与这些家庭中孩子的发育缺陷相联系，但并未将营养供给不足视为主要原因。他们更倾向于将慢性感染、卫生条件差以及孕妇保健不良视为更有可能的因素。直到20世纪维生素被发现，人们才意识到饮食和阳光在儿童身体发育中的重要性。

幼年营养条件（包括子宫内的营养条件）与成年健康之间联系的确立，源于对出生于经济极度萧条时期的儿童的追踪调查。其中一项较早的研究对象是荷兰北部饥荒时期（史称"1944年的饥饿冬天"，约翰便是在那时出生）后出生的儿童。为了惩罚不愿协助纳粹发动战争的荷兰人，德国军队封锁了荷兰西部，切断了食物和能源供应。食物储备迅速耗尽，受影响地区的人民仅靠每日大约600卡路里的摄入来勉强存活。加之那个冬天异常寒冷，情况进一步恶化，最终导致超过18000名荷兰人死于饥荒。

在恶劣条件下长大的儿童成年后往往也处于类似的生活环境中。因此，我们很难确定究竟是艰难的童年决定了他们的健康状况不佳与更高的死亡率，还是他们成年后的艰难时期造成的影响更为重要。苏格兰格拉斯哥的研究人员跟踪调查了超过5000名男性（年龄在35岁至64岁之间），结果显示，在根据年龄和成年后的社会经济地位（SES）进行调整后，不佳的幼年社会经济地位与高死亡率相关，特别是胃癌和卒中造成的死亡。[24] 其他影响到心脏或肺脏的死因则与成年的不幸经历相关。另外，他们还发现儿童呼吸系统疾病（如百日咳[25]）与成人肺功能低下（即当患有成人肺疾病时，能用于代偿的残余肺容量减少）之间存在特殊联系。此外，他们还发现了有力的证据，表明早期的生活压力能够造成青春期和成年的精神疾病。这些联系被归因于压力性事件引起的激素调节方面的持续变化以及大脑结构的改变。极端幼年困境与脑区萎缩之间同样存在相关性，而且萎缩的脑区主要与记忆力（海马体）、情绪控制和注意力（尾状核与前扣带回）相关。[26]

荷兰饥荒出生队列研究在荷兰的阿姆斯特丹和英国南安普顿进行。这项研究随访了在荷兰饥荒当中受孕的那些孩子，结果显示这些孩子成年后更有可能患糖尿病、高血压以及心脏疾病。子宫内营养不良似乎会导致成年的健康问题（成人疾病的胎儿起源假说）。能够验证这一假说的机会相对较少，直到中国严重困难时期的出现（1958—1962）。与在严重困难时期前后出生的孩子相比，那些在严重困难时期中受孕的孩子更有可能存在与荷兰饥荒中的那群孩子一样的健康问题。这些问题包括糖尿病、卒中、高血压、呼吸系统缺陷、神经发育缺陷以及精神分裂症（一种影响青年人的神经发育的精神病）。而近期的随访研究则关注了冈比亚（非洲西部国家）的一群大约11岁的孩子，他们的母亲在怀孕或哺乳过程中接受了当地食物供给计划提供的食物。目前这些研究尚未显示这些孩子是否会面临与前述荷兰和中国的孩子一样的健康问题。

关于子宫内不良环境与成年疾病之间可能存在的联系，已经引发了不同的讨论。有批评者指出，第一份研究报告似乎只是"审前调查"[①]，即研究者仅从大量数据中识别出了疾病风险因素，但尚未深入解释这些因素在疾病形成过程中的具体作用。然而，这一初步的研究成果如今已在不同国家中得到了反复验证，因此这种相关性已经得到了广泛的认可。但更为关键的是，孕妇保健不佳、幼年的艰难处境以及成年后持续的贫穷与社会弱势，这三者之间存在显著的相互关联。美国护士健康研究队列显示，在排除了成年后吸烟、不良饮食和缺乏锻炼等因素的影响后，低出生体重与成年心脏病和卒中之间依然存在关联。成人疾病的胎儿起源假说现已被广泛接受。[27, 28]

经济记录、出生与死亡的关键统计数据以及流行病学记录都被用于研究幼年环境与成年健康之间的联系。通过分析1812—2000

[①] 审计术语，指在审查之前，进行无目的性的调查以了解基本情况，掌握第一手资料。——译者注

年荷兰的完整商业周期记录，我们发现了预期寿命与经济活跃度之间的关联。数据表明，出生于经济萧条时期的人的寿命明显短于出生于繁荣时期的人。一项法国的研究也得出了类似的结论。在葡萄种植及产酒地区，出生于葡萄根瘤蚜暴发（毁损葡萄藤从而导致大萧条）的年份的人，相较于同地区其他年份出生的人，身材更为矮小。

美国的不良童年经历研究调查了超过17000名成人目前的健康状态及他们幼年的不良处境。该研究发现，童年时期的不良经历越多，过早死亡的风险就越大，日后的健康问题也更为严重。与饥荒研究类似，这项研究同样指出心脏病、慢性呼吸道疾病以及个人对社会的适应性不足可能是导致死亡率升高的原因。然而，长期的前瞻性研究也存在出现重大错误的风险，因此，在评估这些研究的价值时，我们需要保持审慎的态度。[29]

七、总　结

幼年经历与晚年认知功能之间存在密切的联系。同时，也有证据表明，个体差异能够持续至老年。尽管一般心智能力在很大程度上受遗传影响（这种遗传可能由众多基因共同决定，而每种基因的影响相对微小），但极端贫困、父母一方早逝、资源匮乏，以及精神或身体上的虐待都与晚年的智力表现低于预期相关。这些不良经历既可以单独作用，也可能与遗传因素共同产生影响。

针对那些在收容所长大的孤儿，当他们晚年接受检查时，人们发现他们大脑中有关记忆和学习能力的关键脑区功能低于常人。与从未进入过收容所的同年龄成年人相比，这种脑区功能差异尤为显著。然而，如果这些婴儿随后被寄养家庭收养，他们的神经发育情况就会大为改善；但这种改善的程度主要取决于被收养的时间点。具体来说，若在两岁前被收养，收养所带来的益处是持续的；而收养时间越晚，这种益处则越少。因此，很可能大脑的发育存在一个"关键阶段"，成功度过这一时期后，大脑将在余生的大部分时间内维持较好的认知功能。

特别值得注意的是，学习与记忆相关的脑区会受到幼年经历的影响。其中，海马体就是一个重要的脑区，它被广泛认为会受到童年时期严重慢性压力的影响。例如，一些研究发现，童年时受虐待的成人的海马体体积比那些未受虐待的同龄人小。这类研究凸显了探究生命历程中困境如何转化为认知能力低下的生物学机制的重要性。鉴于全球有超过一半的儿童经历过严重的慢性压力，且这种压力对他们的神经发育产生了影响，而这些影响往往难以阻止或减轻，我们不应该低估这类研究的重要性。

本章讨论的科学概念源于进化生物学。从宫内期到幼儿早期，婴儿能够解读他们周围环境中的关键特征。如果缺乏保障温暖和营养的安全措施，婴儿会逐渐发展出一套系统来应对可能不安全的外部世界。发育中的儿童体内有应对各种可能的生存状况的程序，包括许多高压力水平且难以预知的情况。如果儿童在生理上保留了预测压力的先天程序，并有能力将潜在的不利经历转化为增强其适应力的经历，那么这对他们是有利的。

接下来，我们将讨论生物决定因素如何强化压力反应并提高繁殖成功率的可能性。然而，这些相同的生物因素在繁殖后的生活中可能带来不利影响，并增加患病风险。这就是所谓的"拮抗多效性"——多效性意味着一个基因能够影响后代的一个以上的特性，而拮抗多效性则意味着这个基因的不同效应是相互对立的。

自2000年起，美国在家庭探视项目中投入了大量资金，以改善幼儿的生活环境和生存机会。这些项目背后的推动力来自全面评估的证据，这些证据证实了早年的生活逆境会损害儿童的发育，并导致他们在教育、职业以及情感上长期存在显著的缺陷。其中，使人们接受并资助这些项目的关键在于这些干预措施对弱势儿童的长期益处得到了证实。这些益处包括更好的学习成绩、更广阔的就业前景，以及他们有可能成为在社区中发挥更加积极和充分作用的美国公民。在这个交汇点上，生命历程研究综合了多个科学学科的发现，为未来的进步提供了坚实的基础。

附录一：术　语

发育与衰老的研究中使用的术语可能会令人困惑。这些术语有时会互换用法，而且它们的精确用法经常没有明确定义。下面将阐明本书中使用的术语：

寿命（life span）：从群体中观察到的任何一个个体所能达到的最大寿命长度。

预期寿命（life expectancy）：是一个在人口研究中广泛使用的统计概念。它估计了任何给定年龄下剩余的生命年数。预期寿命表示为一个人可以期望的平均完整生命年数。

毕生发展观（life span perspective，也译为生命周期理论或生活历程理论）：它以整体视角审视在任何发展阶段或衰老阶段作用于个体的所有心理和社会因素。

生命周期构建（life span construct）：用于总结个体如何发展出对过去、现在和未来的连贯统一的意识。

毕生发展心理学（life span psychology）：旨在将生物和文化的观点整合在一起，以实现智力发展的目标。

生命周期（life cycle）：包括发育和衰老的所有阶段，这些阶段在后代之间和后代内部保持一致。生命周期包括生殖、胚胎和胎儿阶段，并一直持续到老年。

生命故事（life story，也译为生活故事）：生命故事的概念基于这样的观点，即从青春期开始，年轻人就创造了一个有开始、经过和结尾的故事。从成年到老年，人们会不断修改这些叙述，以适应生活的变化，以确认个人的连续性，并以理想化的方式支持自己的表现（如"可靠"、"努力"或"尽职尽责"）。

生活史（life history，也译为生命史或生命历程）：生活史确定了生物、社会和心理发育中关键事件的预期发生时间和持续时长。这个概念在进化生物学中被用来探索自然选择如何在生活史中的许多阶段发挥作用，以增加后代的数量。已知进化的力量作用于性成熟的时机、配偶选择、母性行为、抚养后代和许多疾病行为（包括寻求帮助和利他行为）。目前，人们尚不清楚进化是如何影响衰老的，但这似乎可能受到更广泛的育儿选择（如绝经后的祖母对幼儿的照料）以及更强烈的情感纽带的影响。

生命历程理论（life course perspective）：审视个人的生活史，以确定生命早期事件如何影响随后的人生选择（如婚姻伴侣的选择）、特定的行为（如犯罪）以及疾病发生率（如心脏病发作）。生命历程理论还没有被明确定义。目前，生命历程理论探讨了一系列历史事件（如饥荒、战争、经济危机）之间的联系，个人扮演的社会角色以及各种各样的社会、心理和健康结果。生命历程理论的研究方法包括一个研究个体的生活史的多学科方案，其中包括来自心理学、社会学、社会史、经济学、人口学、发育生物学的研究以及对衰老的观察。因此，生命历程理论确定了社会和历史背景、潜在的发育过程和生命历程中经历的意义对整个生命历程中人类发展和衰老的贡献。这些变化贯穿整个生命，并不局限于特定的年龄范围。

生命历程图（life chart）：生命历程图在医学中用于汇总患者或临床医生记录的特定疾病过程的所有过去和当前数据。通常，图表中间的一条水平线代表健康状况良好，线条上方和下方的移动显示整体健康的正负变化。在疾病过程中出现的显著并发症或住院等关键信息，都会被识别出来，同样也会识别出干预措施，如治疗。像多发性硬化症、糖尿病和躁郁症（双相情感障碍）这样的慢性病、波动性状况，就是以这种方式进行图表记录的。像晚发性痴呆这样的慢性进行性疾病，也可以成功地进行生命历程图记录。

附录二：延伸阅读

关于医学中生命历程理论有几本不错的介绍性书籍，例如，狄·库（Di Kuh）和约阿夫·本-什洛莫（Yoav Ben-Shlomo）于2004年出版的 *A Life Course Approach to Chronic Disease Epidemiology*。[30, 31] 约翰·卡瓦诺（John Cavanaugh）和弗雷达·布兰夏德-菲尔茨（Fredda Blanchard-Fields）所著的 *Adult Development and Aging* 对于大学生学习发展心理学很有帮助。[32] 而鲁道夫·谢弗（Rudolph Schaffer）的著作 *Introducing Child Psychology* [33] 又是对 *Adult Development and Aging* 很好的补充。通读这三本书能够帮助大家开拓广阔视野。此外，本章的参考文献中包含了许多相关资源来解释和拓展生命历程理论背后的科学。

第三章
大脑——美妙连接成的网络

一、揭秘神经系统

如果有读者对脑结构感兴趣，可以在众多优秀的教科书中找到关于其细节的丰富信息。[1,2]本章将重点介绍脑的最外层结构——大脑皮质，旨在让读者了解一个健康成熟的大脑在没有痴呆或衰老影响下的状态，并介绍一些关于大脑主要脑区如何相互联系的最新科学发现。

中世纪的解剖学家首次研究大脑时，他们探究的是大脑是作为一个整体，通过各部分的相互联系来行使功能，还是脑的不同部分各自完成不同的任务。随之而来的问题是：思维功能是否定位于大脑的特定结构中？到了19世纪，神经定位学说——脑是以非常有序的结构化的方式组织起来的观点，得到了普遍接受。进入20世纪初期，科学家们不仅发现了脑的基本细胞结构及细胞之间连接（突触）的生物学原理，还对这些结构和原理进行了细致描述——尽管在当时这些结构和原理并未完全被理解。最初，19世纪的定位学说似乎还有其合理性，但随着科学技术的进步，人们逐渐发现，

大脑的多种思维功能广泛分布于大脑皮质的不同区域。[3, 4]

（一）肉眼所见之物

神经解剖学是研究神经系统各部分的结构，并描述这些结构之间关系的科学。为了观察脑的大体神经解剖全貌，可以将脑从颅骨中取出，然后将其放置于含有防腐剂（如福尔马林）的容器中，直至其变硬。移除大脑周围坚硬的膜（即硬脑膜）后，我们可以看到脑的外表面由两半组成——左、右大脑半球。大脑表面最明显的特征是脑回（弧形突起的表面），它们被一条条凹陷或沟壑（脑沟）所分隔。如果我们沿着中线分开大脑半球，就可观察其内部的结构。从中线看去，大脑呈层状排列，大脑半球的外表面由脑沟和脑

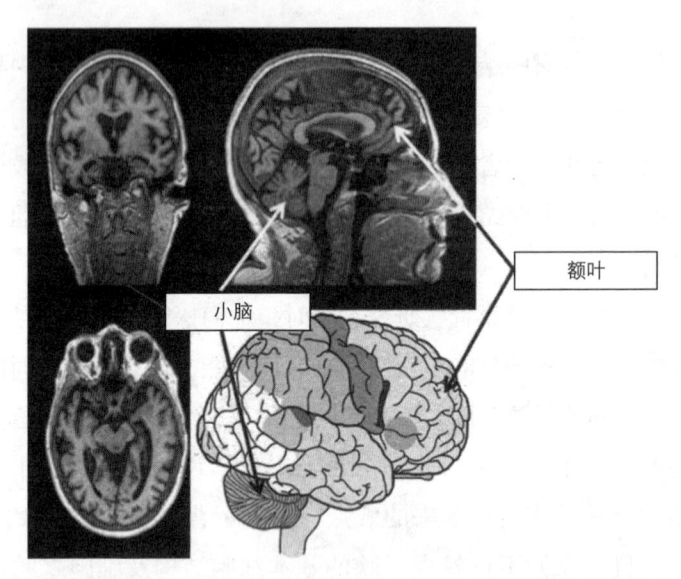

图3.1 展示了大脑外部和内部的结构。右下图显示大脑外层是由反复折叠的脑组织（皮质）构成的，形成突出的脑回，并被脑沟所分隔。右上图是MRI扫描下沿中线（从鼻尖和双眼中点向后延伸）的脑内结构图，重点标注了两个结构：额叶和小脑。左侧的两张图示意了MRI技术可以在头部任意选定的切面上进行扫描，以显示该平面上的特定结构。左上图是颅骨顶端经双耳平面的切面，展示了大脑中部充满液体的腔。左下图则是经过双眼的水平切面，显示了脑皮质和深部组织的关系。

回组成，呈连续折叠的片状结构。图3.1展示了这些特征是如何在大脑中通过核磁共振成像（MRI）技术成像的。

我们可以将大脑想象成位于一根细长管状结构末端、外表面显著膨大扩张的结构，这根管状结构沿着脊柱一路向上延伸至颅内，即脊髓（见图3.2）。这根空心管内部的腔隙发育成为脑室。这些位于大脑内部的充满液体的腔隙与浸泡着大脑和脊髓外表面的脑脊液

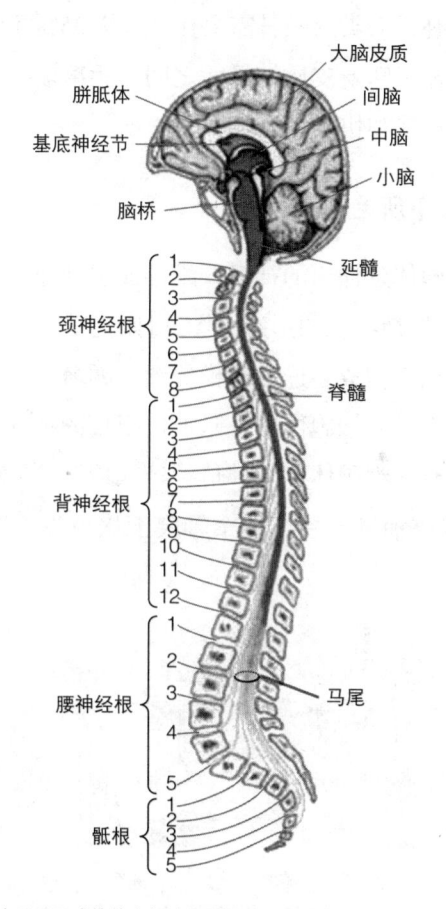

图3.2 本图显示成熟的中枢神经系统。神经管来源于胚胎时期的神经沟，随后发育成了具有管状结构的脊髓。管的顶端发育成了我们熟悉的大脑，现在被视为颅骨内极度膨大的脊髓末端。

第三章 大脑——美妙连接成的网络

相连通。大脑底部及脑干中的部分区域都含有致密的脑细胞群，这些紧密相连的细胞群被称为核团，并通过神经纤维的通路（称为束）与其他核团、大脑皮质及脊髓相连。大脑皮质覆盖于脑的表面，并且含有丰富的神经细胞胞体。与脊髓的中央部分类似，大脑皮质被称为灰质。

皮质表面的折叠使得颅骨能够容纳更多的皮质。事实上，如果大脑皮质没有折叠，人类的颅骨需要比现在大35%才能容纳这些皮质。皮质的折叠还意味着皮质神经元之间的距离被缩短，从而使皮质间的连接更加短促和快捷。

（二）显微镜下所见之物

单个神经元胞体延伸出的神经纤维形成了神经元间的连接。图3.3展示了各种类型神经元的形态，图3.4则是单一神经元和传导神经元通过树突和轴突构成多连接的模式图。顾名思义，树突看起来就像一棵树的枝干，从细胞体向外延伸出很短的距离。轴突是更长的神经纤维，有时在细胞体上与其他神经元连接，但更多的是与其他神经元的胞体或轴突连接。多个轴突汇聚成束（近似电话线），

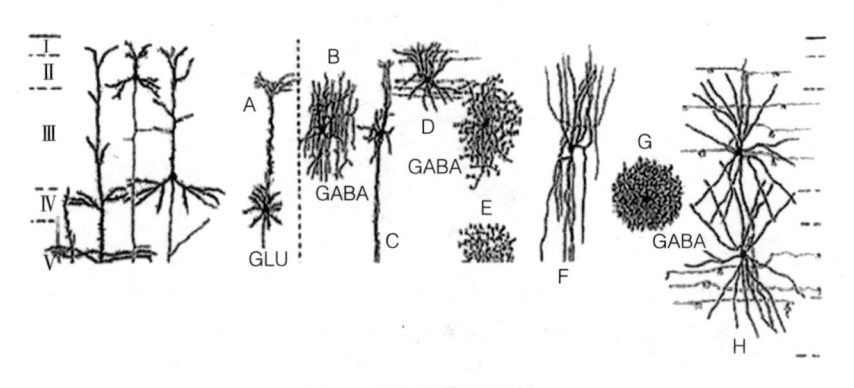

图3.3 不同类型神经元示例。

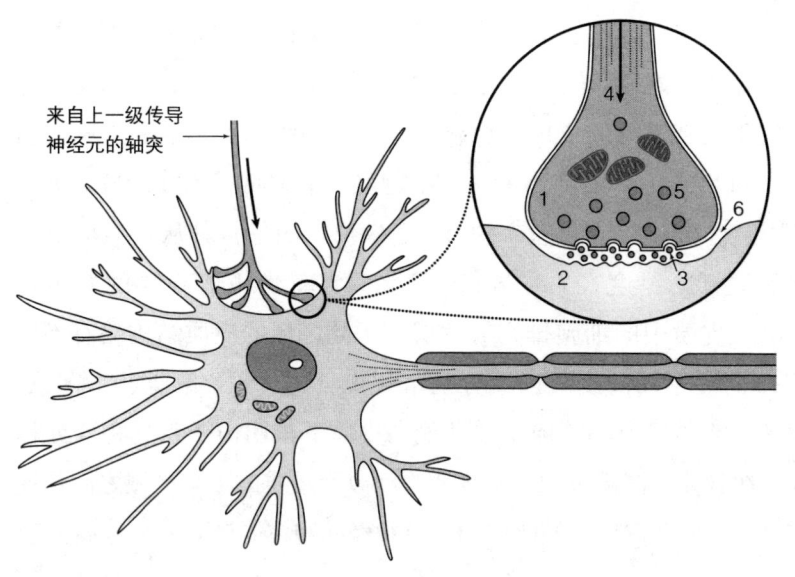

图3.4 神经元构成的示意图。传入的电信号在抵达树突后,通过突触转化为化学信号。神经元对传入信息整体做出反应,通过轴突产生输出的电信号。

并被一层脂肪物质（髓鞘）包裹,这种物质不仅使得每根轴突之间相互绝缘,还使得信息传输更加有效和迅速。因此,轴突形成的神经纤维束通常被称为"白质传导通路",或者更简单地,称之为"白质"。

皮质的厚度在1.5—4.5毫米之间不等,其内含有神经元胞体、树突和部分轴突。大脑的灰质形成一个连续的外部薄片,包裹着内部的白质。虽然我们称这部分结构为"灰质",但这实际上是标本保存所造成的误解。在活体中,由于皮质中血供丰富,灰质看起来更像是粉红色而不是灰色。大脑皮质的灰质主要由神经元和神经胶质细胞组成。白质纤维束从神经元发出向外延伸,由脂肪物质（髓鞘）覆盖,因此在肉眼下呈乳白色。此外,颅骨和椎骨对脑和脊髓起到支持和保护的作用。

皮质和大量皮质下的神经元（皮质下核团）是大脑中最重要的信息加工处理部位。人类的皮质被称为"新皮质"，因为这是大脑皮质最新进化的成果，承载着人类的高级思维功能。大脑皮质含有约1000亿个细胞，每一个细胞又含有1000个到10000个突触（连接），连接纤维连起来约有1亿米长。如果将其从正常的折叠状态展开，厚度在1.5—4.5毫米之间，就像正式晚宴的餐巾那么厚。皮质中的细胞排列成六层，不同区域的皮质结构略有不同（图3.5）。不同的皮质区域分别掌管视觉、听觉、触觉、平衡感、运动、情绪反应和其他认知功能。皮质下核团由一系列神经元构成，在身体不同部位和大脑皮质之间以及皮质的不同区域之间传递信息。皮质和皮质下核团内均含有神经元胞体。

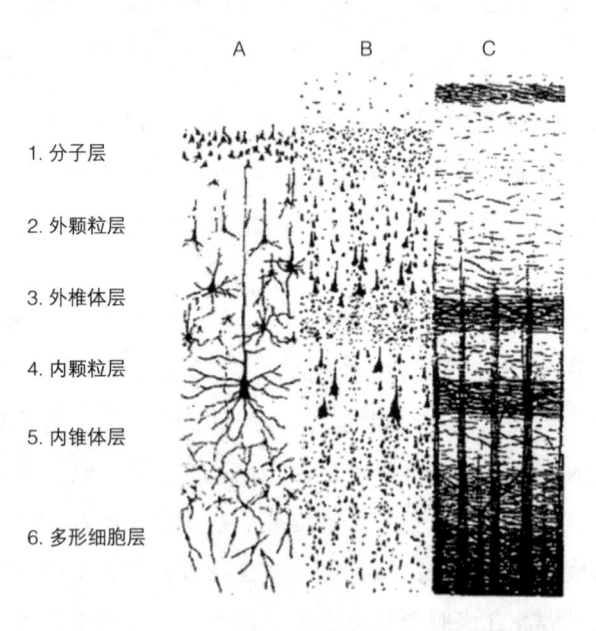

1. 分子层
2. 外颗粒层
3. 外椎体层
4. 内颗粒层
5. 内锥体层
6. 多形细胞层

图3.5 皮质包括六层，每一层都有其特征性的神经元。不同皮质区域细胞类型的相对数量各不相同。

人们对大脑皮质的细节进行了广泛的研究。当将特定的心智功能精确定位于大脑皮质区域的理论被证实可行后，解剖学家们开始探索不同功能的皮质区域之间的细胞差异性。第一个重要步骤是找到一种将单个神经元可视化的方法，这是由意大利人卡米洛·高尔基（Camillo Golgi，1843—1926）率先实现的，他发明了一种神经元硝酸银染色法。高尔基的突破被西班牙解剖学家圣地亚哥·拉蒙-卡哈尔（Santiago Ramón y Cajal，1852—1934）所采用，他证实了组成神经系统的神经元是一个独立的结构，而非一个有着无数外延和突起的巨大细胞。随后，卡哈尔证明了电信息沿着轴突从树突向轴突尖端单向传递。这两位伟人凭借其各自的发现，共享了1906年诺贝尔生理学与医学奖。图3.5显示了皮质神经元，神经元之间的连接点被称为突触。

（三）神经元和胶质细胞

人的大脑中大约含有1000亿个神经元，它们约占脑细胞总量的40%。胶质细胞的数量则超过神经元，并在功能上和神经元存在显著差异。胶质细胞主要具有三个功能：参与大脑炎症反应，支撑脑组织结构，以及调节和引导分子通过血脑屏障。神经元是脑内负责加工处理信息的细胞，神经元之间的连接（突触）是神经元间信息传导的关键元件。突触的数量远超神经元数量，一个神经元最多可形成超过10000个突触，因此大脑内至少包含60万亿个突触。神经元之间通过功能性连接形成"神经网络"，这些网络支持着各种复杂的思维活动。

神经元间的连接构成了高度特异性的神经回路和网络。这些不同的神经网络各自承担不同的功能，我们可以通过多种方法识别这些网络。负责控制复杂行为的脑区之间通过相互联系，形成了如调节四肢运动、注意力等功能的复杂系统。过去，大多数人（包括许多神经学家）都认为成人的脑内不会再生新的神经元，但实际上，在人的一生中，部分脑区会持续不断地生成新的神经元（神经发生）。这一现象引发了新的思考，即如果能在因衰老或疾病而受损的脑区内刺激神经发生，那些原本可能丧失的脑功能或许能够得到保留。

尽管早在20世纪60年代，科学家就已经观察到了神经元的产生和分化，但直到20世纪90年代，人们才开始对神经发生现象产生浓厚兴趣[5, 6]。自人们意识到成人脑内也存在神经发生以来，相关研究步伐大大加快。然而，目前尚难以确定这一认知是否能催生出新的治疗手段，以修补外伤、卒中或疾病造成的脑功能损伤（复健或再生神经学）。目前看来，我们得出神经发生在神经医疗领域中占有一席之地的结论还为时尚早。但可以肯定的是，人们对神经发生的研究充满了极大兴趣，各种相关研究如抗抑郁药物的作用模式、创伤或卒中后的失忆类型等各式各样的研究还在进行之中。

（四）圣地亚哥·拉蒙-卡哈尔：神经可塑性及其关键阶段

圣地亚哥·拉蒙-卡哈尔的卓越工作引领了人们对大脑内连接的科学研究。在有限的设施条件下，卡哈尔阐述了神经连接的本质、神经元发育及其电活动的一些特性。虽然他并没有使用"可塑性"这一术语来描述神经元间连接的形成和特定模式的发展，但他的研究确实涉及了相关概念，并将"可塑性"的概念应用到了理解环境对大脑发育和功能的影响机制之中[7]。

早期的生命历程显著影响着大脑发育及个体在生命后期的行为。相比那些并不紧密相连的脑区间的通路，感觉系统通常具有更高的可塑性。这些脑区之间一旦建立起联系，将很难进行修改。例如，一旦大脑建立了处理立体视觉的通路，如果需要改变路径，就可能会引发混乱。正如特定的分子机制控制着神经的可塑性，大脑中还存在相应的分子机制以控制大脑发育期间以及发育成型后的神经通路的稳定性。

可塑性体现在大脑回路的多个方面，科学家投入了大量精力来研究和理解神经元之间的连接（突触），以及由神经元树突和轴突组成的连接模式在分子水平上的变化。大脑可塑性的生物学基础的发现有着许多潜在的应用价值，这些价值不仅局限于神经复健领域，在教育、延缓大脑老化和推迟阿尔茨海默病的发作等方面同样有重要作用。如果能够找到调控可塑性相关基因表达的影响因素，这将为增强老年人及痴呆患者的记忆功能提供新的可能。[8]

大脑在发育的过程中，仅在相对较短的一段时间内具有高度可塑性。面对损伤时，儿童的大脑比成人的大脑具有更强大的再生能力。即便成人的神经细胞被刺激再生，新生成的神经纤维可能也无法进行有效的功能性连接。不过，并非所有脊椎动物都是这样，例如，某些鱼类的脊髓即使被完全切断，也能完全再生，而这样的损伤如果发生在人类身上，将会导致永久性的瘫痪。诱导再生新的神经纤维，并将这些纤维成功整合成有功能的网络结构，是许多修复神经学研究项目的共同目标。有些研究者认为，人为重现胚胎发育的过程是修复神经学领域成功的关键。[9]

尚未成熟的神经网络需要细致的修整和精炼才能正常运作。这种类型的可塑性高度依赖于个体经验，它使得一些神经元之间的连接得到加强，而另外一些连接则被削弱。发育过程中，许多学习都基于这些过程，这对于获得对环境的高效行为和运动反应至关重要。这种类型的学习的一个关键目标，是使后代具有应对不同环境的能力。只有在关键时期，动物才能保持可塑性，根据感官经验重塑神经回路，从而实现这种发展。

因此，关键阶段指的是发育过程中某一段特定的时间，在这期间神经网络具有最大的可塑性。在一个由重叠和交织的网络组成的复杂自组织系统中，处理信息和调控机体对环境的反应时，关键阶段至关重要。整个动物世界都是如此。例如，斑马雀在出生后25—60天的关键期中学习歌唱。在视觉系统中，也存在类似的关键期，如一只眼睛的视觉皮质神经元对刺激的反应通常强于另一只，我们称之为眼优势。在猫类中，眼优势发生在出生后28—120天内，而对人类来说，眼优势则在出生后12—36个月内建立。

二、功能性组织

脑的基本结构将许多大脑功能定位于特定的脑区，这些脑区的定位并非偶然，它们遵循一个基本的原则。我们可以把大脑想象成一座40层左右的办公大楼，位于最高层的是高层管理人员及其支持团队的办公室，地下室和大厅有许多服务人员，这些人在建筑维护、安保、取暖、照明、通风等方面扮演重要角色。这种多级组织形式在大脑中十分常见，其功能的完整性对个人的生存至关重要，其中涉及对呼吸、血压的调控，以及决定意识水平的重要神经网络。正如大多数的高管都不常检查地下室供热锅炉的功能一样，大脑的高级中枢同样也无法直接感知到这些基本功能的情况如何，因此只能依赖中继站（"初级员工"）作为把关人员，将信息流过滤后再呈递给高级中枢。

认知系统需要大脑皮质和皮质下组件的共同作用。这意味着支持认知功能（如言语记忆）的皮质网络跨越多个脑区，而非专门映射到某个特定的部位。

（一）大脑皮质

大脑皮质的面积相当于一张大号餐巾的大小，它通过折叠形成大量褶皱，确保其能够完整覆盖大脑表面，同时又能够妥善容纳在头骨内有限的空间里。皮质是人类和其他物种脑尺寸差异的主要来源。皮质由六层细胞构成，不同脑区之间具有不同种类的神经元，如图3.6所示，这些脑区也拥有不同的功能。例如，枕叶中存在独立的区域来处理从眼中获得的视觉数据，而颞叶则负责处理从耳中得到的听觉数据。像其他皮质感觉区域一样，当一个区域受损，其所处理的感觉信号便会丢失。其他皮质区域和感觉区域相连，能够将不同种类的感觉数据联系起来。同样，大脑的其他皮质区域控制着机体的随意运动（即运动区）。

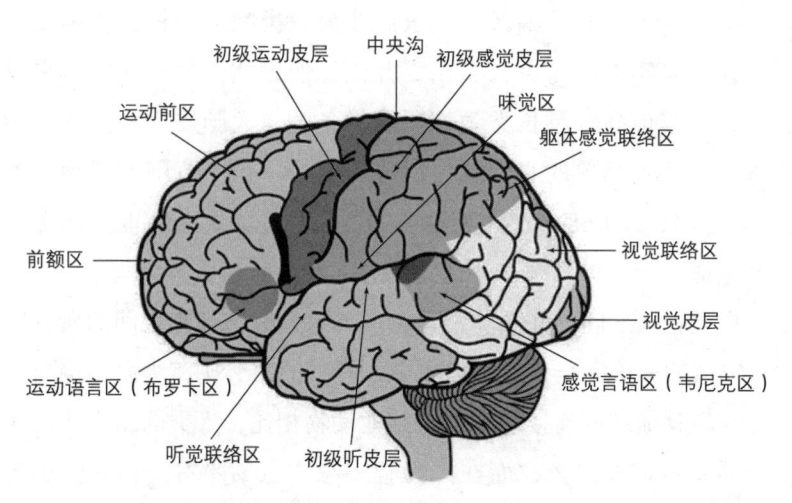

图3.6 大脑皮质分区与特定大脑功能相关区域的脑叶示意图。大脑是由两个对称的半球组成，图中显示为左半球表面。大脑左半球表面前部为额叶。颞叶在眼和耳之间的颅骨下方（太阳穴）。大脑后部为枕叶，顶叶在额叶和枕叶之间。

额叶分为两个主要部分，运动皮质和前额皮质。图3.6显示了大脑皮质的功能区域分布。运动皮质通过轴突与脊髓相联系，这些轴突从皮质的神经元胞体发出，延伸数英尺后与脊髓运动细胞连接。额叶的前区负责复杂的高级认知任务，这些任务涉及需要将几种类型的信息组合在一起的决策。这些信息可以基于对外部世界的充分感知，也可以是完全抽象的。[10]前额皮质处理的复杂任务包括道德评判和对他人的行为的预测，这些都是最为复杂的认知型任务，与其他高级认知功能紧密相关。前额叶的功能尤其涉及规划、决策、风险平衡以及某些类型的抽象推理、社会行为和性行为。如果想要找到大脑这座大厦中"顶层管理人员"的所在，前额叶无疑就是你的目标了。

人类的优势大脑半球（对于右利手的人来说是左半球）专门负责听觉数据处理（理解话语）、言语记忆及其他语言功能（例如对语义的理解）。人们很容易认为这些复杂的认知能力存在于其他猿类动物所不具有的脑区中。虽然非灵长类哺乳动物的大脑皮质复杂程度确实无法与灵长类相提并论，但人类大脑皮质中几乎没有什么是其他高等灵长类动物所不具备的。大脑皮质结构的复杂性可能与年龄相关的心智能力下降有关。一个小范围的年龄样本显示，从11岁到68岁，大脑皮质的复杂性越高，心智能力的保持能力越强。[11]

皮质各层之间的联系非常紧密。如果检查脑细胞之间的所有连接，75%的连接完全存在于皮质中，剩下的25%则将大脑结构与大脑皮质和其他结构连接起来。与其他动物相比，人类的新皮质占大脑总质量的80%以上，而在黑猩猩中只占70%左右，在一些小型哺乳动物中这一比例可以低至15%。新皮质是大脑皮质进化最新阶段的产物。

（二）更高的认知功能

我们是智能的物种，合理地利用智慧会给我们带来快乐。在这方面，大脑就像肌肉：我们在运用它的时候感觉很好。认识世界是令人快乐的。[12]

在大脑的基底层和大脑皮质之间，存在着一些重要的"中继站"，这些中继站将信息从身体传递到大脑；外部世界的信息通过感觉器官（耳、眼、口和鼻）传至专门的中继站，经过分拣后转入皮质的特定区域。习惯上将人类所特有的一些能力（如语言、规划和判断）称为"高级认知功能"，并认为这些功能由大脑皮质产生。人们通常认为这些认知功能比其他认知功能更为高级，也比那些其他动物所共有的能力要高级。尽管人类与其他类人猿均有一些"高级认知功能"，但我们无疑比其他动物开发出了更强的能力。

只有人能够思考无法确切看到的东西，并为那些在很大程度上无法观测到的效应寻求解释。其中一部分能力我们称之为高级的"抽象推理"，而另一部分我们用"直觉"或"洞察力"来解释。除了这些，我们还可以识别其他个体的特征。在人际关系方面，我们能够学会用"思维的时间之旅"来回忆之前的经历，学会通过理解别人的想法来表达同理心以及为他人着想。许多人具有对语言、音乐和视觉艺术的创造力，有时同时具备深刻分析思考的能力。这些认知能力需要反过来依赖完整的高级认知功能来实现，比如语言理解能力。

患有某种影响额叶的痴呆症患者会缺乏同理心，这会对他们的健康和安全产生深远的影响。同理心属于神经科学的一个新的分支社会认知神经科学的范畴。研究表明，同理心的产生至少包括三种思维过程：其一，抑制自己的视角和观点；其二，激活特定脑区，这些脑区仅在与他人共情时能被激活；其三，对不直接影响自身的刺激赋予情绪感知的能力。这三项每一项都是一个任务，将这三项任务整合在一起是一项高度复杂的工作。科学家采用先进的大脑成像技术来研究同理心不足的人群的大脑，研究发现这些人大脑的特定皮质区域面积有所减少，特定区域包括颞叶右极和部分额叶。这一研究揭示了一个我们理解高级认知功能的重要原则，即特定认知功能的实现需要大脑神经网络共同完成，通常某一个特定皮质区或某一特定结构不可能独自实现一种认知功能。

我们可以确定的是，更高的智力水平需要依赖大脑复杂性的提升来实现，由此看来莱尔·沃森（Lyall Watson）的话不无道理——"如果大脑简单到我们可以理解它，那么我们会因为头脑太过简单而无法理解自己的大脑"。虽然我们很容易认识大脑的主要结构，并且通过一些努力，我们能理解一些细小而重要的结构是如何与脑的主要部分相联系的，但神经元是如何连接的，这可能就超出了我们的理解范围。然而这是很重要的问题。如果要了解神经元连接的具体模式是如何使人们具有认知功能的，我们需要了解三个内容。首先，我们需要一幅详细的描述神经元连接的地图，这些连接构成的神经回路是相应认知功能的基础。其次，我们需要了解神经回路中负载的数据是如何与认知功能相关联的。最后，我们需要以一种能够通过观察对认知进行解释的方式来总体看待这些观察数据。

上述三点中，科学家已经在第一点上取得进展。使用特定类型的染料和示踪剂可以显示神经元之间的短距离连接，但是无法用这些方法显示过短或过长的连接。遗憾的是，我们通常无法区分相邻神经元之间的具体连接细节。而长距离连接的研究仅可在动物中进行，因为该项技术是通过手术损伤神经连接通路，造成通路退化，从而显示哪些脑区域是相互连接的。在非常小的动物中，如线虫，使用电子显微镜重建所有神经元连接是可行的，但这一过程十分复杂因而很少有人开展。

一个新的解决方案是我们使用多个不同的标签，将一个神经元及其连接与另一个神经元区分开来，就像我们用不同颜色来区分电话线。[13]如果想成功绘制神经元回路图谱，我们需要超过100种不同颜色的标签（或称为"脑虹"技术，其含义不难理解）。但这只是问题的开始。由于神经元连接的密度之大，仅仅是单个神经网络部分图像的构建就需要最先进的计算技术支持。最终我们希望，这些解剖学技术能够帮助我们成功绘制神经回路的详细图谱。然而，此类图谱并不适用于活脑的研究。为了实现活脑研究，科学家可能需要将非侵入性技术与目前提到的解剖学方法相结合。但到目前为止，这些方法并不兼容，我们需要新的技术。

在整个神经系统的发展过程中，大脑从大范围的整体系统到局部的细节安排，建立了无数的神经网络。这些都对脑功能至关重要，且其中许多结构都与衰老和痴呆密切相关。这些神经网络相互结合形成执行相关功能的群组，研究表明这些组在静止状态下具有同步的电活动，这与其已知的微解剖结构一致。随后，本书将详细阐述五种主要的晚发型痴呆的临床特征，通过各自特征可将这些类型相互区分开来。同时，MRI技术被应用于大脑成像，以描述其功能和结构网络。[14]

科学家发现，针对痴呆症患者大脑研究的成果与健康大脑中的内部网络结构相吻合。这种研究旨在将每种痴呆类型的临床症状与已知支持特定脑功能的皮质区域联系起来。基于这些发现的成像研究有望提高对痴呆的早期诊断水平。然而，一个重要的问题是，一些人具有重塑受痴呆影响的神经网络的能力，从而保留了本应受损的脑功能，而另外一些人则不能。在实际情况中，似乎并不是所有大脑都会以完全相同的方式来应对痴呆症的发生。

分析衰老大脑结构的方式之一是量化皮质层次的复杂性。研究发现，皮质中含有一种小单位，这些小单位在许多方面与整个皮质具有相似性。MRI技术可用于估计经过复杂折叠后的皮质外表面总面积以及位于其下的灰质和白质边界的面积。在正常发育和衰老且没有脑疾病的人群中，直到个体的中年时期，皮质的厚度都在逐渐增加，其中灰质逐渐减少，而白质基本保持不变。从大约55岁开始，皮质开始变薄。研究表明，接受了更长时间全日制教育、在智力测试中表现较好的人，他们的皮质比那些接受教育较少、智力水平较低的人更厚。[15]这些研究结果说明，学习和教育有助于皮质厚度的增加，从而可能使皮质具有更复杂的结构。[16]男性和女性的皮质结构存在一些差异：男性大脑更大，皮质更厚；而女性的大脑较小，但灰质比例更大，皮质折叠更为复杂。

成年人成熟的大脑结构是遗传和环境因素综合作用的结果。生命早期的经历可能会造成大脑发育的持续性损伤，这种损伤有可能减少随着衰老而出现的学习和记忆能力下降的阈值。艰辛的童年可能与涉及情绪调控（如前扣带回和尾状核的面积）和记忆（海马体）的大脑结构体积减小有关。童年经济状况不良、教导不善、孩子暴露于毒素（如大气中的铅）、营养不良和缺少环境刺激等因素都在一定程度上限制大脑的发育。[17,18]重要的是，大多数这些潜在有害的影响并不限制整个大脑的生长，而是影响特定的大脑结构，减小其体积并降低其内部神经网络的丰富性。[19,20]

生命科学中最大的挑战——甚至超越人类基因组计划——是了解这些皮质网络是如何建立、运转以及维持的。早期的科学突破源自一个此前很大程度上未知的数学领域（"图论"）在视觉系统神经回路中的应用。后来，科学家将脑MRI与图论相结合，用以解释小规模的神经网络如何能产生巨大的功能复杂性。理解皮质网络的关键一步在于，我们需要明白在神经元的"小世界"中，相对简单的网络如何通过不超过六步的神经元连接（突触）来进行通信。科学家认为，线虫的神经元网络连接是由固定部分和随机性组合而成的。理论研究随之跟上，很快就有基于图论与功能磁共振成像（fMRI）结果设计的实验。fMRI技术能够检测到一小块脑组织的血流量变化，并将其与大脑功能联系起来。这使得我们能够检测到由几个神经回路组成并共同执行特定认知任务的脑模块。该技术为我们提供了对"工作中"的大脑的重要观察，并能揭示为何一些老年人的大脑能保持年轻的工作效率，而另一些则开始衰退等重要问题。[21]

大脑由神经网络组成，每一个网络都能够执行复杂的计算任务，并且通常可以相互影响。通过研究构成神经回路的连接结构，我们可以了解每个回路具体执行（或不执行）什么任务，以及回路之间的相互影响可以到达什么程度。目前看来，绘制神经网络连接结构图不仅是可行的，而且是理解发育和衰老以及脑疾病研究中脑功能的关键。2005年，奥拉夫·斯鲍恩斯（Olaf Sporns）建议使用术语"连接组"（connectome）来描述这样的图谱。有趣的是，在提出这一想法前，斯鲍恩斯曾检索"连接组"这一术语是否已被前人使用，结果找到了一位版权竞争者——一家名为"来找我"（come-to-me）的交友网站。

到2009年，美国国立卫生研究院已经承诺拨款4000万美元用于一个为期5年的项目，该项目旨在绘制及共享人类连接组图谱，并将应用多种神经影像技术和电磁记录及分析遗传和行为数据。项目的领导者之一，华盛顿大学的戴维·范·埃森博士（Dr. David Van Essen）曾说："我们正在计划对21世纪最伟大的科学挑战之一发起冲击。"这项研究将产生革命性的影响，为详细了解大脑回路随着年龄增长的变化以及脑回路在精神疾病和神经系统疾病中的差异提供重要依据。研究对象包括1200名健康成人，其中有来自300个家庭的双胞胎及他们的兄弟姐妹。脑连接图谱将揭示遗传和行为如何与个体图谱相联系，并展示大脑网络在发育和衰老的过程中是如何被组织的。这些发现对不同的脑疾病研究，如自闭症、精神分裂症和晚年痴呆症，均将提供极大的帮助。

三、弥散张量成像

脑成像技术正在变得越来越强大。在过去40年中，绘制大脑在"工作"和"休息"时脑结构的方法为我们提供了关于活体脑结构的重要信息。其中许多技术被称为"无创"技术，可在成人和儿童中安全使用。其与早先介绍过的完善的解剖方法相结合使用，将有助于人们理解人类大脑的发育和老化。

弥散张量成像（DTI）就是这些新技术之一。它的基础是MRI技术，仅需要几分钟就能捕获脑的完整解剖结构。虽然MRI是脑成像领域的重大进步，但它有四个重要的物理限制。第一，MRI是用于测量移动液体中结构的技术。完成一张MRI切片大约需要用10—100毫秒来采集数据，在此期间水分子可以移动10μm左右（这是水的随机热运动或"布朗运动"）。问题就像拍摄赛车照片：如果快门的速度不够快，那么得到的图像会很模糊。第二，如果我们想要获得清晰的脑精细结构的图像，那么通过MRI得到的数据量将是非常巨大的。第三，所获得的数据量目前超出了我们有效分析它的能力。第四，虽然MRI给出了极佳的解剖结构图像，但是结构之间的对比度并不令人满意。

DTI旨在通过利用水的运动来描述精细解剖结构，从而克服以上限制。约翰斯·霍普金斯大学的森须美（Susomi Mori）和张江洋（Zhang Jiangyang，音译）提出了以下比喻来解释DTI如何做到这一点：想象一滴墨水落到湿的吸墨纸上，纸上将形成一个斑点，这个斑点将显示墨水（通过布朗运动）是如何通过吸墨纸的纤维的。印迹的形状将告诉我们吸墨纸的结构。如果印迹是圆形的，则表明纸的纤维在所有方向上均匀取向。专业上我们称之为"各向同性扩散"。如果印迹仅在一个方向延伸，则表明纸的纤维优先地在该方向上定向地分布，引起"各向异性扩散"。DTI通过测量各向异性扩散来测量大脑中神经纤维组织。水分子更容易沿着神经纤维的方向移动，因为纤维的鞘限制了其与神经纤维垂直方向的运动。

当传统MRI技术与DTI结果相比时，我们发现MRI无法区分神经通路，但DTI却能做到这一点。在动物和人体研究中获得的DTI图像与过去使用解剖技术获得的结果相吻合。通过DTI数据分析主要神经通路的三维成像，我们称为"纤维束成像"（束是在身体内具有清晰边界的一个区域，如消化道）。在采用这种方式识别和描绘神经束时，我们可以给它们加上任意的颜色，以便更好地理解我们所看到的东西。当神经束被可视化之后，DTI可以准确地显示它们在哪里运行，更重要的是，DTI显示的路径与解剖研究结果一致。

对发育中的大脑来说，DTI结果与已知的解剖结构相吻合，并且DTI证实了在妊娠期、儿童早期和青春期中神经束的变化模式。对于老年人来说，DTI提供了一种独特的方法来检查整个大脑，这增加了我们发现衰老或痴呆导致的大脑变化的可能性。而如果仅研究死后小部分脑组织，这些变化可能会被忽视。后来，科学家意识到童年的艰辛与其他危险因素一样，会对晚年痴呆症的发生产生影响。DTI技术使我们有机会研究痴呆是否通常只发生在发育正常的大脑中，还是脑部疾病或脑部发育不良（如神经纤维束的缺失）也可以造成。

四、与衰老相关的脑结构与功能

随着年龄的增长，我们的思维功能以某种微妙而深刻的方式在变化，记忆力、注意力和语言等方面会产生许多明显的衰退迹象。好消息是，智力测试发现，即使这些衰退迹象存在，许多思维功能并未受到实质性损害。同时，年龄的增加也赋予我们增长智慧的潜力，使我们能够更冷静、更公正地行使个人判断。历史上，脑科学家首先发现了对功能至关重要的核团和神经通路，并认为特定的高级认知功能定位于大脑皮质的特定区域。然而，关于大脑结构连接的研究显示，这种观点可能过于简化。当前的研究证据更加强调支持高级认知功能的脑细胞网络的重要性。

在衰老过程中，脑结构的变化促使我们思考第一个问题：与年龄相关的大脑变化是如何分布的？这些变化是遍布大脑的所有区域，还是某些特定部分，如特定的神经通路或大脑皮质的某些区域，看起来比其他部分更容易退化？当思维因衰老而出现障碍时，这些障碍是否主要由衰老导致的关键脑结构变化来解释？或者，相较于结构性损害，关键途径或网络的破坏是否更为重要？这些问题的答案主要来源于对大脑皮质的研究，其次是对皮质下脑结构（即皮质下核团）的研究。

一些特定的思维能力将人类与其他猿类区分开来，这些功能主要由大脑半球管理。当这些功能完全由其中一个半球完成时，如前文所述，该半球相对于另一半球称为优势半球。所谓优势半球与脑功能的"偏侧优势"相关,即某些功能主要在脑的一侧进行,而其他功能在大脑的另一侧进行。对于大多数右利手的人来说,左半球是优势半球。左半球通常被视为更具语言能力和计算能力(数学能力)的一侧。而右半球在空间感知和音乐方面更为擅长,但在语言和视觉感知方面功能远低于左半球。

功能的偏侧优势在出生后的最初几年建立。在这之前,如果婴儿的一个大脑半球受到损伤,另一半具有一定的补偿和发展受损半球功能的能力。这种补偿能力再一次证明了大脑的"可塑性",这种可塑性随年龄的增长而逐渐减弱。脑结构的可塑性及其相互连接在研究脑衰老领域中是非常重要的概念。

当衰老损害高级认知功能时,所有种类的认知表现都会出现缺陷吗?还是存在一个特定的损伤模式?为了回答这一问题,我们需要知道从哪里开始以及如何进行下去。首先,我们可以研究大脑在进化过程中是如何演变的,以理解我们是如何比动物更好地解决认知问题。其次,我们可以从发展的视角看问题——这些人类特有的能力是与生俱来的,还是需要特定的经验才能产生和发展的?这些问题将在以下段落中探讨。接下来,我们可以进一步询问:在长达90余年的生命过程中,认知能力是如何维持的?我们又该如何培养优秀的认知能力,使得"思维的时间之旅"可以保证个体回忆起以前的事(情景记忆)并且能够想象未来(情景预测)呢?

(一)阿尔茨海默病、帕金森病、亨廷顿病之间存在相似的致病机制吗?

除大脑供血疾病引起的痴呆症外,每种亚型的痴呆症都与脑细胞死亡有关。痴呆是一种年龄相关的脑病,它很大程度上影响着大脑的皮质。某些类型的痴呆也影响皮质下结构,包括与帕金森病、亨廷顿病及某种形式的脑血管疾病相关的痴呆症。在皮质性痴呆中，我们仍不清楚为何每种痴呆都有其特定的脑细胞死亡模式。有几种合理的猜测：（1）脑细胞死亡是由于处理信息时信息量过大，导致细胞过度"磨损"；（2）某种毒素沿着细胞之间的连接在细胞间相互传播；（3）脑细胞只有从邻近细胞接收分子信号才能保持其本身的健康（这些信号被称为"神经营养因子"，脑细胞死亡后这些信号即丢失，从而导致邻近细胞的死亡）；（4）不是所有脑细胞都是相同的，一些脑细胞具有某种基因或蛋白质，使得它们面对衰老时更为脆弱。

找到具体的细胞死亡的原因，了解为什么脑细胞死于这种特定模式是成功研究新疗法的基础。例如，如果可以证明神经营养因子丢失是某种痴呆症的原因，那么给予替代该神经营养因子的治疗是否能成功？这种治疗方法可能是设计模仿神经营养蛋白行为的药物或是基于人工合成的神经营养蛋白。这类方法的实例将在本章后面描述痴呆症的治疗时给出。

阿尔茨海默病、帕金森病和亨廷顿病是三种分别累及特定神经元亚型的进展性疾病。这三种疾病在病理学上存在显著差异，临床体征和症状仅有小部分相同，但三者在神经生物学方面有许多相似之处。这些相似之处提高了利用常见治疗靶点开发新药的可能性。一种观点认为，特定神经营养因子的缺陷或丢失导致了这些疾病的诱因，不同的神经营养因子缺陷会导致不同脑细胞的选择性死亡，从而引发各种类型的疾病。由于亨廷顿病具有已知的遗传因素，因此现在可以准确地确定那些具有亨廷顿病遗传突变但尚未有临床表现的个体。但我们很难以同样的方式预测阿尔茨海默病。因此，我们可以将携带亨廷顿病突变的个体作为测试模型，来探究选择性使用神经营养蛋白是否能有效减缓甚至阻止阿尔茨海默病或帕金森病的进程。

这些建议着重强调了脑生物学中与理解脑老化、痴呆及其治疗密切相关的方面。在生命历程理论中，我们需要特别警惕因过分追求还原论而产生的陷阱。脑生物学中描述的诸多影响因素凸显了身体系统间相互作用的复杂性。在大脑结构连接研究中，我们发现大脑本身即是这些复杂性中最为关键的一环。一方面，通过命名主要结构以及结构间信息交换的主要纤维束，我们似乎能够初步理解这种复杂性。但另一方面，我们也不得不承认，对于这些相互连接的结构如何运作，我们尚不能完全掌握。

五、美妙连接成的大脑蓝图

成熟中枢神经系统的一个显著特征是突触回路的精确性。当观察成熟回路时，人们难以想象人类大脑中超过200亿神经元是如何通过上万亿的突触建立如此精确连接的。值得注意的是，许多最终的连接可以在没有神经活动或经验的情况下建立。因此，遗传编程需要编码产生精确连接的算法。这个程序，经过超过10亿年的进化，已经产生了具有灵活性的神经网络系统，以应对各种不同的生理挑战。

——2001年，美国西奈山伊坎医学院的迪安娜·本森（Deanna Benson）、戴维·科尔曼（David Colman）和乔治·亨特利（George Huntley）发表了关于早期发育中实现脑电路复杂性的研究。[22]

我们认为，一组控制基因在原始图谱中为个体和物种特异性的变化提供了总体指导。另有一组基因控制单位化的细胞增殖。在发育晚期，每个增殖单位变成一个多克隆团，这些多克隆团主要由通过不对称分裂产生的有丝分裂后的细胞群组成。这些细胞沿着共同的径向神经胶质迁移，并以抵达皮质目标位置先后的相反顺序堆积起来。这些堆叠的神经元，称为发育柱（ontogenetic columns），将进一步演变为成人皮质中的基本处理单位。因此，在进化期间和每个个体的发育过程中，每个细胞构筑区域的表面积取决于增殖单位的数目，而皮质的厚度取决于单位内的细胞分裂的数目。

——1988年，耶鲁大学的帕斯克·拉基克（Pasko Rakic）发表了关于大脑外表面（即大脑皮质）如何遵循一种发展模式，精确地安排神经元的迁移和指导，这些神经元最终将形成大脑皮质的文章。[23]

这些来自杰出神经科学家的研究成果从一开始就明确了人类大脑的高度复杂性。理解它是如何构建、运作，以及在近一个世纪的使用后大脑如何开始退化，将是一个巨大的挑战。这两个引文都暗示着基因在决定大脑复杂性中的重要作用以及进化力量在塑造人类大脑中的角色。将这一认识转化为再生神经学面临的挑战，即研究如何恢复因损伤或疾病而丧失的大脑功能，帕斯克·拉基克等伟大神经科学家的工作在数十年内都能与后来的科学家产生共鸣。

历史上，人们一直强调大脑的尺寸相对较大。到20世纪60年代中期，人们清晰地意识到，人类相比于其他高级灵长类动物（如黑猩猩）的更大优势在于，人类拥有更大的大脑，并且在进化过程中进行了大量的重组，具有在生命过程中持续自我组织的潜力。当然，这些观点并没有被普遍接受，有些人仍然关注脑部的大小，而不是大脑区域之间内部连接的丰富性。从广义上讲，我们可以理解，纯粹的大小并不会直接增加思维能力。例如，蓝鲸的大脑大约比人类的大5倍，但它似乎并不拥有强于人类5倍的思维能力。人类的大脑比其他体型相当的哺乳动物大4倍左右，但这并不一定使人类比黑猩猩聪明4倍。黑猩猩的大脑重约400克，而人类的大脑重约1300克，这肯定有助于开发更多的智力潜能。在最近的进化过程中，人类大脑的大小（与尼安德特人相比）缩小了大约10%（150毫升）。一些决定人类大脑大小的基因在近期进化阶段中发生了如此迅速的变化，我们用"加速进化"这一术语来描述这一现象。

大脑的发育始于受孕后的第3周，这一过程持续到青少年晚期，甚至可能在生命后期仍在继续。[24]特定基因在分子层面上决定了人类胚胎大脑的基本结构。受孕后第7周起，神经元开始生成，这一过程将持续12周。从第8周开始，胎儿的大脑开始形成精细的结构，包括主要神经纤维通路的基本解剖结构。在婴儿期和随后的儿童发育期间，环境刺激对神经元连接的协调有特定的作用。总体而言，基因和环境因素都不能完全决定成熟大脑的结构。此外，成人大脑能够通过动态调整、自我适应等复杂的相互作用持续改变、建立和维持新的连接，进而形成新的行为习惯。

大脑在儿童期飞速发育，特别是5岁时，其体积约增加4倍，到6岁时，大脑体积已经达到成人脑体积的90%左右。在婴儿期，大脑的微细结构（即"细胞结构"或"细胞构筑"）极为丰富和精细，神经元之间的连接水平远比成人复杂。儿童时期神经元之间这种逐步建立连接的活跃状态在青春期通过竞争被"修剪"，这一过程主要受个体经历的影响。在大脑发育的这个关键阶段，即从婴儿到青少年，大脑的适应能力大大增强。大脑的"可塑性"为这些改变提供了可能。

胚胎发育中的大脑由大量细胞构成，这些细胞结构位移到特定区域，形成关键的脑结构，并分化成具有不同功能的细胞，以在神经系统中发挥相应作用。这些过程受到信号分子的精密调控，这些信号分子作用于未分化的前体细胞，这些细胞具有分化成神经系统中任何细胞种类的巨大潜力（即它们是多能干细胞）。在这一早期阶段，大脑和脊髓的形态类似于一个空心的管状结构，随后迅速形成第一个大脑样结构。管的一端袋状膨大，最终发育成未来的脑。这些结构被称为前脑、中脑和后脑，并会进一步细分成更小的区域。这就是大脑和中枢神经系统的基本组织结构。

一旦确定了脑基本结构及其相对位置，发育中的胎儿就开始生成不同脑区所需的特定类型神经元，以满足大脑各项功能的需求。本章仅描述皮质中神经元的生成模式，但在整个大脑中都有类似的过程。皮质神经元的生成由Emx2和Pax6两种信号分子调控。这两种分子沿发育中的大脑的前后轴以相反的浓度梯度分布，使得皮质神经元的细胞处于Emx2和Pax6的相对浓度梯度之中。暴露于高浓度Pax6和低浓度Emx2的细胞将分化为运动皮质神经元，而暴露于低浓度Pax6和高浓度Emx2的细胞将分化为视觉皮质神经元，而暴露于中间浓度的细胞则分化为感觉皮质神经元。当然，由于脑结构的高度专业化，大脑中还存在许多其他调节神经元亚型和位置的机制。这些信号分子似乎遵循与Emx2-Pax6梯度相似的梯度原理，并以成对分子的形式存在，为皮质结构的精细控制提供基础。

到怀孕第8周，大脑已经呈现出具有球状膨大的光滑管状结构。随后，在胎儿的持续发育中，大脑将逐渐展现出更多成人大脑的特征。大脑皮质的沟回（图3.1）以一种有序的方式形成，首先表现为皮质表面的凹槽。第一脑裂大约在第8周出现，从前向后延伸，将大脑划分为两个大脑半球。皮质脑沟的命名与覆盖其上的颅骨区域相对应（例如，颞沟大约在第20周出现在太阳穴下，太阳穴附近出现灰发被视为衰老的初步迹象）。其他脑沟还包括在第14周至第16周出现的大脑侧裂、扣带沟、顶枕沟和距状沟。

皮质神经元的迁移过程同样是有序进行的。这些细胞的前体尚未分化为特定类型的神经元。首先，移动到皮质内部的前体细胞开辟通道到达皮质外表面，为细胞核的移动提供路径，使其更接近外皮质的区域，此时外皮质仍较为薄弱。然而，随着大脑体积的增大和皮质的增厚，这种直接的细胞迁移方式逐渐变得不再高效，因此其引导作用被特殊的胶质细胞所替代。这些引导细胞能够形成一种支架结构，使得神经元能够沿着这些支架迁移到皮质中去。

皮质神经元前体细胞的运动有序地形成了皮质特征性的六层结构。其中，最先迁移到皮质的神经元形成了最内层的皮质层，而最后到达的神经元则构成了最外层皮质。一种名为络丝蛋白（Reelin）的分子，在引导神经元停止迁移的机制中扮演着关键角色，对神经元向皮质的迁移起着重要的控制作用。

在学术界，关于如何在脑卒中或慢性疾病如阿尔茨海默病后修复大脑的一些新想法，现在得到了更深入的研究和理解。其中一个想法是通过使用多能干细胞来替代受损皮质细胞的功能。要实现这一治疗方案的成功，科学家们需要积累大量关于皮质内细胞分化的知识。那么，细胞分化这一过程是如何被控制的呢？是特定类型的前体细胞产生特定亚型的神经元，还是一种单一类型的前体细胞能够分化成任何类型的神经元？这种分化过程主要出现在早期皮质的发育中，此时前体细胞具有分化成任何类型皮质神经元的能力，但前体细胞的这种"多能性"会逐渐减弱。

如果想要充分研究干细胞对脑的修复功能，就必须了解将植入的干细胞分化成受损神经元类型所需的确切条件。类似的问题也适用于控制神经元连接生成的过程，因为生成的神经元网络需要代替受损网络来处理信息。

一旦大脑皮质的分层结构被构建，科学家们便开始探索这些结构如何协同工作。最初，科学家对皮质神经元细胞体的垂直分布产生了浓厚的兴趣，并在1957年由弗农·芒卡斯尔（Vernon Mountcastle）进行了详细的研究。他提出，这些垂直列（或圆柱体）中的神经元组成了大脑皮质的基本功能单位。他发现，单列中的神经元可以通过身体对侧特定类型的外周刺激（如触摸或关节运动）来激活。他总结道，这一观察结果支持这样一个原则：大脑皮质组织的基本单位是垂直列或圆柱形组织，其中包含能够进行输入和输出等复杂功能的细胞，这些功能与水平扩散运动相独立。

这些垂直列首先形成"微柱"，这些"微柱"包含11个直径约50μm的神经元，随后"微柱"聚集为直径600—900μm的"大柱体"（称为"桶"）。普遍认为，每列中的神经元都源自大脑发育过程中相同的母细胞。

这些垂直列在大脑皮质表面上形成了一系列重复的单位。有证据表明，"大柱体"在皮质上重复堆积，但其确切的排列方式因特定的皮质区域功能而异。关于这些列如何连接以形成皮质功能，我们仍在研究中，这可能需要相当长的时间来取得突破。虽然实验室大鼠为我们提供了许多关于大脑中连接形成的信息，但大鼠的大脑主要处理胡须和气味相关的信息，远不及高级灵长类动物（包括人类）所具有的丰富视觉世界。因此，了解皮质与皮质连接是神经科学中许多研究的目标。尽管这一理论在目前被广泛接受，但皮质微柱是否真的是皮质组织的基本单位仍是一个待解答的问题。

六、大脑和语言

要了解大脑皮质是如何组织的，我们依然面临诸多重大挑战。我们常用语言的产生和应用这一例子来说明，在经过130多年的研究之后，我们对此的认识还是非常不足。这一领域仍然有许多未能回答且难以回答的问题，同时也有非常少量可以确认的事实。例如，尝试绘制脑图来区分语言生成和听力理解的区域。我们很快发现的是，系统能够将所听到的内容与声音的含义建立联系。声音随时间而变化，并且必须被分解（"分析"）成可理解的小模块。这些小模块被称为"音素"，是语言的基本组成部分。音素结合形成具有意义的最小语音单元。脑成像研究否定了大脑中有单个"语言中枢"的想法。事实上，语言的形成和理解这一功能广泛分布在皮质的许多区域中。

语音处理的第一步是分析声音变化的频率和幅度（"频谱分析"）。大脑的两个半球均存在这些计算过程，并将听觉信息分解成数据流。例如，"宠物"（pets）和"害虫"（pest）[①]这两个词在听到的音节顺序上只有几毫秒的差异，但具有完全不同的含义。fMRI支持了这样的理论：听觉理解在大脑的两个半球均有发生，而不只是在左侧（优势半球）发生。将大脑对语言的反应与对非语言声音（"伪词"）的反应进行比较时，发现在前者的情况下，大脑偏向于激活优势侧。

来自其他感官的信息对语言理解有所帮助。例如，通过培训，许多人能够迅速学会如何读懂唇语。这表明，即使不通过听觉，而是通过观察某人说话，我们也能理解语言。fMRI研究显示，这是

---

① 宠物（pets）与害虫（pest）两个单词在英文中发音相近。——译者注

皮质的听觉和视觉区域共同协作的结果——也就是说，当不同感官系统合作时，语言理解能力可以得到提升。

词汇和想法需要被储存起来，然而在痴呆发展的过程中，这些储存的知识有时会被破坏。关于文字及其含义的信息存储被称为"语义"，当语义在痴呆过程中受损时，所形成的综合征被称为"语义性痴呆"（semantic dementia）。关于文字如何被组织在一起的信息存储被称为"句法"，同时关于词形（即如何发音和拼写）的信息也会被存储。语义、句法和词形的储备共同构成了一个存储中心（或称词典），这个中心用于查找和理解语言的意义。这样的存储中心是大脑组织语言的基础。

（一）关于脑和语言的临床研究

一些患者在经历脑损伤、卒中或患有某些年龄相关性的进行性脑病后，会出现语言使用障碍。这些障碍主要体现在语音理解或赋予语音正确含义的过程中。特别是当左半球（优势半球）的后部皮质区域受损时，如感觉性失语症，患者在语言组织过程中会出现错误，这些错误被称为"语义性错语"（semantic paraphasias），比如错误地用一个词代替另一个词（如把球说成洋葱）。

在疾病早期，患有渐进性语义痴呆的患者也会表现出用词障碍，他们倾向于在相同概念类别中用一个词代替另一个词。例如，他们可能会将"兔子"误说成"动物"。解剖学研究表明，语义混乱的确切表现与脑损伤或疾病的确切位置密切相关。

七、大脑图谱

个体之间的思维能力存在差异。一些人擅长数学，一些人擅长音乐，还有的人对文字有着特殊的敏感度。很可能有些人在多个领域都表现出远超平均水平的能力。然而，当我们了解一个人的特长时，并不能直接预测这个人是否会在另一个领域也迅速地取得出色表现。在大脑 MRI 技术发明以前，我们很难确定这些特长（或弱点）是否与大脑的特定区域有关。

当人的特定脑区受损时，我们不会惊讶于某种思维能力可能受损甚至完全丧失。特别是当损伤仅位于某个离散的脑区，且只有该区域受损时特定的思维能力才会丧失，我们就认为该脑区与该特定的思维能力有关。在过去的 150 年中，这种观察方法一直是我们绘制思维功能脑图的基础。[25]

从 19 世纪开始，人们就相信思维功能可加以区分并与特定脑区相关联，并据此推断出特定脑区大小的差异可能解释了个体之间思维能力的不同。人们相信大脑越大越聪明，脑组织损伤会削弱思维能力，最近还有观点认为，替换脑组织可以恢复丧失的脑功能。然而，这类研究的基础是确定个体的脑结构及其精确位置与边界，但这些方法虽然能确认大脑的确切解剖结构，却并不能完全解释大脑是如何工作的。

除了每个脑区的结构之外，我们更需要深入探究的是区域之间的连接方式，以此来研究大脑如何塑造人类的行为习惯和精神生活。以往，研究大脑内部连接的方法仅限于动物实验后的尸检组织，这些侵入性技术已经沿用了数十年。脑 MRI 技术的发明带来了新方法，使我们能够研究活体脑的结构和功能。然而，这些新技术在很大程度上依赖于间接观察，因此，解释研究结果时需要依靠推理，且容易出错。尽管如此，我们依然没有更好的无创方法来研究活体脑的区域连接。研究结果在个体之间和脑区之间是具有可比性的。一旦检测到连接差异，我们可将其与思维功能和行为习惯的差异相关联。

我们的目标是理解大脑在晚年为何会出现功能下降，以及为何不同人思维能力的衰退速度存在差异。为何对某些人来说，衰老对思维能力有灾难性的影响，甚至导致他们失去独立生活的能力，这也是我们需要解答的问题。

为了研究大脑的衰老问题，我们可以采用以下几种方法。首先，基于"大脑图谱"的研究思路，我们可以识别不同的脑区，并探讨每个区域是如何受老化影响的。其次，我们可以将大脑视为一个处理信息的复杂网络"枢纽"。从这个角度看，像阿尔茨海默病这样的破坏性疾病往往首先破坏大脑中连接最为复杂的区域。这一研究视角有助于我们将各种脑疾病与不同的大脑神经网络损伤模式相对应。当然，这并不意味着特定的网络受损模式一定会导致特定类型的痴呆症状，也有可能是痴呆的症状首先破坏了那些受损后表现出相似症状的神经网络。

八、总　结

未来对大脑老化和痴呆的研究将受到医学领域变革的深刻影响，并融入新的生物学思维。当前的研究团队由神经生物学家、临床医生以及具备数学、脑成像等专业知识的物理科学家组成。这些学科的贡献将不限于为大脑检查提供新方法。在可视化复杂生物系统方面，虽然单个分子技术的发明仅是生物学研究的一个新起点，但我们的最终目标是理解这些系统是如何运作的，以及探索在进化中高度保守的有限数量的调控因子，在多大程度上能够调控诸多各异的功能系统。

人类基因组计划的巨大成功，无疑为大脑老化研究的下一阶段奠定了坚实的基础。之前的基因组研究已经为我们提供了大量关于基因及其变异性的信息，而接下来的研究将产生比人类基因组数据多1000倍以上的数据集合。

例如，由美国国立卫生研究院领导的全面分析大脑"连接组"的项目，预计将取得这一规模的显著进展。一旦该项目完成，所建立的连接组图谱将成为开启大脑研究新时代的基石，推动"连接组学"与信息科学、生命历程研究和基因表达调控等研究领域的深度融合。

我们不禁要问，这项事业服务于什么目的才是合理的？它仅仅是为了学术追求，还是可以转化成"即时医学"？2006年，美国参议院通过了基因组学和精准医学计划（Genomics and Personalized Medicine Act）。这项计划提出，基因组和分子数据（蛋白质组学）的应用能够让临床医生更好地提供医疗服务，促进新疗法的发现及临床测试，并帮助确定个体对特定疾病的易感性。信息科学将处于未来医疗系统的最前沿，这个新兴学科将改变目前检查、诊断和护理的方式。我们已经可以想象，未来医生们会通过筛选大量不同的分子标志物来确诊疾病或疾病临床前状态。目前看来，通过分子阵列和定义生物标志物的方式可能重新定义疾病并监测疗效。如何理解这些数据将是一个巨大的挑战。我们目前还不知道，如何才能最好地将个性化数据应用到特定个体上，使得数据不仅能指导诊断和治疗，还能用于预防疾病。我们有理由相信每个生命历程的健康策略都可能是独一无二的。大脑的复杂性和其调节系统使其相对于其他任何器官来讲都是一个巨大的挑战。对于希望深入了解这方面内容的读者，我们推荐阅读《建筑大脑》（*Building Brains*）这本书。[26]

第四章
进化、衰老与痴呆

一、引 言

> 科学家们常常天真地认为，只要掌握了足够多的事实，他们总能想办法得到合理而令人信服的结论……脱离了进化论，生物学中的一切都是无稽之谈。
>
> ——特奥多西·多布然斯基（Theodosius Dobzhansky）[1]

有人将进化论视为"不过是一种概括性的理论"，并认为它与衰老和痴呆无关。他们认为进化论无非"适者生存"，看谁在生殖繁衍上有着最强的竞争力。从表面上看，似乎没有什么理由驱使我们研究物种进化是如何影响衰老的。既然繁殖的机会随着个体年龄的增加而减少，与老年阶段有关的基因差异便不会对个体繁殖的适合度产生影响。这种观念与认为为老年人提供生活照护有违于进化的观点十分类似，但它忽视了人类这一物种在进化中取得成功的重要驱动力：相互协作与利他精神。如果我们聚焦于人类自身的进化历程，而非宽泛地涉及所有生物的进化，那么一个包括衰老和痴呆在内的高度复杂的情况会呈现在我们面前。这不仅有助于我们深入理解衰老和痴呆发生的机制，也与实现"大科学"的愿景密切相关。如果没有一个兼容并济的中心理念，科学家们恐怕就会像多布然斯基所说的那样，难以将已知的"事实"拼凑成一个完整自洽的体系。

作为一个物种，人类在进化的进程中掌握了让信息在世代间传递的有效方法。信息可以通过以下4种形式进行传递[2]：（1）直接编码入基因序列；（2）作为控制编码基因表达的非编码基因的表观遗传修饰；（3）作为关于外部世界的物理信息，例如，在生存逆境中祖代女性子宫中卵子的DNA发生改变，这一改变会传递至孙代的DNA中；（4）通过后天适应行为的文化传播，代代相传。

随着现代社会逐渐实现了从食物匮乏到富余的转变，遗传信息在人类世代间传递所带来的重要影响之一便是非传染性疾病发病率的增加。自然选择了有助于节约能量的基因，使人类的代谢水平能够适应恶劣的生存环境，并让这些基因得以传递给后代。当后代的生活环境变得富足，所谓的"西方文明病"便明显增多[3,4]，这些疾病包括冠心病（Coronary Heart Disease）、动脉粥样硬化（Atherosclerosis）、阿尔茨海默病（Alzheimer's disease）、骨质疏松（Osteoporosis）和卒中（Stroke），它们通常被合称为CHAAOS①。在后续内容中将会提到，用于预防心脏病和卒中的手段也有助于降低阿尔茨海默病的发病率。

进化不仅由编码基因的突变驱动，上文提到的表观遗传学修饰和文化传播同样起着推动作用。这些机制带来的变异或改变，有的对个体在自然选择中有利，有的则可能被淘汰。因此，进化可以在

---

① 五种疾病首字母的组合CHAAOS与英文单词混乱（chaos）形似。——译者注

个体水平发生，也可以在家庭乃至更高一级的集体水平上发生。从遗传学角度看，某些基因被自然选择淘汰，与基因突变的发生同样重要。从疾病遗传学的角度来看，某些基因被选择性抵消可能与基因突变的发生同样重要。某些祖先基因的丢失可能会以某种未知的方式给健康和生殖能力带来益处。还有一些基因可能会增加个体在成年早期的生存竞争力，提高其在此阶段的繁殖适应度，但同样的基因也许会增加衰老相关疾病的易感性：这便是拮抗多效性的一个例子，即一个基因具有多种作用（多效性），但这些作用相互拮抗。

　　祖母和女儿组成了确保家族繁衍成功的基本单位。绝经后，祖母将有更多的精力照顾她们的孙辈，从而使母亲可以腾出时间从事其他与家庭有关的工作。类似的理论认为，社会团体中的领导角色对团体的兴旺甚至生存至关重要。对经受了不同程度生存逆境的群体的调查显示，家庭单元的作用应是我们研究成年期健康不良原因的重要切入点。[5]迄今为止，大多数研究都集中在探索母亲健康状况对子女发育以及子女中年疾病患病率的影响上——这一点将在下文中详细介绍，因为心血管疾病高危因素的暴露同样与晚年痴呆的发病率升高有关。

　　由于此前很少有人将进化与衰老和痴呆联系起来，因此解剖学家和分子生物学家几年前开始尝试从进化和自然选择的角度研究痴呆，这想必多少会让人感到意外。更令人意外的是，从事脑发育学研究的科学家们也开始交流探讨进化与痴呆间的联系。同时，营养学家提出，人类在近几个世纪以来饮食结构的快速变化，已经远远超出了进化的调整能力。一些观点认为，我们现有的进食习惯可能是痴呆发病率增高的原因之一，甚至也可能影响我们的衰老速度。

　　许多研究集中于研究早期营养水平对大脑发育、教育成就、社会适应能力的影响。推动这些研究的一部分原因在于社会舆论认为目前的日常饮食是"低营养"并且"能量过剩"的，会引发肥胖、慢性疾病以及行为问题。不过，能够支持这一观点的科学证据却少得可怜，且对可以随意获得零食、用餐无规律的儿童进行饮食习惯研究尤为困难。

在食物差异对儿童发育影响的研究中，对母乳喂养价值的研究是相对成熟和全面的。在不同的时期，婴儿可能会摄入母乳、人工饲品，或者二者结合。母乳含有高水平的必需脂肪酸（即只能从食物中获得、无法在身体中合成的部分脂肪酸），如二十碳五烯酸（EPA）、二十二碳六烯酸（DHA）等。这些脂肪酸对形成白质通路、神经网络的搭建、调节炎性与抗炎性化学物质的分泌平衡至关重要。相关研究表明，母乳喂养的儿童在认知发育水平上通常领先于其他喂养方式的儿童，而这种差异并非仅仅归因于母亲较高的社会地位与智力水平。研究还发现，饮食中摄取DHA、EPA充足的个体，其晚年心智能力水平能够更好地维持，或许也有着较低痴呆的风险。因此，进行关于食物DHA和EPA补充的随机对照实验也就不足为奇了。

研究大脑结构的科学家经常从进化论中寻找理论支持。在解释人脑的某一特征及其成因时，他们往往会回溯到进化过程中的源头。通过对比人类和其他动物的大脑，脑科学家可以揭示决定大脑结构与功能的原理，了解大脑对损伤或疾病的应对机制，以及可用于辅助大脑维护和修复的资源。

进化的视角可以为阿尔茨海默病研究中一些关键问题提供指导。阿尔茨海默病的发病是否与衰老有关，目前仍是一个未解之谜。如果我们可以证明阿尔茨海默病和衰老各自有不同的起源，那么这将强化阿尔茨海默病是一种独立于衰老之外的脑疾病的观点。

此外，如果能够证明二者有着相同的诱因，那么这将支持阿尔茨海默病与衰老存在于同一疾病谱中的理论，只是大脑发生改变的范围和严重程度存在差异。

从痴呆的生物学机制出发，通过对罕见的家族性早发型痴呆的遗传学研究，人们发现了三个与阿尔茨海默病相关的基因：淀粉样前体蛋白（amyloid precursor protein，APP）、早老素1（PSEN1）和早老素2（PSEN2）。这三个基因具有数百种可能的突变形式。我们可以推断，阿尔茨海默病并非单基因遗传病，而是在多种不同类型的基因异常共同作用下发生的，各基因对发病的影响程度有所不同。从阿尔茨海默病发病涉及多种信号通路的观点出发，我们可以推测脑衰老对其中绝大多数通路都有影响，并且可能是70岁以上老年人迟发型阿尔茨海默病最主要的影响因素。相应地，如果我们假设脑衰老与迟发型阿尔茨海默病的发生密切相关，那么导致大脑过早衰老的因素可能也会促使阿尔茨海默病发病的提前。

我们猜想遗传因素在阿尔茨海默病的诱因中约占80%的比例，但这一假设面临一个棘手的问题：目前仅在约30%的早发型阿尔茨海默病患者中发现了已知的阿尔茨海默病相关基因突变，而在迟发型阿尔茨海默病患者中，携带相关突变的比例不到1%。此外，鉴于对影响脑衰老速度的遗传机制的研究尚不成熟，我们所面临的挑战严峻性就更加显而易见。正是在这样的背景下，科学家们对淀粉样蛋白沉积物在迟发型阿尔茨海默病中的具体作用进行了深入探讨。

一些实验室科学家支持所谓"淀粉样蛋白假说"。他们推断，一些早发型阿尔茨海默病患者由于淀粉样前体蛋白基因发生突变，导致脑部积累了淀粉样物质，并且已有研究证实淀粉样蛋白片段对脑细胞具有毒性作用。因此，现有的诸多证据都支持对淀粉样物质在衰老和痴呆中生物机制的研究进行进一步完善。在淀粉样蛋白假说中，多种成因性的信号通路共同导致了脑细胞死亡与痴呆的发生，这些通路在多个节点上影响淀粉样蛋白的代谢，增加其合成或阻碍其正常清除。

然而，并非所有专家都认同这一假说。有人认为，淀粉样蛋白的沉积在老年人和动物中广泛存在，并不足以作为阿尔茨海默病发病的关键因素。阿尔茨海默病中沉积的淀粉样蛋白，是否只是其衰老相关病理反应的副产物呢？在随后的章节中，我们将讨论这些问题，并对阿尔茨海默病发病机制的其他假说进行考量。

将人类与其他动物进行比对研究，是探索人类脑衰老和痴呆个体差异的重要途径之一。比较的动物与人类在进化层面上的亲缘性越高，从中发现人类疾病关键致病因素的可能性就越大。这一基本原则让我们对阿尔茨海默病产生了疑问：阿尔茨海默病是否为人类特有的疾病？动物是否也会经历类似痴呆的症状？

这些问题的答案将影响我们研究衰老和痴呆之间联系的方式。如果脑衰老的机制在人类和动物中相似，但仅有人类患阿尔茨海默病，这是否意味着脑衰老与痴呆之间并无直接联系？

目前，许多家养动物的寿命远超其野生同类，一些可靠的文献也记录了衰老的猫狗出现行为学改变，导致学习、记忆能力下降的情况。这些动物是否应被诊断为类似阿尔茨海默病的疾病呢？为了明确这一点，我们需要确立动物阿尔茨海默病的诊断标准，通过与人类阿尔茨海默病大脑中的典型病变进行比对，识别特征性的行为学变化，并甄别动物脑中相应的结构改变。

人脑进化出了复杂的结构来支持更高级的认知能力，而与之有共同祖先的高级灵长类动物的大脑中，并未发现这一特定的神经系统部分。那么，这部分神经系统是否更容易受到阿尔茨海默病的影响呢？如果确实如此，并且我们能够证明编码这一神经系统的遗传学信息网络在高级灵长类动物中不存在，这将为我们的阿尔茨海默病遗传学机制研究开辟新的道路。

在基于脑组织的比较学研究中，科学家们比对了老年阿尔茨海默病患者、健康老年人和老年灵长类动物的脑组织。这些研究不局限于基因和其蛋白产物的分析，还涉及与年轻个体的比较，并深入探讨了阿尔茨海默病影响下的神经元所经历的生物学过程。脑细胞具有自我修复与重建的能力，在相关机制活化时，大脑发育中的关键基因网络会参与其中。鉴于绝大多数早期胚胎发育的遗传学机制在进化的早期阶段已经形成，因此，在损伤、衰老以及阿尔茨海默病的脑组织修复反应中，这些古老的或者说原始的基因被重新激活也是合情合理的。

总结以上内容，我们提出以下三个问题：（1）阿尔茨海默病是否为人类所独有的疾病？（2）进化程度最高的人脑是否对阿尔茨海默病具有更高的易感性？（3）在阿尔茨海默病的进展过程中，重新激活的脑发育相关信号是否与维持成熟人脑的正常活动相冲突？

二、只有人类会得阿尔茨海默病吗？

在动物界，脑衰老是一个普遍存在的现象。未患痴呆的老年人、老年灵长类动物以及老年犬类都展现出类似的衰老相关的脑改变。最初，人们认为这些脑形态的改变是由大脑皮质神经元的损失导致的，但随着更先进的神经元计数技术的应用，这一观点已被明确推翻。在人类中，脑皮质灰质的体积减小了约10%，但神经元数目并未发现有同等幅度的减少。衰老相关的脑萎缩应主要归因于神经元胞体的萎缩与白质的损失。通过不同技术手段进行的结构学研究证实，衰老过程中大脑大约损失了30%—40%的白质，这主要是由脱髓鞘①现象导致的。脂质含量丰富的髓鞘赋予了白质特有的颜色，髓鞘的损伤会阻碍皮质间信息的有效传递，导致认知能力的衰老退化。

大多数研究表明，人类和非人类动物的突触密度在老年时均发生了微小的变化。[6]尽管不同的实验结果存在差异，但研究发现大鼠和猴子中，与内侧枕叶相关的记忆功能存在随年龄增加而减退的倾向。在涉及灵长类动物背外侧前额叶皮质的行为学实验中，年长个体的表现不如年轻个体。对实验动物死亡后的脑组织检查发现，神经元损失并不显著，但神经树突的数量却减少了接近50%；在未患阿尔茨海默病的老年人脑皮质中，也观察到了相似水平的下降。人类神经系统中那些容易被阿尔茨海默病累及的神经回路，在动物中同样容易受到衰老相关的突触改变的影响：这些神经系统变化可能是学习和记忆能力下降的原因，且这些变化似乎并不具有物种特异性。

然而，这一类型的突触损失与阿尔茨海默病造成的神经损伤存在明显差异。在未患阿尔茨海默病的个体中，尽管存在学习和记忆能力的退化，但其神经回路是相对完好的；而在阿尔茨海默病的早期阶段，神经突触即出现明显的损失，随后大量神经细胞死亡，破坏与高级认知功能相关的皮质神经回路。值得注意的是，在动物中，衰老相关的突触损失并不会进展至阿尔茨海默病，但人类的老年群体中，有10%的人会患此病，在最为年长的群体中，这一比例甚至可以高达40%。

---

① 髓鞘是包裹在神经细胞轴突外的多层膜结构，能够绝缘并易化神经电信号沿轴突的传导，脱髓鞘指在髓鞘形成后发生的髓鞘结构的损坏。——译者注

动物神经病理学参考书[7]在关于家犬脑衰老的章节中指出，即便不伴有任何神经系统疾病，老年家犬的脑室容积也会因为周围髓鞘大量减少而显著增大。在阿尔茨海默病中，异常蛋白的聚集是一个显著特征，其中淀粉样蛋白（详见第六章）占了相当大的比例。淀粉样蛋白（Amyloid，意为"像淀粉一样"）是由一些较大蛋白分子的短片段聚集而成。这些片段多由37个到49个氨基酸组成，其前体蛋白可含有多达770个氨基酸。这些淀粉样蛋白片段易形成片状的纤维并发生聚集，我们称其为β-折叠淀粉样蛋白，也就是淀粉样蛋白的一种形式。

β-淀粉样蛋白在年长的狗和其他动物中并不罕见，但其密度和分布情况与人类存在显著差异。然而，随着年龄的增长，人和动物的神经元微观结构均会经历显著变化。在所有物种中，脑皮质大神经元都会出现树突、树突棘以及突触的丢失，但通常海马体和内嗅皮质并不会受累及。

黑猩猩是和我们遗传学关系最近的物种，乔治·华盛顿大学的切特·舍伍德（Chet Sherwood）[8]及其同事通过MRI数据，对比了87名人类和69只黑猩猩的脑皮质衰老情况。他们主要关注两个问题：一是人类脑组织的衰老改变是否为人类所特有；二是如果这种改变确实为人类所特有，是否仅用人类的寿命明显长于黑猩猩就能解释。虽然他们的样本量在理论上足以检测出差异，但MRI检查并未显示黑猩猩的局部脑容量会受到年龄增长的显著影响。

切特·舍伍德对参与研究的人类和黑猩猩的年龄差异进行了回顾，发现尚无受试黑猩猩（最大年龄45岁）的年龄达到人类中最早表现出衰老相关脑容量减少时的水平（大约从45岁开始）。不过，其他研究确实报道过高龄黑猩猩（最年长的达59岁）存在轻度的脑容量减少。但总体来说，目前对高龄黑猩猩的研究数量有

限，并不支持黑猩猩中存在与人类脑衰老机理和程度相近的衰老相关性脑改变的观点。[9, 10]

切特·舍伍德及其同事并未忽视物种进化理论在实验结果解读中的重要性。他们发现，人类和黑猩猩脑组织的局部能量代谢水平存在显著差异，并认为这种差异使得人类大脑皮质中耗能更高的神经元对衰老更为敏感。而这种敏感性或许足以推动阿尔茨海默病相关的分子生物学反应链的启动。

图4.1呈现了人类的"进化树"，清晰地展示了现代人类与多种灵长类动物的进化关系。需要注意的是，该图所展示的是一个大致的框架，其中的某些细节可能仍存在学术争议。在比较神经学研究中，这种图示常被用作一种有效的分析手段。

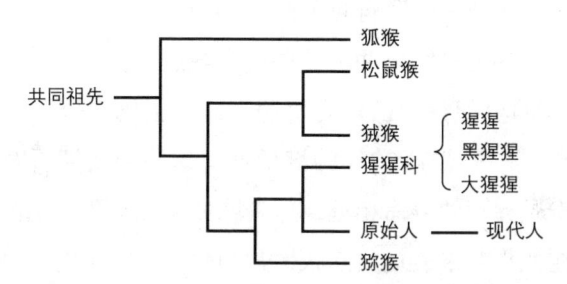

```
                    ┌──── 狐猴
         ┌──────────┤
         │          └──── 松鼠猴
共同祖先 ─┤
         │          ┌──── 猕猴        ┌ 猩猩
         │          │                 │
         └──────────┤    猩猩科 ──────┤ 黑猩猩
                    │                 │
                    │                 └ 大猩猩
                    │
                    ├──── 原始人 ──── 现代人
                    │
                    └──── 猕猴
```

图4.1 展示了人类"进化树"的一支，清晰地反映了人类与其他现存灵长类动物之间的进化关系。

阿尔茨海默病患者与无痴呆表现的老年人在脑衰老的表现上，虽然程度有所不同，但改变的类型却是一致的。在阿尔茨海默病患者中，突触数目的下降更为显著，同时β-淀粉样蛋白斑块的分布也更为广泛。其中，神经原纤维缠结（neurofibrillary tangle）的形成是一个重要的例外，它在无痴呆临床表现的个体中几乎从不出现；而在动物中，神经原纤维缠结也十分罕见，主要出现在与灵长类动物存在明显差别的物种如绵羊、山羊等中。通过镜下检查，我们发

第四章 进化、衰老与痴呆

现动物中的神经原纤维缠结和人类的不尽相同。

尽管在一些老年动物个体中可以观察到与人类阿尔茨海默病相似的β-淀粉样蛋白斑块，但几乎从未在同一衰老动物个体中同时发现β-淀粉样蛋白斑块和神经原纤维缠结的存在。因此，如果我们严格应用阿尔茨海默病的病理学和行为学诊断标准于老年动物，能够诊断为阿尔茨海默病的动物病例极为罕见。

切特·舍伍德等科学家指出，即使某一高级灵长类动物在圈养状态下活到了60岁——这已比其在野外生存的同类寿命多出10年以上——也仍未达到人类阿尔茨海默病发病高峰的年龄水平（在70岁以后，每增加5岁，老年人阿尔茨海默病发病率翻倍）。因此，他们认为黑猩猩之所以不表现出明显的阿尔茨海默病症状，可能是因为它们无法活到足以发病的年龄。

然而，一些观测结果并不支持这一观点。例如，老化性的功能减退在20岁的黑猩猩中已较为普遍，而人类阿尔茨海默病在出现症状前可能有一段长达20年的潜伏期。这段潜伏期所对应的年龄段与最长寿黑猩猩的寿命相近，这表明如果黑猩猩患上阿尔茨海默病，即便在死亡时未表现出症状，其脑标本中仍可能找到阿尔茨海默病的特征性表现。

这些结论提示阿尔茨海默病很可能与人脑的进化有着密切联系。基于这些发现，我们可以进一步探讨大脑在进化过程中发生的结构和功能改变与阿尔茨海默病病理过程之间的联系。

三、人类进化

正如图4.1所展示，我们并非现代灵长类动物的后裔，而是与它们拥有共同的祖先。由于适应环境的方式的不同，最终形成了不同的物种。人类在进化上的巨大成功，基于大脑进化过程中一部分个体获得了适应环境改变的能力。而物种中其他无法适应环境改变的个体，其后代竞争力相对较低，因此逐渐被淘汰。同时，适应性强的个体逐渐繁殖壮大，凭借更强的竞争力，逐渐取代了祖先所占据的生态位。纵观人类进化史，我们不难发现，在生存的每个关键节点——当生存环境改变、食物匮乏、危机四伏、庇所难寻时——总有一小部分适应力更强的个体能在自然选择中取得优势。在数百代的更迭中，一系列进化事件依次发生。在众多生存环境的考验中，寒冷天气导致的食物匮乏影响尤为显著。在食物需求的驱动下，人类不断在变化的大陆上迁徙，与四季更迭做斗争。[11]

进化生物学家现在能够较为肯定地推断，是生存环境的变化推动了人类进化的进程。然而，我们在进化中取得成功的深层原因，则隐藏在DNA结构之中。关于大脑成功进化背后的分子机制基础，我们已能在一定程度上理解其细节，以探索蕴藏在分子中的、让人之所以为人的奥秘。随着遗传学研究的飞速发展，在不久的将来，我们有望更深入地了解大脑的构造及其功能实现的机理。

在700万年到1000万年前，我们的祖先及其灵长类近亲在进化上处于领先地位，而后者最终演化成现代黑猩猩的祖先。它们继续生活在热带雨林中，因此后代保留了适应雨林生活的特点，如常年食物充足、小型社会性团体有利于安全、共同抚养后代等。黑猩猩祖先的一部分近亲迁徙到了更为偏远的森林，在那里更小的体型具有生存优势；而另一支近亲则迁徙到草原，这里直立的躯干有利于获得更好的视野，并使颅骨后移，有利于发声结构的进一步完善。此外，直立行走解放了四肢行走时胸壁所承受的负荷。图4.2大致总结了人类与高级灵长类动物的进化关系，并显示了不同物种间的遗传学差异大小。

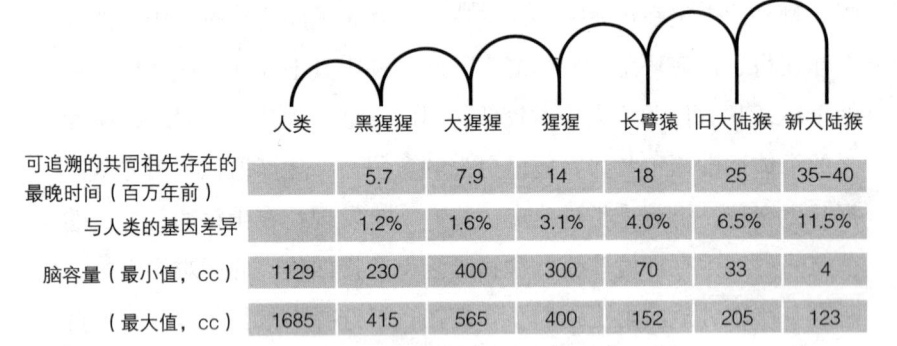

	人类	黑猩猩	大猩猩	猩猩	长臂猿	旧大陆猴	新大陆猴
可追溯的共同祖先存在的最晚时间（百万年前）		5.7	7.9	14	18	25	35–40
与人类的基因差异		1.2%	1.6%	3.1%	4.0%	6.5%	11.5%
脑容量（最小值，cc）	1129	230	400	300	70	33	4
（最大值，cc）	1685	415	565	400	152	205	123

图4.2 展示了现代人类与其进化关系最近的灵长类动物在进化时间轴上的关系（即追溯至数百万年前具有共同祖先的时间节点），以及这些灵长类动物与人类在遗传物质上的差异性，同时也标明了不同灵长类动物的脑容量大小（该数据未根据体型进行修正）。

人类进化的最伟大的成果之一是高级认知功能的出现，而脑皮质的显著增加是这一成果的重要前提条件。当我们对进化上的近亲——如黑猩猩——进行研究时，我们发现人类的行为更为丰富，且可塑性和适应性更强。如果这种强大的适应能力是人类所特有的，那么它是否有助于我们理解阿尔茨海默病的生物学机制呢？一个可能的解释是，除了脑皮质体积增加之外，皮质的亚结构也具有重要意义：我们的适应性和可塑性可能依赖于我们能够调动特定的神经网络来完成相应的工作。在对阿尔茨海默病的研究中，海科·布拉克（Heiko Braak）和埃娃·布拉克（Eva Braak）等人[12]的工作已经证实，某些特定的神经元对衰老更为敏感，这些神经元是否为进化过程中新近出现的？其他高级灵长类动物是否正因为不具有这类神经元，从而降低了患阿尔茨海默病的风险？

（一）变化的生存环境与进化

进化的核心在于适应不断变化的环境。史前时期，人类已历无数世代的环境适应。例如，每一个冰河世纪，从渐起的寒冷至冰期的顶峰，再到缓慢的消融，都持续了数千年之久。人类是唯一一个主动改变并适应自身生存环境的物种，其中最为显著的变化之一便是工业革命期间工人食谱的变化。在史前时期，我们的食物来源极为丰富，涵盖了3000余种植物和果实、低脂肪含量的猎物，以及多种鱼类；然而，在短短几个世纪内，随着工业化进程的加速，工人们的食物多样性大幅下降，主要依赖于20余种谷类和糖类食物，导致营养不足而能量过剩。同时，我们对海产鱼油的摄入显著减少，从原先平衡的ω-3和ω-6必需脂肪酸的摄入转变为以ω-6为主的饮食结构（ω-6和ω-3的比例约为20∶1）；而伴随着必需脂肪酸摄入量的减少，动物脂肪和奶产品的摄取量则明显增加。我们将在后续关于痴呆预防的章节中进一步探讨这一问题。

同时，女性的生育周期也经历了变化。在人类祖先的社会中，首次月经（月经初潮）出现的时间较现代稍晚，而随后的首次妊娠则相对较早，接着是一段较长的泌乳停经期（即不育期）。女性绝经期的到来使得祖父母有机会参与并分担子女的抚养工作，有助于家庭抚养效率的提高以及幼年个体存活至生育年龄概率的增加。

从进化的视角出发，面对生存环境的迅速变迁，我们并没有足够的时间来适应饮食结构以及女性激素周期水平的变化。从公共卫生层面分析，这一现状已导致心血管疾病和多种癌症的发病率上升，然而，痴呆的发病率是否同样受到影响，目前尚无法明确。

四、进化程度更高的神经网络是否对阿尔茨海默病更为易感呢？

脑体积更大、脑功能偏侧化更为完善是人类和高级灵长类动物大脑最显著的差异。头颅的大小主要由大脑的生长决定。新生儿的大脑被包裹在未融合且能延展生长的颅骨片中；随后几年中，随着大脑的发育，颅骨会相应生长，以提供必要的颅内空间。20世纪90年代，科学家发现了一些对头颅大小有重要影响的基因，这些基因或许可以作为我们探寻人脑进化生物学机制的起点。同时，这一机制可能也增加了我们对阿尔茨海默病的易感性。这些基因中的变异会阻碍正常的大脑发育，导致个体的大脑和颅骨体积较小（即小颅畸形），并引发严重的学习障碍。尽管我们推测这些基因与影响智力发育的病理学改变之间存在联系，并可能影响人的整体能力（即一般智力，或称G因素），但目前这一推测尚未得到证实。

（一）基因与头颅尺寸

经过对遗传性疾病小颅畸形的研究，目前我们已经识别出控制头颅尺寸的关键基因，包括小颅素（microencephalin）和异常纺锤形小脑畸形症相关基因（abnormal spindle-like microcephaly-associated gene）。[13]在人类进化的历程中，这些基因经历了不断的修饰和变化，并且这种修饰的速率似乎呈现出逐渐加快的趋势，这引发了我们对于它们在未来人类进化过程中可能产生的变化的思考。虽然这些基因与头颅尺寸紧密相关，但目前的研究并未发现它们对智力水平有直接影响。尽管这些基因可能正处于加速进化的过程中，但在人类中，它们受到的功能性限制似乎要弱于非灵长类动物。[14, 15]

当前，关于小颅畸形相关的遗传学改变还无法解释人类与高级灵长类动物之间脑体积的差异。[16]此外，同样缺乏确凿的证据表明人类智力水平的差异，如思维速度、语言运用能力和记忆力等，可以由影响头颅大小的基因来解释。因此，在这一问题上，并没有充分的证据支持头颅尺寸的增加会提高痴呆的患病风险。相反，一些研究反而指出，较小的头颅尺寸与痴呆患病风险的增加存在关联。

　　脑皮质功能的偏侧化为研究人类对阿尔茨海默病的易感性提供了一条重要线索。尽管自布罗卡最早就大脑的偏侧功能控制发表研究以来已经过去了超140年，但迄今为止，我们对皮质功能偏侧化机理的了解仍十分有限。鸟类大脑的最新研究揭示了感知功能偏侧化进化的原因，并为偏侧化的优势提供了有力的证据支持。然而，有些人持相反观点，认为偏侧化的行为模式会让个体在捕食者猎捕下变得更容易被预测，从而削弱了其生存的适应性。一些生物学家指出，在群体层面上，几乎所有具有社会性的脊椎动物都具有偏侧化的功能，而独居的物种中偏侧化则相对较少。

　　皮质功能偏侧化所带来的一个重要优势是，原本共同控制某一功能的双侧皮质，在转为单侧控制后，另一侧的皮质便可以用来发展新的功能。脑皮质的这一适应性改变赋予了人类近乎无限的创造性和适应性。与其他类人猿相比，在喂食、性行为等方面并不存在明显的差异，但人类在语言、音乐、数理、艺术、哲学以及商业活动上的复杂程度则是类人猿难以比拟的。人类社会的许多高级功能都是建立在口语或用来传递信息的符号学的发展之上的。

　　语言是一项主要由大脑优势半球偏侧化所支配的高级认知功能。以加拿大魁北克大学蒙特利尔分校的德尼·布沙尔（Denis Bouchard）[17]为代表的一些语言学家认为，语言的出现需要建立在三个前提之上：一是语言出现前大脑必须具备的可以承担相应功能的脑区；二是遵从一定的语法框架建立的将表意和符号相互对应的概念体系；三是可用于进行语言交流的语音学系统。

　　人类的语言中枢位于大脑左半球，这一半球同时控制着右侧躯体的运动。布洛卡（Broca）区和韦尼克（Wernicke）区是左侧大脑中重要的两个脑区，当我们说话时，这两个脑区会被激活。当我们的手或嘴运动时，前运动皮质中的一个片区也会被激活；当人类或其他高级灵长类动物看到另一个个体在做同样的动作时，这一片区的神经元也会激活，因此这类神经元被称作"镜像神经元"。目前认为，识别其他个体行为能力的中枢位于布洛卡区，并且这一能力是语言功能发展成形的重要前提。社会神经学家发现，在人类的社交活动中，镜像神经元参与了对他人行为的预判，他们认为这一机制为人类心理理论的成形奠定了基础（详见第八章）。

一旦镜像神经元的放电能够受到自主控制，最基础的交流形式——"你知道我懂得你在做什么"——便成为可能。然而，仍有一系列的问题亟待解决：我们如何有效地传达这条信息？是通过一个手势，还是一个面部表情？我们距离实现"你知道我懂得你在想什么"的深度交流还有多远？研究生物进化的理论学家尚未明确人类交流能力达到这一飞跃所需的时间，但鉴于现代灵长类动物同样依赖口面部动作和肢体运动进行交流，且这种方式相比单一的声音或敲击能传递更多信息，理论学家推测人类在进化过程中对此交流方式进行了优化，最终孕育出了语言。由于人体的物理结构限制，我们无法同时发出多种有意义的声音，因此语言逐渐演变成一系列不同音节的有序组合，遵循特定结构，形成可理解的表达形式。

早期关于语言使用和理解所涉及神经环路的研究主要集中在局部脑损伤或卒中的患者上，借助现代科学手段如正电子发射断层显像、功能性磁共振成像、神经手术中的皮质刺激，以及在语言相关测试中记录皮质表面电活性变化等。目前认为，语言理解的神经环路不仅涵盖经典的布洛卡区和韦尼克区，还扩展至颞叶的记忆检索区和额叶的相关脑区，用于整合信息，形成可理解的"完整信息"。此外，还有若干尚不明确的神经环路在其中发挥调节作用，完善了这一复杂体系。这些调节系统控制着我们对语言的行为反应及其时间节点（比如交谈中的发言时机）。

这一族神经环路的分布与受到神经原纤维缠结形成累及的一系列脑区是否有所关联呢？答案是肯定的：布拉克夫妇[18]认为颞叶和额叶联合区的参与，正是神经原纤维缠结好发于进化最为完善的大脑神经环路的佐证，截至目前，尚没有研究得到与之相左的结论。

英国纽卡斯尔大学的戴维·尼尔（David Neill）[19]和美国国家心理健康研究所的斯蒂芬·拉波波特（Stephen Rapoport）[20]进一步证实，神经原纤维缠结累及的正是那些与其他灵长类动物差异最大的神经元，相较于大脑其他部位的神经元，其进化水平也相对更高。受神经原纤维缠结影响的皮质联合区，其进化程度高于其他脑区。此外，神经原纤维缠结累及的神经元在大脑发育的过程中分化出现得也相对较晚，布拉克夫妇[21]推测，成熟较晚的白质皮质和皮质间纤维髓鞘，其成髓鞘的进程与神经原纤维缠结形成的顺序一致。延迟的成髓鞘进程使得这些神经元保留了更高的突触可塑性，较高的可塑性很可能与对神经原纤维缠结的易感性有关。图4.3展示了由胚胎经青春期直至30岁的过程中，脑内主要通路的髓鞘化进程。

突触重塑是大脑一种重要的代偿方式，它在损伤以及阿尔茨海默病的病理刺激下均会发生。目前，人们普遍将突触的重塑视为大脑为修复损伤并进行功能重建所做出的反应。一些脑科学家认为，在某些特定情况下，大脑的代偿性重塑可能会出现异常。那么，这一代偿反应是否与阿尔茨海默病的形成有关呢？汤姆·阿伦特（Tom Arendt）正是因其将神经系统异常的代偿性重塑归为阿尔茨海默病的主要病因之一而在学界享有盛誉。基于这一观点，戴维·尼尔[22]和汤姆·阿伦特[23]认为，对神经原纤维缠结形成的易感性，与进化程度更高的神经元所具备的更强的突触可塑性有关。

这些理论可能从健康大脑中淀粉样前体蛋白的正常功能得到一定支持。虽然淀粉样前体蛋白的完整功能尚未完全明确，但已有研究表明它与突触可塑性、突触修复以及大脑的铁代谢紧密相关。这一证据表明，淀粉样前体蛋白多定位于突触或突触周边，且其表达水平在大脑发育（即神经发生）过程中达到峰值。在健康状态下，α-分泌酶参与了这些功能。关于淀粉样前体蛋白的功能，有人提出了另一种有趣的可能性——这一观点与经典的阿尔茨海默病淀粉样蛋白假说相悖——淀粉样前体蛋白能够提升突触的传导性，在阿尔茨海默病中可能诱导突触数目的减少。这一效应对于个体来说，可能具有积极的作用。虽然早老素（presinilin）也在大脑发育阶段表达，但尚未发现其与突触可塑性有明确的联系。然而，早老素可能在决定成熟大脑神经元数目的过程中发挥作用。

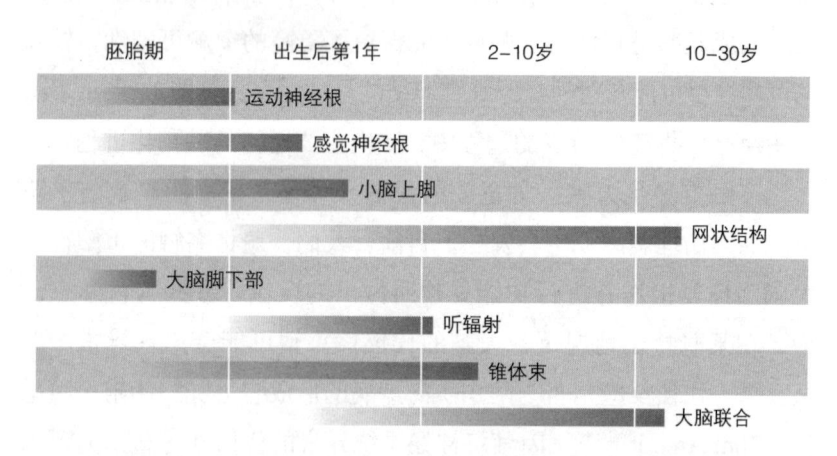

| 胚胎期 | 出生后第1年 | 2-10岁 | 10-30岁 |

运动神经根
感觉神经根
小脑上脚
网状结构
大脑脚下部
听辐射
锥体束
大脑联合

图4.3 展示了儿童和年轻人认知水平的发展，这一过程遵循着皮质神经元轴突髓鞘化的进程。在这一进程中，最先髓鞘化的结构包括脊髓和脑干，随后是额叶皮质。其中，感觉通路的髓鞘化早于运动通路，而下行投射纤维的髓鞘化又早于皮质联合纤维；前额叶皮质则是最后完成髓鞘化的区域。尽管髓鞘化的过程在胚胎时期便已经开始，大多数传导束的髓鞘在出生后第1年就能形成，但仍有部分区域的髓鞘化进程会持续至二三十岁才能完成。

五、阿尔茨海默病中胚胎发育通路的再激活是否与成熟脑组织无法相容？

两个世纪以来，生物学家已经注意到发育中的人类和其他脊椎动物的胚胎在结构上有一定的相似性，在妊娠前几个月尤为显著。在胚胎发育的后期，人类胚胎逐渐表现出与其他灵长类动物不同的特征。这种相似性表明人类在胚胎发育进程中重现了进化历程，这一观点直到现代分子生物学技术被应用于比较发育学的研究后才得到正面支持。脊椎动物胚胎发育过程中对进化进程的重现可参考图4.4。

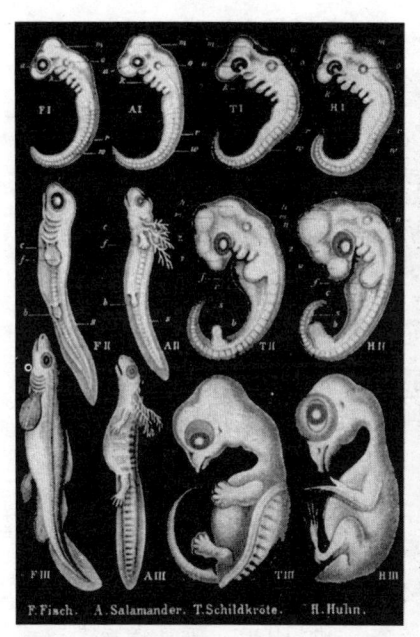

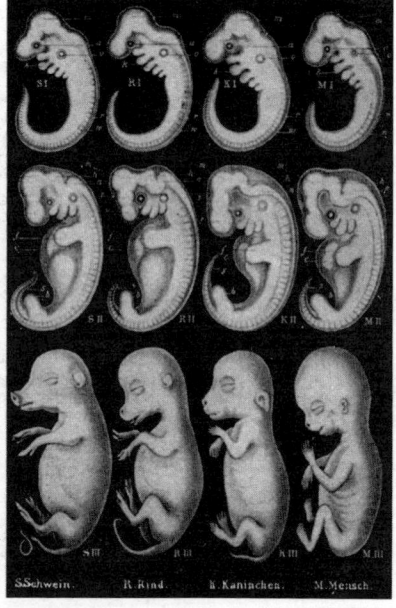

图4.4 展示了一些脊椎动物的胚胎。在早期胚胎发育阶段，不同物种的胚胎间展现出了惊人的相似性；然而，随着发育的推进，胚胎间逐渐出现了明显的差异。

在本章的第一部分，我们探讨了不同物种对阿尔茨海默病易感性的差异，并随后分析了进化程度更高的神经环路可能对阿尔茨海默病更为易感这一观点。我们认为进化倾向于在保留现有生命蓝图的基础上，增补一些有利于将亲代遗传信息传递至子代孙代的特性。因此，如果我们能够准确地发掘出正常人脑与和我们进化关系最近的高级灵长类动物大脑之间差异的源头，我们也许能够找到有关人类高级精神活动起源的线索，同样地，也有可能在阿尔茨海默病的研究中得到一些启发。

在过去的30年里，英国伦敦大学学院的琳达·帕特里奇（Linda Partridge）致力于研究衰老的基本分子蓝图，通过生理学和解剖学上的相关探索，为发现推动衰老过程发生进化的内在机制带来了希望。[24]在果蝇等模式生物的研究中，帕特里奇通过在她思辨的关键步骤中引入进化学的理论，推动着科学界逐步阐释衰老的生物学原理。[25, 26]将进化生物学和老年学（gerontology）相结合，诞生了一个新的科学学科构想，帕特里奇将这一产物称为"进化老年学"（evo-gero）。这一学科目前在解读衰老及其与个体发育程式的联系中有着重要的地位，这些联系将有助于我们更好地理解生物程序化的普适原理。

多年的临床应用与实验室研究逐渐建立起了众多通路在多个层面相互交织、共同决定衰老进程的复杂体系。帕特里奇和她的同事戴维·格姆斯（David Gems）共同写道：

> 智人和黑猩猩在地球上的出现，不过是大约540万年前的事情，但我们的寿命已经是与我们进化关系最近的物种的两倍了（人类的自然寿命上限大约是110年，而黑猩猩大约是59年）。在目前的模式生物研究中，所涉及的基因和生物学进

程……是否也决定了不同物种在衰老上的差异呢？它们是否在诸如群居昆虫等生物中参与了寿命显著可变性的调节呢？解答这一问题所需的方法，与我们用于理解不同物种发育进程的差异——这些差异最终造成了解剖学上的差异——是如何随着进化而发生演变的手段是相似的（即进化发育生物学，evolutionary developmental biology，evo-devo）；因此，我们可以将其自然地称为进化老年学。[27]

如图4.5所示，帕特里奇和格姆斯用简图展示了分子衰老速度的差异对分子所造成的影响，这些变化会增加个体对衰老相关疾病（如阿尔茨海默病、帕金森病），甚至某些癌症的易感性。

只有当我们深入理解了相关基因在胚胎发育过程中的作用，对衰老和胚胎发育的分子学机制的研究才会变得切实可行。在取得这些关键性突破之前，进化发育生物学家（通常被简称为evo-devo）所面临的不过是一堆杂乱无章的信息，这些信息既无法揭示调控衰老和发育的根源，也无法评估这一调控机制是否存在异常的风险。

关于物种进化的模式以及为何诸如人类和黑猩猩这样的物种（尽管它们的基因相似度高达约99%）在解剖学上存在着如此巨大的差异，威斯康星大学麦迪逊分校的肖恩·卡罗尔（Sean Carroll）[28]提出了一个普适的理论。他构建了一套更加现代且前沿的发育生物学理论。和其他学者一样，卡罗尔认为物种在解剖学上的进化，更多地依赖于基因调控层面上的细微变化，而非基因变异导致的蛋白结构发生根本性变革。

卡罗尔注意到了分子生物学革命初期（大约1984年前后）的一项引人深思的科学发现：人们首次认识到，尽管完全不同的物种从百万年前进化树的分支（如图4.1、图4.2、图4.4所示）逐步进

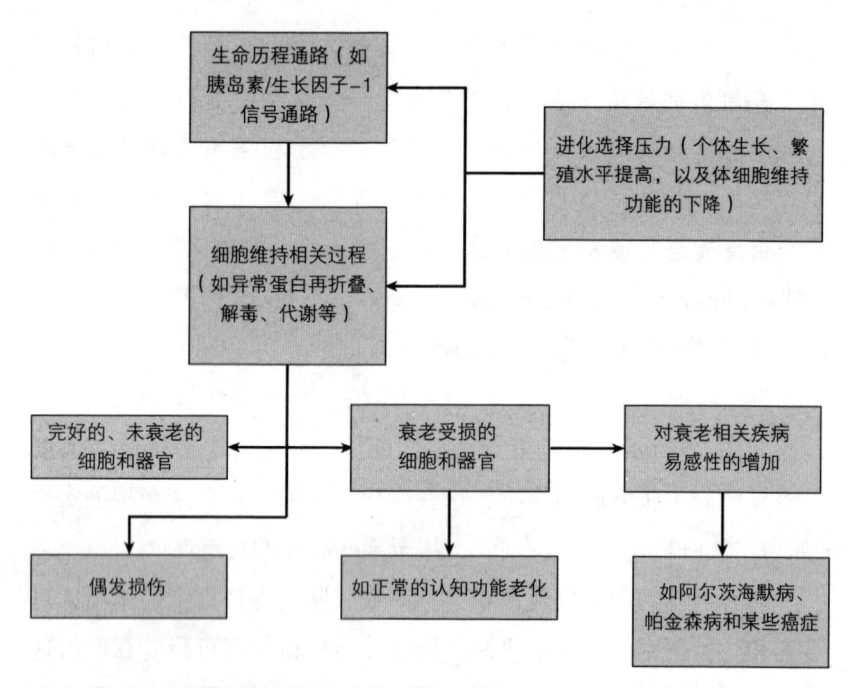

```
┌─────────────────┐
│ 生命历程通路(如 │←──┐      ┌──────────────────┐
│ 胰岛素/生长因子-1│   │      │ 进化选择压力(个体生长、繁 │
│ 信号通路)       │   │      │ 殖水平提高,以及体细胞维持 │
└────────┬────────┘   │      │     功能的下降)       │
         ↓            │      └──────────┬───────┘
┌─────────────────┐   │                 │
│ 细胞维持相关过程 │←──┘                 │
│ (如异常蛋白再折叠、│←────────────────┘
│ 解毒、代谢等)   │
└────────┬────────┘
```

图4.5 展示了生命周期的调节通路如何调控细胞的维持能力。这种能力能够减缓衰老进程(如认知能力的正常衰老速度的下降),并保护个体免受衰老相关疾病(如神经退行性疾病,特别是阿尔茨海默病、帕金森病和癌症)的侵扰。通过自然选择,生物体降低了对高耗能体细胞维持过程的能量投入,转而将这些能量用于生长、繁殖等有利于提升早期适应性的生物过程,这一转变也伴随着衰老过程的演变。[①]

化至今,各自拥有独特的解剖学特征,但控制这些解剖结构的关键基因却高度相似。先前的理论认为,不同的物种进化出了各自独特的遗传系统来调控其发育的过程,而这种独特性正是进化的结果。

分子生物学领域的科技进步已经给生命科学和社会科学带来了深远的影响,甚至在哲学与宗教领域也引发了广泛的讨论。[29] 其中最为重要的一点是,我们现在能够读取整个基因组序列的信息,这

---

① 经许可转载自 Partridge and Gems,*Trends in Ecology and Evolution* 21(2006):334–334。

一技术揭示了物种间和物种内遗传信息的差异。不出所料，人类和其他灵长类动物在遗传学上的差异，很大程度上涉及了控制脑发育的基因，这些差异不仅体现在基因结构上，还体现在对基因表达的调控上。

这一重大发现催生了许多新的假说，用于解释人类进化过程中基因的选择机制：为何有些基因在进化中逐渐消失，而有些基因的拷贝数却增加了？为何进化与基因组的非编码区，尤其是与影响其他基因表达水平的调控基因如此密切相关？

在本书的第二章中，我们探讨了一些支持运用生命历程理论来探讨大脑老化和痴呆相关机制的研究思路。这些观点相互交织，错综复杂，不仅涉及健康个体（包括痴呆患者）的发育和衰老之间的关系，还涉及儿童时期的不利条件与晚发成年疾病之间的紧密联系。

这些相关性与进化生物学的基本原理紧密相连。它们不仅是个体生长和发育的主要决定因素，也影响着幼年个体对外部世界的预期与应对方式。早期的理论认为，新生个体携带着一套完整的发育程序，这套程序可以根据环境的变化进行调整。每个生物体都是高度进化模板的众多变体之一。在第三章中，我们讨论了大脑的结构和相应的传导系统如何与人类特有的高级精神活动密切相关。在阿尔茨海默病的研究中，我们已经观察到大脑的这些结构及其神经网络所遭受的选择性损伤；这些发现不仅揭示了让我们成为人类的特质，也加深了我们对阿尔茨海默病易感性的理解。对阿尔茨海默病起源的研究可以进一步拓展，从而涉及对人类大脑非凡且迅速的进化历程的探索，以及某些正在加速进化的基因在其中可能发挥的关键作用。在个体从受精到成熟的过程中，调控大脑发育进程的基因受到进化的影响最为显著，这些基因可能也和衰老相关的神经系统疾病有关。[30]

我们需要明确研究目标，即探究大脑的发育过程、老年时的衰退机制，以及在这一过程中大脑如何通过特定机制对自身的劳损进行代偿。随着年龄增长，故障会逐渐积累，导致思维迟钝和易犯错误。如果将人类大脑比作计划使用年限长达100年的产品，那么其研发者面临的工作将十分艰巨。他们可能会从动物界寻找灵感，参考现有方案，并猜想为创造具有人类独特特性的大脑，还需要添加哪些元素。这或许是研究大脑设计的最佳途径。

基于我们对阿尔茨海默病进化源头的研究，我们提出了大脑设计的两条核心原则和三项基本需求。首先，第一条原则是高度的保守性。如果进化在数百万年间选择了赋予大脑特定功能的最有效方式，那么其后的进化过程将保留这一设计，并在此基础上进行增补。其次，第二条原则涉及空间和能量的占用。保证大脑充足的能量供应是生命体的关键功能之一，尽管成熟的大脑仅占体重的2%，却消耗了人体20%的能量。由于维持大脑运转的代价高昂，因此大脑设计的改进会受到能量水平的限制。值得注意的是，新近进化产生的皮质神经元的能耗是所有脑神经元中最高的，这可能与某些特定神经网络和通路的疾病易感性有关。

大脑设计的第一项需求是，在确保充足能量和营养供应的前提下，尽可能增大脑的尺寸。然而，脑的大小受到颅骨内部容积的限制，而人类颅骨的大小又受限于实际因素，如女性产道尺寸。产道尺寸则受女性骨盆大小的影响，而骨盆大小又受到人类直立（两足）行走需求的制约。

在进化初期，灵长类动物大脑的发展主要体现在脑容量的增加上。考虑体重差异后，成年人的脑体积比黑猩猩大4倍。但随着脑容量增加的成本和维持其运转所需的能耗逐渐上升，对大脑的进一步优化转向了对现有构造的改建。因此，大脑设计的第二项需求与"大脑皮质自我组织原理"密切相关，这一点在第三章中有所涉及。在发育和老化过程中，大脑始终保持着自我调节和组织的能力。在生命的后期，这一能力尤为重要：当局部脑功能随个体老化而衰退时，大脑的其他健全部分能够进行适应和代偿。

第三项需求与局部神经网络紧密相关，这种关系与我们去商店购物的情境有相似之处。当时间紧迫，无法前往远处更便宜的商店时，为了节省时间，选择在附近的商店消费是理所当然的。附近的商店为了迎合顾客的需求，会提供"个性化服务"，久而久之，常客会觉得这些服务令人满意。由于消费行为被局限在较小的范围内，顾客的需求可以迅速得到响应和满足。同样地，当信息仅在局部神经网络中处理，而无须在相隔较远的脑区间频繁交换时，大脑的运转效率会显著提高。如果我们接受这两项原则，并满足这三项需求，就可以进一步探讨人脑现有设计的实现方式。

人们常说人脑是宇宙中已知最为复杂的结构，但与其复杂程度相比，目前发现的相关基因数量似乎相对较少。[32] 那么，大脑的复杂性是如何实现的呢？如此有限的遗传信息是如何指导这一复杂结构构建的呢？在我对生物学产生初步兴趣时，一个简单的问题曾让我困惑：蝌蚪是如何变成青蛙的？从一团细胞开始，一个有头有尾的东西逐渐长出了四肢，这一团细胞是如何确定哪边是前、哪边是后？它们又是如何决定哪些细胞将发育成眼睛，哪些将发育成耳朵的？这些奥秘一定隐藏在青蛙卵的DNA中。在每一个细胞核里，必定存在一套规则，指导着细胞何时分裂，各自属于身体的哪个部分，以及最终会分化成何种细胞。只有理解了胚胎发育的遗传学调控机制，我们才能解答这些问题。

直到20世纪初，大多数生物学家还认为遗传学和发育学不过是同一个问题的两个方面。然而，当人们重新认识了格雷戈尔·孟德尔（Gregor Mendel）研究的重要性后，他们很快意识到遗传学的研究可以独立于发育学进行。1955年，时任爱丁堡大学遗传学教授的康拉德·沃丁顿（Conrad Waddington）将希腊语中的epigenesis（意为"胚胎发育的理论"）和genetics（遗传学）相结合，创造出了一个新的科学术语：表观遗传学（epigenetics）。[33]

这一科学分支最初被应用于胚胎学中，对解释生命发育的某些基本特征而言，它是一个非常有价值的概念。在这个领域，人们观察到不同类型的细胞在每次分裂中能够稳定地复制，并形成具有特定分化类型的组织。每个细胞的细胞核都包含了一个生物个体的完整遗传信息，因此，在各个细胞中，一定有某些特定的基因受到调控而持续表达，同时另一些基因则保持沉默。这种调控可以具有极高的特异性，例如，骨髓干细胞能够分化成某种特定类型的细胞（如白细胞）。当干细胞分裂时，子代细胞包括一个干细胞和一个已分化的细胞，在这一过程中，与分化相关的基因在已分化的细胞中进行表达，而在子代干细胞中则继续保持沉默。

直到1975年，调控基因（即DNA）表达和沉默的化学机理才被详细阐明。有限的遗传信息能够构建一个三维的胚胎发育框架，在这一框架下，新生细胞凭借其所具有的迁移性，能够在不同化学信号梯度下沿三个不同轴向分布，并定位到相应信号梯度所在的位置。化学信号决定生命组织形态的理念（即形态发生学说，morphogenesis）有着悠久的历史，但直到DNA以及分子遗传学革命之后，我们才对这些过程中涉及的基因、其各自表达的时间点，以及这些基因产生的化学信号的效应有了较为深入的理解。目前，遗传学已经能够解释脑细胞为何能够增殖生长，并出现如此巨大的异质性（即发生"分化"），以及它们如何在发育的胚胎中找到自己最终所处的位置，并随后形成神经元间的相互联系（"搭上线"）。

脊椎动物的大脑有许多共同之处，比如它们都位于脊髓的前端，并且在胚胎发育的早期，它们看起来惊人地相似。图4.4的插图在19世纪曾广泛流传，当时人们认为胚胎发育的过程是对各自物种进化历程的逐步再现。这对还是学生的我来说实在太令人着迷了，但期末考试时，老师却要求我们批判这一"过时的观点"。据我们所知，最先指出胚胎间这一相似性的是胚胎学的奠基人——爱沙尼亚的解剖学家卡尔·恩斯特·冯·贝尔（Karl Ernst von Baer），而且这一发现纯属偶然。冯·贝尔发现，当胚胎标本罐上的标签脱落后，自己很难分辨这些标本分别来自哪个物种。针对这一现象，他认为由于胚胎发育是细胞分化的过程，在发育的第一阶段出现的特征应是各物种所共有的，而物种特有的特征和结构则在随后的发育中逐渐发生。这一点和人脑的发育密切相关，因为人脑的发育贯穿了整个胚胎发育进程，并且在出生后大约20年的时间里仍在进行。

冯·贝尔的这一观点被称为贝尔法则，在20世纪早期逐渐失去了人们的认可，但随着更为先进的分子遗传学技术被应用于胚胎学的研究，贝尔法则再次进入主流视线。目前发现，在果蝇和哺乳动物这两个差异巨大的物种的胚胎发育早期，其基因表达情况存在着许多惊人的相似。在发育早期率先表达的基因（早期启动基因）几乎是所有多细胞生物所共有的，这表明它们拥有共同的祖先。进化发育生物学的诞生正是为了整合这一系列有关"胚胎发育再现进化历程"的理念。

这一观点使我们再次想起前文中拒绝重新发明轮子的工程师们

的说法[①]：如果某种蛋白在付出了巨大代价后被设计出来，并将其组装到"蛋白质引擎"（细胞内部的生产单位）之后，这些蛋白能够在个体的一生，甚至在数亿年中正常工作，那么在进化中它一定会被保留下来。举例来说，在果蝇胚胎中最先表达的基因，会决定随后表达的基因在各自表达部位的特异性。在胚胎中首先建立起来的是前后梯度，进而在这一轴线上出现不同的发育阶段。相同的早期表达基因在进化进程中得以保留，并且可能决定着所有脊椎动物胚胎前后轴线的形成。人类的脑和神经系统来源于胚胎表面的一小条细胞。在这一阶段表达的基因在昆虫和脊椎动物中均高度保守，由此可见，冯·贝尔的理念并未过时。在发育的后期，基因表达谱的组织特异性和物种特异性逐渐增加，脊椎动物大脑的发育过程尤其如此。

接下来的问题看似简单，但至今仍没有得到确切的解决，那就是在各个特定的发育阶段，细胞是如何知道自己需要进行分化的。或许存在某种调控发育的核心进程，对各个发育节点进行精密的控制。但问题是，一个单独的机制如何能够调控超过100种细胞，它们在发育过程中开始分化的节点各不相同。图4.6展示了细胞分化所遵循的一个假想中从高到低逐步降级的过程。随着分化进程的逐步加深，细胞分化的终末类型将逐渐确定下来。

基因表达的调控是点对点分别进行，还是通过"基因调节网络"来完成，我们尚无法进行直接的验证。因此，相关研究的目标之一便是深入分析人类完整的表观基因组。这一分析过程将精确到每个细胞中基因表达谱的情况，届时我们就能知道，为了让祖细胞

---

① 为了开发一款"计划使用年限长达100年的"大脑，他们转而在其他物种的大脑设计中寻找灵感。——译者注

全能干细胞

多能干细胞

专能干细胞

单能干细胞

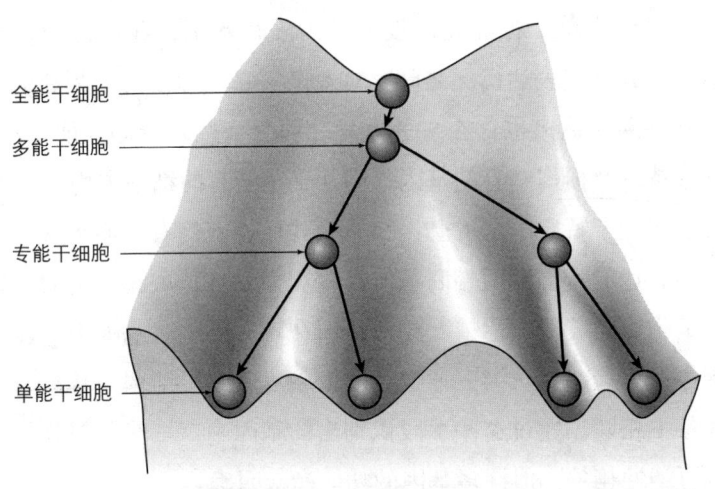

图 4.6　展示了随着细胞分化的进行，细胞会经历不同的发育阶段，从上至下逐渐发生转变。最初，每个细胞都具备分化成任何类型细胞的潜能（即全能性），随后细胞发育的终末类型开始出现限制，转变为多潜能性。随着进一步发育，干细胞分化的类型选择更加受限，形成专能干细胞，最终分化为仅具备单一分化能力的单能干细胞。这就是细胞分化的"表观遗传学景观"（epigenetic landscape）模型。图中描绘了细胞分化所经历的逐步受限的各个阶段，除非对细胞进行重编程处理，否则下一阶段的细胞无法自行转化至上一阶段的状态。

的子代细胞进行定向分化——比如分化成心肌细胞，而非心脏血管的细胞——需要激活哪些基因的表达。

随着人脑中基因表达信息的逐渐积累，探索基因、大脑和人类行为三者间联系的可能性日益增加。我们知道，大脑中存在多种类型的细胞，因此首要任务是明确在特定类型的细胞中特定基因的表达情况。接下来，我们需要将特定的基因和特定的神经网络联系起来。然而，目前这项工作仅在较大范围的脑区进行了初步分析，尚难以在细胞水平对实验结果进行精确考量。艾伦脑图谱[34]是一项极具雄心且取得巨大成功的大规模基因组学工程，该项目涉及了本书绪论中所提及的多个研究团队的紧密合作。

第四章　进化、衰老与痴呆

通过研究单个神经元尺度的基因表达水平，我们发现神经元的活性和其基因表达情况之间存在复杂关系。即使两个相邻的神经元，其基因表达谱也存在显著差异。而另一些负责调控能量产生、细胞维持以及损伤修复的基因，则几乎在所有的细胞中均有表达。

在明确了特定脑区的基因表达模式后，我们有可能将脑区功能与其中表达的特定基因相联系。目前观察发现，成簇聚集的神经元中，其胞体的基因表达情况相似；但在较大的脑区范围内，表达情况则存在显著差异。第三章描述的大脑皮质六层结构，其基因表达模式各不相同。通过这些手段识别出的基因中，虽然一部分与皮质突触可塑性相关，但许多基因的功能尚未明确。

我们往往难以获得直接证据来证实特定基因与特定脑功能间的直接联系。多数情况下，我们只能大致推断这种联系的存在，如"该基因在总体上可能对脑功能产生影响"。缺乏实验证实，任何关于基因差异与脑功能间联系的论断都难以被学界接受。在未经证实的情况下，将人与其他灵长类动物间的任何遗传学差异都归因于进化压力的影响，这一思路也受到了批评。

基因调控网络是物种发育程序中的关键要素。这一新理念取代了长期以来的旧观念：如解剖学上的进化依赖于基因突变产生新基因，进而合成新蛋白，或受到同一个基因在基因组中拷贝数变化的影响。

肖恩·卡罗尔阐述了物种外形进化所遵循的基本原则，以及基因调控网络中内在变化导致解剖学多样性产生的机制。他强调，即使是相同的基因，在不同的调控网络中也能产生不同效果。他认为，基因调控网络中的任何基因在进化后，都将受到来自网络的强大压力，以保持其原有状态：任何变动都可能产生广泛影响，因此绝大多数变化都是负面的，有时甚至是灾难性的。

进化发育生物学家已证实，即使在昆虫和哺乳动物等差异巨大的物种间，某些基因仍具有高度的同源性。这些基因大多与细胞间信号调控和蛋白质合成相关。值得注意的是，这些基因在5亿年前就已存在于现代物种的祖先体内。曾经认为眼睛、心脏、肺等器官是在独立调控通路的指导下分化的，但现在的理论认为，这些过程是由相似的基因调控通路完成的。当前主流观点是，由相对较少的调节蛋白组成的调控网络，对大量目标基因的表达进行调控。从这一观点来看，形态学上的进化是由基因调控网络的进化决定的。

　　音猬因子（Sonic hedgehog，简称Shh）蛋白在多种物种解剖结构的形态调控中均发挥着作用。以家养鸡为例，Shh蛋白与爪的数目、小脑结构以及羽芽形成相关。在灵长类动物中，Shh基因是另一个正在经历加速进化的例子。[35]

　　这些发现的确令人惊讶，因为很难想象同一个蛋白会参与如此多的发育过程。"基因多效性"用于描述某个基因或蛋白具有多种不同功能的特性。当这些功能涉及多种不同类型的组织时，我们称之为"嵌合多效性"。

　　只在生命后期发挥效应的基因受到进化的影响十分有限。一旦个体度过了繁殖期，在父辈最早出现衰老迹象之前出生的后代所受到的选择效应会明显减弱。衰老同样可以由只在生命后期发挥作用的基因变异引起，但这种效应对繁殖的成功与否没有影响。到目前为止，除了罕见的早衰性疾病外，尚未发现直接导致衰老的基因。

　　然而，可以确定的是衰老与不断累积的基因突变有关。这种效应可能会被基因对个体繁殖力的正面效应所掩盖，但在生命后期，这些基因又会对个体产生不利影响。这便是同一个基因在发育和老化的不同阶段具有相反效应的例子（我们称其为"拮抗多效性"）。在群体层面上，衰老速度的实际变化受生命末期基因突变的影响，同时也受一系列特定基因效应的影响，这些基因能提高个体繁殖的适应度，但会增加生命后期对早衰相关、有慢性残疾风险的疾病的易感性。

有一种观点认为，不同类型组织的老化过程在基因层面上被程序化设计。这里"程序"一词作何解释呢？这一词汇最初源于自动化机器的设计，它指的是使用打孔机在硬板上打孔来编写按一定顺序编排的工作流程指示，这些指示可以控制相应机器的逐步运转。当下所使用的"基因程序化"这一说法指的是调控基因表达的因子的一系列行为，这些因子既可以是编码调节蛋白的其他基因，也可以是能够直接影响基因表达"开关"的环境因素。除了基因程序化，还有许多生物化学反应影响脑的特异性衰老进程，这些反应虽然不导致神经元死亡，但会影响其正常功能。这些因素共同作用导致皮质神经回路受损，突触密度降低，最终导致个体的学习和记忆能力下降。

进化倾向于选择能增加成功繁殖机会的特性，而对繁殖后期的衰老过程影响甚少。认知水平的发展是进化选择的一个特性。对人类而言，拥有更好认知功能的个体往往会选择与其认知能力水平相当且拥有更优质生存物质来源的配偶。

许多老化相关的改变与组织特异性的基因表达水平改变有关，一组常见的基因在不同的组织中也可能发生类似的变化。在小鼠衰老基因图谱（AGEMAP）项目中，研究人员研究了衰老在小鼠16种不同组织中8932个基因所产生的影响。[36]衰老相关变化的模式可以根据其组织来源进行分类，在脑、血管以及对皮质醇（一种应激激素）具有反应性的组织中，衰老相关的变化模式各不相同是因基因调控网络在进化过程中高度保守。我们常将动物中的结论推广到人类。此类研究观测到与炎症反应、免疫反应、能量代谢、细胞凋亡、细胞衰老等过程相关的基因表达水平降低或升高。通过这一途径探索衰老相关的生命活动变化，有助于我们理解为何某些疾病——包括迟发型痴呆——与衰老有关。衰老相关基因和疾病相关基因间的重合度比预期高出约3倍。百岁老人和他们的亲属并非免受疾病相关基因的影响，而是他们携带的遗传物质具有更强的抵抗致病基因效应的能力。

六、脑衰老与神经系统疾病的演变

托米斯拉夫·多马泽特-洛索（Tomislav Domazet-Lošo）和迪特哈德·陶茨（Diethard Tautz）[37]根据基因在不同物种中激活表达的阶段（即不同年龄阶段）对基因进行排序，以研究神经系统疾病的演变规律。他们提出了一种方法，即根据携带相同基因的物种之间的等级关系对这些基因进行分类。通过确定哪些基因是不同物种共有的，哪些是某一类动物特有的，他们构建出了基因的"进化树"。一些基因在早期进化的物种中缺失，而另一些基因则在多细胞生物的祖先那里以及现代灵长类动物高度复杂的神经系统中稳定保留。某些特定的与衰老相关的脑和神经系统疾病是人类独有的[38]，并且新近进化出的脑区是主要受累对象[39]，这一观点已经得到了一些研究的支持，而他们二人的工作进一步将这些研究线索联系起来。

从他们的研究结果来看，进化过程中最早出现的基因在胚胎发育阶段较早表达；而较晚演变出的基因则在个体成熟或成年后表达。然而，与我们特别关注的衰老现象相关的是，一些具有最悠久演化历史的基因直到个体成熟期的后期才开始表达。这一发现对"旧基因"突变产生"新基因"以执行相应功能的传统观念提出了挑战。新基因或许并非取代旧基因，而是与旧基因协同工作，赋予个体新的形态和功能，从而提高其后代的繁殖成功率。

这些研究有助于我们理解老化的大脑和痴呆患者中发生的生理变化。随着衰老的进展，一些蛋白开始自发聚集，在脑细胞内外形成不溶性蛋白团块。正如第六章将要讨论的，这些蛋白团块对脑细胞有毒性作用，它们的化学性质已经成为众多研究的焦点。我们不禁要问，是否有药物能够阻止这些团块的形成？或者有没有可能将已形成的团块分解，以防止它们对神经细胞造成损伤？[40]这些蛋白的研究促使我们思考它们对健康的影响。我们为何合成这些蛋白，它们在人体中扮演着什么角色？一些蛋白甚至可以追溯到进化的早期阶段，编码这些蛋白的基因在妊娠初期就已经在发育中的脑组织中表达；在老年人或某些痴呆患者中，这些基因可能会重新表达，并可能参与到阿尔茨海默病和帕金森病的发病机制中。

在阿尔茨海默病患者的大脑皮质组织中，异常折叠的蛋白质广泛聚集、积累与沉积，并对特定类型的神经细胞造成损伤。在阿尔茨海默病患者中，淀粉样前体蛋白被蛋白酶（β型或γ型）切割成小片段，即β-淀粉样蛋白，这是异常折叠蛋白的主要成分。这些片段在脑组织中广泛分布并形成聚集体，统称为β-淀粉样蛋白纤维。目前的观点是，这些聚集体会导致神经元死亡，损害精神功能，最终可能导致患者的过早死亡。类似地，α-突触核蛋白的异常聚集是帕金森病发展的关键因素。

关于饮食控制和胰岛素—胰岛素生长因子信号通路（insulin-insulin growth factor signaling，IIS）效应的研究表明，人类的寿命受到能量代谢状态的显著影响。IIS通路与衰老之间的重要联系最初在线虫中被发现，随后人们发现这一机制在老鼠中也高度保留。近期的研究显示，在一些长寿的人群（如阿什克纳齐犹太人）中，由于胰岛素生长因子-1（insulin growth factor 1，IGF-1）受体基因的突变，他们的IIS通路活性水平显著下降。此外，在德国人、意大利人以及夏威夷地区日本裔的百岁老人群体中，研究也发现了IIS通路的其他突变。

如果我们将导致家族早发型阿尔茨海默病的突变淀粉样前体蛋白基因引入到基因工程改造后IIS活性降低的小鼠品系中，会有什么结果呢？实验结果显示，通过基因改造降低IIS通路活性可以推迟小鼠体内β-淀粉样蛋白沉积（阿尔茨海默病的典型病理特征）的发生，并减轻其严重程度。这一发现证实，降低IIS活性有助于保护脑组织，使其免受β-淀粉样蛋白聚集的负面影响。

临床研究指出，一些美洲土著居民的阿尔茨海默病发病率[41,42]可能低于预期值（但在大洋洲未发现类似的情况），脑相关疾病进化的研究也支持了这一发现。那些对阿尔茨海默病产生相对保护性，进而降低其发病率的分子通路，有可能为延缓阿尔茨海默病进展提供药物设计的思路。这些通路的作用靶点可能涉及人类特异性基因调控网络的关键组分[43—46]，也可能是导致异常蛋白聚集体形成的目标基因。[47]

七、总　结

在进化过程中，一般认知能力的逐步提高赋予了我们强大的心智承载力。这种承载力不仅推动了人类文明的进步，还增强了大脑对损伤和衰老相关病理变化的抵抗力。本书第十章探讨了认知能力储备的概念，它有助于我们理解这种承载力如何防止或"缓冲"衰老大脑的认知能力损伤。高级认知能力参与了我们认为值得动用认知功能的所有活动，并提供了充足的储备。个体间的一般认知能力存在显著差异，这些差异广泛影响个体的健康状况。例如，智力水平较高的个体痴呆发病时间晚、寿命长，某些疾病的患病风险也更低。双胞胎、领养儿童和家族性研究中提供了大量的证据，表明一般认知能力在很大程度上受到遗传因素的影响。据估计，认知能力的遗传性大约有50%—70%由基因决定。鉴于这种显著的遗传学效应，我们自然会问，哪些基因和智力水平的遗传有关？这些基因是否参与了痴呆的病理过程？如果答案是肯定的，它们在其中扮演了什么角色？

关联研究涉及对已知基因结构变异（特定基因的多态性）与某疾病状态或认知特征之间的关联进行研究。发现的关联可能表明存在因果关系，但实际中也可能仅仅是因为目标基因与真正具有因果关系的基因相邻。进化学研究为一般认知能力和痴呆的关联研究中目标基因的选择提供了基本指导。通过比较人类和其他高级灵长类动物，我们可以确定与脑结构和功能、阿尔茨海默病中易受损神经元中的高能量代谢水平以及神经细胞分化、维持、修复相关的基因。全基因组关联分析（Genome-wide association studies，GWAS）技术表明，我们需要对尽可能多的基因进行测定，这也间接反映了以往小规模研究结果大多令人失望。在评估关联性研究发现的基因与疾病相关性时，我们应遵循"生物学合理性"的原则。痴呆研究最感兴趣的是那些与人类特有认知功能相关的脑区选择性表达的基因。

尽管已测定的基因数量和接受测定的个体数目非常庞大，但我们至今仍未发现某个基因的多态性与人类智力水平有明确相关性。[48]问题在于，尽管我们通过增加样本量和目标基因数来扩大研究规模，但所设定的统计学显著性阈值可能仍然过高。为了达到这一阈值，我们需要进行更大规模、设计更合理的实验。影响人类寿命和痴呆发生发展的基因可能与智力水平有关，甚至可能是智力水平的影响因素之一。为了有效探索遗传因素对痴呆的影响，实验设计中需要特别考虑进化的影响。这包括对认知能力的发展和衰老过程进行缜密的纵向研究，以及对痴呆发展的过程中认知能力变化轨迹的观察。[49]

第五章
衰老的大脑

一、引 言

自20世纪以来，人们对衰老这一话题的兴趣迅速增加。如今，它已经成为生物学、社会学、心理学和医学领域中的重要议题。这一现象的出现并非偶然：人们的预期寿命逐渐延长，经济的繁荣使得老年人有了更多的选择（包括退休或继续工作）。此外，老年人的社会政治影响力也在逐步增强。许多知名作家和科学家对老年生活做出了自己的展望，并创办了专注于衰老研究的杂志。这些杂志为人们提供了丰富的建议，包括如何享受老年生活、如何搭配合理的膳食、保持活力的重要性以及提高记忆力的诀窍等。在这之中，最具影响力的或许是这样一个理念——只要采取得当的措施，老年人就可以拥有快乐、满足和自信的晚年生活。有人提出，我们不应囿于对衰老的负面认知（即"年龄歧视"），守旧地认为我们对于衰老的过程无计可施。人们开始更加关注充分评估老年人所面临的困境，从而提高他们的安全和社会保障水平，保持其更高的活跃性，而非继续持有对于衰老的"老旧"偏见。

虽然老年人的生活条件已经得到了多方面的改善，但人们对个体晚年生活的前景仍心存担忧。如果大脑老化不可能避免，关键脑结构会发生萎缩，精神状态也会逐渐变差，那么享受生活条件改善所带来的益处可能只是暂时的。强调改善老年人的生活质量又有何价值呢？

在本书的第三章中，我们描述了丰富的生活经验如何塑造神经网络。关键阶段是大脑发育最理想的阶段，此时个体对某些特定的学习经历十分敏感。只有将大脑发育和衰老的生物学原理与认知层面上的基本原理结合起来考虑，我们才能将衰老视为大脑发育的一个阶段，并对其进行合理的解释。许多生活经历，如身体和精神活动、疾病、情绪困扰或丧失亲人带来的压力，都会对大脑的衰老带来正面或负面的影响，这些效应与维持老年大脑正常状态的决定性因素相互叠加。

在健康状态下，大脑和身体必须持续地进行有效的自我调节，以应对环境不断变化所带来的挑战。"应激反应"（stress response）所描述的是，当环境变化以任何形式威胁到自身系统的完整性时（压力性刺激），机体所做出的反应。但这一术语的定义过于局限，无法涵盖机体对潜在"威胁"做出积极响应的过程。成熟的大脑能够敏锐地感知环境的变化，并指导机体做出恰当的反应。然而，随着年龄的增长，大脑调控感觉、运动和认知的能力都会逐渐减弱。

（一）衰老是什么？

衰老是否真实存在？这是一个存有争议的问题。一种观点认为，对衰老本身的研究已经偏离了对于许多衰老相关疾病的假设驱动的机制学研究的初衷。[1]另一种观点则认为，理解衰老的生物学原理对于把握阿尔茨海默病的病理生理学基础至关重要。[2]

经过仔细研究，人们发现衰老是一个复杂的问题，认为老年人的身体变化是终身损伤和疾病积累造成的。[3]在这种理论下，衰老意味着逐渐丧失对受损组织的修复能力、无法有效维持生理调节系统，以及无法确保足够的营养供给来维持生命。然而，对于这种"损伤—修复"观点，也有一些相悖的理论。这些理论关注如何通过基因、营养和药理学的干预，使得简单生物，例如线虫、黑腹果蝇和小鼠的寿命实现最大化。研究发现，单个基因的突变可以延长线虫的寿命，并就此提出可以使用分子基因技术解决"衰老的问题"。这就使得科学家们在衰老的诱因是"内源性"还是"外源性"的问题上产生了分歧。

图5.1展示了内源性和外源性衰老通路之间的区别。内源性通路涉及基因编码以及在翻译和转录过程中逐渐累积的异常基因信息。外源性衰老通路则涉及对机体结构和生理系统产生伤害的众多事件。这些事件造成的影响会贯穿生命的始终，并削弱老年人对疾病和生存压力的抵抗力，最终使他们更易患病。

我们很难单纯通过观察智力的下降来判断大脑的衰老速度。人们所观察到的大脑衰老速度，实际上是在诸多正向和负向影响因素共同作用下的净速率。这意味着，如果能最大限度地修复和补偿心智功能，衰老过程也许可以被延缓。尽管个体生理适应性的提高（例如有氧健身）可能有助于延缓衰老过程，但是否有效地保持了大脑的功能水平才通常是判断对衰老的应对是否成功的重要标准。脑功能中有益和有害因素之间作用的平衡，是探索衰老和痴呆的核心问题。一方面，衰老会影响脑组织和脑血流的供应；另一方面，在衰老的过程中，内在修复和损伤控制机制共同维持着正常的脑功能。因此，当我们想通过重塑大脑来延缓衰老或弥补衰老造成的脑

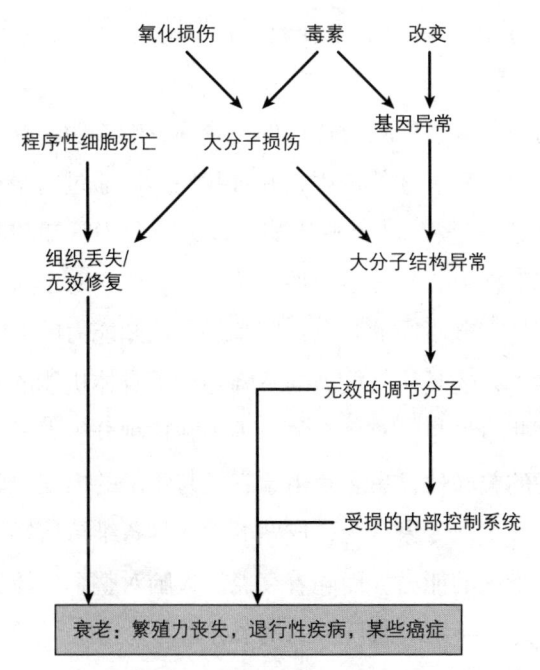

```
         氧化损伤    毒素    改变
              ↓     ↓     ↓
   程序性细胞死亡  大分子损伤  基因异常
         ↓       ↓        ↓
     组织丢失/        大分子结构异常
     无效修复              ↓
                      无效的调节分子
                          ↓
                      受损的内部控制系统
         ↓                ↓
     [衰老：繁殖力丧失，退行性疾病，某些癌症]
```

图5.1 衰老的主要通路。以上是简化示意图，省略了来自环境（例如饮食）的多种可能性影响以及影响老化速度因素之间的相互作用。

功能损伤时，认识内在修复和损伤控制过程就显得尤为重要。大脑皮质的"自组织原则"（self-organizing principle）在早期发育过程中具有重要意义，而随着年龄的增长，这一原则的重要性再次凸显。如果我们把衰老视为一个生物学过程（即终身损伤的积累超出修复能力的极限值），这一过程大约在最佳生殖年龄之后便已开始，并且其机制在所有生物体中具有相似性，那么，许多大脑老化的生物学原理就变得易于解释。观察结果表明，长寿父母的后代身体状况和认知水平普遍优于平均预期寿命父母的后代。基于这些生物学原理进行的家族研究为理解衰老对脑功能的影响提供了新的视角，同时也揭示了大脑在调节受衰老过程影响的生物学系统中的重要作用。

衰老对机体和认知功能造成的一系列影响表明，存在单一或一组核心因素推动着衰老的进程，并且我们可以通过肉眼可见的功能变化观察到这一进程。[4] 这些影响可以大致分为认知和非认知（例如，肺功能、握力、心肺适应性）两类。然而，对于这二者之间的关系，人们持有着不同的观点：究竟是非认知能力的下降驱动了认知能力的丧失，还是认知能力的下降导致了身体机能的衰退？一些专家认为这些争论是没有意义的，因为在这种分组方式下观察到的变量，其间的关联性，更多是由于它们与年龄的内在关联而导致的统计假象。大多数专家认为，成熟的大脑具备维持认知、感觉和机体能力之间平衡的能力。而随着衰老，大脑对整个机体的控制效能逐渐降低，进而导致应激反应的调节异常。

这些问题使得我们难以对大脑老化的研究给出一个统一的定论。在我们进行总结之前，有四项注意事项需要明确提出。第一，如果在对大脑老化进行研究时，关于生前认知功能损伤的排除标准存在差异，那么直接将相关研究的实验结果进行比较可能是不恰当的。第二，过去几十年中，用于计数脑细胞的技术已经取得了进步。与主流观点不同，当前研究认为，在没有脑部疾病的情况下，随着年龄的增长，脑细胞并没有显著的损失。这一点将在后文中进行详细的阐释。第三，我们不能将大脑老化和阿尔茨海默病简单地视为程度不同的同一种疾病。第四，基于老年患者大脑尸检的结构学研究往往受限于个体医疗史和个人史信息的缺乏，因此难以准确地评估研究对象生前数个月中的认知功能水平。

基于此，我们需要解决两个核心问题。首先，我们需要回答衰老的大脑和年轻大脑之间有什么区别。其次，我们关注的是，在老年大脑中，与年龄有关的变化的潜在生理学机制是什么？为了解答第一个问题，我们将探讨一下大脑老化研究的最新进展为这一领域带来的新观点。随着脑结构成像和功能成像技术的不断进步，我们得以窥见活体大脑在健康状态下的运作机制，以及大脑老化是如何从微观到宏观层面上对神经系统产生影响的（这与之前提到的"连接组"相关）。

研究人员已经采用了多种方法，旨在深入探究大脑老化与认知功能改变之间的关系。其中，蒂莫西·索尔特豪斯所采用的方案[5]是将相关的研究按照脑体积、脑白质损伤密度、脑弥散张量成像以及脑功能活化实验分为几大类。虽然这一方案备受关注，但它并未涵盖当前相当热门的分子遗传学研究以及有关应激反应在大脑老化和认知改变方面起的作用。为了更全面地说明这些问题，我们将大脑的基本生理改变划分为两个问题：第一，脑细胞和脑血管发生了怎样的变化？第二，衰老的大脑中发生了哪些分子水平的变化？

第二个问题促使分子生物学家采用大量分子工具来研究衰老的大脑。分子数据带来的巨大潜在益处几乎是无法估量的。而进化论，作为一种强大的理论框架，可能是整合这些研究结果的最佳方法。本书的第四章探讨了在发育和衰老过程中，参与基因调节的分子通路，并阐释了这些通路是如何在线虫、果蝇和哺乳动物等多种生物中发挥作用的。我们提出这样一种可能性，即这些遗传调控网络可能成为可干预的目标，并且对与衰老相关的脑部疾病易感性产生影响。目前，一些新兴的手段，如微阵列技术（microarray technology），已经能够对基因表达的调控状况进行分析。此外，我们也可以考虑把脑成像和分子分析等不同技术结合起来，以探究潜在的干预措施可能带来的影响（可参考来自艾伦人脑图谱计划

[Allen Human Brain Atlas Project])①。

（二）肉眼可见的衰老大脑

目前，对于人类大脑在整个生命历程中的变化已经有了许多详细的记录。最早的记录基于尸体解剖，之后这些记录在活体大脑成像技术的支持下得到了进一步完善。衰老大脑的外观和年轻大脑的外观有所不同，衰老大脑的脑沟更宽，而脑回更窄（参见图5.2）。脑细胞会受到衰老的影响，而脑回的萎缩很可能表明脑细胞发生了显著性的损失。但这种假说很难验证，并且相关验证试验的结果存在着一定的争议性。当我们比较那些活到90岁的人和那些在成年

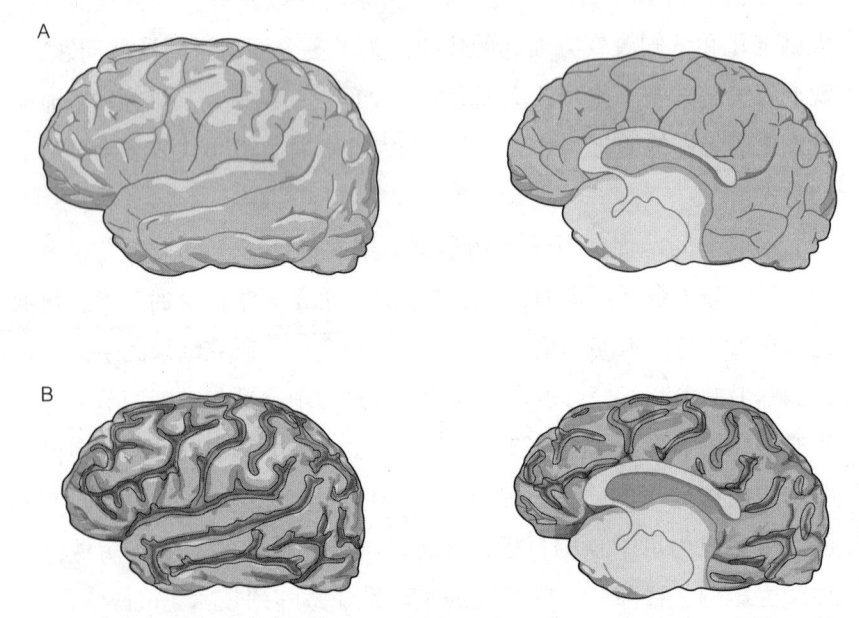

图5.2 两种大脑的外观。图5.2A是年轻人的大脑，可见脑回之间的脑沟紧密折叠。图5.2B是没有痴呆或脑部疾病病史的80岁左右老年人的大脑。与年轻人的大脑相比，可见脑回更窄，脑沟更宽。

① 见http://www.brain-map.org。

早期阶段死亡的人的大脑时，我们需要注意他们可能具有完全不同的教育背景、医疗照护条件和饮食习惯。同样的问题还可能出现在与年龄有关的脑部疾病上。如果我们没有正确地认识到这些影响因素，就可能错误地将一些症状归咎于单纯的衰老，对于阿尔茨海默病来说尤其如此。阿尔茨海默病通常在患病20年后才会出现症状，因此在疾病的早期阶段，很难将其与没有痴呆症的衰老相区分。此外，在考虑高血压等常见疾病对大脑老化的影响时，这一问题可能同样重要。

（三）尸检研究

随着年龄的增长，我们仅通过肉眼就可轻而易举地发现大脑的体积和重量有所减少，脑室的体积有所增加，脑回之间的脑沟有所拓宽。图5.3由同一个人在68岁和73岁时的大脑磁共振图像合并而成。图像中可以看到大脑因衰老而产生的差异。尽管变化程度较轻，但是这些差异仍然是易于发现的，并且这些变化多集中在图像中心部位上。这些萎缩的结构被视为海马体的一部分，它们在图像中呈现为深灰色主体边缘的白色带。而海马体是参与记忆处理的关键结构。

一个健康的20岁左右的成年男性的大脑重约1400克。同年龄的女性的脑重量则稍轻，约有1300克。在40岁左右，人的脑重量的减少速度逐渐加快。当65岁时，一个男性的脑重量减少至1300克左右。在90岁左右时，一个健康男性的脑重量大约为1180克。

在进行尸检研究时，研究者对大脑进行切片后发现，和年轻大脑相比，老年大脑的白质束显得更加苍白。在皮质下更深的部位中，可见斑片状的色素脂肪成分（脂褐素）。

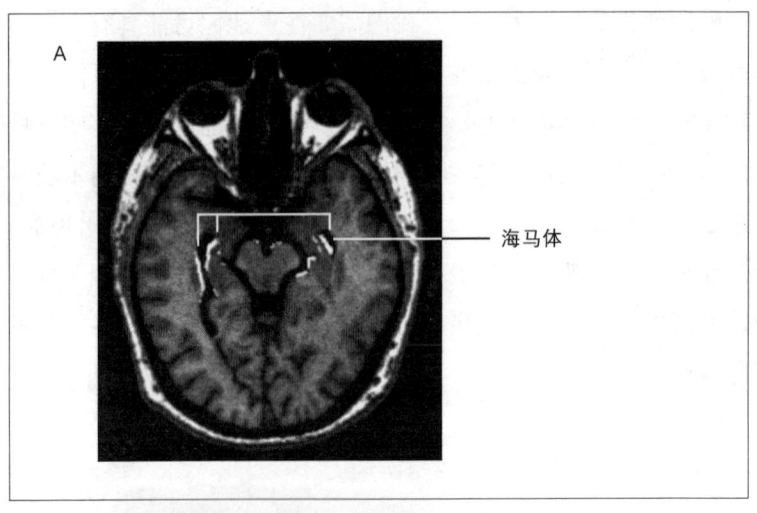

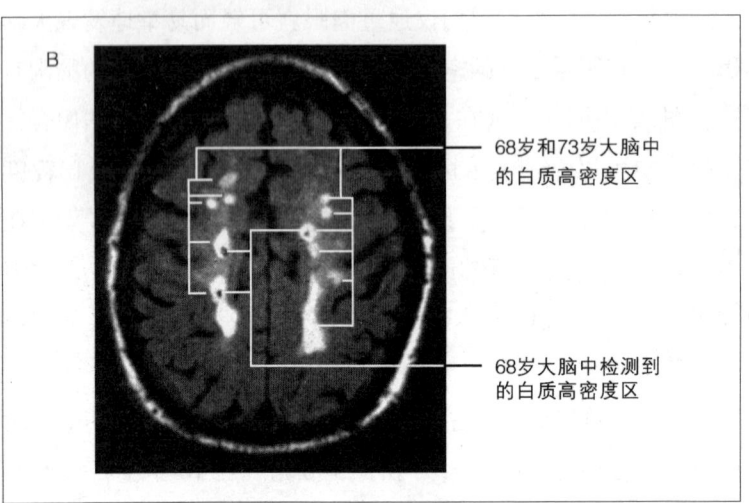

图5.3 两个个体的磁共振成像结果。

A．将同一个人的两张图进行组合，显示在68岁和73岁时海马体和一些邻近结构的萎缩情况。

B．结合第二个人的图像，显示白质高密度区在68岁至73岁间的发展状况。白色区域显示在68岁时的大脑中检测到的白质高密度区。

以上两个人都参与了亚伯丁大脑老化纵向研究，在68岁及73岁都接受了脑部磁共振检查。两人都未患有痴呆症。

(四)衰老的大脑在显微镜下的表现

通过光学显微镜观察到的海马体、皮质和小脑的神经元数量相对较少。实际上,这一观察结果是有误导性的。真正的原因是皮质-皮质束通路中的髓鞘(白质束外的白色脂肪包裹层)有所减少。仔细观察会发现,神经元的体积比预期要小,其树突连接似乎也不那么复杂,树突间的突触数量变得稀疏。利用电镜进一步放大后,我们就可以观察到线粒体损伤和DNA修复缺陷的累积效应。

通过光学显微镜观察老年斑和神经原纤维缠结是诊断阿尔茨海默病的金标准。图5.4展示了这些结构。在第六章中,我们将进一步阐释阿尔茨海默病中这些结构的形成和代谢机制。它们不仅存在于阿尔茨海默病患者的大脑中,在认知功能正常的老年人的大脑中

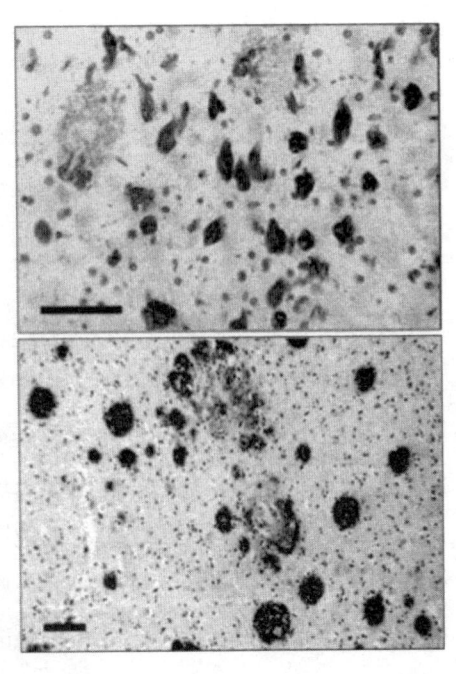

图5.4 图中所示的是淀粉样蛋白(下图)和神经原纤维缠结(上图)的脑组织切片显微照片。上下两图是不同的比例尺,两图上的实线均表示100微米。图片由英国阿伯丁大学的查理·哈林顿(Charlie Harrington)博士友情提供。

也能发现它们的踪影。

在对脑皮质切片进行适当的染色后,我们可以在光镜下观察到老年斑和神经原纤维缠结。老年斑由硅酸铝、锌、免疫球蛋白、载脂蛋白E与载脂蛋白J（apolipoproteins E and J）、死细胞的碎片、β-淀粉样蛋白等多种化合物聚合而成。术语"淀粉样蛋白"源自其淀粉样染色特性（拉丁语中amylum是淀粉的意思）。人们之所以使用"斑块"一词,是因为这些聚合物最初是在脑血管壁内或壁旁被发现的,并以类似血管疾病中"动脉粥样硬化斑块"的方式存在。神经原纤维缠结这一概念首先由阿洛伊斯·阿尔茨海默（Alois Alzheimer）提出。一开始,人们认为神经原纤维缠结只特异性地出现在阿尔茨海默病中,但随后的研究发现,这种缠结同样存在于已经死亡或濒临死亡的神经元细胞内,以及周边的细胞外基质中（人们一度将其视为死亡细胞的"鬼魂"遗迹）。神经原纤维缠结主要由成对的螺旋纤维状异常蛋白沉积物构成,这些沉积物包括异常的微管组装蛋白的集合体。

在正常衰老的大脑和阿尔茨海默病的大脑中均可发现老年斑和神经原纤维缠结,二者要依靠典型皮质切片中老年斑和神经元纤维的密度进行区分。然而,这种量化的区分方式带来了很多问题,原因有三:

首先,阿尔茨海默病通常需要经过数年的潜伏期（即症状前期或前驱期）才会表现出明显的症状。在此期间,老年斑和神经原纤维缠结通常在大脑中逐渐积累。可能存在一些人已经处于阿尔茨海默病的前期阶段,但直到去世时都未出现明显的认知障碍症状。因此,许多讨论都聚焦于如何更有效地区分无痴呆症状的脑衰老与阿尔茨海默病典型的进行性脑改变。一些专家认为,这两者的主要区别在于老年斑和神经原纤维缠结形成的程度,因为除此之外,正常衰老和阿尔茨海默病在大脑受损的区域上表现出相似的特征。[6]

其次，另一些专家得出了不同的结论，他们认为通过老年斑和神经原纤维缠结在脑中的特定沉积部位可以辅助诊断阿尔茨海默病。[7]老年斑和小部分神经原纤维缠结通常以较低的密度分布在整个大脑皮质中。在不患有痴呆症的高龄老人中，神经原纤维缠结较为罕见，但老年斑的密度（特别是影响脑血管的老年斑）可能和年轻成人阿尔茨海默病患者相当。在阿尔茨海默病的早期阶段，老年斑和神经原纤维缠结更常见于支持高级认知功能的脑结构中，而在其他结构中则相对较少。从整体来看，一些由衰老导致的改变在整个神经系统中普遍存在，但也有一些变化相对局限，仅影响特定脑区或者脑结构。这些研究结果确实能够展示尸检研究的优势，即能够极为精确地识别发生病理性改变的脑区，但由于缺乏临床病史等信息支持，这些结果有时难以得到充分的解释。

最后，一些批评的观点认为，尸检研究中的阿尔茨海默病患者的情况可能仅代表其所属临床实际、研究项目或社区研究中入组的阿尔茨海默病患者的一系列脑部变化。他们认为从临床患者群体中收集的阿尔茨海默病样本存在选择偏倚，那些表现出明显行为问题，或者具有严重或非典型痴呆症状的患者更容易被选择入组。因此，尸检所发现的异常可能与患者突出的临床症状有关，但并不一定是阿尔茨海默病的特有改变。针对这个问题，由美国芝加哥拉什大学的戴维·贝内特（David Bennett）带领的研究项目做出了突出的贡献。在一系列相关报告中[8]，贝内特的团队表明，社区入组队列与临床患者群体中入组的队列相比，大脑的尸检外形确实存在不同。需要注意的是，尽管只有极少数（少于5%）正常的未患有痴呆症的老年人的大脑也符合阿尔茨海默病的尸检诊断标准，但在不患有认知障碍的老年人中，约有40%能够检测出阿尔茨海默病的部分特征。

最终，随着活体脑淀粉样蛋白成像及定量技术的发明[9]，一些关键问题浮出水面。这些问题都是探究淀粉样蛋白"负荷"与认知功能之间可能存在的关系的重要着手点，其解释和应用十分复杂。合理应用准则（Appropriate Use Criteria）[10]将会有助于比较不同的研究结果，并明确淀粉样蛋白成像在预测和诊断阿尔茨海默病中的价值。

阿尔茨海默病的病理学诊断需要在脑的特定区域内检测并计量异常蛋白。相反，如果缺乏异常蛋白，则不能诊断为阿尔茨海默病。阿尔茨海默病的尸检诊断依赖于在大脑中检测到淀粉样蛋白。因此，能够在活体人脑中检测淀粉样蛋白的技术会有助于阿尔茨海默病的临床诊断。在活人脑中使用可以结合淀粉样蛋白并带有放射性标志物的化合物，随后通过正电子发射断层扫描技术（positron emission tomography，PET）的扫描仪识别这些化合物。至少有两种这样的淀粉样蛋白结合化合物已被证实有效：阿维德放射性药品公司（Avid Radio-pharmaceuticals Inc）生产的 ^{18}F-AV-45 和匹兹堡化合物B（Pittsburgh compound-B）。[11]尽管有大量关于匹兹堡化合物B的报道，但是 ^{18}F-AV-45 更容易获得。匹兹堡化合物B是硫代黄素衍生物硫代黄素-T的荧光类似物，对阿尔茨海默病大脑中的β-淀粉样蛋白具有很高的亲和力。它由美国匹兹堡大学的威廉·克伦克（William Klunk）和切斯特·马西斯（Chester Mathis）以及瑞典乌普萨拉大学（University of Uppsala）合作研发。匹兹堡化合物B是匹兹堡大学（University of Pittsburgh）与瑞典团队合作研发出的第二种化合物，因此称之为匹兹堡化合物B。直到2004年，克伦克与其团队证实，在阿尔茨海默病患者脑中检测到的匹兹堡化合物B的含量是健康人脑中的两倍左右。这项新兴的正电子发射断层扫描技术在检测阿尔茨海默病脑中β-淀粉样蛋白沉积物、推动相关研究进展及评估治疗效果方面是一大进步。

（五）体积研究

大脑被包裹在坚硬的颅骨中，通过颅骨上很多便于识别的标记可以定位大脑的各个部位。皮质的厚度以及脑区域或脑结构的体积是两个重要的与衰老相关的特征。在早期，对大脑磁共振图像的处理解读着实让人们感到棘手，但有赖于后期半自动方法和技术的发展，人们对脑和脑血管疾病的识别变得更加精准，图像解读也变得相对容易。[12]一般来说，随着年龄增长，在没有脑疾病的情况下，前额叶皮质后方结构体积的减少程度在一开始很显著，之后逐渐变得不那么明显。颞叶皮质体积仅有少量减少，而顶叶和枕叶皮质几乎无减少。

人们最初用皮质折叠复杂性来研究脑发育，现在该方法被应用于脑衰老的研究中。英国牛津的苏珊·万·韦鲁（Susanne van Veluw）[13]的研究显示，皮质复杂性、原始智力（智商）、随着衰老和阿尔茨海默病出现的认知能力衰退以及老年斑（β-淀粉样蛋白）密度之间存在着复杂的相互关系。

（六）脑细胞

哈罗德·布罗迪（Harold Brody）[14]是第一个将衰老相关的人脑重量减少归因于脑皮质神经元广泛损失的人。然而，后来人们认为他的研究数据可靠性存疑，因其样本设计不够完善，计数神经元的技术也存在问题。直到20世纪80年代才有新的技术出现，用于计数神经元的研究。[15]从根本上说，早期研究者试图在二维平面图像中计数神经元，但实际上皮质结构却是三维的。为了解决显微图像深度的问题，研究者引入了依赖于被计数物体的真实数目而不是相对尺寸的新方法。图5.5总结了在小样本脑组织中计数脑细胞的问题。

人们不再认为不伴有痴呆症的正常衰老会导致神经元的大量损失，或者以某种方式导致存活的神经元结构受损。曾经的误解可能源于早期研究中的技术问题（见上一节），以及可能错误地将痴呆患者纳入了正常衰老的研究组。在没有痴呆症的情况下，无论检测到何种与衰老相关的认知减退，都不应该归因于神经元数目的损失。然而，对于单个神经元的结构而言，情况可能并非如此。虽然整个大脑的皮质神经元的改变没有统一的模式，但是在某些区域，神经元丢失了数量可观的树突。

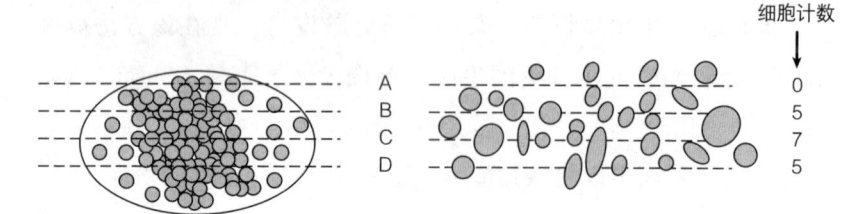

图5.5 衰老大脑中的脑细胞计数问题。一个脑样本由不同大小的脑细胞混合而成。细胞形成有边界的结构时可以被计数。在本图中该结构的密度和周围组织的密度有所不同，从外部向内部密度发生突变，而产生了边界。当结构固定在硬化化合物（例如，蜡）中时，可以在多个切面上制作很薄的切片A—D。

这张图显示了不同大小的脑细胞是如何分布在样本中心的A—D切面上的。一些相邻的切面使得单个大细胞被错误地识别为同一结构中两个独立的细胞。如果一个结构中大细胞多于小细胞，细胞计数可能会倾向于高估整个结构中的细胞数。反之，当细胞随着衰老而萎缩时，相邻的切面可能数不到小细胞。[①]

[①] 此观点由莫里森（Morrison）和霍夫（Hof）提出[7]，他们也为在衰老大脑中计数细胞密度这一问题提供了一个简洁的方法。J. Morrison, and P. R. Hof, "Life and Death of Aging Neurons in the Aging Brain," *Science* 278, no. 5337（1997）: 412–419。

然而，一些证据表明，某些脑细胞会随着衰老而选择性地丢失。这种丢失发生在额叶（尤其是前额叶运动皮质）以及基底节（皮质下核团）。有趣的是，在老年人的脑功能活化研究中，能够检测到脑内前额叶运动皮质活化的增强。这种现象可能是对认知损伤的代偿性反应。

二、额叶和衰老

对高级认知功能在皮质分布区域的研究表明，认知功能出现异常和额叶的退化有关。这一重要观点的证据来自四个方面：（1）认知衰退最明显的表现是无法完成需要复杂执行功能的认知活动。这些认知活动通常依赖于健康的额叶，特别是前额叶运动皮质中的结构；（2）脑成像研究显示，随着年龄的增长，脑额叶区域，特别是前额叶运动皮质的部分，会出现萎缩；（3）衰老首先影响的是连接前额叶运动皮质、额叶结构与其他皮质区域的白质束；（4）随着衰老，前额叶运动皮质中的神经递质会选择性地减少，其中多巴胺的减少尤为显著。

树突结构随着衰老而改变，但是这些改变与之前提到的树突分支明显减少相比，程度要小得多。令人惊讶的是，在许多没有痴呆症的老年人中，某些区域中的树突分支更长，分支的复杂性及突触数量也相应增加。这些树突分支的改变暗示了维持老年人认知功能的突触数量和功能的改变。动物模型中神经回路的功能性研究表明，空间能力的下降与涉及空间导航的脑区内突触数量的下降有关。为了代偿突触数量的减少，老年动物的突触后神经元的敏感性会有相应提高。这些基因表达水平上的变化可以通过微阵列技术检测到。微阵列方法通过提取新生或衰老神经元中全部的RNA，合成互补的DNA链，从而比较新生和衰老神经元中基因表达情况的差异。相关动物实验涉及线虫、果蝇、小鼠、大鼠、灵长类动物和人类等众多物种。微阵列技术揭示了衰老造成的上百种基因表达的改变，它们中的一些与空间学习能力和记忆力的改变有关。随着年龄的增长，涉及炎症、应激反应和钙离子代谢的基因表达有所上调，而涉及能量代谢和新突触形成的基因表达有所下调。与之相反，阿尔茨海默病患者涉及能量代谢的基因表达会上调。

三、脑血管

大脑的血液供应是在胚胎发育和出生后的最初几年中建立起来的。小血管（毛细血管）供应着脑皮质微循环，将脑微动脉输运来的富含氧气和营养的血液分布到皮质各处。随着老化，这种毛细血管床的密度逐渐降低，这或许能充分地解释老年人的记忆丧失和其他认知能力的损伤（血管性认知障碍）。我们通常将更严重的血管性认知障碍称为"血管性痴呆"（vascular dementia），不过有时候该术语也被用作各种痴呆综合征的统称。血管诱发痴呆症的机制并不简单。脑血管的老化（即脑动脉壁的硬化）在脑血管疾病的发病过程中起着一定的作用，并通过与动脉粥样硬化早期的氧化应激和炎症反应的相互作用，最终促成阿尔茨海默病的发生。

尽管大脑的重量仅占全身重量的2%，在静息状态时，大脑消耗的能量仍占整个身体能量消耗的20%左右。能量的消耗有赖于能够满足脑组织工作需求的持续血液供应。有两个重要的因素保证了发育中的大脑有足够的血液供应。这些因素是：第一，生长因子可刺激毛细血管床的生长，以满足脑体积增加的需要；第二，脑血流量的自动调节。

发育中的大脑释放血管生长因子，促使血管向发育中的脑组织生长（神经血管生成）。人们最初是在生长的肿瘤中发现了这些生长因子。因为只有当癌症的血液供应相应地增加，癌组织才能够不受控制地生长。第一个发现的生长因子被叫作肿瘤血管生成因子（TAF），由美国哈佛大学医学院的朱达·福尔克曼（Judah Folkman，1933—2008）从各类肿瘤中提取出来。[16]此后，人们又发现了非肿瘤血管生长因子和细胞因子，其中最为人们所熟知的是血管内皮生长因子（VEGF）。其他肿瘤特异性的生长因子还包括转化生长因子-β（TGF-β）、表皮生长因子（EGF）、血小板衍生生长因子-β（PDGF-β）。

在大脑发育过程中，血管生长因子（如血管内皮生长因子）在脑中大量表达。在成熟的大脑中，血管生长因子对脑血管系统的修复和再生而言，也是至关重要的。对没有患痴呆的老年人的研究显示，这些人脑内毛细血管床的密度略有降低，但毛细血管壁厚度却是显著地减少（约25%）。然而，对于老年人脑内血管发育（血管生成）的情况尚缺乏足够的研究数据支持。一些人推测，衰老的大脑形成新毛细血管的能力大大降低，而年轻人的血管生成能力则相对稳定。

未患痴呆的老年人脑内的毛细血管壁会变薄，但除此之外，他们的血管和年轻人的血管没有明显区别。减缓老年人毛细血管退化需要个体具有持续的血管修复能力，并需要依赖足够的血管生长因子作为支撑。然而，英国纽卡斯尔大学的拉杰·卡拉里亚（Raj Kalaria）及其同事发现，在阿尔茨海默病患者中，超过90%的人的毛细血管中有许多环扣结构，而在不患有阿尔茨海默病的人身上，看不到这种异常的毛细血管。这些现象促使人们对阿尔茨海默病的血管起源进行了深入的研究，也引发了"阿尔茨海默病神经血管假说"的产生。[17]该假说涉及异常血管的生成、分隔血液与神经元周围细胞外空间的内皮屏障（即血脑屏障）功能缺陷、β-淀粉样蛋白在脑内清除受限以及脑细胞的死亡。为了验证阿尔茨海默病神经血管假说，研究人员需要特异性地检测阿尔茨海默病脑组织和正常衰老脑组织中调节血管平滑肌再生、分化和转移的基因（如MEOX2基因等）的表达情况。

虽然这一假说还没有被广泛接受，但是已经有一些人支持包括β-淀粉样蛋白、神经原纤维缠结沉积以及脑脉管系统损伤修复在内的统一的假说。这些因素可能会被证实是相互依存的，或者是由衰老大脑内其他分子的改变造成的。此外，衰老导致血脑屏障通透性的增加也可能与此相关。脑血管中血管生长因子不足的假设促进了新研究的产生。人们想知道能否使用相关生长因子或者刺激脑特异性血管生长因子受体，从而使阿尔茨海默病患者从中受益。

脑血流量的自动调节确保了大脑的血液供应能保持在设定的范围内（50—160mm Hg）。由于年龄的增长和某些药物的使用，大脑血液供应的自我调节受到损害。在健康的状态下，脑内血压是由小动脉的直径控制的，而小动脉的直径是由小动脉壁平滑肌细胞的收缩决定的。这些细胞受其支配神经的活性、蛋白短肽以及一些神经递质的调控。当血压持续处于较高的水平（例如，未经控制的高血压），供应脑部的动脉和小动脉会变厚变硬，以抵御上升的血压，血管的总直径也会减小。相邻的血管可以协同压迫位于其中间的脑组织，如果这种压迫持续存在，就会导致脑细胞的死亡。微观层面主要表现为存留的血管间隙内的脑组织缺失（"腔隙性梗死"，参见图5.6）。

除了对脑血管壁的损伤和脑组织的局部压迫之外，慢性升高的血压还可以引起慢性脑灌注不足。最终，这种低灌注和脑组织缺血

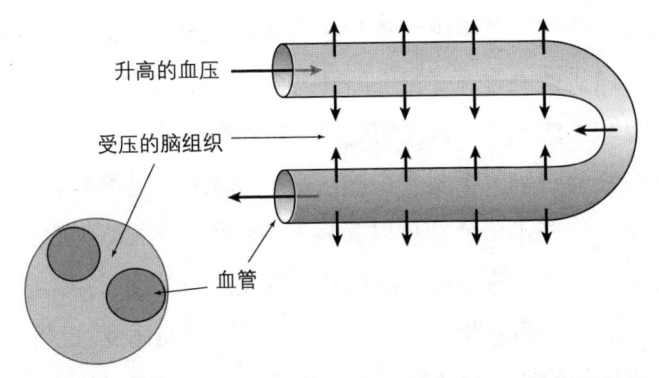

图 5.6 展示了单根脑血管形成的一支袢环。血压持续的升高会给周围的组织施加机械压力。袢环内侧的脑组织从两侧同时受压。最终，这些脑细胞死亡，在其中留下空隙，即腔隙性梗死。

的累积效应会损害神经元及其支持细胞基质的功能。这就破坏了脑血流量的自我调节模式，使得神经元的状态进一步恶化，最终导致脑血流量减少以及大脑中的氧气和营养供应的下降。任何能够避免这一系列潜在灾难性事件的措施，都有可能延缓或完全避免与衰老相关的脑血流紊乱所造成的认知障碍。

现有的降压药物不会影响脑血流量的自动调节，也不会损害认知能力。因此，控制老年人的血压有可能预防与衰老相关的认知障碍。目前，通过有效治疗高血压来预防阿尔茨海默病的临床试验已经初现成果。

（一）白质高信号

随着衰老，白质最明显的改变是在磁共振成像上出现亮点（即白质高信号［WMH］）。这些亮点主要是由白质内微小血管的损伤造成的，与高血压、糖尿病和血管壁损伤相关的颅外血管疾病也有关系。晚年的白质高信号也与童年所处的社会经济地位较低有关。[18]

衰老的大脑白质中往往存在多发的微血管病变。[19]尽管白质内少量的微血管病变并不影响正常的认知功能水平，但目前已相当确定的是，白质微血管病变密度的升高会增加个体发展为痴呆甚至是阿尔茨海默病的风险。这些病变的性质和类型差异很大，且并非所有病变都能通过脑成像技术检测出来。[20]描述不同类型病变的术语多种多样（这些术语通常可以互换），包括皮质微梗死、皮质下灰质病变、微出血、深部白质高信号（或裂隙，见图5.7）、脑室周围弥漫性白质脱髓鞘以及老年局灶性或弥漫性胶质病变。尽管对于每种病变亚型的确切影响还存在许多争议，但人们普遍认为，这些病变在衰老的大脑中大量存在会给大脑功能带来额外负担。这种额外负担与其他无关的脑部病变一起，可能成为认知能力衰退的主要决定因素。目前的研究重点是探索白质在衰老过程中变化的分子生物学机制。一种很有前景的方法是研究脑外血管疾病（如冠心病）的分子遗传学与通过核磁共振成像（MRI）检测白质病变之间的联系（见图5.8）。

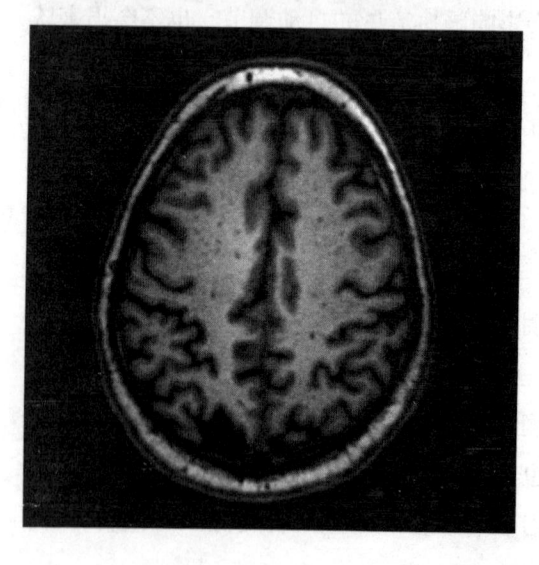

图5.7　未患有痴呆症的老年人在磁共振检查下的白质高密度影像图。

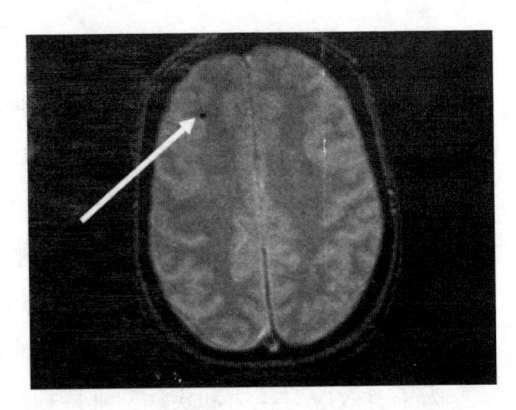

图5.8 磁共振检查下发现的腔隙性梗死区域。

四、基因、饮食和行为

正如早期研究者所预料的那样，大脑老化的整体模式十分复杂。但是，有一个问题已经引起了人们广泛的关注，并在大众健康杂志中经常被提及，那就是大脑老化的过程可以通过基因、饮食和行为来改变。这个论断的核心在于，脑内的神经元可以被个体经历以及所处的营养环境所改变。衰老的大脑有三个主要的结构特征，分别表现在细胞、分子和神经回路层面上。就像冬天的凋零景象一样，随着衰老，我们可以发现脑内发生着种种分子水平变化。这些变化使人们逐渐患上痴呆症，因此有了"冬天的大脑"这一隐喻。

从饮食和痴呆症的研究中，我们发现了一个重要的命题：随着饮食结构的改变，患有痴呆症的老年人的数量也随之改变，但并不是所有人种都表现出了这种变化趋势。例如，檀香山心脏项目（Honolulu Heart Program）对日裔美国男性进行的一项研究表明，同一时期，该群体阿尔茨海默病患病率大约是日本同年龄同生活状态的男性和女性的2.5倍。[21] 对这一问题的深入研究实则有着重重困难，其一就在于人们的饮食偏好常随着年龄、收入和文化环境影响（例如来自食品制造业的广告宣传）而动态变化。威廉·格兰特（William Grant）在美国旧金山进行的阳光、营养和健康研究着眼于研究饮食和生活方式如何影响痴呆症的发展趋势。[22]在阐释饮食变化和痴呆症之间可能存在延迟影响之后，他提出，如果西方人的饮食仍然以"能量密集型"为主，即大量摄入饱和脂肪，同时伴随着吸烟和肥胖现象，那么阿尔茨海默病的发病率将会继续上升。

为了有效应对压力和疾病，维持神经网络的健康至关重要。这些网络在抵抗神经损伤和促进神经快速有效修复中发挥了关键作用。这些防御机制通常涉及促进神经分化、细胞存活和细胞修复的分子（如一些神经营养蛋白和抗炎化合物）。神经细胞还具有内在的抗氧化防御功能，并能"关闭"启动细胞凋亡信号的分子。此外，神经元通过DNA修复酶和染色体端粒来保护其DNA的完整性。当神经元因衰老和疾病而受损时，神经干细胞可以被激活，分化并取代那些损失的细胞，并与现有的神经回路重新建立连接。

将神经干细胞植入到因卒中或阿尔茨海默病受损的脑区中，是恢复神经学研究中最令人充满希望的领域之一。了解神经干细胞如何分化为特异性的成熟神经元，如何精确迁移到大脑的某些区域以修复受损的网络，以及如何在这些网络中重建精确的连接模式，是临床神经科学中面临的最大、最紧迫的挑战（参考本章开头。本章总结了一些基本的生物学知识以阐明这项研究所具有的规模和潜力）。

尽管显著的个体差异使得有些人拥有更好的修复机制，但我们绝不能认为上述的这些修复机制足以逆转衰老对大脑造成的影响。这种现象在家族性阿尔茨海默病（包括淀粉样蛋白前体和早老素）和帕金森病（包括α-突触核蛋白和帕金森蛋白）中尤其明显，某些突变基因造成的影响足以打破神经的内在损伤防御机制。

如果我们将这些损伤归因为复杂的生物调节大分子的氧化作用，那么存在两种主要的防御机制。一种是内在酶抗氧化防御机制，例如超氧化物歧化酶；另一种则是膳食抗氧化剂提供的外部（非酶）防御机制。因此，有观点认为，通过改善饮食习惯，如限制热量、补充叶酸和抗氧化剂以及增加鱼油的摄入量，可以保护衰老的大脑。此外，神经网络具有根据经验进行调整并通过增加使用频率来增强自身能力的特性。因此，智力和体力活动可能有利于保护大脑。

有观点认为，通过激活和补充相关激素可以保护衰老的大脑。这一观点基于对某些性激素（如雌激素或睾酮）在发育期间促进神经分化的观察。在这些激素刺激下形成的神经回路需要持续的激素存在才能始终保持健康的状态。类似的论点也支持间歇性轻度压力性因素（如体育锻炼）可以刺激神经营养因子的产生。因此，加大身体运动量可以刺激神经生成，从而补偿由衰老造成的神经元损失。不过，体育锻炼和保持认知功能之间的联系还有其他可能的解释。例如，童年时期的习惯可能影响成年后能否继续保持规律的运动习惯[23]，而这些童年时期的因素可能对晚年保持认知功能至关重要。

五、应激反应和大脑老化

随着年龄的增长，大脑和身体需要适应不断变化的物理和社会环境。老年人对压力刺激做出反应并不总是被视为一个消极甚至可能存在危险的过程。实际上，充分利用可用资源应对挑战也可以产生愉悦和满足感。然而，应激反应有时会造成持久性的不良后果。大脑是控制应激反应的核心，因此我们有理由推测，无论是否存在由衰老引起的感知障碍，衰老的大脑可能都无法有效地提供性质、程度和持续时间都恰当的应激反应。大部分应激反应并不像"战斗或逃跑"这么极端。不过，"战斗或逃跑"确实凸显了在某些情境下，通过脑回路激活自主神经系统来诱发应激反应的适当性。

大脑对压力的控制能力随着衰老可能会受到影响，这可能与大脑在协调相关脑调节系统方面的效率降低有关。[24,25]在多数情况下，典型的衰老个体中的应激反应不仅在程度上要超出实际所需的应激水平，而且在持续时间上也会被过度延长。比起其他不愉快的感受，应激反应引发的身体和心理反应使得老年人在活动时受到更多的自我限制。目前尚不清楚的是，当应激反应的某些成分"反馈"到启动和调节应激反应的脑结构（如海马体）时，它们是否会损伤这些结构的正常功能，从而导致应激反应超出必要水平，并且通过恶性循环反馈进一步损伤相同的结构。[26]

并非所有的应激源都来自外部环境。衰老会导致一些生理系统调节功能受损，进而使得机体需要激活更多的应激反应来修复这些损伤。在免疫监视和心肺功能方面，异常的应激反应可能会增加急进性疾病转为慢性疾病的风险，并增加过早死亡的可能性。在上述情况中，衰老的大脑不仅无法提供有效的应激反应，甚至无法妥善应对某些致死性疾病在早期阶段的病理变化。[27]

在现代社会中，人们每天都会面临各种需求和压力。对于老年人来说，由于他们更容易患病，这些压力和遭遇可能会激活某些导致疾病的通路，包括免疫功能、心肺功能、葡萄糖代谢、炎症以及不涉及应激反应的脑结构。上述系统之间存在着紧密的联系，但迄今为止，人们仅仅能够对其做到部分的探索和理解。在这一系列复杂的系统中，可能还涉及大脑结构控制的其他系统。目前已经证实体内存在一个重要的系统，它可以根据环境的需求来调节体内的"生物钟"。最广为人知的例子就是在起床前的两小时左右，体内的应激激素皮质醇会大幅升高，从而为个体日常活动做好准备。

为了做好上述准备工作并优化应激反应的协调性，大脑进化出在威胁出现之前就能识别压力来源的机制。此外，大脑具有从经验中学习的能力，使得人能够通过重复接触压力源来逐步调整对压力刺激的检测水平和相关应激反应的强度。在年轻人中，这种能力被视为面对潜在危险时的"反击"与灵活应对能力。然而，从进化的角度来看，应激反应控制系统目前还没有完全进化到可以解决全天候生活需求的阶段。

在本书的绪论中，我们探讨了"系统生物学"这一概念，它整合了生物学、心理学和社会学等不同学科的知识。随着研究的深入，人们也逐渐认识到这些跨学科的理论在衰老研究中具有举足轻重的地位。关于长寿的分子遗传学研究表明，从线虫到果蝇再到哺乳动物，胰岛素生长因子（IGF-1）和沉默调节蛋白信号通路均展现出高度的保守性。[28]此外，随着衰老，能量代谢、复杂蛋白结构的维持以及DNA修复功能逐渐受损。机体需要维持内部的恒温，并充分采取措施，以适当的心肺反应来应对氧饱和度的瞬时变化。从这个角度来看，衰老使得人体难以有效地保护脑结构免受氧化应激[29]和潜在的蛋白误折叠所带来的损伤，这进一步加剧了衰老导致的脑部异常。[30]

尽管应激激素可能会造成脑损伤的观点并未得到广泛的认可，但皮质醇这一广为人知的应激激素与衰老相关的压力诱导的脑损伤之间存在密切的联系。[31]皮质醇必须维持在一个适当的范围内，并能够根据需要而发生改变，以满足内部环境扰动的需求（如水盐平衡、温度控制）。大部分皮质醇通过血液进入大脑。个体暴露在压力性环境下（外源性或者内源性）会促进肾上腺（紧贴在肾脏上方的一个腺体）释放皮质醇。这是应激反应的第一阶段，也被视为是常规的或者"非特异性的"反应。应激反应的第二阶段则具有高度特异性，由脑中被称为神经肽的小分子的释放模式所决定。有观点认为，第一阶段应激反应会缓解第二阶段反应可能造成的损伤。因此，皮质醇能够保护组织免受由整个应激反应造成的损伤。

皮质醇进入大脑后会抑制其后续的释放。在生命过程的早期阶段，皮质醇释放对脑皮质醇释放系统（下丘脑-垂体-肾上腺轴）的敏感性具有决定性影响。这一系统随着年龄的增长会发生改变。许多老年人（并不是所有）释放更多的皮质醇，他们每日第一个皮质醇峰值时间也比年轻人早几个小时。随着年龄的增长，大脑对皮质醇的抵抗力下降，进而导致记忆力衰退等问题。为了充分理解衰老对于应激和认知的潜在影响，我们不仅需要了解皮质醇的作用，还需要探索其他抵抗皮质醇的因素。海马体似乎对皮质醇带来的损伤最为敏感，但并非整个海马体都会受到影响。皮质醇导致的损伤可能并非其直接作用，而是一种间接作用，使得海马体中的一些细胞对于损伤（如缺氧损伤）更加敏感。此外，皮质醇还可能会抑制整个大脑的神经生成。

（一）皮质醇释放

皮质醇是一种由肾上腺皮质合成并分泌的类固醇激素。它在机体面对压力和低血糖状态时被释放。皮质醇通过升高血糖、抑制免疫监视机制、广泛促进代谢并抑制骨生成维持对机体内部的控制。总而言之：（1）皮质醇每天以不同的脉冲频率释放9—14次。这些脉冲在老年人中更频繁；（2）皮质醇脉冲在从睡眠中醒来之前开始，并受到遗传因素控制；（3）早期生活逆境对皮质醇应对压力的反应性具有持久的影响；（4）性激素影响皮质醇的释放。

  "战斗或逃跑"的反应有助于机体的生存，因为它可以将触发该反应的特定情景进行编码。当类似的情景再次发生时，机体能立即触发合适的反应。随着皮质醇的增加，它可能通过杏仁核中的神经网络促进这种类型的学习。因此，皮质醇增强了机体情绪记忆的学习能力，并且如同在脑外组织中发生的那样，皮质醇可能与大脑中去甲肾上腺素等胺类物质的释放相协调。

  一些临床证据表明，皮质醇会对与记忆有关的脑结构造成损伤，并且这种类损伤和衰老相关的认知减退有关。最著名的例子是创伤后应激综合征，患者常常会出现记忆力障碍，并且他们的海马体相对于整个脑体积而言偏小。在另一种皮质醇分泌过多的临床综合征（库欣病）中，当皮质醇的量得到控制后，频繁出现的认知障碍往往能够得到缓解。

  目前，我们得出过量皮质醇会损伤大脑的结论尚为时过早。事实上，适当的应激反应依赖于皮质醇的释放，这种现象在多数时候是有益的。然而，现在人们普遍认为，高水平的皮质醇会使大脑更容易受到其他更具破坏性的物质的影响。一些专家提出，对过度应激反应的临床控制可能会缓解长期的认知障碍，甚至可能会降低痴呆症的发生率。这一内容将在第十一章中关于抑郁症管理的部分进行深入的讨论。

六、总　结

  人类大脑的进化是为了提高个体及其后代的生存机会。额叶作为最晚进化的脑结构，具备很多其他近亲的物种如大猩猩所不具备的功能。随着衰老，额叶的结构和功能最先受到损伤。这些变化对老年期心理功能造成了极大影响,但在情绪老化中起的作用相对较小。

图5.9展示了衰老对大脑的总体影响。其中,有两股相反的力量在同时起作用。第一股力量促进与衰老相关的变化,它通过破坏大分子进而扰乱大脑的正常功能。而大分子对于脑细胞来说,制造和修复都很昂贵,而且会限制高耗能神经元维持健康功能的能力。第二股力量是利用广泛的神经保护系统来预防和修复脑细胞的损伤。此外,它还具有利用脑代偿系统来逆转衰老造成的损伤的能力。

许多脑部结构的改变是衰老的典型特征。这些改变影响着脑

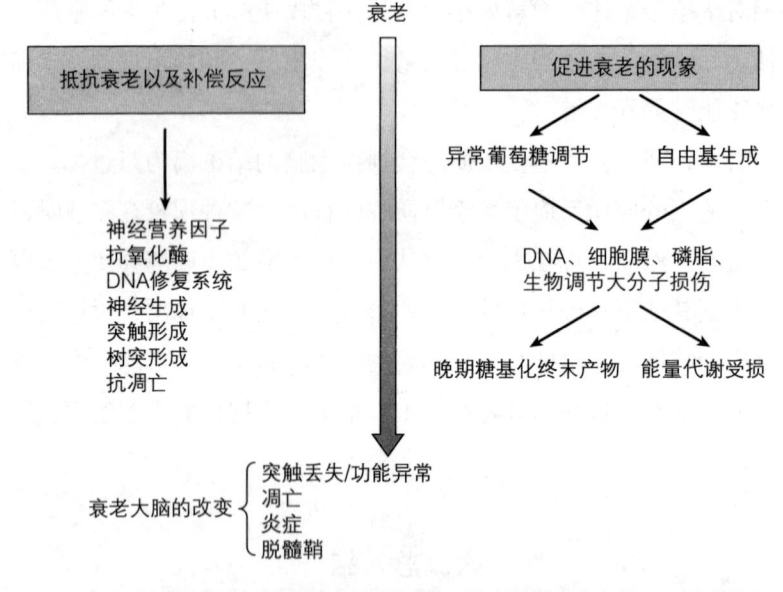

图5.9 衰老对大脑的影响。右侧是衰老驱动的过程。这一过程导致细胞膜、DNA和其他生物调节大分子(包括晚期糖基化终末产物)的损伤增加。小胶质细胞通过晚期糖基化终末产物诱发的炎症反应未在本图中标明。图左侧是内源性修复和抗炎系统对抗衰老的通路。大脑对衰老的反应涉及神经元网络的代偿性重塑。这个示意图总结了与衰老相关的脑功能损害与能够抵消这些损害的系统的效果之间的平衡。这些系统的功能就是帮助重塑由衰老或者痴呆症造成的神经网络的损害。

血管、神经元间丰富的连接以及对脑细胞有毒性的异常折叠蛋白的积累。与流行的观点相反，衰老大脑内神经元的损失并不像曾经想象的那样严重。随着衰老，脑体积会逐渐减少，这主要是因为隔离脑区之间大量神经纤维束的白质会丢失，而单个神经元的体积也会缩小。

为了使衰老的个体保持高效和独立，脑细胞需要保持健康的状态。当脑细胞因损伤或者疾病而丧失时，大脑中需要有系统来弥补这些损失，或使死亡和濒死细胞再生。如同在其他组织中那样，充足的营养和氧气对维持脑细胞健康状态至关重要，但是脑细胞区别于身体其他组织的地方在于，脑细胞属于终末分化细胞，也就是说，它们几乎没有再生能力。优化脑细胞健康状态的策略将在之后的章节里进行讨论。本章强调了营养的重要性，明确了应激反应是给脑细胞带来潜在伤害的重要因素。

第六章
痴呆的生物学原理

一、相关理论的发展和演变

在分子遗传学革命为阿尔茨海默病开启全新的研究数据宝库之前，20世纪对阿尔茨海默病临床表现的认识经历了不断积累和扩充，最终分型如下：

（1）早发型家族性阿尔茨海默病（少见）；（2）不伴明显脑血管疾病的散发性（非家族性）早发型阿尔茨海默病（常见）；（3）唐氏综合征高外显率的阿尔茨海默病；（4）伴有明显脑血管病变的迟发型（65岁后发病）散发混合性阿尔茨海默病（常见）；（5）反复头部创伤后的阿尔茨海默病（"拳击手痴呆"或"拳击手脑病综合征"）；（6）路易体痴呆（dementia with Lewy bodies，DLB，常见）；（7）帕金森病（Parkinson's disease，PD）伴痴呆（常见）。

即使在当今的临床科研工作中，我们依旧经常听到有关阿尔茨海默病谱系障碍的说法，用以描述上述七种亚型的任何一种或几种重叠的临床表现，并且可能与其他亚型（8）肌萎缩侧索硬化症（卢伽雷病，Lou Grhrig's disease，常见）、（9）额颞叶痴呆

（frontotemporal dementia，FTD，常见）以及（10）皮质基底节变性（cortical basilar degeneration，罕见）叠加。

我们所说的阿尔茨海默病是最为常见的一类迟发型痴呆，其与帕金森病共同构成了与衰老相关的选择性脑神经元损伤的最常见病因。尽管阿尔茨海默病可以发生于较为年轻的个体（30—60岁），但多数情况下，患者直到成年后期或老年期才会出现明显的临床表现。40多年前，我们现在称为阿尔茨海默病的疾病多被叫作"老年性痴呆"或"动脉硬化性痴呆"，随后人们才开始使用"阿尔茨海默型老年性痴呆"这一说法。

在1980年之前，大多数医学生在他们的课本中学到的知识是，老年痴呆是大脑老化或"大脑动脉粥样硬化"的结果。在当时的美国，神经病学教材将阿尔茨海默病归入了罕见的"早老性痴呆"中，并认为其在40—65岁的人群中的发病率为1/500。人们普遍认为"老年性痴呆"是由于"大脑动脉硬化"引起的，并且这一过程是无法治疗和逆转的。因此，姑息治疗（palliative therapies）一度被视作主流。以西德为例，喜得镇（一种被认为能够改善大脑血液供应的复方药物，含有麦角碱）的销量在当时所有处方药中名列前茅，尽管并没有实质性的证据支持其有效性。

在某种程度上，阿尔茨海默病具有明确的诊断标准，进而被确定为一种独立类型的疾病，这一理念建立在对中年的早发型阿尔茨海默病（发病年龄早于65岁，又称早老性痴呆，在40—65岁人群中发病率约为1/700）患者脑部病变的观察之上。在当时，基于以下临床表现，人们认为阿尔茨海默病具有明确的诊断标准：

（1）常见早发型阿尔茨海默病的阳性家族史；（2）特征性脑病理改变；（3）早期临床表现相似；（4）多数早发型阿尔茨海默病患者从发病到死亡的疾病进程相似。

然而，目前我们仍然无法通过生物学检查来对阿尔茨海默病进行确诊。由马丁·罗思（Martin Roth）领导的纽卡斯尔研究小组的研究（详见后文）把这一疾病的概念从早发型阿尔茨海默病拓展到了更为常见的痴呆症（80岁以上人群中的发病率为1/4）的范畴。尽管大量的神经生物学研究都假定迟发型阿尔茨海默病同样有着明确的诊断标准，可以被分入独立的疾病类型，但在实际操作中，我们很难对这一点进行有效的论证。

在早发型阿尔茨海默病患者的大脑中，血管的早老性改变十分罕见，并且这些个体中也没有血管梗阻或破裂（卒中的典型病理生理表现）的迹象。我们所能观测到的只有早发型阿尔茨海默病的特征性病理改变。阿洛伊斯·阿尔茨海默在1906年记录了一位患有严重进行性记忆力、定向力和语言功能障碍的55岁女性。对家族性早发型痴呆在分子遗传学水平上的研究（详见后文）证实了早发型阿尔茨海默病并非由单基因遗传变异所引起。在早发型家族性阿尔茨海默病中，约有30%的早发型阿尔茨海默病是由三个致病基因中的任何一种已知突变引起的，总计有100多种可能的突变。而在迟发型阿尔茨海默病患者中，只有不到0.1%的个体携带这些突变。

第二次世界大战后，在一家乡村精神病院工作的英国人马丁·罗思发现，精神病医院收治入院的老年患者的预后水平已经取得了巨大的进步。[1]在"二战"之前，绝大多数老年人会在收治入院的两年内死亡。而在"二战"后，他们的预后得到了明显的改善，其中相当一部分甚至在几个月后便可以出院回家。罗思和他的朋友埃利奥特·斯莱特（Eliot Slater）将这一进步归功于战争期间对电惊厥疗法（electroconvulsive therapy）——后者在当时用于治疗重度抑郁障碍的病人——的成功引入。

后来，罗思和伯纳德·汤姆林森（Bernard Tomlinson）、加里·布莱斯德（Gary Blessed）一起工作于莱茵河畔纽卡斯尔的某学术单位。罗思在1968年描述了在精神病医院死亡的老年痴呆患者的脑组织中所出现的病理学改变，其中包括皮质损失（大脑重量只有预期的60%）以及异常蛋白在存活的神经元内与神经元之间的聚积。这些都是阿尔茨海默病的典型病理表现，而在当时人们普遍认为这些改变主要与早发型痴呆有关。研究团队指出，一种异常蛋白（β-淀粉样蛋白）斑块的密度与患者死亡前痴呆的严重程度间有显著的正相关性。[2]但值得一提的是，此后的其他独立研究始终未能很好地再现这一斑块与认知力间的联系。

时间来到20世纪70年代中期，那是一个让神经病理学家和神经化学家们都振奋不已的时期。利用20世纪50年代发展起来的脑化学技术，人们检测出了突触功能相关的酶活性异常。科学家们通过这些新技术发现了：

（1）淀粉样蛋白斑块和神经原纤维缠结的精细结构；（2）酶功能异常在帕金森病和亨廷顿舞蹈症的发病中起到了关键作用；（3）阿尔茨海默病中以乙酰胆碱作为神经递质的（胆碱能）神经元存在功能障碍。

在当时最受关注的问题是，能否通过增加大脑乙酰胆碱利用率的药物来逆转胆碱能神经元的功能异常？这一策略的有效性已经在帕金森病的药物治疗研究中得到了证实。1961年，维也纳的奥勒·霍尼基维茨（Oleh Hornykiewicz）和赫伯特·埃林格（Herbert Ehringer）共同宣布了使用左旋多巴（L-Dopa）成功治疗帕金森病这一振奋人心的成果。奥勒·霍尼基维茨对疗效做了如下记录：

简而言之，单剂静脉注射左旋多巴为患者的肌麻痹症状带来了显著的缓解，甚至完全消除运动障碍。卧床时无法自行坐起的、坐位时无法自行起立的、立位时无法迈步行走的患者，在给予左旋多巴后均可以轻松地完成这些活动。他们有着正常的行走步态，甚至可以跑跳。缄默的、失音的、言语破碎重复的、发音不清的患者，在服药后谈吐像正常人一样清晰有力。在注射后的短期内，患者表现出的躯体运动能力，是现有的任何药物都无法达到的程度。[3、4]

1976年是阿尔茨海默病研究的关键一年。这一年美国正式"发现"了阿尔茨海默病。罗伯特·卡茨曼（Robert Katzman）[5]在《神经病学文献》（Archives of Neurology）中的发文《阿尔茨海默病的发病率与恶性度：重要的致死因素》指出，作为美国主要的致死因素之一的阿尔茨海默病——大概可以排到第四或第五位——在此前受到了严重的低估，甚至美国公共卫生档案并没有将阿尔茨海默病列入其所认可的死因之列。此外，彼得·戴维斯（Peter Davies）和托尼·马洛尼（Tony Maloney）在同年报道了阿尔茨海默病中胆碱能神经元的功能缺陷。[6]

在当时，能够用于医学研究和应用的胆碱能药物十分有限。由伊恩·格伦（Iain Glen）领导的爱丁堡临床研究小组着手进行"原理性验证"，他们希望通过在饮食中添加含有磷脂酰胆碱（乙酰胆碱的前体）的卵磷脂，来像左旋多巴在帕金森病患者中那样，显著地缓解阿尔茨海默病的症状。然而，这一试验后来以失败告终，研究小组转而开始研究能更为直接地提高大脑胆碱能水平的干预措施。

深谙化学战的专家想必知道几种诸如沙林的强效胆碱能试剂（不可逆的有机磷酸酯类），但致命的毒性使它们并不能被应用于阿尔茨海默病的临床研究中。科学家们需要一种可逆、长效、副作用尽可能少的胆碱酯酶（一种能够降解乙酰胆碱的酶）抑制剂。静脉注射毒扁豆碱（一种可逆的胆碱酯酶抑制剂，见图6.1），早在1935年便被用于生理学的研究。在实验中，毒扁豆碱让阿尔茨海默病患

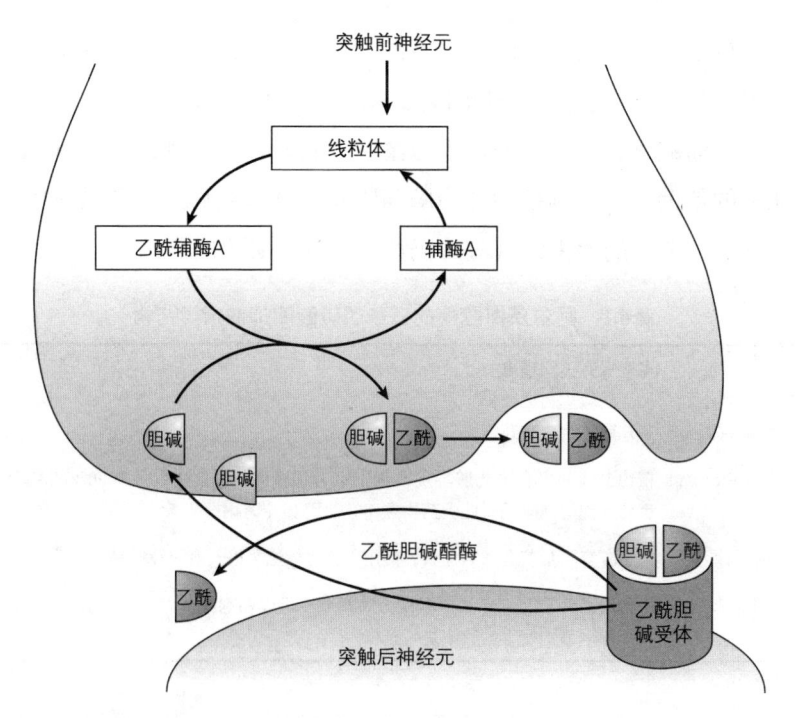

图6.1 胆碱能突触示意图。在突触前神经元中，乙酰胆碱（ACh）以乙酰辅酶A（A）和胆碱（Ch）为原料合成。ACh被转移至突触前囊泡中，等待被释放进入突触间隙。在突触间隙中，ACh结合突触后膜高度特异性的胆碱能受体。乙酰胆碱酯酶是一种膜结合蛋白，能够将ACh降解成乙酰（A）和胆碱（Ch）基团。

者的视觉记忆时间延长了大约20分钟。虽然从"原理性验证"的角度看，这些实验有着很重大的意义，但它们尚不足以支持毒扁豆碱能够作为阿尔茨海默病的治疗药物应用于临床。纽约的肯·戴维斯（Ken Davis）和理查德·莫斯（Richard Mohs）[7]，以及爱丁堡的贾尼丝·克丽丝蒂（Janice Christie）[8]所进行的临床试验最先进行尝试，将胆碱能药物用于逆转阿尔茨海默病患者认知功能障碍。

抗胆碱酯酶药物仍然是减缓痴呆进展的首选用药（见表6.1）。这类药物的开发是基于对阿尔茨海默病患者中胆碱能水平降低的观

第六章 痴呆的生物学原理

测。尽管这些药物应用广泛，但由于疗效有限，仅有不到70%的痴呆患者能够从中受益，因此目前多被视为姑息治疗的手段。然而，鉴于当前缺乏其他有效的治疗方案，患者及其家人都渴望得到尽可能多的帮助。考虑到抗胆碱酯酶药物具有延缓疾病进展和减缓生活自理能力减退的潜力，其应用仍然是合理且必要的。

表6.1　阿尔茨海默病的乙酰胆碱酯酶抑制剂类药物

通用名（商品名）	多奈哌齐（安理申） 加兰他敏（利忆灵） 利凡斯的明（艾斯能）
药效	在约30%的患者中能够轻度改善记忆力和整体认知能力，另有30%的患者疾病进程得到减缓。此类药物在连续使用18个月内会失效。
用途	用于缓解阿尔茨海默病症状，偶用于路易体痴呆以及血管性痴呆。
用药选择	根据给药计划、给药难易程度（如艾斯能可以贴剂给药），以及副作用（多为肠胃不适）发生的频率进行选择。

相关研究还涉及了其他几种长效胆碱酯酶药物，如四氢氨基吖啶（又名他克林或THA），它曾在一段时间内被用于提高阿尔茨海默病患者的记忆力，但和其有限的药效相比，该药物的胃肠道副作用过于严重，因此并未长期应用于临床。在5年的时间里，制药公司开发出了毒副作用显著减弱的胆碱酯酶抑制剂，如利凡斯的明（Rivastigmine）、加兰他敏（Gallantamine），以及多奈哌齐（Donepezil），这些药物在世界范围内仍然是治疗轻中度阿尔茨海默病记忆障碍的首选。另一种不同类型的药物，美金刚胺，被用于缓解阿尔茨海默病和帕金森病患者兴奋性神经元（N-甲基-D-天冬氨酸介导的）损伤所引起的异常行为症状。在经验丰富的医生的指导下，美金刚胺联合一种乙酰胆碱酯酶抑制剂，在符合条件的患者中的疗效优于单药治疗。胆碱酯酶抑制剂的施用需要从小剂量缓慢开

始（低起始，慢进行），然后逐渐增加剂量，直至产生疗效或出现副反应（此时常需要进行减量）。胆碱酯酶抑制剂并非能让所有的患者都从中受益，而当药物逐渐失效后，多数患者的病情将恶化到未用药控制下所进展的程度。

在此期间，人们对阿尔茨海默病的遗传学机制重新产生了兴趣。身处美国明尼苏达州明尼阿波利斯市的莱恩·赫斯顿（Len Heston）[9]和他的团队在早发型家系中对早发型阿尔茨海默病、恶性血液病以及唐氏综合征之间的关联进行了研究。这一工作促使其他研究重新审视阿尔茨海默病、唐氏综合征以及异常的衰老进程之间的联系。细胞遗传学的研究也随之开展，尽管未能得出有建设性的结论，但赫斯顿的遗传谱系研究推动了将淀粉样前体蛋白基因定位到21号染色体的进程。

以加深对痴呆症状的认识、探讨更为有效的治疗手段为目标，相关研究的趋势鼓励着20世纪80年代的神经病理学家对阿尔茨海默病的病理学特征做进一步的考察和完善。瑞典隆德大学医学院的阿恩·布龙（Arne Brun）是这一研究方法的先驱人物。[10]他对阿尔茨海默病患者脑皮质的区域受累情况进行了细致的观测，发现与人们普遍的观点相反，阿尔茨海默病的病理学改变并非弥漫性地累及整个皮质，而是表现为区域性的神经元损伤伴随功能异常。布龙并不赞同马丁·罗思和其纽卡斯尔研究团队所提出的皮质斑块和缠结的密度的增加与阿尔茨海默病的严重程度直接相关的观点。布龙的研究表明，斑块密度在疾病初期增加，随后降低。此外，他还强调了存活神经元的自动化计数法容易出现较大的误差，着重说明了在斑块和缠结形成之外，大脑的其他病理改变同样重要，并认为β-淀粉样蛋白沉积并不是解读这一疾病机制的关键所在。[11]

阿恩·布龙所做的工作为其后的阿尔茨海默病研究开拓了三

个延续至今的主要方向。在斑块和神经原纤维缠结之外，他认为突触的丢失以及炎症反应同样发挥着重要作用。另外，现代研究的第四个主要方向——脑血管改变与阿尔茨海默病病理学改变之间的联系——也在很大程度上有赖于他所做出的开创性贡献。研究者们对布龙关于晚期痴呆中β-淀粉样蛋白沉积减少所做的解读再次产生了兴趣。如果在阿尔茨海默病中大量神经元受损死亡，并且β-淀粉样蛋白主要由神经元产生，那么，在阿尔茨海默病患者损失了数目可观的神经元后，β-淀粉样蛋白水平的降低似乎是情理之中的。

随着脑成像技术以及活体脑β-淀粉样蛋白定量测定技术的进步，布龙观察到的具有区域性差异的脑皮质病理改变，如今被视为是阿尔茨海默病导致选择性神经元损伤的证据之一。如果β-淀粉样蛋白在阿尔茨海默病中发挥着重要作用，那么发生选择性损伤的神经元，或许就是合成最多淀粉样前体蛋白的神经元。在对衰老的大脑进行淀粉样蛋白成像研究时，这也是一项潜在的影响因素。[12]另一种观点认为，选择性的神经元损伤是由神经生长因子缺陷或选择性的神经毒素诱发的。这一观点最早由斯坦利·阿佩尔（Stanley Appel）[13]提出。

直至今日，选择性神经元损伤仍然是阿尔茨海默病研究中的核心问题。这一问题的关键在于，阿尔茨海默病和帕金森病的患者都出现了这一类型的病理改变。在阿尔茨海默病中，易感细胞内逐渐形成了异常的微管相关tau蛋白的沉积；而在帕金森病谱系中，神经元内以异常折叠的α-突触核蛋白为主要成分的包涵体则是路易体痴呆的典型病变。这两种疾病各自具有其独特的病理学特征。

阿尔茨海默发现，当时的病理学家已经对他在患者中发现的一些病理改变有了一定的了解。当时，一项运用银盐对脑组织进行标记的新技术展示了神经元的生物学结构。在老年人的大脑中，这项技术标记出了一些形似神经元碎片的聚集结构，这些聚集物多出现在大脑血管的血管壁中，因此被称为斑块，与硬化血管中沉积的被称为"粥样硬化斑块"的脂类物质类似。

二、现代研究：聚焦β-淀粉样蛋白

通过各种不同的染色实验，病理学家发现用于淀粉染色的染料能够与这些斑块结合，因此后者被重新命名为"淀粉样斑块"（amyloid plaques，amyloid意为"像淀粉的"）。除脑组织外，淀粉样蛋白能够在多种类型的组织中沉积。以淀粉样蛋白在器官或全身逐渐累积为病理表现的一类疾病被称为"淀粉样变性"。这类疾病多见于50岁以上的个体，男性较多。一些病例携带有少见的基因突变，会影响肾脏或神经系统中的相关蛋白。当乔治·格伦纳（George Glenner）和科林·马斯特斯（Colin Masters）研究β-淀粉样蛋白相关化学性质时，与衰老相关的淀粉样蛋白沉积模型为研究提供了基本思路。β-淀粉样蛋白的分子结构的成功解析是阿尔茨海默病研究中的重要事件。在此之后，学界的研究重点发生了巨大的变化，在不到10年的时间里，有关淀粉样蛋白的研究报道便占据了阿尔茨海默病相关文献的绝对多数。

电子显微技术和脑化学技术的发展，使得对神经原纤维缠结和斑块结构的解析成为可能。斑块的精细结构是由残余的受损神经元组成，其核心是硅酸盐化合物，周边有阿尔茨海默病标志性的β-淀粉样蛋白的包裹沉积。1984年，美国加利福尼亚大学圣迭戈分校的乔治·格伦纳和凯恩·黄（Caine Wong）首次从阿尔茨海默病患者和唐氏综合征患者的血管中分离出了这一结构，并对其蛋白组分进行了测序。[14]不到一年，人们发现同样的肽段也是构成阿尔茨海默病患者脑组织中老年性斑块的主要成分。[15] 这一成果使所属研究成为现代医学中发展最为迅速的研究领域之一，并为β-淀粉样蛋白对脑细胞有毒性作用，以及阿尔茨海默病其他病理学变化的始动因素的假说奠定了基础。在淀粉样蛋白沉积之外，一同被发现的还有炎症反应和氧化损伤等病理学特征，但由于当时的学界沉浸在β-淀粉样蛋白相关研究带来的热潮之中，这二者的重要性均未被认识到。

在β-淀粉样蛋白的结构被成功解析后，澳大利亚的科林·马斯特斯和德国的康拉德·拜罗伊特（Konrad Beyreuther）证明了它是构成老年性斑块的主要成分。随后，人们很快发现了具有较大分子量的前体蛋白[16]，并成功对淀粉样前体蛋白（APP）基因完成了克隆。通过研究与唐氏综合征的相关性，人们证实了APP基因定位于21号染色体上的猜想。对β-淀粉样蛋白物理化学性质的大量研究[17]发现，它存在多种不同的自然形态，其肽链长度从36个到43个氨基酸不等。在这些形态中，单体形式存在的β-淀粉样蛋白40比易于发生多聚化的β-淀粉样蛋白42更为多见。

截至2005年，已有充足的证据显示β-淀粉样蛋白42具有神经毒性作用。大量研究表明，β-淀粉样蛋白42极易发生多聚化，形成原纤维或β-折叠态，这些结构是β-淀粉样斑块的纤维组分。[18] 特定的突触相关酶类物质，包括胰岛素降解酶（insulin degrading enzyme，IDE），能够调节突触内部及周边区域β-淀粉样蛋白的水平。因此，提高胰岛素降解酶的表达水平有助于防止淀粉样斑块的形成。

导致阿尔茨海默病发病并影响脑内淀粉样蛋白沉积的基因突变并不常见，目前仅发现存在于三个基因中：APP基因[19]和两个早老素相关基因PSEN1及PSEN2[20—24]。目前已知的相关突变信息，可以从Alzforum网站上进行查询。表6.2汇总了与提高阿尔茨海默病患病率相关的基因突变或变异。通过查看该表，我们可以发现载脂蛋白E（APOE）与其他基因变异有所不同。APOE在自然界中存在3种亚型（ε2，ε3，ε4），我们每个人各自携带有两个拷贝的APOE基因。[25]其中，ε4亚型与较高的阿尔茨海默病易感性以及较早的发病年龄有关。

β-淀粉样蛋白是淀粉样前体蛋白的正常产物，而淀粉样前体蛋白在大脑发育和细胞表面识别的过程中有着重要作用。大多数淀粉样前体蛋白基因突变都集中在α-、β-和γ-分泌酶的剪切位点附近。这些突变导致β-淀粉样蛋白的合成水平升高，并促进其自我组装，形成β-淀粉样原纤维。

表6.2 与阿尔茨海默病相关的基因突变和变异

	发现年份	遗传改变类型	临床表现	发生频率
APP	1991	变异	早发型	少见
APOEε4	1993	变异	详见文本	常见
PSEN1	1995	突变	早发型	少见
PSEN2	1995	突变	早发型	少见
SORL1	2007	变异	迟发型	尚不明确
CLU	2009	变异	迟发型	尚不明确
BIN1	2010	变异	迟发型	尚不明确
PICALM	2009	变异	迟发型	尚不明确
APP	2012	突变	保护性	少见

注：突变基因发现于多成员受累的阿尔茨海默病家系中；变异指在非家族性（散发的）阿尔茨海默病群体中出现频率较高的多态性基因。

总而言之，这些结果支持了"阿尔茨海默病的淀粉样蛋白级联效应假说"（amyloid cascade hypothesis of AD）。[26]淀粉样前体蛋白的正常代谢过程如图6.2A所示。图6.2B展示了导致β-淀粉样蛋白形成的异常代谢过程。图6.2C同时描绘了这两种情况。

图 6.2A

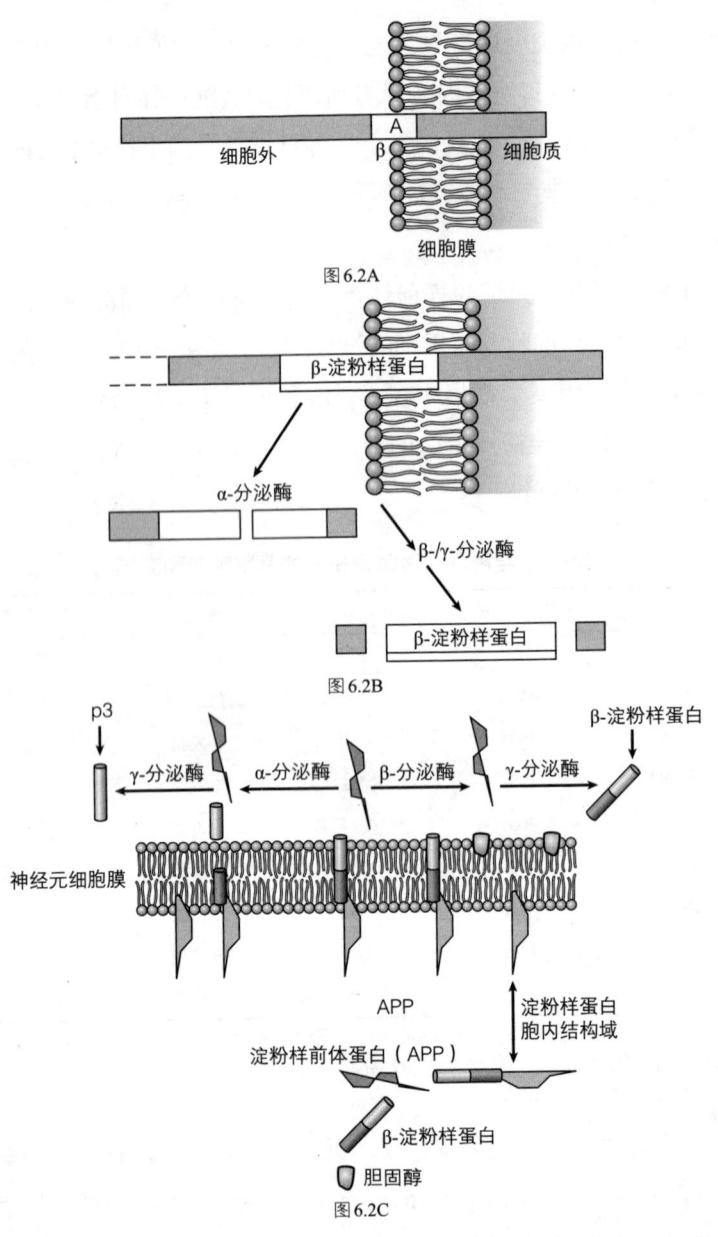

图 6.2B

图 6.2C

图 6.2A—6.2C 展示了淀粉样前体蛋白（APP）具有多种存在形式。在神经组织中，其最常见的形式包含 695 个氨基酸。作为一种跨膜蛋白，淀粉样前体蛋白在正常情况下由 α-分泌酶进行剪切，这个过程不会产生 β-淀粉样蛋白。相反，β-淀粉样蛋白的形成需要 β-分泌酶和 γ-分泌酶的协同作用。

超过170种PSEN1突变以及13种PSEN2突变均已被证实可导致阿尔茨海默病。早老素是一种定位在内质网上的大型跨膜蛋白，PSEN1或PSEN2上的这些突变会提高β-淀粉样蛋白42的合成水平。早老素的结构如图6.3所示。

在阿尔茨海默病患者、唐氏综合征患者、颅脑损伤患者以及健康老年个体中，均可发现淀粉样蛋白沉积的存在。这一沉积物是以β-淀粉样蛋白为主体的复杂的细胞外结构。不同类型的β-淀粉样蛋白具有不同长度的肽链，从36个到43个氨基酸不等（记作Aβ36-43）。β-淀粉样蛋白由较大的淀粉样前体蛋白衍生而来，后者可以通过两种主要代谢通路进行加工，这些通路涉及三种分泌酶（α-、β-和γ-分泌酶）的剪切作用。β-淀粉样蛋白是其中一种代谢通路（生淀粉样途径）的产物，而另一种代谢通路（非生淀粉样途径）则不产生β-淀粉样蛋白。

图6.2详细展示了淀粉样前体蛋白如何通过γ-和β-分泌酶的协同剪切作用释放β-淀粉样蛋白的过程。β-分泌酶又名β位淀粉样前体蛋白剪切酶（beta-site APP cleavage enzyme，BACE）。在与早发型阿尔茨海默病相关的基因PSEN1缺陷的小鼠模型中，研究者发现了β位剪切的淀粉样前体蛋白片段的代谢异常，这进一步支持了PSEN1在γ-分泌酶复合物中的关键作用。

尽管在阿尔茨海默病中，β-淀粉样蛋白最初以可溶性蛋白的形式释放，但它能够在胞外逐渐沉积。淀粉样斑块含有β-淀粉样蛋白，以及多种与慢性炎症反应和氧化损伤相关的成分。大脑的小胶质细胞在炎症反应中被激活，并聚集在正在成形的β-淀粉样斑块周围。斑块内有丰富的炎症因子、载脂蛋白E、载脂蛋白J（丛生蛋白）、多种金属离子（包括锌、硅酸镁）、抗氧化酶，以及两种胆碱酯酶。这些成分在β-淀粉样斑块中的存在在很大程度上是无法解释

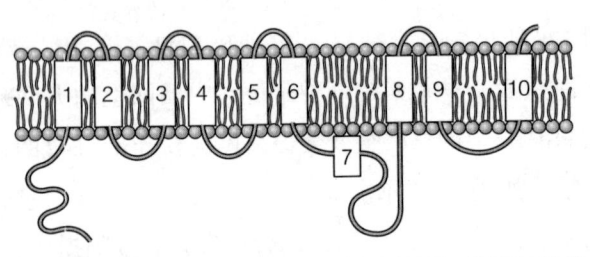

图6.3 显示了PSEN1和PSEN2的结构具有高度相似性。这两种蛋白都是跨膜蛋白。上图展示了PSEN1的结构示意图，其中可以看到10个跨膜结构域（用数字标记的方框）。已知引起早发性阿尔茨海默病的突变大多发生在跨膜区域，或者延伸到细胞质中的袢状结构（胞质袢）内。

的。有些成分可能在斑块形成的过程中被吸引过来，而另一些则可能参与到斑块形成的始动过程中。载脂蛋白E和铝盐可能与这些进程相关。更有可能的是，大多数斑块成分是神经元死亡后的残余碎片。

截至2012年年底，许多大型制药公司已经完成了对阿尔茨海默病研究的深入回顾与评估。经过了近20年的研究，花费了超过数十亿美元的科研经费，但在对阿尔茨海默病有效治疗药物的研究上，似乎并未取得可观的进步。至少有一家大型公司对其阿尔茨海默病相关的科研团队进行了八成以上的减员，其他公司也开始认真而深入地分析他们迄今为止所做的工作，寻找研究成果有限的内在原因。记者们[27]纷纷就此撰文，网络博主们也不断发出"淀粉样蛋白假说已经走到了末路"的论调。

在本节中，我们探讨了淀粉样蛋白假说背后涉及的生物学原理。接下来的章节里，我们将着眼于研究较少的其他学说。淀粉样蛋白假说是制药产业所面对的诸多窘境之一。一种可能性是，这一假说被证明是正确的，但从阿尔茨海默病的发展进程来看，我们对淀粉样蛋白进行检测并介入的时间过晚，已经错过了治疗的窗口期。另一种可能性是，这一假说本身就是错误的，临床医生需要测试其他通路的干预手段，进而找到可能导致阿尔茨海默病的真正原因。

各种各样的争议还有很多。不少争论早在阿洛伊斯·阿尔茨海默报告了第一例病例之后便出现了。有人认为，阿尔茨海默病不能算作一种真正的疾病，它只不过是大脑老化的一种特殊形式。一些专家始终不同意将阿尔茨海默病算作一种独立的疾病，他们认为这是多种病变的联合表现，其各自的终末期症状相互重叠。[28]阿尔茨海默病的另一个显著病理学特征是神经原纤维缠结的形成。一些学者认为，神经原纤维缠结是阿尔茨海默病的最佳标志物，比尸检时检测淀粉样蛋白，或利用正电子发射断层扫描技术（PET）检测匹兹堡化合物B（PiB）来估算活体脑淀粉样蛋白水平更有意义。这些观点与在阿尔茨海默病中发现的突触棘缺失有所关联。另有专家认为，突触损伤才是阿尔茨海默病的决定性特征。为了将观测得到的众多因果关系进行统一，最为简单的方法或许是将它们分别看作阿尔茨海默病进展过程中的一步，而在阿尔茨海默病的发病过程中，若干条通路相互交汇，共同推动疾病的发展。

在那些携带病理性PSEN基因突变并注定会发展成痴呆的年轻个体中，我们可以确定病变发生的次序。兰德尔·贝特曼（Randall Bateman）以显性遗传性阿尔茨海默网络（Dominantly Inherited Alzheimer Network，DIAN）之名，公布了对家族性阿尔茨海默病风险个体的主要临床指标和生物标记物的首次调查报告。他们将128名"有患病风险"的家族性阿尔茨海默病患者的后代分成两组：其中88人携带PSEN-1、PSEN-2或APP基因的突变，而另外40人则未携带这些突变。在这些年轻且尚未出现症状的突变携带者中，脑脊液、血浆和PET淀粉样蛋白成像显示较低水平的β-淀粉样蛋白，而tau蛋白、磷酸化tau蛋白、神经原纤维缠结标志物水平和神经损伤或死亡比例升高。[29]

尽管受检个体尚未展现出任何临床症状，但其脑脊液中与神经元损伤或死亡相关的生物标记物水平已经出现下降。这一发现暗示，随着疾病的逐步进展，直至临床表现变得明显，神经退行性变化的过程可能会逐渐减缓。然而，需要强调的是，这项研究仍未能揭示阿尔茨海默病发病的最初分子机制。

三、Tau蛋白的分子生物学机制

Tau蛋白属于微管相关蛋白（microtubule-associated proteins）家族。这类蛋白主要见于神经元中。它们结合于微管的网格状结构，并在神经元细胞内建立胞内运输系统。这一功能对神经元的发育、树突和轴突的延伸（形态发生）至关重要。除了稳定神经元细胞骨架中的微管成分，tau蛋白还参与神经元内部信号的转导过程。当tau蛋白功能异常时，便不能有效地稳定微管网络。人们认为异常tau蛋白的这一效应可能参与到阿尔茨海默病的发病机制中，甚至可能起着决定性的作用。

人类神经系统中的tau蛋白存在六种不同的形态，这些形态的肽链长度各不相同，但它们均源于同一基因——微管相关蛋白tau（microtubule-associated protein tau，MAPT）基因。MAPT由美国普林斯顿大学马克·基施纳（Marc Kirschner）的实验室发现。不同形态的微管相关蛋白各自有着不同的功能。

神经原纤维缠结最早以胞内异常结构的形式出现在特定类型的神经元中。这些神经元具有一些共同特点，包括较高的能量需求和承担大脑的高级认知功能（例如语言）。神经原纤维缠结是由异常形态的tau蛋白构成的。聚集在一起的tau蛋白多聚体不仅难以降解，还能够形成具有双螺旋结构的长纤维（paired helical filaments，PHF-tau）。

阿尔茨海默病患者脑内，PHF-tau的水平是健康人脑的15倍。随着PHF-tau在阿尔茨海默病患者脑中的累积，正常形式的tau蛋白水平不断下降。目前，尚不清楚淀粉样斑块和神经原纤维缠结各自的形成机制间是如何联系在一起的。尽管早期有报告声称淀粉样斑块的密度水平与生命终末期痴呆的严重程度直接相关，但这一发现在后续的研究中并未得到重现。目前，痴呆严重程度和突触损失情况之间的相关性，已经得到了有力的证实。布拉克夫妇首先描述了阿尔茨海默病进展过程中异常tau蛋白累及范围的扩大。如图6.4所示，这一过程起始于海马体和内嗅皮质，进一步发展至颞叶、顶叶和额叶皮质。一些研究发现，tau蛋白相关的病理学改变的出现，比β-淀粉样蛋白沉积要提前20年以上。

位于17号染色体上的MAPT基因不仅与阿尔茨海默病相关，还与慢性、进展性衰老相关的大脑疾病有关，包括一系列的额颞叶痴呆综合征和两种相对少见的病变：进行性核上性麻痹和嗜银颗粒病。图6.5列举了MAPT基因的各种突变在基因上的具体定位。

自2006年在17号染色体上首次发现颗粒蛋白前体（progranulin，PGRN）基因以来，研究者已经描述了这一基因的多种突变形式。这些常染色体显性突变通常会导致额颞叶痴呆的行为学表型，并可能伴有严重的语言能力障碍（语义性痴呆）。放射化学家们研制出了新型的试剂，用于检测大脑中tau蛋白的沉积情况。虽然几种其他试剂也在研发中，但其有效性尚未得到充分证实。这些检测试剂的成功研发将有助于解答有关阿尔茨海默病进程中淀粉样蛋白和tau蛋白沉积的时间轨迹这一关键问题。从个体的层面上，测

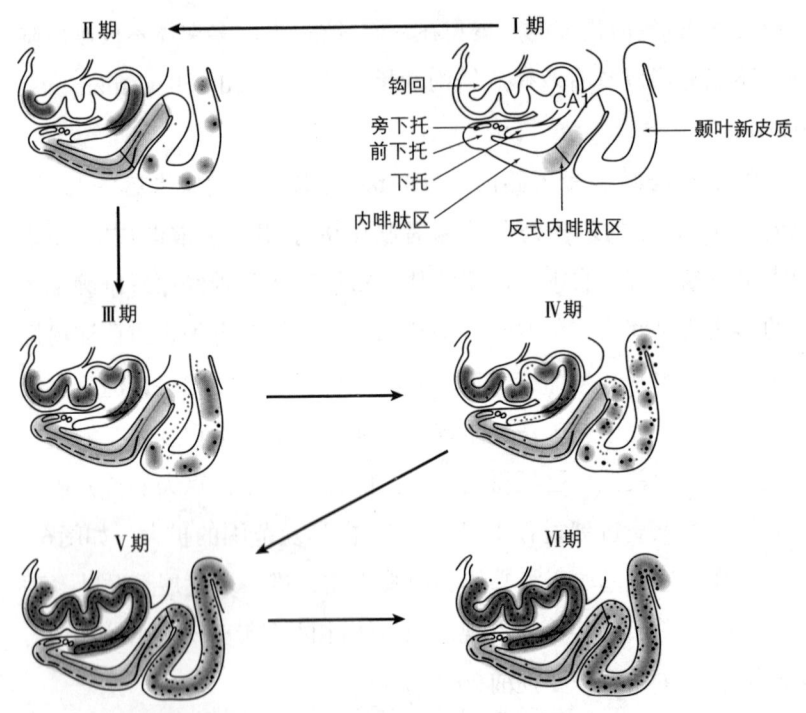

图6.4 神经原纤维缠结在脑皮质中的播散遵循特定的模式。上图将神经原纤维缠结沉积的过程分为六期（Ⅰ期至Ⅵ期），用以描述阿尔茨海默病进展的各个典型阶段。

定淀粉样蛋白和tau蛋白的沉积速度差异有助于预测患者对治疗药物的反应情况，比如哪些个体可能对针对tau蛋白异常沉积的药物反应率更高，而哪些更适合抗淀粉样蛋白疗法，并以此指导用药选择。

含有β-淀粉样蛋白成分的多聚体在脑细胞内和周围沉积。这是阿尔茨海默病的两种特征性改变之一。另一个是由过磷酸化tau蛋白构成的神经原纤维缠结的形成。淀粉样蛋白假说将β-淀粉样蛋白的沉积视为发病的首要因素，并认为β-淀粉样蛋白的聚集引发了神经原纤维缠结的形成。一些研究表明，在特定的脑区中，β-淀粉样蛋白和神经原纤维缠结存在相互作用，从而支持了这一观点。不过

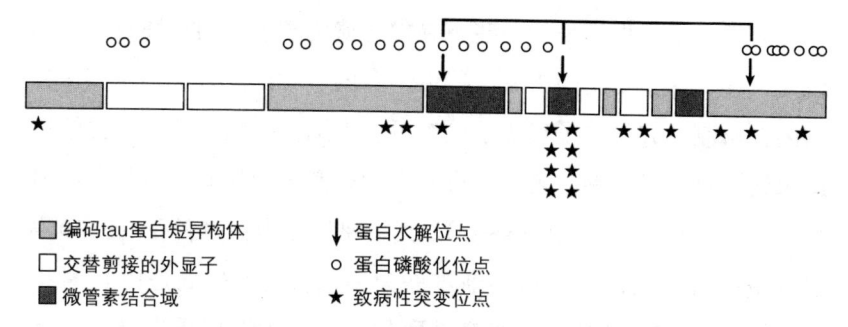

☐ 编码tau蛋白短异构体　↓ 蛋白水解位点
☐ 交替剪接的外显子　○ 蛋白磷酸化位点
■ 微管素结合域　★ 致病性突变位点

图6.5　tau蛋白基因示意图。通过结合不同的外显子（深灰色区域），神经系统中的tau蛋白表现出六种不同的亚型（灰色区域）。导致额颞叶痴呆及其相关病变的基因突变位点在图中用星形标出。

仍有人认为，将β-淀粉样蛋白视为疾病的主要因素尚需进一步的考量。他们指出，这些研究检验了编码tau蛋白和淀粉样蛋白的基因同时发生突变时所产生的影响，而只有APP基因发生突变时，tau蛋白并不会形成纤维缠结。一种可能的解释是，在脑内形成tau蛋白的小包涵体后，它们将自发地进行生长扩散，而不受β-淀粉样蛋白沉积的影响。这一观点可能同样适用于多种类型的神经退行性疾病。

四、血管性认知功能障碍与痴呆

尽管脑血管病变是多种常见迟发型痴呆发病机制的一部分，但我们目前对脑血管为何比其他部位的血管更容易受到影响还没有一个充分的解释。脑血管是"终末动脉"系统的一部分，这意味着它们是相应脑区唯一的氧气和血液供应来源，因此这些脑区对动脉的阻塞性病变非常敏感。

通常，颅外血管疾病的高危因素也适用于脑血管病变。主要的危险因素包括高血压、糖尿病和吸烟；而次要危险因素则包括肥胖、营养不良、酗酒以及久坐等不良生活习惯。

人们对血管性痴呆的一些不寻常的遗传学致病因素怀有巨大的研究兴趣，这主要是因为分子遗传学有助于我们深入了解疾病进程的内在机制，并且分子遗传学检查可能有助于疾病的诊断。血管性痴呆的一种罕见类型，名为伴皮质下梗死和脑白质病的常染色体显性遗传性脑动脉病（CADASIL），其主要特点为：患者在20—30岁出现偏头痛症状，40岁后逐渐进展为痴呆。这一疾病是由19号染色体上的NOTCH3基因的突变导致的。患者大脑皮质出现广泛梗死，脑白质中弥漫分布着细小血管病变（脑白质疏松症）。APP基因突变导致的β-淀粉样蛋白沉积同样能够导致脑血管的受累（淀粉样脑血管病）。亚甲基四氢叶酸还原酶（MTHFR）基因缺陷导致的血液同型半胱氨酸水平上升，或胱硫醚-β-合成酶功能低下，亦能导致脑血管病变的发生。目前，对这些基因的遗传学检测已经得到了广泛的应用。

血管病变通过未知的机制增加了患阿尔茨海默病的风险。阿尔茨海默病患者的脑血管壁中，可以检测到大量的早期炎症性改变。人们认为这一改变能够通过诱导氧化性损伤、激活大脑炎症细胞（小胶质细胞）的途径，在易感个体中启动阿尔茨海默病的发病进程。白质的微小损伤（MRI表现为白质高信号）很可能是微血管来源的。这些血管病变和阿尔茨海默病的病理学改变共同导致了痴呆综合征中的认知功能损伤。除了混合类型的病理改变外，也有较为少见的单纯血管性痴呆，但这些病例在全部痴呆中占比不足1/10。眼光敏锐的研究者不难发现，我们对老年人大脑脉管系统的检查越是精细，发现的血管病理学改变就越多。

我们有充足的理由对痴呆患者的脑血管的功能性进行研究。尤为重要的是，大脑和循环血液之间的屏障（血脑屏障）可能存在缺陷，使得异常蛋白在大脑和血液间发生穿行（由脑组织进入血液或由血液进入脑组织）。"渗漏的血脑屏障"带来的诸多后果之一，便是β-淀粉样蛋白可能从脑组织扩散到脑外，损伤血管。目前，除了原用于预防卒中的治疗手段，以及使用叶酸制剂降低其浓度水平之外，并没有其他的处理方法可以治疗痴呆症相关的血管组分水平异常。在降低同型半胱氨酸水平对衰老相关的认知能力损伤和痴呆风险的影响的研究中，一些临床试验已经取得了令人满意的结果，但现有的共识是，现阶段的证据尚不足以支持将同型半胱氨酸检测引入痴呆的常规诊断流程中。

五、现代研究：聚焦衰老的生物学原理

目前存在着两种关于衰老的主流理论。第一种理论认为衰老是由细胞复制过程中发生的错误不断积累而产生的，被称为"复制性衰老"。第二种理论则认为衰老是由内在或外在的程序提高了细胞死亡的风险，即"程序性细胞死亡"。

现代痴呆研究的主要目标之一是通过研究衰老机制，来解释个体对于痴呆等衰老相关疾病的易感性。目前研究认为，人类衰老是一个高度复杂，受多种未知的遗传和环境因素共同影响的过程。现有的研究体系复杂而多样，绝大多数研究认为我们需要将上述两种主流理论在一定程度上结合起来。图6.6对这些理论进行了简单的图解。

不过，其中一些研究方向显得更有前景，比如：蛋白合成的失调以及蛋白的异常积聚在衰老和痴呆中有着怎样的作用；衰老相关的蛋白合成功能的改变是否会干扰预防或减缓痴呆进展的药物效果；生活方式的选择或同时患有的慢性疾病及其相应治疗手段是否会影响个体衰老的速度等。

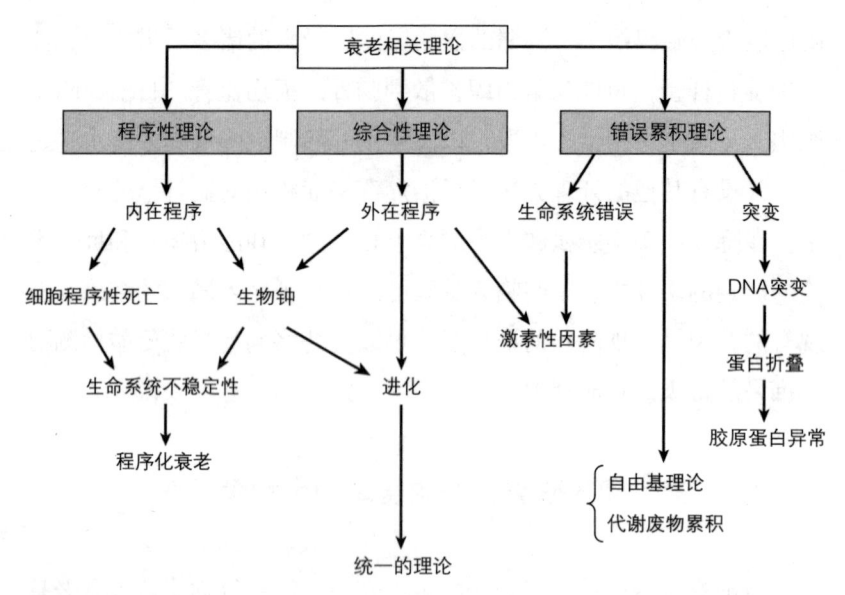

```
                        ┌─────────────┐
                        │  衰老相关理论  │
                        └─────────────┘
            ┌──────────────┼──────────────┐
      ┌─────────┐    ┌─────────┐    ┌──────────┐
      │ 程序性理论 │    │ 综合性理论 │    │ 错误累积理论 │
      └─────────┘    └─────────┘    └──────────┘
        ↓              ↓   ↓          ↓      ↓
      内在程序        外在程序     生命系统错误   突变
      ↓   ↓           ↓   ↓          ↓         ↓
  细胞程序性死亡 生物钟             激素性因素   DNA突变
      ↓       ↓       ↓                        ↓
  生命系统不稳定性    进化                     蛋白折叠
      ↓                                        ↓
  程序化衰老                                 胶原蛋白异常
                                          ┌ 自由基理论
                                          ┤
                                          └ 代谢废物累积
                     统一的理论
```

图 6.6　衰老相关理论的大致分类以及各类别的代表性理论。直观起见，只选取了部分主流观点进行图示。

现代研究体系的核心观念是，通过测定内在的病理学特征（如蛋白合成功能的差异），并以此作为衰老的标志，进行衰老速度的病因学研究。一旦我们确定了某一标志指标的可靠性和实用性，那么它便可以作为评估特定组织类型（如脑组织）整体衰老速度的指标，并可用于评估治疗效果。

研究团队致力于鉴别出调控蛋白质合成的基因，包括其合成速率、准确性、产物修饰、蛋白折叠、蛋白聚集等过程，以及表观遗传学因素、蛋白分子以及代谢网络。随后，他们再将这些发现应用于衰老速度以及衰老相关疾病（包括痴呆）进展速度的差异性评估。目前已经证实，多种人类疾病与蛋白质异常折叠有关，后者导致蛋白质降解加快，导致"蛋白质运输不当"，而在阿尔茨海默病中，这一异常导致了 β-淀粉样纤维的形成。为达到这一目标，各研究团队需要进行大规模的协作，首先从一般人群中进行抽样，并对样本开展临床检查。这一级别的研究项目能否取得成功，不仅取决于各个团队内部的研究资源（基础设施）水平，还依赖于各团队间是否高效可靠的协作关系。

分子遗传流行病学在这一进程中起到了开创性的作用，为揭示痴呆的生物遗传学机制提供了可靠的线索。然而，我们必须认识到，发现某种衰老相关疾病（如痴呆的一个亚型）受到特定的遗传学机制的影响，只是研究旅程的起点。当前的研究前景乐观，科学家们计划将每一个新发现整合到痴呆的机制通路中。但仅仅发现与某一特定类型痴呆密切相关的基因，远不足以确保疾病治疗上的突破，我们需要深入理解基因功能及其如何影响痴呆的发病风险。以亨廷顿舞蹈症为例，这是一种由常染色体显性遗传基因功能障碍、线粒体功能异常和细胞氧化损伤导致的疾病。但迄今为止，所有试图改变异常基因表达水平，或降低其对神经元代谢功能造成的损伤效应的治疗都以失败告终。从最早发现这一遗传学异常至今，经过了近30年的大量研究，我们仍未找到有效的神经保护手段，用以缓解或防止亨廷顿舞蹈症的发生。[30]

衰老速度和个体寿命的差异主要受到三条信号通路的影响：饮食限制、胰岛素/IGF1信号以及线粒体电子传递链。遗传物质对能量代谢的调节有赖于细胞核和线粒体中的遗传物质间的精密配合，而衰老可能会打破这一平衡。此外，饮食习惯对这一关联具有显著影响，通过特定机制影响与衰老相关疾病的发病风险。在人类群体中，蛋白的异常聚集十分普遍，并且引发一系列临床表现，其中许多与衰老密切相关。蛋白合成的下游步骤（如蛋白折叠通路）中的基因突变，同样牵涉到多种临床综合征，如某些癌症、高胆固醇血症、囊性纤维化以及若干种神经退行性疾病（包括与高胆固醇、胰岛素抵抗、心血管疾病和慢性炎症相关的迟发型阿尔茨海默病）。一些专家设想，通过限制饮食中的能量、修正胰岛素/IGF1信号通路或线粒体电子传递链，实现个体"代谢重编程"，或许可以降低迟发型阿尔茨海默病的发病风险。

在建立基于基因组学、蛋白组学和代谢组学的科学研究模型，以验证衰老和痴呆相关领域的科学观点的进程中，我们面临着巨大的挑战。对这样一类高度复杂的生物学体系的研究，我们需要尖端的生物信息学技术和能够承载复杂数据分析功能的运算平台。而只有当高通量筛选技术完成了对候选药物（具有抗衰老效应的小分子）的分析，并筛选出可能有效的药物之后，相应的临床试验才能得以开展。

与其他能为人类带来巨大福祉的研究一样，我们应当建立起专门的法律与伦理学框架，以传播、实施和监督相关研究的进展及其影响。最为关键的是，整个过程中不得以任何形式泄露个体的衰老相关疾病风险信息，从而避免对个人发展、就业保障以及保险范围产生任何负面影响。

（一）阿尔茨海默病的临床遗传学研究

阿洛伊斯·阿尔茨海默早在1906年便在阿尔茨海默病病例中发现了神经原纤维缠结和淀粉样斑块的存在。20年后，比利时的病理学家在唐氏综合征（由遗传物质中部分21号染色体的额外拷贝引起）中报告了伴有脑组织高密度β-淀粉样斑块沉积的早衰症状。尽管后续的研究中也曾重现过这一结果，但随后的50年中，阿尔茨海默病与唐氏综合征之间的关联并未获得广泛的关注。人们将唐氏综合征中的这些改变，视为整体"退化"的表现之一。直到1980年，人们才认识到这是阿尔茨海默病研究的重要线索。

在20世纪，关于家族多发性早发型阿尔茨海默病的报道逐渐增多。早期双生子研究结果显示，早发型阿尔茨海默病在同卵双胞胎中的发病一致性高于异卵双胞胎。虽然学界很早就认识到遗传学因素在早发型阿尔茨海默病中有着重要地位，但直到解析出淀粉样蛋白的分子结构，并通过所谓"反向遗传学"研究揭示了淀粉样前体蛋白的结构，我们才首次了解了其遗传学传递机制。早期曾有研究指出，迟发型阿尔茨海默病与APP基因表达水平升高有关，但这一观点很快被后续研究推翻。

目前，并未发现某一特定基因与迟发型阿尔茨海默病间存在着确凿的因果关系。瑞典斯德哥尔摩卡罗林斯卡学院（Karolinska Institute）的南希·佩德森（Nancy Pedersen）研究小组与美国南加利福尼亚大学的玛格丽特·加茨（Margaret Gatz）和钱德拉·雷诺兹（Chandra Reynolds）的研究成果提供了最有力的证据，证实遗传因素对迟发型阿尔茨海默病有相当大的影响。他们的合作共同论证了，遗传因素在迟发型阿尔茨海默病的世代传递中大约起到了60%—80%的作用。尽管各自单独的效应十分有限，全基因组关联研究（GWAS）表明，许多基因结构的变异在整体上有着非常显著的叠加效应。让-克劳德·朗贝尔（Jean-Claude Lambert）综述了有参考价值的研究的成果，并通过荟萃分析归纳出了效应较为显著的17个基因（包括载脂蛋白E），这些基因涉及了免疫反应、抗氧化损伤、突触重塑以及细胞内钙转运等功能。

（二）阿尔茨海默病的母源性遗传

迟发型痴呆的发病风险可能和其他起源于胚胎形成与发育阶段异常的疾病存在一定的相似性。这类疾病可能受到个体所遗传的基因型和胚胎宫内环境的影响，而宫内环境又是由母亲的基因型和母源性环境因素决定的。如果能够证实迟发型痴呆和其他类型的疾病（包括先天缺陷）的发病风险存在相似性，这将有助于我们深化对迟发型痴呆症病因的理解，并可能为遗传咨询提供更多指导。

近期，人们在迟发型痴呆的分子遗传学异质性的方面取得了新的认识，这使得我们对痴呆综合征有了更深的了解。然而，针对特定痴呆亚型的目标基因筛选工作，并未如预期般取得显著成功。这可能是由于个体的遗传学背景不仅仅与其自身遗传基因型相关，母亲的基因型也与之密切相关。因此，我们需要进一步探讨一种基因型是如何影响拥有另一基因型的个体的，并深化对基因和环境之间相互作用的理解。考虑到母亲的基因型可能通过改变胎儿的宫内环境，进而影响后代对迟发型痴呆的易感性，这些信息尤为重要。

一些研究报告指出，迟发型痴呆可能与母源性遗传机制有关。[31] 通过对患病母亲所生育的未受累的女儿进行表型差异观测，研究人员发现，在具有亚临床痴呆表现但尚未发展为痴呆的个体中，存在一致的表型特征，例如，利用MRI区域脑体积测定，研究者发现海马体的体积偏小；正电子发射断层扫描显示葡萄糖代谢水平低于预期；外周血中母源性线粒体酶活性也呈现减低趋势。[32]

（三）遗传性或家族性痴呆

遗传性痴呆遵循常染色体显性遗传模式，与迟发型痴呆在临床上有许多相似之处。但是，绝大多数遗传性痴呆主要在70岁之前发病。而在不同亚型的痴呆中，遗传性病例的占比从2%到50%不等。在进行家族性早发型痴呆的病例研究时，我们需要确保为相关的家庭提供适合的遗传咨询，特别是计划进行分子遗传学诊断时。

目前，基因检测主要应用于具有典型常染色体遗传模式的病人家系，以及罕见的35岁之前发病的病例。即使在满足这样筛选条件的家系中，也仅有10%能够发现携带有目前已知的APP、PSEN1、PSEN2等基因的突变。尽管APOEε4被看作痴呆易感性的影响因素之一，但对其进行的基因检测并未带来明显的效益。因此，现有共识是，除非已知存在APP、PSEN1或PSEN2基因的突变，否则不应进行APOE的检测。一种例外情况是，若个体在携带上述基因突变的同时还携带有APOEε4，其早期痴呆症状的出现时间大约会提前5年。

在临床表现上，额颞叶痴呆可分为三种类型：行为异常型额颞叶痴呆（bvFTD or FTD）、语义性痴呆（SD）以及非流利性失语综合征（nonfluent dysphasic syndrome）。这三种变异型中的任何一种都可能伴随其他罕见综合症状（大致分为帕金森病性、皮质基底节变性和运动神经元性病变）。各型额颞叶痴呆的基因型与临床表现之间的关系十分复杂。当出现帕金森病表现时，基因缺陷主要见于MAPT基因，而PGRN基因受累较少。若痴呆的家族史具有典型的常染色体显性遗传特征，则需要对这些基因进行筛查。

朊蛋白病[①]（prion diseases）包括海绵状脑病（spongioform encephalopathy）和克-雅氏病（Creutzfeld-Jakob disease，CJD，即公众所说的"疯牛病"）。在被朊蛋白污染的牛肉进入人类的食物链之前，克-雅氏病是早发型痴呆的一种少见病因，只有近20%的早发型病例具有阳性的家族史。欧洲的几个研究中心已经研制出了能够进行相关遗传咨询和分子诊断的设备。尽管目前尚未发生与"疯牛病"相关的克-雅氏病大范围流行，但这一疾病仍然有着重要的研究价值，我们依旧有必要对新发病例进行监控。此外，对克-雅

[①] 朊蛋白又称朊病毒，是一类不含核酸成分，仅由蛋白质构成的具有感染性的因子；朊蛋白病已发现有4种：库鲁病、克-雅氏综合征、格斯特曼综合征以及致死性家庭性失眠症。——译者注

氏病中蛋白异常折叠的有效治疗手段的研究，或许将推动抗阿尔茨海默病药物的研发进展。

在家族性阿尔茨海默病中，已经发现了一些较为明确的遗传学诱因。少数家系携带21号染色体上APP基因的四种相关突变之一。家族性阿尔茨海默病家系中的大多数（全球范围内已经发现了大约500个家系）携带有PSEN1基因突变，而PSEN2基因突变则较为少见。弗朗西斯科·洛佩拉（Francisco Lopera）自1980年以来在哥伦比亚发现的五个早发型家系，是目前已知最为典型的家族性阿尔茨海默病家系。尽管各家系成员都携带有相同的基因突变，但其发病年龄（从34岁到62岁不等）以及特定类型认知障碍的发生频率都有显著差异。迄今为止，研究者已对这些家系中的1235名个体进行了基因检测，发现了480名PSEN1基因携带者。携带家族性阿尔茨海默病相关突变的个体能极大地推动对阿尔茨海默病患病风险以及疾病进展的生物学标志物的研究，包括脑脊液中tau蛋白和β-淀粉样蛋白水平的测定。

这些家系为我们提供了一个独特的机会，以评估相关生物标志物，并开发针对阿尔茨海默病的创新治疗手段。通过可靠地测定阿尔茨海默病的发病时间，我们能够进一步探究其他遗传和环境因素如何潜在影响发病时间。[33,34]

（四）载脂蛋白E（APOE）

发现APOE这一危险因素是阿尔茨海默病研究中的重要成果之一。早在1991年，人们首次报告了在老年性斑块中发现载脂蛋白E。最初，人们认为载脂蛋白E只是由死亡或濒死神经元细胞引发的炎症反应的一部分。1982年，科学家们将APOE定位在第19号染色体上，并发现了三种变体，或称等位基因（APOEε2、APOEε3

和APOEε4）。在APP基因被定位于第21号染色体后，人们猜想大多数家族性阿尔茨海默病应该与这一基因相关。然而，关联分析并未能证实这一猜测，而是提示家族性阿尔茨海默病和第19号染色体有关。美国杜克大学艾伦·罗塞斯的研究小组指出，第19号染色体上APOE基因的一个常见变体（ε4）与阿尔茨海默病有关。经过一系列的遗传标记研究，该团队最终证实了APOEε4与阿尔茨海默病之间的高度相关性。[35, 36, 37]

APOE是一种人类特有的脂蛋白，它在脂类物质的代谢和运输中发挥着关键作用。蛋白质结构的细微差异可以改变APOE变体的化学特性。目前，我们已经发现了APOE在神经系统中的若干功能，这一成果为了解APOE在阿尔茨海默病发展过程中的作用，以及开发相应治疗手段，提供了重要启示。通过比较APOEε2、APOEε3和APOEε4三种变体的特性，我们发现APOEε4在清除神经元内胆固醇方面的效率最低，同时它针对突触损伤以及β-淀粉样蛋白毒性作用的保护作用也最弱。

APOEε4是60岁以后发病、无痴呆家族史的阿尔茨海默病病例中研究最为深入的遗传性易感因素。在家族性阿尔茨海默病中，APOEε4与更早的发病年龄存在关联。阿尔茨海默病的患病风险和APOEε4关系密切，但与APOEε3无关联，而APOEε2可能具有针对阿尔茨海默病的保护作用。在人群中，携带APOEε3的个体占比为50%—90%，APOEε4为5%—35%，APOEε2仅占1%—5%。此外，在唐氏综合征以及颅脑损伤或中风后的个体中，APOEε4也与更高的痴呆发病风险相关。这些关联有时被视为APOE的"非特异性效应"，提示神经元的损伤（无论是阿尔茨海默病、外伤还是卒中所造成的）修复过程存在一些共同通路的影响，而当APOEε4存在时，这些通路的效力普遍较低。由于我们目前仍不清楚APOEε4

在神经元健康和疾病发生中的具体作用，其在上述三种病理过程中的效应仍可能存在较大的差异。

大约50%的迟发型阿尔茨海默病患者携带有APOEε4，而在未患痴呆的老年人中，这一比例只有20%—25%。一个APOEε4拷贝会使迟发型阿尔茨海默病的患病风险提高3倍，而在APOEε4纯合个体中则会提高12倍。与不携带APOEε4的个体相比，携带有一个或两个APOEε4拷贝将导致发病年龄提前10年到20年，同时疾病进展速度也明显加快。[38]在弗朗西斯科·洛佩拉报告的大型哥伦比亚PSEN1突变宗系中，与非携带者相比，APOEε4同样会导致痴呆发病年龄的提前，而携带APOEε2的个体发生迟发型阿尔茨海默病的风险则相对更低。针对不同人群的流行病学研究均已证实，在迟发型疾病的患者中，APOEε4的出现频率明显较高，尽管不同亚型的痴呆中APOEε4的出现频率存在差异。

在世界范围内的群体研究中，APOEε4与迟发型阿尔茨海默病患病风险增加之间的关联性均得到了证实。总的来说，APOEε4是早发型和迟发型阿尔茨海默病的共同危险因素，其遗传模式与家族性乳腺癌的相关基因类似。[39]

六、痴呆病变中神经网络的破坏

在前面的章节中，我们讨论了阿尔茨海默病的分子病理学，以及相关的tau蛋白病变与血管性认知功能障碍。从这些描述中，我们不禁要思考：从最初的分子层面的改变出发，痴呆的临床症状是如何逐步显现并逐渐恶化的？结合先前的内容，我们不难看出，痴呆最为重要的两个特征是异常蛋白质结构的形成与沉积[40]以及皮质内和部分皮质下脑区神经细胞的特征性和选择性的损伤。[41]有趣的是，神经元受损范围是沿着人脑特有的脑结构的演变顺序逐渐扩展的。但单凭这一现象并不能解释背后的病理学变化。目前，我们仍缺乏一个框架来预测神经损伤的累及情况。迄今为止，我们仍无法完整地揭示从痴呆的分子病理学改变到临床症状产生的机制通路。

在第三章中，我们提到了大脑是由神经网络构成的，并介绍了能够准确描述其结构和功能的方法。然而，到目前为止，用于研究神经元损伤分布情况的常规方法，仍未能对这一损伤所遵循的特定模式进行充分解释。为了深入理解痴呆的相关机制，针对神经网络开展研究是一个合理的选择。人们通过运用新兴技术发现异常蛋白能够沿着功能性通路在神经网络中扩散。尽管推测这种特定扩散模式与不同亚型的痴呆之间的联系是一项有吸引力的工作，但这些研究方法尚不能解释为何异常的蛋白沉积总会在特定的部位开始，并以此为起点，沿着功能性神经束扩散。

人们从对额颞叶痴呆中神经损伤的细致研究中得到了一些启发。这些研究关注已知的额颞叶痴呆相关基因突变如何影响特定的细胞组分。随着在各种tau蛋白病中不断发现新的突变，决定各个痴呆亚型中神经元病变扩散模式的分子机制也逐渐变得清晰。在阿尔茨海默病中，大脑病理学的最初改变多见于内嗅皮质区，该区域会启动APP基因作为对初始突触损伤的修复反应。这可能足以触发"阿尔茨海默病淀粉样蛋白级联效应假说"中的病理过程，导致具有神经毒性的APP片段沿着神经纤维扩散，形成具有特征模式的神经元损伤。[42]

树突棘是神经系统中大多数兴奋性突触的突触后性作用位点。它们的结构非常细小（大约1μm），在光镜下几乎不可见。在学习和记忆过程中，树突棘在一种具有收缩性的蛋白（肌动蛋白）的作用下快速地发生着重塑。树突棘的延伸能够增加突触的数目，并提高突触的传导性。

从20世纪60年代开始，人们对有严重学习障碍的儿童进行了系统性的大脑检查，发现认知能力与树突棘的数量之间存在关联。[43, 44, 45] 这一研究成果为大脑细胞结构在衰老和包括阿尔茨海默病[46]、精神分裂症、自闭症在内的多种神经精神疾病中的重要作用提供了线索（如图6.7所示）。尽管这种关联性并不意味着树突棘病变是阿尔茨海默病脑组织唯一的病变类型，但它为我们揭示了可能发生始动性分子功能异常的病变位置，并为药物研发提供了新的靶点。[47]

人们最初认为，阿尔茨海默病的疾病进展与β-淀粉样斑块在脑内沉积的密度有关，但现在有更为确凿的证据表明，疾病的进展与突触的损失关系更为密切。[48] 通过给实验小鼠施用β-淀粉样蛋白来模拟衰老，或增加施用的剂量以模拟阿尔茨海默病的生理学改变，能够诱导突触功能损伤。APOE的不同亚型对树突棘形态和活性的影响

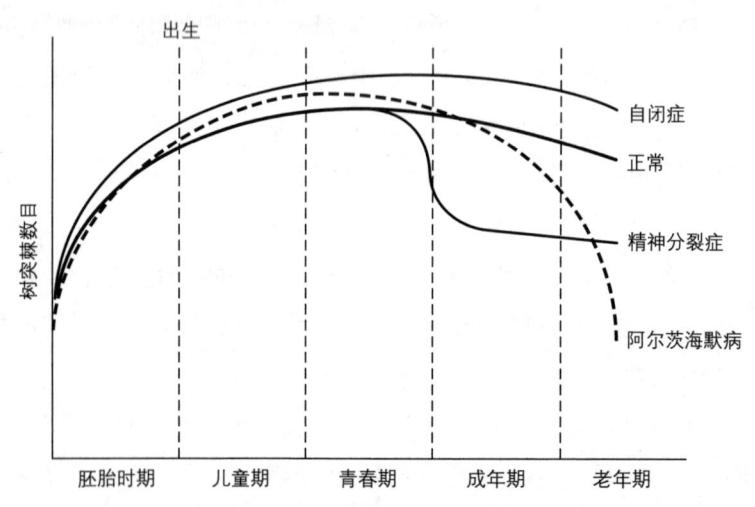

图6.7 在不受相关疾病影响时，树突棘的数目在一生中不断地发生变化。自闭症患者的树突棘数目始终处在异常偏高的水平；精神分裂症患者树突棘数目会出现非正常的骤降；阿尔茨海默病患者在成年后期以及老年期树突棘数目有显著的减少。

也各不相同，这一差异可能与阿尔茨海默病的发生和发展有关。

基于对痴呆患者的临床观察以及死后尸检的解剖学研究，人们认为成年后期的痴呆与神经网络有着密切的联系。[49]利用新的神经成像技术，我们能够将各个痴呆亚型的大脑空间模式与功能性MRI在健康大脑"静息态"下检测出的各个功能性神经网络进行一一对应。然而，目前尚不清楚这些发现是否预示了区域性神经损伤的发生。有观点认为，在神经网络中发挥核心作用的区域，更易受到一些与衰老相关的疾病的侵袭，因而容易成为病理变化的起始"中心"。尽管这一观点本身很引人注目，但它并不能解释为何不同亚型痴呆的病变各自遵循特定的神经网络相关的空间模式。

目前最合理的猜想如下：
（1）在大脑中承担高通量信息传递任务的神经网络更易遭受损伤，随着时间的推移，累积的损伤可能超过了其自我修复的能力；（2）在导致神经元死亡的分子级联反应开始时，神经元可能会释放一种或多种毒性物质，这些物质会沿着神经网络扩散；（3）某些脑细胞会释放神经营养因子，以维持脑神经元的正常功能，这些细胞的衰竭可能是神经元死亡的主要原因；（4）构成神经网络的神经元共同表达一种特定的基因或蛋白，这使得该网络中的神经元对某一未知的毒素异常敏感。

通过验证这些猜想，人们发现不同亚型的痴呆与特定的神经损伤模式相互关联，而这些损伤模式与健康年轻个体中的神经通路相对应。

七、总　结

在过去的20年中，科学家们进行了大量的尝试，试图梳理出与阿尔茨海默病相关的遗传学因素的生物学机制[50]，衰老在脑细胞维持与修复进程中的作用，以及炎症反应、氧化损伤和免疫反应可能产生的影响。这一领域的综述大多涉及在分子层面上错综复杂的相互作用，并尝试将这些因素与环境中的负面因素以及由饮食营养、教育水平和社会生活方式带来的保护性效应结合起来。

如果我们把这一章中讨论的分子学机制汇总起来，并将其与一系列衰老相关的慢性进展性脑脊髓病进行对比，我们会发现这些疾病共同遵循了一些普遍规律。首先，这些疾病通常与蛋白的异常集聚有关。最早被发现的是阿尔茨海默病和系统性淀粉样变性的关联。随后，人们又发现了由其他类型的蛋白聚集导致的神经系统病变。在这一大类疾病（蛋白病）中，特定的蛋白在细胞聚集产生毒性物质，导致细胞死亡。异常蛋白可以沉积在神经元细胞核中，例如亨廷顿舞蹈症和特定类型的脊髓小脑共济失调；也可出现在细胞质中，例如帕金森病中的α-突触核蛋白；还可以存在于细胞外，例如朊蛋白病；甚至还可以在细胞内和胞外同时存在，例如阿尔茨海默病中的β-淀粉样蛋白和tau蛋白的沉积。

这些观察结果促进了两个重要研究方向的发展。第一个方向是探索启动异常蛋白质折叠过程的相关因素；第二个方向是从预防蛋白质异常折叠的角度出发，致力于开发新型抗阿尔茨海默病药物。将这些关于蛋白质病变机制的研究进展转化为阿尔茨海默病的临床治疗方法，关键在于改进阿尔茨海默病的早期精确检测手段，并建立更先进的动物和细胞实验模型。

在本章中，我们探讨了如何检测阿尔茨海默病的临床前期征象，以及这些征象与承载高级认识功能的神经网络的退化之间的联系。[51]为了解答这些复杂的问题，我们需要综合运用计算神经生物学和系统神经科学的最新进展，特别是那些基于大规模群体的神经病理学研究的信息。[52]目前,大量研究集中于阿尔茨海默病的特殊遗传学类型,如家族性早发型或迟发型阿尔茨海默病、阿尔茨海默病伴纯合APOEε4基因以及唐氏综合征痴呆。这些研究在推动阿尔茨海默病早期检测手段的进步上具有巨大潜力,并可能对阿尔茨海默病临床前期生物标志物的发现具有重要意义。

第七章
断裂的思维

一、引 言

本章旨在理解衰老如何在整体层面上影响我们的精神生活，以及衰老会给机体带来哪些特有的变化（如果存在这些变化的话）。然而，这是一项艰巨的任务。一些术语，例如"思维"（mind），目前尚缺乏清晰明确的定义。而另一些术语，例如"智力"（intelligence），则更难定义，以至于在心理学家之间都几乎难以找到共识。有关"思维"的理论与我们对自我本质的理解紧密联系，从而构建起独特的个体意识，以区分什么是自我，什么是非我。[1]

记忆和沟通能力作为大脑各种功能的基础，共同塑造了一系列相互关联、高效协作的机能，从而维持机体的健康。然而，随着衰老和各种精神疾病的侵袭，大脑的功能逐渐受到影响，其运转效率降低。对于大多数80岁以上的老人来说，这种程度的效能损失对其独立生活的能力造成了影响。我们会通过一些测试手段来评估老年人的最佳表现水平。但在日常生活中，人们极少会面临极端的能力水平需求，大多数人只需要遵循其日常生活习惯，很少期望自己能发挥出最佳水平或者竭尽全力完成日常任务。

"断裂的思维"（disconnected mind）这一比喻意指思维连续性的丧失。这种心智功能障碍不仅存在于老年人或痴呆患者中，还可见于其他类型的精神障碍。例如，保罗·尤金·布罗伊勒（Paul Eugen Bleuler）提出了"精神分裂症"（schizophrenia）这一术语，用以描述患者思维的不连续性，即个人所认识（认知）的世界与其灵魂或精神之间的断裂。[2]

到目前为止，仍有四个关键问题尚未解决：（1）认知老化是一个逐渐衰退的过程，还是在某个临界点（如70岁左右，误差3年）后突然出现的？（2）每个出现"非病理性"认知能力下降的人，其认知能力是否都以相同的方式、在相同的水平范围内以相似的速度下滑？（3）对于心智能力较强的年轻人，衰老对其影响是否相对较小？（4）是什么原因导致了个体间认知能力下降速度的差异？

当我们仔细思考这些问题时，就会注意到公众对心理测试的质疑。例如，为了选拔合适的现场救援人员，我们可能会设计一个接近真实紧急情况的测试场景，并观察受试者的表现。如果一项职业的核心需求是保持警觉，那么我们测试一个人的警觉性是有合理性的。然而，心理测试与这种情景模拟是不同的。关于认知能力的心理测试是否真实反映了个体在自然条件下的认知能力呢？如果存在更为合理的测试手段，它们是否能够适用于更大范围的人群，以预测有着不同生活背景的个体在衰老过程中的预期表现呢？我们需要在分析老年人的认知测试结果时对这些问题加以重视。为了确保测试结果得到广泛的认可，认知老化测试应在具有真实代表性的大样本人群中开展。

二、认知老化

我们所了解到的一切都依赖于我们的认知能力,这包括推理和理解能力、语言运用能力、从感知信息中提取出实际意义的能力、集中注意力(有时需要同时关注多个对象),进而形成记忆和回忆的能力,以及换位思考能力。要深入了解这一领域,首先需要回答的问题是认知老化是否真的会发生。美国弗吉尼亚大学的蒂莫西·索尔特豪斯对这一问题所涉及的实验方法的应用范畴和局限性进行了全面而系统的阐述。[3]如果我们要将认知老化定义为正常(非病理性)的老化而非痴呆的影响,那么我们需要找到证据证明在生命的最后几十年中,认知能力会以一种特定的方式下降。

目前主要有四种测试方法用于验证这一理论。第一种方法是让个体描述衰老是怎样的体验(由他们来描述"心智能量"或兴趣丧失的体验)。这些人大多具有高于平均水平的智力。研究发现,他们往往很难区分主观的思维能力衰退与变老、孤独感所带来的冲击以及后天造成的身体残疾的感觉。第二种方法是比较老年人和年轻人的心智测试结果。这种解读(所谓的横断面研究)并不是直接的,并且会受到生活经验、教育经历和健康问题等混杂因素的差异性影响。第三种方法是进行"纵向"的研究,通过对一组被挑选出来的样本进行多年的随访和重复的心智测试。这看起来似乎是"金标准",但往往很难得出确凿的结论。

在多年内重复进行同样的测试,受试者可能会产生一种随着时间推移成绩有所提高的错觉。随着对测试熟悉度的增加,受试者对测试的焦虑程度会降低。在完成测试后,受试者可能会进行回顾和总结,即便测试之间的间隔可能长达数年,在下一次测试时,受试者可能会采用更好的策略。观察结果会表明反复练习和测试焦虑度降低所带来的正面效应，以及大脑的病理性改变和衰老造成的负面影响的净效应。

第四种测试方法是研究非人类物种在记忆和学习测试中的表现。这些测试表明，随着年龄的增长，在相同生存条件下，动物在行为学测试中学习新事物的能力有所下降。值得注意的是，能够较为成功地应对衰老的个体往往有更大的可能性长期接受纵向的队列研究随访，从而进一步加深人们对于在不患痴呆的情况下，认知功能的衰老效应十分有限的印象。

总的来说，这四种方法的结果表明，在未患痴呆的情况下，认知能力会随着年龄的增长而下降。到目前为止，我们尚无法确定认知能力开始退化的确切年龄，大多数人认为这是一个多年缓慢变化、逐渐积累的过程。由于缺乏有效的测量心智能力基线水平的方法，多数研究并不能得出有关能力衰退开始的年龄的确切结论。

关于认知老化的另一个问题是，即便这一现象十分普遍，每个人的老化过程又是否都是相同的呢？是否存在某种典型的衰退模式（某些能力最先开始退化），还是各种能力的退化是同时进行的？[4]

这一问题与早期痴呆的筛查密切相关。认知能力随年龄增长而降低的观点意味着，导致退化的潜在原因是所有认知能力所共有的。有观点认为，个体不同的思维能力水平往往是相似的。例如，一个擅长数学的人在诸如词汇等方面有同样的优势。如果衰老对认知功能的影响主要体现在不同类型的能力所共有的部分，那么衰老的效应可能更多地作用于这一共有部分，而非分别对各种能力产生影响。这就产生了一个非常重要的问题：衰老对感觉和运动能力的影响是否决定了认知老化的速度？在我们分析这个问题之前，需要再回顾一下认知能力是如何形成的（如图7.1所示）。

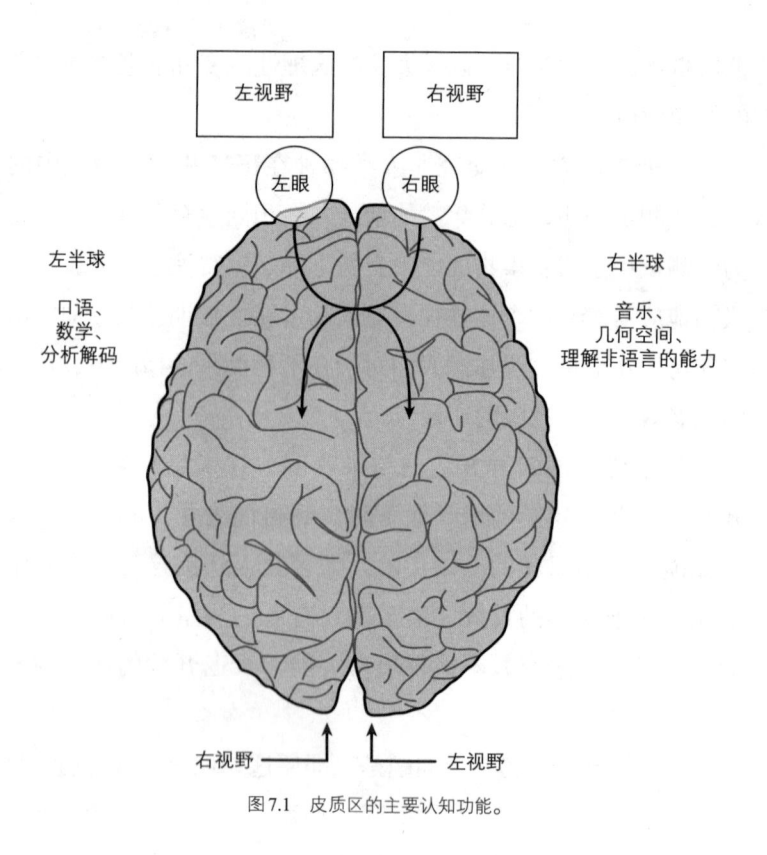

```
         左视野        右视野

           左眼  右眼

    左半球                    右半球
    口语、                    音乐、
    数学、                    几何空间、
    分析解码                  理解非语言的能力




                右视野 ——  —— 左视野
```

图7.1　皮质区的主要认知功能。

想象一下，你置身于一个陌生的城市，迷失了方向。绝望的你试图步行找回通往酒店的路，周围的一切都显得陌生，找不到任何熟悉的地标。同样，当试图理解有关大脑精神功能的科学研究时，你可能会感到迷茫和困惑。没有一个专业词语看起来很熟悉，而即便你见到了熟悉的词句，它们在科学研究中的用法似乎只有专家才能真正理解。理解这些信息并将你所知道的与脑生物学有关的知识联系起来是一项艰巨的任务。

本书的第三章总结了与认知功能相关的主要大脑结构，并强调了连接局部神经网络的主要神经纤维束的重要性。而下一步，我们将对这些连接网络所构建的主要认知功能进行命名。目前已经有许多有关认知功能组织的高水平综合性论述，其中迈克尔·加扎尼加（Michael Gazzaniga）及其同事们所编写的图文并茂的教科书非常有帮助，且易于理解。[5]

我们主要依据一些常用的词语来进行命名，如"感觉"、"记忆"和"理解"。在第三章中，图3.6显示了皮质主要区域的名称，并展示了感觉系统与皮质背部区域的联系。眼和耳的感觉信号首先到达的皮质区被称为"初级皮质区"。而诸如语言产生、自主运动控制和决策（执行功能）等输出功能则主要定位于大脑的前半部分。

在城市里迷路的陌生人需要一张地图来找到回去的路。图7.2展示了主要认知功能是如何进行组织的。与许多在行为神经科学中用于解释大脑中信息转导的示意图一样，方框和箭头表示信息流的方向。但我们不应该将其误解为大脑信息通路的精细结构，它们甚至都无法完全对应大脑内的传导束分布。

另一种理解这种复杂连接的方法是进行类比。我们可以只关注其中最为核心的部分，同时舍去其他相对次要的东西。亚里士多德将记忆比喻为写字时所用的蜡片。崭新的蜡片柔软易于使用，而一旦蜡片老化变硬，就难以留下印记。与此类似，也许年轻时的记忆就是这般灵敏，容易留下印记。此外，也有人将记忆力和液体容器进行比较，正如一句俗语所说："老年人抱怨记忆力差，是因为他们脑中有更多的东西要忘记。"这两个比喻都反映了人类记忆力的局限性，一旦达到极限，记忆就将开始衰退。

图7.3使图7.2中的功能映射看起来更简单一些。它展示了衰老是如何影响对语言信息的回忆。图7.3描述了测试老年人言语复述能力时常用的两种方法。

第七章 断裂的思维

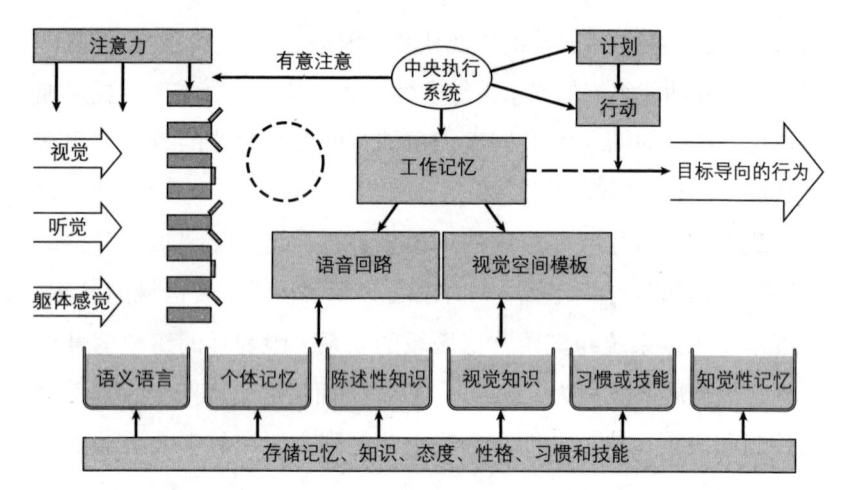

图7.2 认知功能的组织形式。感觉信息位于图的左侧。来自感觉器官（眼、耳等）的信息通过一些门径进入意识（虚线的圆圈），这些门可以打开或者关闭，或者将这些感觉信息暂存在临时的储存器（矩形）中。选择性注意显示为感觉输入标签上方的向下箭头。工作记忆是一种临时存储的记忆，用来管理完成即时目标所需的反应。虽然在图示中工作记忆位于中央执行系统的下方，但其涉及中央执行系统、语音回路和视觉空间模板。中央执行系统对学习、记忆、规划和有意注意力进行自主控制。在日常语言中，中央执行系统对行为有最高控制权。它可以综合大脑的所有资源，以计划并完成具有特定目标的行为，同时保持灵活性和适应性。虚线圆圈表示意识的精神领域。
本图改编自 B. J. 巴尔斯（B. J. Baars）和 N. M. 盖奇（N. M. Gage）所著的《认知神经科学基础》（Fundamentals of Cognitive Neuroscience）（美国学术出版社，2013）

　　一种测试方法是，研究人员把一些没有联系的单词大声读出来并让受试者重复（参见图7.3中的单词列表）。用于测试的样本通常是以正常速度朗读的十二个单词。例如，"大象，客舱，管道，丝绸，巨人，枕头，老师，鼓，铃，窗帘，椅子，父母"。根据受试者即刻或在短暂分神后能正确记忆的词语的数量，对受试者进行打分。而在另一个语言测试中，研究者会用正常的语速朗诵一段散文故事（即图7.3中的散文故事）。例如：

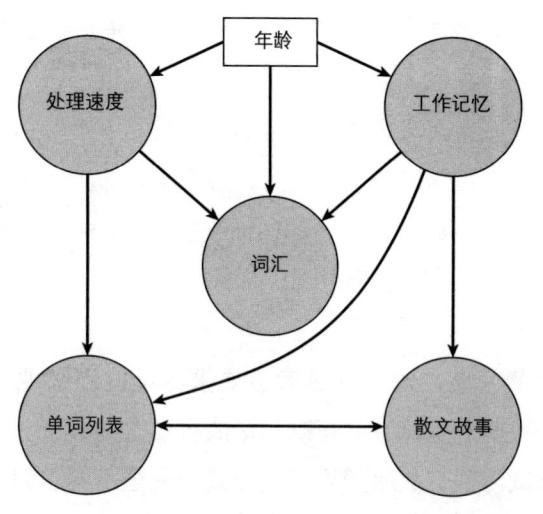

图7.3 单词列表及奥德丽·布朗（Audrey Brown）的散文故事解读。图示构建了年龄对两种言语记忆类型测试（列表记忆和故事回忆）关系的模型。在此模型中，一个重要的区别在于，记忆速度可能并不是散文故事记忆的关键因素。这种记忆类型更多地受到工作记忆的影响，工作记忆则涉及对信息的自动加工，用于帮助理解故事。年龄对信息处理的速度和工作记忆均有显著的负面影响，但是直到相当高龄的阶段，它对词汇量仍有着积极的影响。在图的底部，双向箭头表明单词列表记忆和散文故事记忆的能力是相互关联的。所以，当一个人在其中一项任务上做得很好时，往往在另一项上也能做得好。

奥德丽·布朗是一位年过八旬独自生活的寡妇。有一天，她在城里购物时发现钱包丢了，于是她去了之前逛过的两家店寻找，但很遗憾没有找到钱包。她开始担心，因为她的钱包里有姓名和地址信息、房子的钥匙以及55美元。她询问店员应该怎么做，店员建议她去当地的警察局寻求帮助。警官听了她的描述后表示无能为力，因为没有人找到她的钱包交到这里。布朗太太在警局坐了下来，告诉警官她太担心了以至于不想回家。从她身边经过的人询问警官她为何等候在这里。一个多小时后，一位警官告诉她马上要下班了，并且他就住在她家附近。于是，布朗太太接受了警官提议，在其陪同下回了家。当警官到了布朗太太家后，因为她的房门是锁着的，她请警官帮忙暴力破开门锁。查看四周后，警官告诉布朗太太他会为她安装一把新锁。第二天，她写信给警察局长，感谢这位警官，并建议这位警官应当得到升职。

在短暂的间歇之后，受试者被要求尽可能详细地复述故事内容。测试分数基于受试者能正确记忆故事要素的数量。虽然回忆单词列表的测试与回忆故事的测试在形式上完全不同，但这两类任务所涉及的语言处理的通路可能相似。不过随着个体的衰老，故事记忆的能力比单词记忆的能力更为持久。这种差异可能是由于单词记忆能力更容易受到与衰老有关的信息处理能力衰退的影响。列表中的每个单词都需要被识别并找到相对应的含义进行记忆，而回忆故事情节同样需要这些能力，但通过记住"故事的要点"，假设情节之间的联系并通过逻辑分析按顺序回忆起情节之间的联系，可以使记忆能力的缺陷显得不那么明显。

在上述测试中，受试者使用了两种不同的通路来完成任务（参见图7.3）。单词记忆的好坏很大程度上取决于处理速度，并受年龄影响。相比之下，故事记忆更多地依赖于工作记忆。当故事具备一个通过逻辑叙事得出的结论（例如，警察被推荐升职）时，我们更容易理解故事的主旨。而当故事具有"道德价值"（如动物寓言）时，我们可以思考故事为什么会有这样的结局。这涉及了概念的形成和抽象推理，我们将在本章对皮亚杰形式运算阶段的总结中再次提及这一点。

工作记忆在执行需要参考信息的认知任务时，起着维持感觉信息的作用。它包括注意力、中央执行系统以及感觉数据的存储。蒂莫西·索尔特豪斯认为，工作记忆是解释老年记忆如何开始衰退的关键所在。[6]当老年人无法维持工作记忆的功能时，他们的整体认知功能也会受到损害。

工作记忆由遍布整个皮质的广泛皮质区域网络提供支持。注意力和中央执行系统主要分布在前额区域。目前，这些皮质网络如何存储、维持和检索工作记忆，在很大程度上还是未知的。当前对工作记忆的神经生物学基础的理解表明，人们假设记忆仅有有限的容量的观点可能是不准确的。记忆的其他方面，如确保记忆的准确性，可能更为关键。[7]如果这一理解是正确的，那么记忆中的错误数量可能可以更精准地反映记忆的效率。

个人的记忆是有限的，并随着衰老而退化，这一观点在关于认知老化的讨论中也有着一定的意义。然而，这并不能帮助我们理解记忆是如何整合多种资源而形成的。这些资源可能在不同的情况下被分成不同部分，并由独立的大脑神经网络处理。许多视觉工作记忆的研究显示，神经元活动的同步性是工作记忆的基础。在执行工作记忆任务期间，神经元协同活动，振荡的振幅取决于所执行任务的记忆负载。这种类型的同步性具有重要意义，因为它在一个散在的网络中都是可被检测的（即存在长程同步）。这证明了工作记忆的中枢广泛分布在多个皮质区域，并由位于扣带回和岛叶的网络"轴心"支持其功能。

大脑老化对思维表现的影响表明，年轻人和老年人的大脑活动模式具有相似性。大脑结构在从青年到老年的过程中并没有发生太大的改变。虽然二者有许多相似的地方，但在涉及记忆处理和控制思维过程（包括注意力）的脑区中，一些老年人的大脑活动较少。在这种情况下，或许是为了应对脑活动模式的改变，其他脑区会被招募（激活）。这些观察表明，额外脑区的激活是老年大脑的一种补偿机制，用于维持心智能力水平。然而，关于额外脑区激活的其他例子表明，这一过程对衰老相关性脑病患者的关键脑结构有着广泛的影响。

三、感觉系统

本章中所描述的认知能力范围与感觉系统的功能（包括视觉、听觉、触觉、嗅觉、味觉和平衡觉）之间存在差异（如图7.2中左侧部分所示）。这些感觉功能与认知老化相互关联，是反映对衰老适应能力的重要因素，所以我们有必要探究感官系统是如何随着年龄而衰退的。

（一）视觉

视力变化是衰老过程中最为显著的变化之一。眼睛结构的变化大约从40岁开始，而视网膜（眼后部的光敏感膜）的变化则从50岁开始。老年人首先会注意到，他们在阅读时需要更多的光线。这种对光的需求是由眼睛内部的变化引起的，这些变化损伤了光通过晶状体到达视网膜的通道。例如，许多老人都避免在夜间驾车，因为他们对眩光更加敏感。老年司机在与一辆开着大灯的车会车后的几分钟内都会受到这种光亮的持续影响。

这种情况是由眼睛晶状体的变化引起的，其导致人们难以准确地区分视觉光谱的绿、蓝、紫色端中的颜色。晶状体会逐渐变硬，使得我们从近处切换到远处物体时难以快速聚焦，甚至导致无法看清楚近处的物体。晶状体通常是透明的，但随年龄增长它们会变得混浊。这些浑浊区域被称为白内障，如果一个人患有白内障，阅读和开车都会变得相当困难。视网膜位于眼睛后部，覆盖了约2/3的表面区域。随着年龄的增长，视网膜对光的敏感性会降低，这一现象在黄斑中尤为明显。大约20%的75岁以上的人会出现一定程度的黄斑变性。其他视网膜疾病病因则相对少见，约2%的人是因为患有糖尿病而产生黄斑变性以及视网膜血管的变化。

视觉问题是影响老年人驾驶安全的重要因素之一。在驾驶汽车时，老年人面临的视觉问题之一是"有效视野"（useful field of view）的减小。"有效视野"这一术语指的是一个人在短暂一瞥时能够看到的视野范围。幸运的是，通过训练可以有效改善由视野减小引发的视觉注意力的问题。

对高速公路事故风险的评估主要聚焦于老年司机所具备的驾驶技巧，同时还需要考虑选择性注意力、分配性注意力和反应时间等。注意力是意识的特征之一，被视为认知能力的重要组成部分。在驾驶模拟器中评估老年司机的驾驶安全性时，最需要受试者给予注意的往往是那些最容易引发事故的因素。然而，我们不能仅凭这些测试结果来推断驾驶员是否具有安全驾驶的能力。一些老年司机可能会像他们年轻时一样，甚至比年轻时更具有责任心。他们会努力调整自己的驾驶风格以适应当前的身体条件限制。相比之下，驾驶风险的临床评估能够为我们提供更多有价值的信息，帮助我们识别出可能危及驾驶安全的主要因素。这些因素包括处方药物使用、可检测的视觉障碍以及认知损伤。此外，当怀疑诊断出痴呆症时，对驾驶安全的评估是临床评估中至关重要的环节。

（二）听觉

随着年龄的增长，听力下降成为一个普遍的现象。其终末期的影响包括对高调声音的分辨困难。各种原因都可造成这一现象，包括内耳受体区中健康细胞的流失，识别声音并将其转换成神经脉冲的机械系统的逐渐退化，以及从耳朵到初级听觉皮质层的听觉通路中髓鞘的丧失等。

听力下降会对社会行为产生负面影响，使得人与人之间的交流变得非常困难。如果听力损失同时伴随着对音量变化的敏感性增加，人们还可能变得易怒。从倾听者的角度来看，听力缺陷会使得人们对他人所说的内容产生误解。对于一些敏感的人，特别是那些容易受到轻视的人来说，听力下降甚至可以使人产生偏执心理或被害妄想。听力下降导致的最常见的情绪反应可能是抑郁，这会进一步破坏患者与家人、朋友的亲密关系。

（三）触觉、行走及平衡感

尽管一些老年人表示自己更易感到寒冷，但触觉和温觉在老年阶段通常没有明显的衰退。疼痛对年轻人和老年人来说都是很容易感知的，但痴呆症患者可能无法像他们所希望的那样清楚地描述痛苦的感觉。当沟通受阻时，护理者可能仅仅能够观察到患者表现出焦虑和不安的情绪，却无法真正理解他们所承受的痛苦。

对跌倒的恐惧常常伴随着站立时的眩晕感。虽然内耳和脑干（衰老通常对小脑没有影响）随年龄的变化似乎是其中的罪魁祸首，但它们并不是唯一的影响因素。为了保持平衡，我们至少需要三种类型信息中的两种：视觉、内耳的感觉和指示身体部位在空间中位置的感觉（躯体感觉）。如果丧失了其中任意一种感觉，那么另外两种感觉中的微小损伤也可能导致灾难性后果，如跌倒、骨折甚至死亡。平衡感和行走能力可以通过定期低强度的练习来改善。在练习时播放音乐，可以使老年人在行走时更加放松，并保持肌肉的力量强度。

英国华威大学的伊丽莎白·梅勒（Elizabeth Maylor）对未患痴呆的志愿者行走姿势稳定性进行了研究。[8]受试者需要完成五个认知任务，与此同时，梅勒利用力学平台评估了他们的平衡自我调节能力。她发现，即使在考虑年龄和知觉速度的显著影响后，不同的任务难度仍然对个体的平衡感产生影响。她认为这种效应是由于大脑在保持平衡和完成认知任务之间存在冲突，这两个任务都需要使用工作记忆中的视觉空间模板（参见图7.2）。

（四）味觉和嗅觉

随着年龄的增长，人对各种味道的感知能力会略有下降，尽管确切的退化程度尚未明确。此外，人们对食物和酒精带来的乐趣感受也在下降。这可能是由于酒精饮料会增加老年人对跌倒或尿急的担忧，也可能是由于许多老年人享受美食和美酒的机会受到了限制。嗅觉和味觉的退化大约从60岁开始。一些研究表明，区分味道差异能力的降低可能与早期临床前阿尔茨海默病有关。科学家已经在从嗅神经（从鼻腔进入）采集的组织样品中检测到阿尔茨海默病的一些异常蛋白质团块（神经原纤维缠结）。然而，迄今为止，这种方法尚未成为诊断阿尔茨海默病的可靠手段。更令人担心的是，嗅觉受损会威胁到那些可能暴露于烟雾和煤气泄漏风险之下的老年人的安全。

四、什么影响到认知老化的速度？

众所周知，保持健康是非常重要的。但是除了这个相当明显的陈述之外，我们对健康所知甚少。这是因为设计并实施理想的实验研究是极具挑战的，这类研究的要求非常高：参与者必须是人类，且他们必须被随机分配到暴露水平不同的组别以研究哪些因素能在理论上延缓衰老。研究应在衰老开始前启动，并一直持续到衰老达到最大程度之时。此外，对多种认知功能的重复测试应考虑重复练习效果、偶发疾病以及生命中重大事件的发生对研究的影响。

可以肯定地说，认知老化的主要调节因素仍然等待着科学家去发现。横断面研究显示，认知老化与一般健康状况、接受教育的时间、感觉能力、运动量及思维活动等存在联系。然而，这些并不能作为认知老化速度差异的主要原因，因为相关研究的设计无法区分因果关系。例如，一般健康状况与个人社会经济水平密切相关，而社会经济状况又通过多种方式与职业复杂性、儿童期智力水平及健康素养相联系。任何单一因素或多种因素的组合都可能影响认知老化的速度。同样，年老后视力较差可能是由于年龄的原因，也可能是因为经济情况较差而无法按时进行视力检查并按照医生建议佩戴眼镜。目前，对认知老化的纵向研究可能会解决其中一部分问题，但我们必须谨慎对待我们所知道的一切。目前还没有用于纵向认知数据分析的可靠的统计方法被学界完全开发与接受。在这些研究得到令人满意的应用之前，我们无法得到关于个体认知老化速度的差异来源的确切结论。

戴维·贝内特及其团队在美国拉什大学阿尔茨海默病研究中心（Rush Alzheimer's Disease Center）的记忆和老龄项目（Memory and Aging Project）以及宗教团体研究组（Religious Orders Study）中对这一问题进行了深入研究。[9]他们调查了856名现已故的受试者，在长达17年的时间里，平均从每个受试个体中收集了7.5个认知测试结果。令人钦佩的是，约95%的受试者始终参与这项研究，80%的受试者同意接受尸检。

根据第六章中总结的痴呆的病理学标准，他们通过计算认为，与痴呆相关的病理学改变能够解释41%的认知老化来源。从减缓认知衰退速度的角度来看，这是一个相当高的比例，因为通常1%—2%才是这一领域里更为常见的数字。然而，大部分（约60%）的认知老化来源仍旧无法解释。当我们寻找缓解年龄相关的认知衰退和痴呆的干预措施（通常基于药物）时，研究重点集中在阿尔茨海默病、路易体痴呆及脑血管疾病的病理特征上。我们会产生这样的疑惑：除了阿尔茨海默病、路易体痴呆以及脑血管疾病，仍无法解释的大部分认知老化现象的神经生物学基础是什么？

痴呆预防领域的研究人员对认知老化速度和痴呆进展差异的调节因素有着浓厚的兴趣。贝内特及其同事的工作或许能够揭示迄今未知的个体之间认知老化速度差异的来源。了解这些差异来源可促使研究人员提出新的方法，以减缓或预防与衰老相关的认知衰退。在为受试者提供干预措施的不同选择，以预防或延迟认知老化或避免其进展为痴呆的方面，"危险因素"（risk factor）研究并不一定比关联研究更好。目前，无法证明任何一个危险因素在其中具有决定性的影响，许多因素看似有着一定的合理性，但是并没有可信的证据表明这些干预可以减缓认知老化，并具有延迟甚至预防痴呆发病的潜力。

以下章节描述了特定的认知功能是如何随年龄的增长而变化的。虽然没有病理性改变，这些变化不会显著损害个体独立生活的能力，但它们在很大程度上仍是有害的。

五、注意力

想象一下你又开始走神做白日梦了，但你需要同时对眼前的事情保持注意力。你需要将注意力集中在面前的书本，或者专注于短期记忆存储中的之前几页内容，甚至是回忆几周前在杂志上读到的一篇文章信息。无论是哪种情况，你都需要调用你的记忆，无论是来自长期或短期记忆，还是来自你现在正在阅读的内容，甚至是你"内心的声音"。所有这些经验都在你阅读本章时发挥了作用。当你全神贯注时，你似乎就能够理解这本书的内容。你可以洞察到大脑工作的奥秘，明了整个过程。你甚至觉得自己已能给别人解释本书内容了。那么，你是怎么做到这一点的？

在纷繁复杂的世界中，注意力决定了哪些信息能够进入我们的大脑。为了确保大脑能够接收到有意义的信息，必须遵循一些规则。第一，这些信息需要持续存在足够长的时间，以便能从周围的噪声中被挑选出来。第二，注意力需要被引导。这种引导可以通过两个途径来实现：一种是自主控制（通过丘脑—皮质神经元），被称为"自上而下"的注意力；另一种是由于外部信号非常强烈或带有强烈的情感因素，因此无法被忽视，这被称为"自下而上"的注意力。值得一提的是，注意力与意识不同。注意力通过有意地组织（"自上而下"）或允许强烈信息进入（"自下而上"）的方式来引导信息进入意识。我们可以形象地将注意力视为意识的"守门人"。本节重点关注三种受衰老影响的注意力类型：选择性注意力（selective attention）、分配性注意力（divided attention）和持续性注意力（sustained attention）。

目前有许多关于注意力和意识的比喻，其中的一些在相关领域的教学中发挥了生动的阐述作用。图7.4是一个简化的"剧场比喻"。[10]请读者想象一下，在一个可以容纳百人的阶梯教室中，讲台处于中心位置，被笼罩在一片黑暗中。讲师充当旁白的角色，对即将发生的事件进行逻辑性评论。聚光灯打在了表演者身上。在阴影中，昏暗的灯光照着合唱团，他们低声交谈，声音模糊不清。

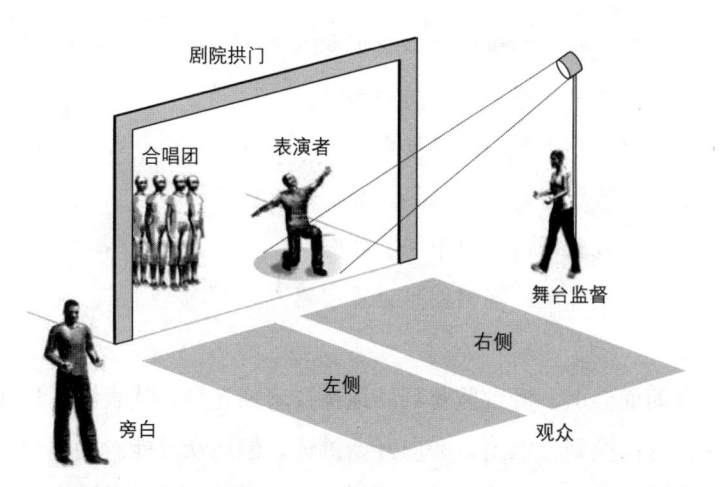

图7.4 该图显示了中央执行系统（掌握聚光灯的"舞台监督"）如何将注意力引导到舞台监督选定的、以意识形式展示给观众的演员身上，包括与自我意识有关的大脑区域，以及来自内部（身体和心灵）和外部世界（环境）的不同类型经验的辨别力。连续经验之间的逻辑连贯性由旁白（或"内在声音"）来完成。旁白将经验解释给自我听。合唱团在舞台的中央，而不是此时此刻的聚光灯下。合唱团代表了直接的或与近期经历相关的情感，或是从与此刻相关的经验中感受到的情感记忆。

　　旁白解释说，"追光"表示注意力的力量，而观众代表有意识的大脑。旁白说："现在缺少的是一位戏剧导演……让我们把属于导演的决定权交给台下的观众，让你们来决定聚光灯如何移动。"聚光灯下的表演者则吟诵道：

　　　　心智的本质活动就如同蝙蝠，
　　　　独自在岩洞中飞翔跳动，
　　　　凭一种本能的智慧应对，
　　　　避免碰撞石头砌的围墙。
　　　　它无须犹豫或探索，
　　　　就已暗中知晓障碍在何处，

因此可以穿梭闪避，上下翻飞，
在黑暗中循一条完美的路径。
这个比喻是不是还挺完美？
心智就像是一只蝙蝠。如此贴切！
在最精巧的智慧中将其领会。
一个优雅的偏离就可以重回洞穴。[11]①

在朗诵会上，舞台监督巧妙地操控着聚光灯，从表演者切换到旁白，再切换到合唱团。旁白开始讲述，但观众只能看到移动的嘴唇。合唱团的声音逐渐变大，营造出表演者对这首诗赋予的感情。观众能够轻而易举地理解正在发生的事情。在朗诵会结束时，旁白再次出现，他解释了这首诗的含义。但这与合唱团的诠释相矛盾，他们抱怨这与他们的感受相去甚远。旁白解释称，合唱团仅代表了表演者的情感体验，并不能作为权威解释。

在随后的学生讨论中，一些人提出了这一比喻引发的问题，还有人讨论了理解这个隐喻所需的多个层次，但是所有人都认为注意力在意识中具有核心作用。

（一）选择性注意力

选择性注意力是一种至关重要的能力，它能够从感觉系统和记忆存储中筛选出相关信息进行组织，同时忽略与手中任务无关的信息。选择性注意力主要分为两种类型：一种是"自上而下"的自主性注意力（voluntary attention），另一种则是"自下而上"的反射性注意力（reflexive attention），在后者的情形中，一个或多个感觉

---

① 乔文姝译。

系统会提出需求并占据注意力。选择性听觉注意有时被称为"鸡尾酒会效应"（cocktail party effect），即在嘈杂的环境中，我们仍然可以专注于单个对话。值得注意的是，这是许多老年人感到困难的地方，有时他们甚至会因为尴尬而有意避开这样的场合。

在解释鸡尾酒会效应时，我们会遇到这样一个问题：这种决定何时过滤掉不必要的噪声的能力，究竟是在信息处理的早期还是晚期阶段发生的？在早期模型中，信息在被筛选掉之前并没有经过完整的分析。来自英国剑桥大学的戴维·布罗德本特（David Broadbent）描述了[12]一种在早期阶段筛选外界刺激的门控机制。与此相反，支持晚期模型的人认为，所有传入的信息在筛选之前都经历过相同的处理程度，即它们均被赋予了某种意义（语义）。这意味着，那些被意识忽略的信息，在需要的时候仍是可以被分析的，它们被储存在某种临时存储区域中（可能等同于图7.2中与感觉区域相邻的矩形）。

关于选择性注意力的观点可以归纳为注意力的"信息处理理论"（information processing theory）。随着年龄的增长，面对大量庞杂的信息时，选择性注意力会出现损伤。出于某种未知的原因，老年人的信息处理能力较弱，无法应对大量的信息，准确而快速地完成任务。他们难以辨别哪些信息是相关的、哪些是无关的。这可能是由于中央执行系统控制注意力的能力受损（参见图7.2）。

（二）分配性注意力

分配性注意力是指在两个或多个信息源之间分配注意力的能力。这种能力主要关注的是不同信息组之间竞争进入意识的程度，涉及同时执行多个任务的能力。研究人员针对大脑在不同年龄段能够同时注意的信息量进行了测试。相较于年轻人，老年人通常会感到注意力分散测试更具挑战性。这是因为老年人对自己的表现持有较低的预期，并在自我评价时表达了这种担忧。尽管实验结果并不完全令人信服，但我们能够确定的是，老年人或许在某些特定的注意力分配测试中的表现不如年轻人。只有当任务非常困难，需要多种感觉信息的输入并从一系列复杂的可能性中做出正确的反应时，这一差异才变得非常明显。

有趣的是，如果给予老年人足够的时间练习，同时有人不时地监督或者培训他们，即使是面对最困难的任务，老年受试者也可以很好地完成。这可能与老年人享受从文学、艺术和音乐方面带来的模糊性乐趣有关。认知能力的发展一直持续到老年阶段，不断进行抽象推理的益处在于，老年人更能够容忍不确定性，并允许矛盾的想法以新颖而有趣的方式发展。这些认知老化的积极影响将在本章后面进行讨论。

（三）持续性注意力

持续性注意力通常被称为"警惕性"，是指长时间保持注意力的能力。这种能力在那些需要对少见和不频繁的刺激（例如，机场调度员注意雷达信号）保持警惕的职业中是非常关键的。警惕性包括两个因素：（1）随时间变化的检测准确性；（2）随时间变化的错误率。导致与年龄相关的准确性下降及错误率增加的因素包括与衰老相关的药物影响、一般健康状况以及膀胱控制能力。简单来说，身体和医疗问题对老年人的注意力影响更大，因为这些问题随着年龄的增加而变得更加普遍。当测试警惕性任务要求对不常见的刺激进行反应时，老年人的表现可以和年轻人一样好。尤其是当观察者知道刺激的位置而不需要寻找时，这一反应会表现得更加明显。

六、信息处理过程

（一）语言处理过程

这是一个单词吗？它有什么意义吗？语言处理的第一步是听觉系统接收信号。随着年龄的增长，特别是在80岁以后，我们更难以听到一些声音。这种情况在环境很嘈杂时尤其明显。这很大程度上取决于语境，如果语速很快但有合适的语境时，大多数老年人甚至可以跟上每分钟300个词的口语速度。

了解参与讨论的主题的背景知识有助于老年人更轻松地处理和理解语言。当谈论的内容是老年人所熟悉的领域时，他们在语言处理速度上似乎比年轻人更具优势。然而，如果所使用的词汇或讨论的话题与他们的经验不匹配，那么他们将处于不利的位置，即使老年人具备很高的语言熟悉程度和丰富生活经验也无法克服这一挑战。

七、总体思维能力

美国伊利诺伊大学（University of Illinois）的雷蒙德·卡特尔（Raymond Cattell）和美国丹佛大学的约翰·霍恩（John Horn）提出，总体思维能力（智力）可以很宽泛地分成两个相互重叠的类别：液态智力（fluid intelligence，Gf）和晶态智力（crystalized intelligence，Gc）。液态智力指的是个体解决以前从未遇到的问题类型的能力，其中过去的个体经验不起作用。而晶态智力则反映了个体随时间积累的知识总量。卡特尔和霍恩认为，液态智力对晶态智力有重要贡献，因此具有相同液态智力但社会文化经历不同的人，其晶态智力可能会有显著差异。然而，这种简单区分液态智力和晶态智力的模型不足以说明整体智力中的其他重要组成部分。一个综合的模型需要包括信息处理速度（Gs）、语言感知（Gl）和视觉感知（Gv）。

"智力"这一术语并没有得到学界的广泛认可，但是仍然被人们普遍使用。这主要是因为它是一种非常有用的衡量一组属性的工具，而这些属性对个体未来行为具有很高的预测价值。

随着年龄的增长，皮质区域之间的连接效率会逐年降低，这是由于白质束受到衰老的影响（参见图7.5）。如图7.5B所示，神经网络路径的中断使得信息需要找到一条替代通路，但这一通路的传导速度较慢。网络的输入信号可能是抑制性的，也可能是兴奋性的，而神经网络的作用就像一棵可修改的"决策树"。如果在神经网络中遵循一条抑制性通路，那么就有可能识别出这些连接。一旦这些连接断裂，将促使神经网络重新建立一条替代性的抑制性或兴奋性连接路径，就像在迷宫中寻找新的路径。神经网络的复杂性远超于此，平均每个神经元与其他神经元建立10000个连接。当神经网络受到退行性疾病破坏时，它会重塑并建立补偿路径。

⟷ 兴奋性通路
⟵--⟶ 抑制性通路

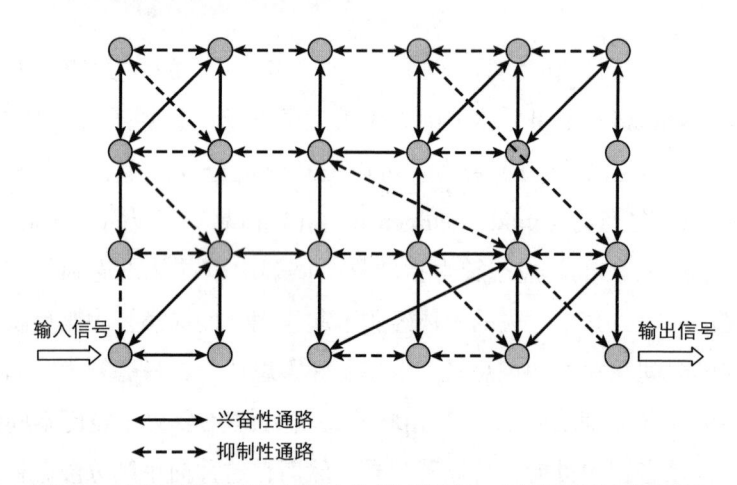

图7.5A 本图展示了由神经元（圆圈）构成的神经网络。这是高度简化后的示意图，没有表现出神经元之间的高密度连接。一些连接是抑制性的，另一些是兴奋性的。

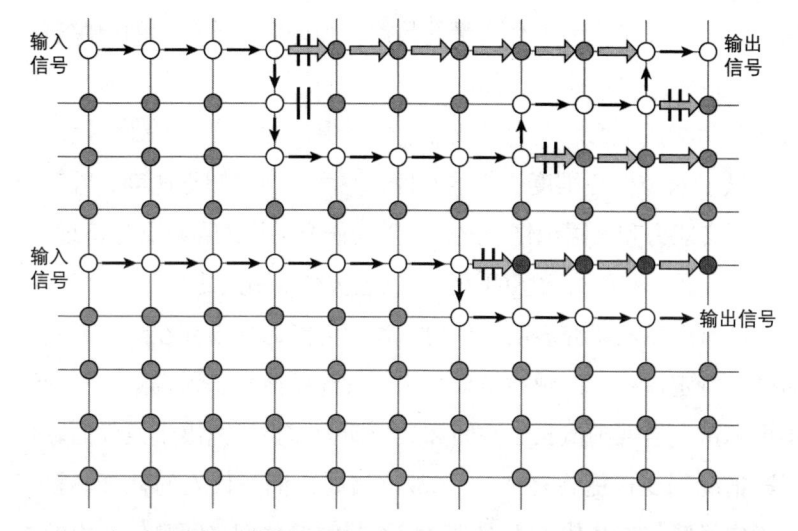

图7.5B 在一条通路中，连续的空心圆表示信号在神经网络上成功传输的路径。当其中一个连接断开时，信号会采取绕道的方式，通过路径由11个神经元增加到12个，因此需要更长的时间来完成。在上面的通路中有4个断裂点，因此绕道后通过的神经元由原来的11个增加到15个，从而大大增加了通过神经网络所需的时间。

（一）衰老与智力：西雅图纵向研究

K.华纳·沙耶（K. Warner Schaie）[13]和他的妻子雪莉·威利斯（Sherrey Willis）致力于研究生命过程中个体智力差异的原因。1956年，沙耶在妻子的协助下，在华盛顿大学开始了他的博士论文研究。这项研究后来被称为"西雅图纵向研究"（Seattle Longitudinal Study），为目前很多关于衰老和智力的研究奠定了基础。沙耶从一开始就认识到，单纯比较不同年龄的人（年轻人和老年人）的研究结果，与比较同一个体不同年龄阶段的研究结果是不同的。他的研究一直在进行，目前已经持续了五十多年，每七年进行一次，最终进行了六轮数据收集。研究对象一直是同一批人，但每个新周期开始时，都会有新的受试者加入。共有五千余人参与了这项研究，并提供了大量关于生命历程变量的数据。和许多其他后续的跟踪研究一样，西雅图纵向研究也面临这样一个问题，即一直留在研究中的人在智力测试上的表现通常比那些中途退出的人要好。他的团队主要测试了六个核心维度：归纳推理、空间定向、知觉速度、数字能力、语言能力和言语记忆。此外，随着研究的深入，社会经济地位、健康状况及一些更为敏感的认知测试也被纳入测试的范围。

西雅图纵向研究表明，任何一种智力能力都不存在随年龄先增后降的特定模式。而观察结果表明，女性更擅长于语言意义和归纳推理测试，男性则擅长于空间和数学能力。当研究出生条件的影响时，情况则变得更为复杂。"二战"后婴儿潮一代人的社会、教育和工作经验与前几代人不同，这或许能解释他们之间整体能力的差异及随年龄变化的模式。

西雅图纵向研究的数据引发了广泛讨论，它影响了美国公众，让他们开始关注年龄歧视、强制退休及未来无法独立生活的老年人数目等问题。除了词汇流利度大约在53岁开始下降外，其他能力的衰退主要在67岁之后发生，但这些衰退大多是不定期的。然而，即使到了这个年龄阶段，衰退仍然非常轻微，大多数能力衰退要到80岁左右时才会比较明显。值得一提的是，言语能力是一个例外，其在25岁和88岁的个体中并没有表现出显著的差异。

西雅图纵向研究最有趣的发现之一是，揭示了出生时间差异对于特定能力随年龄变化模式所产生的巨大影响。早期研究对年轻人与老年人进行比较时，高估了60岁之前认知衰退的程度。这一发现可归因于后来的参与者接受正规教育的时间变长，并且他们有着更复杂的生活方式。

西雅图纵向研究提供了重要数据，说明了与年龄有关的认知变化模式的因素。如下：（1）有益健康的生活方式，其可降低心脏病和卒中的风险；（2）拥有较高的社会经济地位和较长时间的正规教育有助于获得更多的物质资源；（3）人在中年时期具有更好的思维灵活性及适应性；（4）拥有积极的社交生活方式和精神上的休闲追求，如阅读、旅行和对文化活动（如戏剧、音乐）的兴趣；（5）与认知能力较高的人结婚。尤其当一个较为平庸的个体拥有一个智商更高的配偶时，这一效应尤为明显；（6）在知觉运动任务中保持高反应速度，这一点在其他认知能力范畴中同样适用；（7）中年时对一生成就的满意度。

综合考虑这些预测因素，我们发现一个典型的认知功能维持不良的例子：一位受教育程度较低、对自己一生的成就不甚满意的男性。西雅图纵向研究提供了从青年到老年的生命历程数据，这为解释变化模式的差异提供了有力支持。华纳·沙耶的研究提出了与衰老相关的退化模式的重要问题。当老年人在某一种类型的测试中表现欠佳时，这是否意味着他们肯定在其他测试中也会有不良表现？换句话说，各种能力的退化是"齐头并进"的吗？然而，在实际研究中，即使是90岁的高龄，也很少有人在所有的测试中都表现出功能衰退。

这一发现促使研究人员开始关注不同能力类型之间的关系，及其如何随年龄增长而变化。沙耶认为，在人的一生中，相互关联的结构基本保持不变，但这也可以通过西雅图纵向研究中所有能力都基于同一内部结构来解释。这些发现让人联想到约翰·霍恩和雷蒙德·卡特尔提出的认知老化的研究方法，他们提出，在一系列重要的智力中，对智力发育和衰老最重要的两种能力是液态智力和晶态智力。

液态智力和晶态智力的测量方法不同。液态智力的测试涉及推理，因此已有的知识并不能提升测试表现。例如，给你一串数字：

25，24，22，19，15……在这个数列中，下一个数字是什么？答案是10，因为每个数字都是前一个数字减去一个递增的数（即进行一次减法运算），这个递增的数就是进行步骤的编号。按照这个规律，我们要进行第五次减法运算，所以答案应该是最后一个数字减去5，即10。

晶态智力的测试取决于已有的知识。例如，给你一系列字母R，O，G，B，I……下一个字母是什么？答案是代表紫色的V。这一系列字母是按照彩虹的每种颜色的单词首字母排序的。解决这个问题无法通过推理，而是需要观察和理解字母代表的是彩虹颜色的顺序。显然，如果你对视觉世界缺乏兴趣，你可能注意不到这种规律。这种"对世界的兴趣"与液态智力相关，因此晶态智力的测量也可以在一定程度上反映液态智力的情况。

我们在对不同年龄认知功能的横断面研究结果进行荟萃分析（meta-analysis）时发现，高达79%的认知功能亚型中变异性可以归因于处理速度。然而，我们仍无法确定处理速度是否比工作记忆更为重要。这种不确定性的部分源于我们采用的是横断面研究数据而不是纵向研究数据。一些纵向研究的观察期较长，使得我们可以设计和测试更复杂的认知老化模型。例如，纽约阿尔伯特·爱因斯坦医学院（Albert Einstein College of Medicine）的马丁·希利温斯基（Martin Sliwinski）和赫尔曼·布施克（Herman Buschke）[14, 15]使用纵向研究数据发现，处理速度在认知老化影响因素中仅占6%—29%。其他研究方法表明，认知老化主要有两个轨迹：一个是从中老年时期开始逐渐缓慢退化，另一个是从70岁左右开始加速退化。

如果这两种轨迹——渐进退化和加速退化——具有共同的原因，我们或许能够研究环境和遗传因素对认知老化的影响。瑞典卡罗林斯卡学院的南希·佩德森和她在美国南加利福尼亚大学的同事发现，遗传学因素通过影响信息处理速度来决定认知加速退化的速率。[16]

卡特尔和霍恩提出液态智力和晶态智力在发育和衰老的过程中有着截然不同的规律（参见图7.6）。液态智力在成年期间逐渐下降，但其背后的原因尚待进一步探究。这可能与多种因素有关，如衰老、损伤、毒素积累、缺乏训练等。尽管我们每天都在使用语言和知识，但一旦我们完成了正式教育，我们便很少被要求去完成连续的任务。相比之下，晶态智力的提升与整个生命历程中知识的积累有关。通过比较不同年龄段个体在完成知觉运动学习任务的表现时，我们可以清晰地看出不同年龄阶段液态智力与晶态智力的差异。例如，一个13岁的女孩可以很快地提高其外语能力，而她73岁的奶奶可能会面临较大的困难，尽管奶奶的语言能力明显优于她的孙女。这凸显了13岁时更高的液态智力在学习过程中的优势。

信息处理速度是解释液态智力和晶态智力差异的关键因素。通过神经网络示意图（图7.5A和7.5B），我们可以设想，由于最佳路

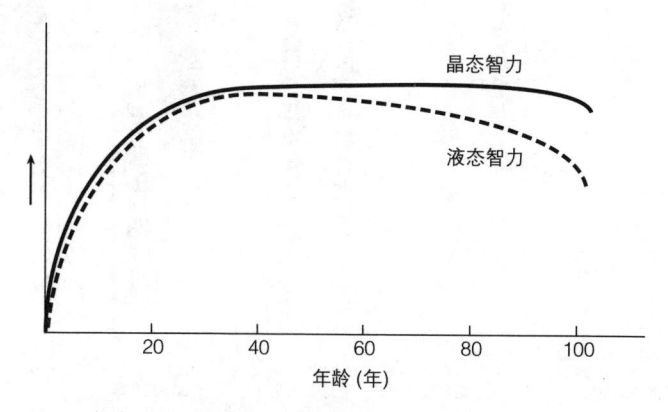

图7.6　年龄与晶态智力和液态智力之间的关系。晶态智力在中年时达到最大值后仍能保持，对一些人来说，晶态智力直到90岁都能够持续提升。液态智力在43岁左右开始下降，并且在67岁左右显著降低。

径上的连接中断，完成处理任务所花费的时间会增加。我们应该考虑中央执行系统的作用，它负责将重要信息保留在工作记忆中供完成任务的需要随时调取。随着年龄的增长，排除可能分散记忆力的无关想法变得更加困难。

图7.7展示了在阿伯丁1921年和1936年出生队列研究中发现的个体认知表现轨迹。可将这些真实数据与图7.6所示的晶态智力和液态智力的衰老模式曲线进行比较。为什么个体差异如此之大？为什么很难在数据中找出偏离亚组模型的个体？我们有理由认为，在未经筛选的参与者中可能存在一个相当大的亚组，亚组中的参与者均处于阿尔茨海默病早期的"临床前阶段"。还有一些个体在认知测试中的表现可能会因并发症或处方药物的影响而降低。

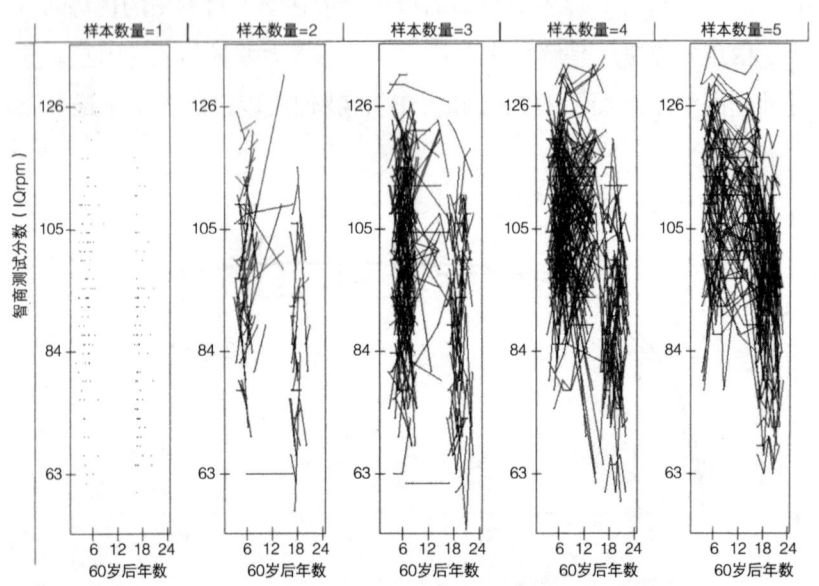

图7.7 阿伯丁1921年和1936年出生队列研究中的791名参与者的纵向数据图。数据为63岁到82岁参与者5种场景下的认知分数。图中的连线代表一个人5次数据的趋势。这些分数表明，脑老化仅有轻微的负面影响，而重复练习具有更强的积极影响。

(二)认知老化与职业复杂性

在衰老的过程中,参与社会事务有助于一般智力的保持。不同类型的工作需要不同的技巧和能力,不同职业所需的脑力劳动和投入程度也有很大差异。随着年龄的增长,许多老年人都在努力维持心智能力。对许多人来说,退休意味着结束一个以工作为中心的生活阶段,与同事的相处时间和积极参与娱乐的机会也随之减少。因此,人们自然会产生担忧,认为缺乏智力挑战可能会加速认知能力的衰退。分析究竟发生了什么是相当棘手的,因为随着年龄的增长,身体和精神都会发生变化,健康状况可能会下降,生活中不愉快的事也可能增多。

早在沙耶开始其西雅图纵向研究之前就有关于认知老化的研究。在20世纪初的巴黎,有研究比较了学校教师与布列塔尼(法国的一个大区)渔民的认知水平。[17]年龄较大的退休教师在思维速度测试上明显优于同龄的渔民,但在重复测试中,二者表现出相同的退化速度。教师不仅在记忆测试中比渔民表现好,而且随着年龄的增长而衰退的速度也要更慢。相比之下,渔民(其中很少是完全退休的)在肌肉力量、速度和耐力测试上表现得更好,且这些方面也退化得更慢。

《美国职业名称词典》(*The U.S. Dictionary of Occupational Title*)列出了每种工作在三个工作领域的复杂性:与人打交道、与数据打交道、与事情打交道。显然,受教育程度将决定从事更复杂工作的职业准入及在职培训,而被选中从事复杂工作意味着在大脑开始衰老之前,智力水平已经达到了更高的水平。如果考虑到年轻时的智力水平和教育情况,随着年龄的增长,认知功能的保持会越来越好,这与工作中人和数据的复杂性相关,但与实际任务无关。从某种程度上说，这似乎反映了建立信心对已有认知能力水平的重要性。

（三）皮亚杰：智力发展与衰老

人们关于认知老化的讨论通常集中在究竟哪些指标是可以被测量的。心理测试的结果往往被视为认知能力变化的金标准，但我们也有其他的方法。让·皮亚杰（Jean Piaget，1896—1980）对儿童如何看待世界的描述是目前学界中最有影响力的理论之一，这一理论被认为与认知老化相关。心理学专业的学生倾向于将认知发展的社会、情感、认知理论综合起来，他们往往认为皮亚杰的工作相当抽象和遥远。一位学生曾说，他喜欢"敏感而动人的方法"，而不是皮亚杰这种"冷漠而疏远的方法"。

皮亚杰改变了我们对儿童智力发展的看法。他的著作完全用法语出版，使用的方法与当时在美国和英国流行的方法不同，因此他的作品起初鲜为人知。他早期的研究兴趣在于智力发展，最初曾与阿尔弗雷德·比奈（Alfred Binet）一起开发了第一个智力测试。他很快意识到比奈的目的仅仅是计算答案正确与否，而他自己的兴趣在于探究儿童是如何得出答案的。经过多年的仔细观察，皮亚杰总结出了自己的儿童智力发展理论。

皮亚杰认为，发育过程代表了每个孩子与环境之间的相互作用。他推测，每个孩子都有着与生俱来的能力，这些能力的组织方式是预先设定好的，以便在发育过程中的特定时期以特定的方式对所遇到的事物做出反应。通过专注于研究认知结构在生命历程的每个阶段中是如何被同化和组织的，皮亚杰将组织方式与适应能力并列放在了智力发展过程中的核心位置。他认为，发育过程有四个主要发展阶段（参见表7.1）。儿童在不同阶段对世界的理解完全不同。这种转变在童年时期会发生3次（大约发生在2岁、7岁和11

岁时）。这些阶段的确切顺序不能改变，并且如果个体没有经历前一阶段，就不能进入下一个阶段。此外，不是所有的孩子都能完成最后阶段。图7.8总结了皮亚杰的各个认知发展阶段。

表7.1　皮亚杰的儿童认知能力发展四个阶段

阶段	主要特点
感觉运动阶段 0—2岁	婴儿通过感觉和运动行为来了解他们的世界。认知结构是以行动为基础的，逐渐变得更加复杂和协调。在这个阶段的后期，行动被内化为第一个表征符号。
前运算阶段 2—7岁	儿童用语言来理解他们的世界。他们在游戏时会发挥想象力，但已经能够区分幻想和现实。在这个阶段，儿童的大多数行为都是以自我为中心的，直到阶段的后期"心智理论"开始形成。
具体运算阶段 7—11岁	儿童开始熟练掌握分类、可逆性和守恒性方面的知识，并在思维上表现出操作表征符号的能力。这是逻辑思维的初步证据，但通常只适用于具体而不是抽象的思维。
形式运算阶段 11岁以后	此时出现了抽象思维和逻辑推理能力，当应用于解决问题时，个体可以评估不同的解决方案。他们的精神生活几乎完全是关于观念的，而非物质实体。

注：在认知老化领域应用皮亚杰的理论，会遇到一个重要的问题。即许多成年人从未进入过形式运算阶段，甚至对于那些已经进入这一阶段的人来说，其形式运算阶段的思维能力可能是不稳定的，只适用于他们受过良好训练的领域。例如，一些高级工程师可以非常熟练地解决因为机械工具而引起的问题，但是他们不擅长抽象推理。当被问及这二者的差异时，这些工程师可能会答道，他们对没有实际意义的问题没有兴趣。

由于我们的兴趣主要关注成人的认知老化，所以在这里不详细讨论认知的早期阶段。我们的兴趣在于最后一个阶段，即11岁之后的形式运算阶段。随着发育过程中逻辑推理能力的发展，解决问题变得越来越容易。每个问题的解决都可分解为一系列步骤，如果我们一次解决一小步，就可以得到一个整体解决方案。即便遇到以前从未遇到过的问题，这种方法也是非常有效的。这种方法的基础是一个普适的逻辑结构，即思考是"一步一步"进行的。而解决问题是一个"以目标为导向"的过程，只为得到一个单一的解决方

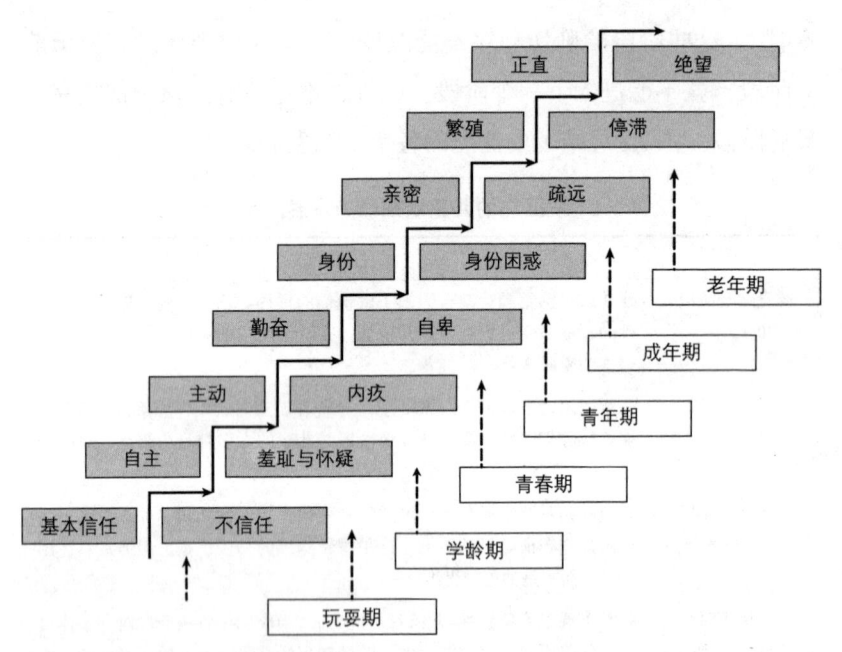

```
                                    正直 ──→ 绝望
                                     ↑
                              繁殖    停滞
                                     ↑
                         亲密    疏远
                                 ↑
                      身份    身份困惑              老年期
                              ↑
                  勤奋    自卑                  成年期
                          ↑
              主动    内疚                  青年期
                      ↑
          自主   羞耻与怀疑              青春期
                  ↑
   基本信任  不信任                  学龄期
              ↑
                            玩耍期
```

图 7.8　皮亚杰认知发展阶段形象化示意图。请注意，他主要聚焦于认知发展的早期阶段，以及成年后期是如何被相对忽视的。

案。随着经验的积累，所有可能的解决方案都仅可能是实际的或符合现实的。形式运算阶段可以应用于虚构的情境中，例如在写小说时可能会遇到的情境。"一步一步解决"的例子在日常生活中比比皆是。如果家里的电视机坏了，你可以对照一个清单来检查：首先检查电源，然后检查电视信号、遥控器、默认设置等。你采取的每一步都是在更进一步地检修电视，每次只做一件事，同时保持其他部分不变。

在比较年轻人和老年人在需要形式运算阶段任务上的表现时，不同研究得出了不同的结果。一些研究表明，老年人在其中的表现较差；另一些研究指出，形式运算阶段的表现可以由液态智力准确预测，并在晚年会有所下降；而还有一些研究则显示二者之间没有出现明显差异。不幸的是，大多数研究设计采用的是横断面研究。这意味着，它们定期对相同个体进行了重复测试（如同西雅图纵向研究），并不能探讨皮亚杰理论在老年群体中是否适用。认知操作能力可能会随着认知老化而退化，它们退化的顺序与其形成的顺序相反。单纯依靠横断面研究数据，我们几乎不可能得到令人满意的结果，现有的一些证据表明实际情况恰恰可能就是如此。[18]

（四）健康状况在认知老化中的作用

随着年龄的增长，健康状况往往会逐渐恶化。华纳·沙耶和弗朗西斯·布里埃（Françis Bourliére）发现，健康状况不佳，特别是心血管健康状况不佳，与认知能力衰退有关。可比较的数据表明，慢性肺部疾病会加速认知老化的速度，长期服用某些药物也会如此。社会经济地位较低和儿童平均智力较低被认为是导致过早死亡的风险因素，尤其是那些"可避免"的风险因素，如戒烟失败、健康咨询依从性差以及过度饮酒。

虽然这些负面因素都可能导致认知能力的下降，但我们不禁要问，是否还有其他的后果？是否存在一些老年人能够在皮亚杰的形式运算第四阶段之后，进一步发展其认知能力？"智慧"这一概念是否真的存在？在过去的40年里，科学家一直努力尝试在实证的基础上建立"智慧"这一概念。而他们遇到的第一个障碍是，传统的心理学调查方法并不能有效地捕捉到被认为"智慧"的成年人与其他未被归类为"智慧"的成年人之间的差异。

（五）智慧

皮亚杰提供了一个宝贵的研究框架，帮助我们深入探讨成年后期智力成长的积极方面。他的研究只涉及儿童和青年人，但简单地预测智力发展在成年后不再进步是不合理的。许多专家指出，形式运算阶段不足以解释成年人的全部智力活动。首先，有必要表明，许多成年人经历了超越皮亚杰形式运算阶段的认知成长。这种"后形式思维"（post-formal thinking）在几乎所有成年人身上都有发现。皮亚杰认为，成熟的成年人能够认识到自己的观点可能比某些权威人士的意见更为合理或有效。这起初看起来似乎是一种犬儒主义的观点，但实际上，成年人不仅可以自信地选择某种立场并坚守下去，而且他们也承认其他人持有与自己不同但同样合理的观点。

随着成熟判断力的建立，人们对社会和生活方式问题的审视更具有反思意义。解决复杂的问题不仅需要吸收他人的观点，还需要对个人专业领域有深入的理解。然而，这不是认知能力成长的终点。最终，人们会超越反思与推理，达到一个情感和逻辑判断完美融合的阶段。正如本书第八章所述，对社会状况的准确评估不能仅依赖于逻辑推理，情感因素在解决日常问题中同样重要。这与心理学测试中的问题类型形成鲜明对比。当问题中包含大量情感因素时，老年人在测试中的表现通常优于中青年。年轻人通常符合皮亚杰形式运算阶段的描述，而老年人则更倾向于使用"生活经验"来解决此类问题。

许多文化中都有关于智慧的讨论。尽管人们普遍将智慧与年老联系起来，但他们也意识到并非所有的老人都具备智慧。事实上，大多数成年人在任何阶段都可能认为自己具备了"智慧"。保罗·巴尔特斯（Paul Baltes）及其在柏林马克斯·普朗克研究所（Max Planck Institute in Berlin）的同事认为，智慧是由一个涉及生命意义和行为的专用体系的元素组成。[19] 如果从实用性的角度将智慧分解为几部分，我们发现智慧在理解人类现状、改善个人健康与生活状态、平衡需求以及从务实的角度确立可实现的目标等方面均有作用。巴尔特斯提出了判断是否具有智慧的五个标准：（1）拥有广泛且深入，并与人类状况紧密相关的事实知识；（2）了解在各种情况下做出正确决策的策略，并接受可能存在不止一个"正确答案"；（3）具有考虑生命历程中所遇各种情况的能力，并将这些情况相互联系起来；（4）理解个人生活状态和目标的独特性的能力；（5）在怀疑性和确定性之间保持平衡判断，提供解决实现终身目标过程中所遇困难的多种解决方案。

智慧的概念并没有被普遍认同。一些批评者指出，只有那些希望自己被认为智慧的人，比如决策者、专家顾问、宗教领袖等，才会接受这些标准。另有人认为，智慧的定义过多依赖语言技能，而在创作性艺术家的后期作品中，我们可以看到另一种智慧。此外，还有批评者指出，某些定义过于关注高水平的领导力和管理能力。相反，实用主义者认为，大型工业企业继续聘用年长的管理者是基于经济效益的考量，这些人更熟悉交易条件周期，更懂得如何预测和实施解决方案。

八、记 忆

人们对衰老的恐惧主要源于对记忆力衰退的担忧。普遍认为，随着年纪的增长，记忆力会不可避免地衰退。过去，这种现象被称为"老化"，现在则更常称为痴呆。许多人害怕随着年龄的增长，思维会加速衰退。但事实上，并非记忆的所有方面都以相同的速度衰退，一些记忆能力可能根本不会下降，而且几乎每个人的记忆力到了90岁之后才会出现真正的受损。首先，人们"对衰老的恐惧"一定程度上反映了他们总倾向于设想老年时最坏的状态。不能仅仅因为一个人年老，就认为其记忆力一定会受损。对一些人来说，年老甚至会带来一些好处,例如不再需要对别人负责。在一些文化中,这种社会地位的重塑被认为是正常现象。

补充材料7.1　正常认知老化与早期痴呆的区别

　　玛丽已经70岁了,自从8年前丈夫去世就一直独居。最近,她从原来的家搬到了与她大女儿玛丽-卢在同一街区的公寓。玛丽似乎适应得不错,但她需要有人帮忙购物。她的女婿像丈夫以前一样帮她管理财务。最近,玛丽觉得自己需要更多的帮助,但她羞于开口,于是变得忧心忡忡,日常活动量也下降了。几个星期前,她在熟悉的购物中心独自购物时迷路了,幸好有朋友把她送回家。从那以后,她不再开车,现在由她的孙子帮助她。玛丽-卢一直关注母亲的用药情况,认为她只是忘记吃降压药,应该找医生进行复查。她希望医生能够注意到母亲的轻度精神能力衰退,并且给出预防进一步恶化的建议。玛丽知道自己对日常事情的记忆力不如以前,但她强调自己对童年的记忆如昨日般清晰。在家庭聚会上,她看起来还是老样子。她总是被要求背诵记忆中的一首诗,对那些她10岁时学过的诗歌,她一个字都没有错过。玛丽-卢想知道对她母亲这个年龄来说她是否正常。家人该担心她的状况吗?

　　为了更好地了解玛丽的情况,我们再回到图7.2。这张图展示了她的精神生活的广泛组织结构。高效且精确的目标追求行为有赖于各主要组成部分的协同合作。一些因素将注意力引导到外部世界的特定方面,比如语言如何被理解,感知到的事物唤起了何种记忆,以及一些思绪和感受为何能比其他内容保留得更持久。在玛丽的例子中,我们能够看到关于一些遥远的事被记忆保留了下来,但更多近期的事则被遗忘了。这表明短期记忆和长期记忆之间有着重要的区别。

长期记忆由隐式和显式记忆组成。这两个术语意味着，有些记忆是显性的或能够意识到的，比如对事实的了解；而另一些则是隐性的，即这些记忆具有暗示性，我们大多时候都无法意识到。隐式记忆的一个例子是运动记忆，比如我们如何刷牙。目前已知两种主要的记忆类型是情景记忆和语义记忆。情景记忆涉及对事件发生时间、地点和人物的记忆；而语义记忆则涉及关于世界和语言的知识。

在某些特定类型的脑损伤或疾病中，记忆力减退是典型症状，并且可以将其与特定脑区域的损伤或疾病相联系。这些临床观察表明，一些特定的脑结构在其中十分关键。

年老时更难记住最近发生的事很常见。短期记忆由一些至关重要的过程组成，这些过程将新信息保存到脑海中，用以决策、解决问题和完成当前任务所需的记忆检索。短期记忆的容量有限，因此任何时候都只能记住大约七个东西。这里的一个"东西"可以指代任何事，如一个单词就可以算作一个东西，而不是要计算单词中的字母数。

短期记忆能力随着年龄的增长而下降。这足以解释很多相互独立的心智功能随着年龄的增加而逐渐衰退的现象。这种观点的核心在于短期记忆在理解语言方面执行的关键任务——对经验赋予直接的意义，并且开始向长期记忆存储中转移。使得问题变得更为复杂的是，不同亚型的记忆受到衰老的影响不同。例如，有证据表明，相比于言语记忆，空间记忆随着年龄的增长而衰退得更多。如果这是真的，那么我们需要一个更为复杂的短期和长期记忆的模型，来理解年龄对于心智能力的影响。这样一个模型需要有多个连环相扣的部分，其中一部分变化将会影响其他部分的功能。

补充材料7.2　当对初期痴呆症的焦虑成为困扰时

　　弗兰克刚满70岁，他最好的朋友哈莉在患痴呆症5年后去世了。因此，弗兰克自愿加入到我们的痴呆症研究中，他说："哈莉会希望我做点什么。"很快他进入了一项记忆训练研究。弗兰克谈了很多关于哈莉的事，然后也谈了关于他自己的母亲和她的母亲。他很快意识到，他可能有痴呆症家族史，他的祖母在看护中心去世时很无助，但没有人对他说过这些。他想知道自己的健忘是否"正常"。他总是认为70岁是他心智能力开始衰败的年龄。现在，他会在日记中列出自己的日程，而且还记录"错误"。读完他的列表，他所记录的一切似乎都是微不足道的。弗兰克和另一位85岁的志愿者乔治成了好朋友。乔治是一位功勋卓著的退伍老兵，在他60岁的时候，他开始喜欢上电子产品。12年前，他的妻子去世后，他在家中摆满了电脑、短波收音机，并且有了一个设备齐全的工作室。"你真傻，"他跟弗兰克说，"你应该沉浸在一项爱好中，这样就自然而然地忘了有关记忆的问题……在我们有生之年，这是不能被治愈的。"

　　弗兰克仍然专注于他的记忆问题。他一直缠着研究者询问，记忆是如何工作的。他读了很多书籍，更加确信他的大脑已经开始衰退，痴呆即将来临。乔治却不同意："如果你想做出努力，就来看看你能做些什么。"他说服弗兰克来他家做客。弗兰克说这次拜访是一个意想不到的转折。"这是真的，就像他说的那样，他有很多小发明，而且还源源不断。他说他有四个女朋友。"乔治证实，他确实有四个女朋友，每个工作日一个，星期五则一个人过。乔治告诉弗兰克："一开始其实只是帮朋友的忙,（第一个女朋友）说她没法自己单独出门。之后我想我喜欢上了开车带着她们到处转的感觉,我喜欢她们的陪伴……她们都叫玛格丽特,这样我就永远不会忘记她们的名字,也不会搞不清楚是和谁在一起。"

弗兰克在日常生活中遇到了一些问题。他平均每天都会记录下十几个自己的"记忆错误"。当然,他从没记录过他记得正确的事情。例如,在一项研究中,弗兰克对空间记忆的测试结果略好于同年龄人的平均水平,但他抓着自己的几个错误不放,认为这是他即将会有的痴呆症的证据。当一名研究生将他带到当地的一家超市做地图阅读测试,他惊讶于自己在这方面的成功。他被要求记住一张购物清单和超市的位置图,他零失误地完成了货物商品搜索和采购任务。

在记忆诊所,我们常常会遇到像弗兰克这样的人,他们被称为"忧虑的健康人"（the worried well）。一个人的记忆观念不仅反映出他们如何看待自己的记忆和自尊,而且还以更为复杂的方式反映了他们对记忆功能如何运转的理解,以及记忆是如何受到衰老和痴呆影响的。衰老影响着个体监测自身记忆的方式。老年人认为自己会犯更多的错误,而且预计自己会比年轻人犯更多的记忆错误。乔治的生活中充满了成功,他喜欢接受新的挑战,有时甚至显得有些爱搞怪（虽然没有人完全相信他的关于女朋友们的故事,但他的故事还是有一定的真实性）。他非常自豪地展示了他在80多岁时如何学习新技能。他设计了许多方法来改善偶尔出现的记忆偏差,努力向世界展示一种充满活力的形象。他是一个很好的伙伴。

弗兰克则是另一种人。在经济上,他的石油生意非常成功,55岁时就实现了财务自由,能够依靠积蓄过上安逸的退休生活。他从未结过婚，他卖掉了自己的生意后，给了秘书一笔不菲的奖金。他曾认为，如果这位秘书能够经济独立，她就不会是为了他的财富才和他在一起。然而，这位秘书却买了一辆银色跑车，去国外生活了，从此杳无音讯。弗兰克在爱情中一直不走运。对于弗兰克以及很多像他这样的人来说，他们对记忆力的评价在很大程度上影响了他们在临床记忆测试中的表现。一种现象可能与此有关，那些对自己记忆力充满自信的成功人士往往会选择追求对脑力要求较高的职业和生活方式，而且并不认为他们可能会失败。相反，那些觉得自己的记忆力可能会让自己"失望"的人则会较少寻求挑战，而是会选择不那么需要脑力活动的生活方式。这些差异性与个人性格特质相关，往往是持久的，且与个体与他人互动的风格有关（这部分将会在本书的第八章中讨论）。

除了上述因素外，还有一些其他差异来源值得关注。其中包括老年人身体状况不佳以及用于治疗疾病的药物的负面影响。总之，评估有记忆问题的老年人的关键步骤是评估这些因素对精神表现下降的影响。还要考虑的因素是神经系统疾病的作用。这些疾病会导致精神症状和精神损害，这种损害可能是一过性的，可以通过治疗得到改善，如谵妄；也可能是进行性和不可逆的，如痴呆症。在这些疾病中，常见的有阿尔茨海默病及由脑血管疾病引起的疾病。总之，在确定老年性精神障碍的病因时，需要先排除潜在的可治疗的病因，然后再确定痴呆症的具体类型。

九、易感人群

并非每个人在进入老年阶段时都有着相同的机会或资源来实现成功。一些生命经历可能会阻碍应对策略的成熟和发展，降低克服逆境的能力，并可能加快认知老化。从广义上讲，最易受大脑老化影响的人群可以分为四类，其中最重要的一类是那些在儿童或青年时期患上慢性致残性疾病的人。虽然他们早期能够得到充分的支持，但随着年龄的增长，他们发现曾经依赖的服务无法再满足他们的需求。由于许多这样的人现在主要由社区照顾，因此他们作为老年残疾者的诉求必须在更大的社会关怀框架下得到满足。第二类是那些在儿童时期有过特殊学习需求的老年人，这可能是分类中最大的一类群体。第三类是曾经受过严重的复发性、持续性精神疾病的人，这些人在20世纪得到护理机构的照顾，而现在他们在社区中得到了不同程度的支持。第四类则包括患有更常见的神经疾病的人，如多发性硬化症、癫痫症、某些类型的人格障碍和社会适应不良，以及一些未知的严重心理创伤的受害者等。

（一）轻度认知障碍

在面对特定的临床亚型时，我们发现存在一个庞大的群体，他们面临最大的进行性认知衰退的风险，且老年转化为痴呆的比例高达1/8。尽管存在众多相似的术语来描述这类人，但轻度认知障碍（mild cognitive impairment，MCI）无疑是最为人们所熟知的。然而值得注意的是，并非所有临床医生都接受轻度认知障碍这一概念。他们认为这个分类涵盖了太多不同的情况（下文中列出了一些），因此认为这些符合轻度认知障碍标准的患者都具有相同的痴呆风险的观点不仅没有实际帮助，甚至有时可能产生误导。这些疾病的根本原因各不相同，且相当一部分患者的病情不会恶化，甚至有可能完全恢复到正常水平。[20]这些反对观点或许可以通过"临床前阿尔茨海默病"或"由阿尔茨海默病导致的轻度认知障碍"等术语来中和。但由于缺乏阿尔茨海默病的客观生物标志物，这些术语实际上并没有比单独使用轻度认知障碍更好。

轻度认知障碍的概念核心在于患者个体自我意识到其心智功能已经衰退到足够明显的程度，但这种衰退尚不足以影响日常生活。重要的是，这种衰退还不足以诊断为痴呆，但其严重程度却足以被患者熟悉的人察觉，从而确认患者相比于之前，其功能水平已经有所衰退，这个人可以是一个诊断阿尔茨海默病经验丰富的医生。此外，患者要在至少一项认知测试中的分数远低于同年龄段、同性别和相同教育程度的一般人群。记忆测试结果不佳虽然不是大多数轻度认知障碍定义的关键标准，但当记忆损伤与其他认知测试结果不良一同出现时，这将为轻度认知障碍的诊断提供有力支持。[21]因此，一系列认知功能都可能发生变化，包括记忆力、执行力、注意力、语言和视觉空间技能。学习和保存新信息的能力受损在轻度认知障碍发展为阿尔茨海默病时最为常见。

（二）智力障碍

已有明确证据表明唐氏综合征和阿尔茨海默病之间存在联系。[22]如果寿命超过40岁，几乎所有患有唐氏综合征的患者都会发展为阿尔茨海默病。[23]许多唐氏综合征患者的母亲在怀孕时年龄已经超过了35岁，因此，当这些孩子过早地进入阿尔茨海默病高风险期时，我们不能假定这些母亲在40年后还有能力制订护理计划来照顾孩子。然而，有计划的护理对这些孩子来说至关重要。一些社区已经预见到这些个体患阿尔茨海默病是无法避免的，因此他们会安排这些人进入到专门的机构中接受临时护理，以期在几年内接受姑息治疗。然而，这些机构的分布是极不均衡的，许多老年唐氏综合征患者可能会被安排到普通的养老院中。这无疑是非常不幸的，因为唐氏综合征患者患阿尔茨海默病的问题几乎是完全可以预见的。

对于先天性智力障碍人群的认知老化问题，很难一概而论。大规模的尸检调查并没有显示该群体的阿尔茨海默病的发病率有所增加。然而，许多人逐渐地、过早地丧失他们努力习得的自理和安全保障的能力，需要得到专门的帮助。有时，因为他们的学习障碍与身体障碍或者难以控制的癫痫相互交织，提供这些帮助变得尤为困难（见下节）。

（三）癫痫

老年癫痫患者确实是一个重要的医疗问题。一旦被确诊为癫痫，许多患者需要长期调整并适应复发的风险，并且了解抗癫痫药物（AEDs）对认知功能的潜在副作用。但对于大量患有迟发型癫痫的老年人来说，他们并没有这个机会。虽然迟发型癫痫可能由卒中或者脑肿瘤引起，但也有高达50%的病例原因不明。目前的研究表明，大多数癫痫患者并不会在老年时出现比其他同龄人更严重的认知问题。而有些患者会有注意力方面的困难，当他们从一个话题转到另一个话题时会感到迟钝（有时被称为"注意力黏滞"）。此外，记忆问题和整体思维速度的减慢在这类人群中也很常见。科学家对这些新问题的主要争论点在于，这些问题是源于未被识别的部分癫痫发作，还是由抗癫痫药物副作用导致的？尽管有很多病例报告似乎支持长期控制不良的癫痫会加速认知老化的观点，但系统的随访调查并未支持这一点。各种抗癫痫药物在导致认知副作用方面的能力各不相同。相比其他种类的抗癫痫药物，苯二氮卓类药物、苯巴比妥和苯妥英与认知副作用的关联更为显著。

（四）精神分裂症

大约1%的成年人会被确诊为精神分裂症，且疾病将伴随他们终生。这些个体会出现各种症状，这些症状与儿童时期的自闭症重叠，因此经常会听到精神分裂症与自闭症这两个概念相提并论。在这一类疾病中，相当一部分人（大约1/3）无法从精神分裂症中恢复，并会发展为一种慢性的、有明显认知障碍的状态。作为患有精神分裂症的老年人，他们的认知缺陷会逐渐恶化，终生患有致残性疾病，并且需要多方面的护理。这些不良的后果在过去就与精神分裂症联系在一起，但直到19世纪，人们才将其与晚发性痴呆（老化）区分开来。

目前，许多有认知缺陷的精神分裂症患者并没有得到长期的住院护理。那些住在社区的患者不仅承受着严重精神疾病的污名，以及抗精神分裂症药物的持续副作用，还经历着与导致精神分裂症的生物过程相关的脑部变化。他们的认知缺陷包括记忆力和方向感的下降，同时经常伴有慢性幻觉、妄想和对真实世界的感知能力受损等症状。[24]

（五）多发性硬化

在美国，多发性硬化（MS）是20—50岁人群中最常见的神经疾病。这种疾病很少致命，特别是在新疗法发明后，许多患者可以拥有正常的预期寿命。随着人口年龄结构的整体变化，患有多发性硬化的老年人的数量预计会逐渐增加。值得注意的是，多发性硬化存在不同的亚型。在成年早期，患者可能会经历多次复发和缓解。而在后期，复发的频率则大大降低，而更明显的特征则是由多发性硬化病理引起的神经网络的永久性损伤。尽管多发性硬化症老年患者的病情发展较为稳定，临床特征也长期保持明显的稳定性，但对神经病学家来说，治疗患有多发性硬化的老年患者仍是一项艰巨的挑战。这是因为患者和家属往往认为，无论发生什么，都可以通过疾病进程本身来解释。这可能导致一些问题被忽略，如卒中、膀胱感染或者运动能力的微小改变。

随着治疗多发性硬化药物不断发展，对于多发性硬化老年患者来说，改善生活质量的需求将变得更为普遍和迫切。监测多发性硬化患者的认知状态非常重要，这不仅有助于发现新药物可能产生的不良反应，还有助于识别出可能预防患者认知缺陷的治疗方法。这些患者作为一个群体仍然很难归类。多发性硬化患者大脑的基本病理特征往往是广泛分布的异常病变组织，同时伴有神经组织修复和重建的迹象。

（六）严重的精神创伤

对于严重精神创伤受害者的医疗保健，我们已积累了大量经验，这些经验主要来自对战争伤员以及脑部或脊髓损伤后的年轻人的护理。到目前为止，除了退伍军人之外，关于衰老对认知功能影响的报道仍然相对较少。主要的例外包括第二次世界大战期间（1939—1945）在欧洲和太平洋战区对战俘进行的几次小规模随访研究。这些调查研究起初只是作为轶事收集的，但结果显示，与被德国囚禁的战俘相比，被日本囚禁的战俘幸存者中存在更大程度的认知障碍。营养不良和热带感染对遭返战俘的急性影响在战事停止后得到了充分认识和记录。从德国难民营中释放的战俘营养不良情况较少，紧急医疗问题也较少。相比之下，从日本战俘营中释放的战俘更为虚弱（他们的死亡率远高于德国战俘），并且痴呆症的比例更高，这并不能简单地归因于受到更频繁的头部损伤。

（七）创伤性脑损伤

创伤性脑损伤（TBI）与急性且持续的严重认知障碍风险增加

相关。然而，人们较少认识到的是，多年没有明显认知能力下降之后，创伤性脑损伤也可能增加晚年认知衰退的风险。苏珊·科金（Susan Corkin）关注到了在"二战"退伍军人中创伤性脑损伤和迟发型认知衰退之间的联系。[25]通过比较患有创伤性脑损伤和没有创伤性脑损伤的退伍军人，她证实了年龄相关的认知功能加速衰退与创伤性脑损伤有关。在针对30多年前因身体对抗性运动而遭受脑损伤的男性的随访研究中，研究者发现了与衰老相关的认知损伤模式。[26]创伤性脑损伤对白质束的急性效应包括对皮质—皮质通路的广泛弥漫性破坏。这种破坏可能会诱发代偿机制，以弥补连接的损失，但代价是整体能力下降，因为衰老会损伤大脑功能。

这些研究虽然有趣，但它们尚不足以建立起创伤性脑损伤与后来的阿尔茨海默病的联系。曾有一项研究汇总了七份研究的数据，但并未得出明确的结论。[27]这一结果并没有受到APOEε4携带状态对创伤性脑损伤患者分层的影响。图7.6所示的皮质网络会因衰老和急性创伤性脑损伤而受损。其总体效果是降低神经网络抵御与年龄相关的衰退的能力。这一简单模型是由大脑在损伤后再生能力有限改进而来的，并且正是这种"神经可塑性"反应在创伤性脑损伤后被削弱，使得大脑无法对阿尔茨海默病做出反应。从这些角度看，创伤性脑损伤并不会诱发阿尔茨海默病，但加速了阿尔茨海默病早期阶段的症状。

在临床实践中，专家们常常提出，创伤性脑损伤的心理影响不仅取决于"受伤头部本身的性质"，还取决于脑损伤的确切位置和程度。专家是在权衡一个人在创伤性脑损伤之后，个体适应认知障碍可用的资源。这些资源包括在创伤性脑损伤之前，个体已掌握的应对策略、与焦虑相关的人格特质以及长期社会适应等关键因素。后者包括冲动控制、容忍不确定性或模糊性的能力，以及是否具有药物滥用的倾向。在某些弱势的年轻群体中，创伤性脑损伤经常和这些诱因同时出现。当他们在成年后期寻求医疗服务，并出现高于预期的与年龄相关的认知衰退时，通常很难就可能的原因得出确切结论。

十、个性和认知老化

性格特质与生命历程中应对策略的习得及一般心智能力密切相关。目前，我们有理由认为，性格特质在成年的生命过程中会保持相对的稳定。然而，西雅图纵向研究和其他小型研究数据表明，一些特质会比其他特质更不稳定，并且可能与认知老化速度的差异有关。[28]

这类研究的一个重要混杂因素是，个性和一般心智能力是健康行为的主要影响因素，包括增加疾病风险的行为和改变寻求帮助的行为。例如，高度焦虑会随着并发疾病而加重，并表现出更激烈和持久的应激反应。这些因素共同增加了使用损害认知功能的处方药物的可能性。[29]要解决这些问题，一方面，需要对参与者的性格特质和认知老化之间的联系进行仔细的临床评估，但这种评估在实际中很少开展。另一方面，"开放"的个性特征与更高水平的一般心智能力相关。许多研究表明，智力较高的人整体健康状况更好，长期死亡率更低。[30]

十一、总　结

认知功能涵盖了多种心智能力。这些能力主要关乎大脑如何运作：知晓当前发生的事情，并理解它与过去事件的联系，以及如何可靠地预测未来。衰老带来的损伤主要表现为记忆力的下降和推理能力的减退，而某些类型的判断能力却可能得到提高。虽然感觉能力也可能会受损，但这种影响通常是有限的，并不会对认知功能造成严重影响。我们有充分的理由从信息处理效率降低的角度来理解认知衰老，并接受这种损伤可能是认知老化大部分方面的重要基础。然而，认知能力的所有方面会同步衰退的观点在观察性研究中并未得到证实。事实上，随着年龄的增长，认知能力的变化呈现出多种不同的轨迹。因此，认为衰老是一个统一过程的想法虽然具有吸引力，却站不住脚。支持认知老化的信息加工假说的证据表明，衰老与认知变化之间的一致性可能只是一种统计上的假象。一个更易让人信服的表述方式是："当他们衰退时，并非齐头并进！"

儿童时期的认知发展与认知老化之间的比较研究太少，因此无法提供有效的信息。然而，我们已有一个坚实的基础，可以在皮亚杰提出的框架内，探索认知能力的获得是如何阐明成年后期心理活动的变化的。在研究那些因严重精神或神经疾病而导致认知能力发展受损的老年人时，可以充分利用这些技术。这些个体的晚年生活特别容易受到认知老化的不良影响，并且可能需要特殊的支持措施来帮助其有效地适应老年生活。

第八章
情绪老化

目前，只有极少数的干预手段可以有效降低痴呆风险。其中，积极参与社交和融入社会是相对有效的办法，它们能够降低与衰老相关认知衰退的概率以及临床痴呆的发病率。首个相关的研究报道来自瑞典斯德哥尔摩国王岛项目（Kungsholm Island project），劳拉·弗拉迪戈利奥尼（Laura Fratiglioni）和班特·温布拉德（Bengdt Windblad）对没有痴呆症的老年人进行跟踪调查，发现较少的社会联系和社交活动与新发痴呆症风险有关。[1]其他四项后续研究也得出了一致的结论[2—4]，其中包括一项对16638名参与"健康和退休研究"（Health and Retirement Study）的美国公民进行的随访调查。哈佛医学院的卡伦·A. 厄特尔（Karen A. Ertel）和丽萨·F. 伯克曼（Lisa F. Berkman）以及哥伦比亚大学的M. 玛利亚·格利穆尔（M. Maria Glymour）证实[5]，在50岁及以上的样本群体中，高程度的社会融入预示着记忆能力衰退速度较慢。这些效益在教育程度最低且不患有心脏疾病的人群中最为显著。然而，这种情况或许只是一种"反向因果关系"的体现，也许是早期痴呆所引起的功能性缺陷影响了个体维持社会关系的能力。

在尝试治疗或者预防与年龄相关的记忆力障碍时，往往难以取得成功。研究者发现，社会融入具有保护作用，这成为研究领域中为数不多的令人鼓舞的方向之一。如果能够证实融入社会对个体有益，我们便可以设计有效的干预措施。本章将讨论这些效应可能是什么。首先，我们将深入探讨情感老化的本质，以及我们的社会关系如何与情感生活紧密相连。随后，我们将研究老年群体的社交网络和"社会资本"的概念。这些方面的思考将有助于我们更好地利用现有资源，以应对老龄化所带来的压力。

一、情绪生活

年龄对情绪产生的影响与这一事实紧密相关：随着年龄的增长，大多数人能够更好地识别、理解和掌控自己的情绪。我们会经历各种各样的情绪，在爱、怜悯和愤怒之间经历起伏。到了晚年，我们会拥有一个情绪记忆库，这使我们不仅能够深入剖析自己的情绪，还能对他人的情绪进行洞察。在一生中，我们从他人那里获取情感线索，逐渐增强理解他人感受和意图，并做出反应的能力。

许多关于情绪生活的记录往往只关注我们情绪的消极方面。在精神病学的教科书中，受情绪症状折磨的疾病占据了主要的篇幅。然而，本章不讨论这些临床上的情感异常，而是着重强调情绪对晚年生活的积极作用。我们的目标是了解积极融入社会的生活方式对痴呆和认知衰退可能产生的保护效果。

情绪是正常健康发育的必要组成部分，它们在维系我们社会依恋关系中扮演着重要的角色。我们的情绪往往决定了关键人生选择和生活经历的积极或消极结果。值得注意的是，老年人的情绪依旧可以保持与年轻时一样稳定。他们能够深切地感受到来自社会排挤的痛苦；当他们变得情绪化时，身体所发生的变化也与年轻人无异。正如一位祖母在看到孙子时仍会感到心都被融化了，这种情感与她年轻时看到未婚夫时的感受并没有太大差别。虽然性格会发生改变，但这些变化都很轻微。总的来说，情绪的稳定性与个体对于融入并成为社会群体（通常是家庭）一员的意愿密切相关。从表面上看，情绪似乎很容易被定义，但是我们却有许多不同的方法思考其本质。无论我们的情绪随着年龄的增长变得多么成熟，对其本质的理解始终是心理学家、精神病学家和哲学家共同面临的挑战。

随着我们的成熟，情绪管理的成功与否极大地影响着我们的自尊心和社会认同感。为了获得成功，我们学会了如何察觉自己和他人的情绪，并采取恰当的行为反应。最终，我们将利用这些能力在晚年生活中取得积极的成果。

本章的目标之一是挑战一个共识，即情绪状态会在晚年恶化。在第五章中，我们谈到衰老是如何影响心智能力的。记忆力、注意力和思维速度的衰退与衰老有关。从这个角度上说，人们可能会认为情绪问题也是心智功能受损的表现之一。许多人持有这样的观点，在劳拉·卡斯滕森及其在斯坦福大学的团队进行开创性工作之前，这种观点从未被质疑过。[6]卡斯滕森率先采用了一种从社会、认知和动机因素的角度研究晚年情绪的方法。

（一）情绪是什么？

情绪在人类历史中扮演了举足轻重的角色。对于大多数人而言，情绪是我们人性中不可或缺的一部分，与我们的理性判断能力同等重要。尽管情绪在某些时候被视为具有潜在的危险性，但事实上，情绪常常能为人类的行为提供合理的解释。

情绪是一种只能通过自省才能深入体会的主观体验，与疼痛或者恶心等生理感觉不同，它具有独特的性质，它引导我们以积极或消极的方式来理解自己和周围的环境。随着个体的成熟，我们逐渐意识到情绪可能会影响我们的判断，因此我们也学会了适当地调整和管理自己的情绪。

人们常常将情绪定义为"主观感觉状态"（subjective feeling states），但这引发了一个核心问题：究竟什么是"感觉"（feeling）？尽管威廉·詹姆斯（William James）在1884年首次提出了这一问题，但至今人们还未得到一个令人满意的答案。大多数社会科学家主要关注情绪中可观察的部分。换句话说，当人们宣称自己快乐或者悲伤时，我们如何区分这两种状态？人们用什么方式来表达自己的感觉？个体之间、婴幼儿之间、不同认知能力水平之间，特别是不同文化水平之间的比较都表明，我们可以通过自我报告的感觉、语言的使用和行为的变化来对大多数的情绪状态进行分类。不仅这种分类支持了情绪通过自我感觉的方式来定义的观点，并且这些定义能够真实反映个体相应的内心状态。

劳拉·卡斯滕森的研究结果具有实质性和可重复性，她的发现为其情绪老化的"社会动机理论"（sociomotivational theory）提供了有力支持。这一理论的基本前提是，意料之外的情绪收获和衰老有关。在这些收获中，我们有了回忆快乐时光的能力，也有了回避不愉快记忆的能力。为了和本书所阐述的生命历程理论保持一致，本章将选取从婴儿期到晚年的生命历程，并将我们的情绪发展描绘至有收获与有成就的晚年。所谓的德高望重的老年人[7,8]不仅限于东方社会，在全世界，包括北美和欧洲，都充满了这样的例子。

本章探讨老年人如何实现自己的情绪目标，并着重关注如何在社会关系管理中发挥作用。当社会关系能够提升个人幸福感时，它们就会得到加强和鼓励，也正因如此，我们才会在一生中不断地投资社会关系。然而，不是所有的老年人都会将他们的社会行为视为情绪生活的一部分。如果被人问起，有些人会用"做我想做的事情"来分解他们的情绪，这意味着他们根据想要达成或掌控的目标来管理自己的情绪，尤其是与他人交往时。这种情绪控制方式将不愉快的、糟糕的和其他类似的情绪排除在外。还有些人则会精心管理自己的精神世界，只将精力集中在他们认为重要的事情上。这些人看似离群索居，但他们却因为有机会采取可能带来积极的结果行动而充满活力。动机不仅和我们的行为和感受有关，还与做某件事的初衷有关。

在晚年生活中，我们经历了重大转变以理解我们的情绪和生活目标。这些重要的思考，与我们意识到自己所剩的时间不多也有关系。时间观念不仅影响了我们的个人选择，还激励了我们的行为，并帮助我们确定了切实可行的目标。我们将在本章后面的部分探讨时间管理。

要实现健康的衰老，我们需要掌握情绪管理的技能。就像年轻人一样，老年人同样需要他人的陪伴与支持。当社会支持强大时，老年人在应对和避免压力性的生活事件方面甚至比年轻人做得更好。如果老年人可以维持紧密的社交联系，这不仅会成为其幸福的源泉，也将有助于提升他们的健康状况。因此，情绪在维持健康的心理功能方面起到了关键作用。[9]

反之亦然，在晚年生活里，如果社会关系薄弱或质量低下，情绪状态也会受到相应的影响。缺乏社会支持会使压力管理变得更加困难。对于一个有自信心的年轻人来说，凭借内在力量建立人际关系可能相对容易，但是随着年龄的增长，这种能力会逐渐减弱。零散的社交网络使老年人更加脆弱，增加了他们患上情绪相关疾病的风险。例如，他们可能会在失去一位老友，或者在出现耳聋、视力下降等意外的感觉功能丧失的情况下变得无助和脆弱。

本章开头提到的五项强有力的研究表明，积极融入社会、参与社交的生活方式可以有效预防痴呆症。缺乏社交联系的后果之一是使个体在面对压力时变得更加脆弱。第六章则讨论了压力如何增加人们患上痴呆的风险。同样，缺乏社会联系和痴呆症高风险之间的关联，基本可以归因于晚年脱离社会的人所承受的压力对大脑产生的负面影响。

二、作为情绪专家的老年人

当我们步入晚年，我们对情绪有了更为深刻的理解。这些情绪贯穿于我们人际交往中从爱到恨的相互转变。我们明白，处理情绪的方式直接影响到我们与他人的相处模式。在晚年，我们希望在自我认知方面能充满自信。对很多人来说，这种认知会转化为对自我情绪控制的需要。否则，我们将会浪费掉所剩无几的时间。在探寻本章开头所提到的融入社会的"有益因素"时，这种管理情绪技能显得至关重要。

本节将介绍晚年情绪生活中的三大重要能力。首先，我们将探讨如何准确认识自己的情绪状态。当心智能力随着年龄增长而衰退时，我们是否应该认为自我认知也随之减退？理解和调控情绪的能力能否在成年晚期甚至更长时间里产生积极的影响？

首先，大多数认为能够掌控自己生活的人往往更为健康，他们也更少出现精神疾病的症状，同时有着更强的自尊心。能够掌控自己的状态意味着感受到了控制权在自身（即内部控制）。相反，如果感觉自己很大程度上受到外部控制（如被他人或环境控制），则是将控制权置于外部世界。无论内部控制还是外部控制，都和痴呆的危险因素变量存在关联。例如，女性、职业地位较低的人和教育程度较低的人通常认为他们受到的控制来源于外部。相比之下，有坚定宗教信仰的人更倾向于感受到自己对生活的掌控。许多和内外部控制（"控制位点"）相关的变量都和性格变量以及这些变量的组织方式密切相关。

其次，我们需要考虑是否应该总是表达出自己的感受。有些人认为，掌控情绪就是掌控我们内心感受的外在表现（通常表现为面对不愉快时"保持沉默"）。社会规则决定了什么应当表现，什么不应当表现，最明显的例子就是攻击行为。我们需要学会以他人能够接受的方式表达我们的内心感受。在某些社会中，社会规则可能非常严苛，几乎禁止所有情绪的过度表达。作为一个成熟的成年人，我们希望能在处理情绪时表现得从容自如，展现出自信和值得信赖的品质。

最后，年轻时我们学会了如何识别他人的情绪状态。有时候这很简单。我们学会解读那些传递着悲伤、厌恶、憎恨、爱和快乐的面部表情，学着去理解他人的感受。我们学会了如何利用这些信息做出适当的反应。在孩提时代，我们就知道什么时候可以向父母寻求帮助或者安慰。如果妈妈心情很好，在厨房里伴着收音机唱歌，那就意味着她可能见到你很开心。如果爸爸很晚才下班回家，沉默不语，避免目光接触，眉头紧皱，最好的做法就是避开，直到母亲将问题解决。作为成熟的成年人，我们希望具备正确解读他人想法和感受的能力。

人们对情绪生活的这三个方面进行了广泛的研究。晚年生活的相关研究从社会学和生物学的角度探究情绪老化，并且经常直接借鉴儿童发展理论的研究方法和概念。在儿童发育过程中获得的一些社交技能在衰老过程中可能受到破坏。因此，我们不禁要问：大脑的衰老是否为导致老年生活中情绪掌控力和社会判断力丧失的主要原因？

三、情绪状态

情绪这一概念对我们来说再熟悉不过，甚至无须为其下定义。我们不妨从消极的情绪开始讨论。很多时候，如果形容某人"情绪化"，那这绝不是一种赞美之词。情绪是主观的，只有个体自己能够真正体会其感觉。他人只能观察到个体在特定情绪下产生的生理反应。情绪被认为是转瞬即逝的，并且具有极强的特异性。这意味着，相同的事件或者刺激再次出现可能会诱发相同的情绪，即使事件或刺激的严重程度可能有所不同。

情绪感受通常伴随着身体感觉的变化。当感到焦虑、担忧和恐惧时，我们的身体会不自觉地紧绷，仿佛被无形的外在力量压迫。这时，呼吸变得困难，心跳加速，同时伴随着一种从胸口延伸到喉咙的压迫感。面临潜在的伤害性情境时，惊慌之情可能导致身体颤抖、抽筋、呼吸急促和心跳沉重，甚至嘴唇和指尖发麻。一旦觉察到这些生理变化，我们便会努力探究其背后的原因。随着年岁渐长，我们学会了通过认知过程来应对这些不良情绪，找到避免或消除其根源的方法。

随着衰老，解读身体感觉变得越来越困难。在一定程度上，我们都明白，由衰老引发的感觉障碍是影响情绪体验的重要因素。例如，耳聋可能严重阻碍社交活动，而担心膀胱失禁也可能会限制社交活动。此外，对于潜在疾病的忧虑也是身体变化影响情绪的重要因素之一。对心脏病和卒中的担忧是导致情绪状态变化的两大常见原因。这些感觉的出现还伴随着与情绪反应相关的生理上的变化。

在生命初期，反映情绪的面部表情不仅在家庭成员中一致，在人类这一物种内也是一致的。即使是先天失聪或失明的婴儿，也会用与生俱来的方式表达恐惧、厌恶和快乐。更令人惊讶的是，仅仅三个月大的婴儿就能识别出他们父母开心或者生气时的面部表情。因此，我们有理由相信，表达情绪的能力是与生俱来的，并且是我们人类所特有的天赋。

四、大脑老化和情绪老化

健康的成年人在不同情绪状态下都会表现出大脑的相应变化，这使得我们自信地提出了"情绪的神经解剖"（neuroanatomy of emotion）理论。科学家们使用fMRI和PET技术研究了不同情绪状态下的大脑激活模式。美国伊利诺伊大学的栾潘（Luan Phan）及其同事[10]在2000年整合了大量相关研究，筛选出55项适合纳入分析的研究，并得出结论：无论情绪状态是积极的还是消极的，只要情绪被引发出来，某个特定的脑区（内侧前额叶皮质）就会被激活。此外，他们发现，恐惧会特异性地激活杏仁体，而悲伤会特异性地激活胼胝体下的扣带回。

在没有疾病的情况下，内侧前额叶皮质的体积减小是大脑皮质发育衰老过程中最显著的变化之一。在25岁之前，内侧前额叶皮质的体积随着年龄增长而增加。而在那之后，内侧前额叶皮质的体积略有减小，直到55岁左右，减小的速度开始急速上升。[11]内侧前额叶皮质与学习和思考的速度、社交行为、情绪行为以及目标导向的规划有关。相关研究表明，随着年龄的增长，内侧前额叶皮质的体积减小与认知能力下降有关。[12]

探究并验证参与情绪过程的大脑结构与那些随认知功能退化而萎缩的脑区之间的一致性，似乎是验证情绪健康变化趋势与认知功能衰退之间关联性的可靠途径。加利福尼亚大学洛杉矶分校的苏珊·查尔斯和斯坦福大学的劳拉·卡斯滕森提出了老年时期情绪和认知之间更为复杂、有趣的关系假说。[13]在年轻人的大脑中，信息中的情绪成分通常被视为无关的或被忽略的（即所涉及的神经网络被抑制）。然而，当衰老相关的大脑变化削弱了神经网络的抑制能力时，信息中包含的情绪成分就变得更为重要，老年人就无法再对其视而不见。

查尔斯和卡斯滕森认为，老年人能保持情绪健康，部分原因是这些情绪因素很难被忽视。此外，他们认为较慢的处理速度可能会带来意想不到的好处。情绪功能常被置于进化的角度下审视，强调"战斗或逃跑"这样快速的生存反应。然而，在现代社会中，快速反应可能并非最佳选择。在处理人际矛盾时，仓促的反应往往不如暂停后再做出反应来得明智。在处理不利的人际矛盾时，迅速做出的回应并不一定是最适合的回应。[14]

五、情绪解剖

岛叶是皮质的一个区域，位于颞叶和额叶之间的外侧沟深部。岛叶涉及自我意识、疼痛感知和意识的构建。当察觉到厌恶的表情（如闻到与排泄物有关的令人不悦的气味时的表情）或直接闻到气味时，岛叶就会被自动激活。此外，岛叶会引发人们对恶心的味道做出生理反应。当在脑手术中刺激岛叶时，会导致人们产生呕吐的冲动。这些发现支持了一种理论，岛叶有助于人们识别出令人不愉快的刺激，或意识到他人正在经历类似的不愉快的经历。

一个错综复杂的神经网络专门负责处理对疼痛的感知情绪。这个神经网络的核心是岛叶，并向外延伸至前扣带回、小脑和丘脑。这个网络能在经历痛苦的人与外部观察者之间传递痛苦的情绪体验。此外，经历痛苦的人还会激活他们感觉皮质的一部分，从而能真实地感受到疼痛。一个生动的例子就是，当我们目睹交通事故时，我们能感觉到受害者的不适，但我们无法感知其实际的疼痛。在急诊室里，医护人员能感受到事故受害者由疼痛带来的情绪冲击，但他们不能从身体上感受到那种疼痛——如果医护人员也能感受到相同的疼痛，那么他们可能就无法在紧急情况下完成治病救人的工作了。

随着内侧前额叶皮质功能的衰退，个体判断力会受到影响，导致情绪控制能力下降，甚至逐渐失去控制。随着年龄的增长，情绪调节系统的失灵会引发一系列的生理改变。这些改变通过激活皮质醇应激反应和过度刺激老化硬化的血管，进一步对神经系统造成损害。

六、情　商

我们想要深入了解个体是否具备足够的能力去理解和调节自己的情绪、影响他人情绪状态、表达同情与信任。然而，我们对如何以最好的方式应对压力，以及如何评估他人情绪管理的能力仍存在疑问。当我们思考情绪对我们的人际关系造成的影响时，我们开始探索在人际关系中表达情绪的最佳方式，并接受自己的情绪局限。最终，我们认识到了情绪能力的极限。

这些问题与晚年生活息息相关。老年人在对他人做出判断时出现的偏差，是因为衰老导致他们在分析复杂事物时出现能力缺陷吗？还是因为某些事件或者情境触发了他们对某些事物的固有看法，从而难以接受相反的观点？尽管大脑老化会影响到某些类型的判断力，但是随着我们步入老年，情绪目标的重要性越发凸显。随着我们所剩时间逐渐减少，未来的不确定性逐渐增强，我们的情绪也发生了相应的变化。

1995年，丹尼尔·戈尔曼（Daniel Goleman）出版了他的著作《情商》(*Emotional Intelligence*)。[15]许多精神科医生都对此产生了浓厚的兴趣，但是公众对于情商素养和情绪失控的观念的接受程度却是个未知数。最初，他的理论并没有被精神病学家广泛应用于临床实践中。然而，经过了20年的时间，他的观点逐渐被人们所接受。近年来，一些卓越的研究也开始引用他的理论。

我们现在普遍认为人类确实具备情商这一特质，它在幼儿期开始形成，并且在不同个体、性别和年龄之间存在着显著的差异。关于这些个体间的差异，我们尚不确定它们主要源于社会文化的重要影响、大脑成熟或衰老的过程，还是这些因素的交织影响。例如，在强调"道德发展"的家庭环境中成长的孩子，可能在成长过程中对那些被排除在家门之外但广泛存在于社会文化中的情感元素知之甚少。当他们为人父母后，面对孩子在人际关系中遇到的情绪问题时，他们可能无法为孩子树立榜样。

无法向他人传达自己情绪状态的孩子往往不太受欢迎，并且在建立具有安全感的亲密关系方面会遇到困难。相反，能够更好地理解他人情绪状态的孩子更受同龄人的喜爱。当这些孩子展现出积极评价他人的特质，并且在处理愤怒时避免咄咄逼人的表现时，他们往往会受到欢迎，并经常被选为团队的领导者。受欢迎的孩子长大后往往仍然受欢迎，拥有更多的朋友和更多的机会去发展成熟的人际关系。

认知老化是否有可能损害情绪能力？是否会发生相反的情况，即认识到情商的失败会导致认知的失败？在这方面，我们应该想到我们在对情绪进行判断时所采取的方法，我们在对情绪做出判断时所采取支持认知表现的相同类型的信息处理途径（资源）。下面这则补充材料展示了一个名叫迈克的60岁左右的男性在社交中做出判断的情景。仅根据极少量的信息，他就立即给汤姆贴上了标签。他在听说汤姆时产生的消极的第一印象并未在见到汤姆后有所改变。伊丽莎白、克丽茜和汤姆都不曾尽力去改变迈克对克丽茜或汤姆的看法，这并不奇怪。因为伊丽莎白非常清楚，"迈克不会做出改变。他做决定非常草率并且很难再发生改变"。

补充材料8.1 婚前两性关系

伊丽莎白在50岁出头时与迈克结婚。那时，迈克67岁，此前他一直保持单身，从事监狱安置工作，对外国人、酒精和政府财政有强烈的意见。伊丽莎白之前结过一次婚，但不久后丧偶。她唯一的女儿克丽茜即将在迈克资助下进入大学学习。第一学期后，克丽茜回家告诉妈妈，她在学校约会了一个稍大的男孩汤姆。克丽茜想在"认真对待"这段关系之前开始服用口服避孕药。汤姆计划到克丽茜家里拜访，并与克丽茜一起返回学校。

迈克对汤姆的初印象并不好，认为他"一无是处"，甚至直接称他为"失败者"。迈克对克丽茜说："要不是你那么年轻，汤姆才不会看你一眼。他只是想把你骗到手。"

当汤姆来家里拜访时，迈克的态度明显不悦，充满了敌意。他对汤姆说："我清楚你这种人，我在监狱里见识过太多像你们这样的男孩，你们天生就属于那种地方。"

汤姆向伊丽莎白表达了他未来的规划，他想在毕业之后找一份教师的工作。同时，他也希望继续坚持他的爱好，在摇滚乐队中当一名贝斯手，这样他还可以在课余时间教孩子们一些类似的技能。然而，迈克听到这些话后更加生气了，对汤姆说："所以你到时候就该喜欢学校里的学生了吧？喜欢男孩还是女孩呢？"

显然，不仅迈克对汤姆抱有成见，伊丽莎白对迈克也抱有成见，认为他非常固执，喜欢草率地下定论并且很难被改变。迈克的这种对年轻人的成见，影响了他对于和他继女约会的年轻男性性意图的看法。然而，迈克的这种做法也使得伊丽莎白加深了对他的偏见。伊丽莎白会认为迈克是一个顽固不化的老年人。但事实上，迈克真的一直持有这样的想法吗？

刻板印象源于一种特定的社会知识，这种认知在我们与初次见面的人建立第一印象时起着重要的作用。我们无从知晓迈克的社会知识，也不清楚他的社会知识是否随着年龄的增长有所变化。对于伊丽莎白来说也一样，她在婚后才对迈克有了更深入的了解，逐渐意识到他并不是自己的理想型伴侣。她发现迈克比她想象中更加自我封闭，不愿表露感情，并将自己的失败归结于"年龄、记忆力衰退和孤独"。

情绪能力和人们对衰老的偏见密切相关。那些对自己抱有年龄偏见的老年人和那些根据偏见对他人进行评判的观察者，在评估老年人是否能够有效地完成认知功能任务的时候，往往会给予消极的评价。这种偏见存在的证据来自美国迈阿密佛罗里达国际大学（Florida International University）的琼·埃伯（Joan Erber）领导的一系列有趣的调查。[16]该研究团队发现，当程度和性质上大致相同的记忆力问题分别发生在年轻人和老年人中时，如果让年轻人来进行评判，他会认为该记忆问题在老年人中比在年轻人里更加严重。但老年人则会认为相同程度的记忆问题在年轻人和老年人中并无不同。

我们根据个人观念和对他人的看法，形成并运用着这些刻板的见解。在各种社会环境中，我们彼此观察，而当我们用这种模式化的见解去进行判断时，往往意识不到自己正在使用它们。这一点在评估老年人的认知能力时尤为重要。这并不是说固有的成见会影响老年人在认知测试中的表现，而是那些担心他人对自己抱有成见，担心被视为"老傻瓜"的人，可能在测试中表现不佳。

七、活在"角色"里的老年人

老年人在描述自己时，往往倾向于把自己刻画成某种特定的形象。当他们以作者的视角讲述自己的生活时，常常会使用诸如"我总是……"或"我从来都不是……"这样的句式，似乎试图强调某些特点是一成不变的。我们经常会对自己做出这样的陈述，如"我就是这样的人……""这就是我的本性"，或者用一些类似的表达。我们也可能听过老年人用诸如"我就像我的父亲一样"之类的话，表明他们觉得自己现在的样子是受到父母遗传和教养的影响。还有一些年长的人会为自己的信仰贴上标签，如"我是一个浸礼会教徒，和我父亲一样"，似乎这样的标签能让人深入了解他们的内在本质。

美国西北大学的丹·麦克亚当斯（Dan McAdams）致力于从生命历程发展的角度来研究人格。[17]他从广泛的特质中分离出一些独有的特征，这些特征在个性和认同感方面将一个人与其他人区分开来。这些特征包括在婴儿期就显现的个体特质（如气质）、个体适应环境的方式，以及我们为了赋予生活意义所构建的"生活故事"。麦克亚当斯认为，这些特征的第一个层面，是人格的内在维度，为我们提供了行为的连贯性和独特性。这种内在特质是我们思考和感觉的基石，它使我们保持独有的态度和风格。从这个层面上说，他认为老年人会始终保持其长期以来特有的情感风格和行为习惯。

补充材料8.2　晚年人格障碍

"你知道我从生活中学到了很多东西，生活就是这样，我很擅长从中学习。我能轻易地说着一件事，心里却想着另一件事。别人会以为我在认真听他们说话，但事实上我并没有。我只是看上去很平静，心里却想着我多么希望他们赶紧闭嘴啊。可以说，这是我在变老的过程中越来越擅长的一件事！"

琳达不是病人。她71岁，而她的丈夫73岁。她正在讲述他们长达44年的婚姻生活。她的丈夫最近退休了，留她一人在家，独自去度假了。他似乎不愿回来。她说她需要其丈夫的医疗记录，但是她没有解释为什么。

当她说起自己时，她反复强调自己对她丈夫的生意有多么重要。她没有提及她想从事法律职业的理想，她也并没有律师资格证。她补充说："我本来可以成为一个医生的，但是他需要我。你应该看看当时的我，当我走进一个房间时，男人们总是会转身盯着我，女人们如此嫉妒我，甚至现在人们都说我刚过50！"

琳达说她丈夫刚退休时，他们经常去看孙子孙女，但是她和哪个儿媳妇都相处不来。之后他就花大把的时间花在和朋友打高尔夫上。然而，一次高尔夫球场上的意外事故导致他无法继续打球。她继续说道："有一天他突然离开了。他说我对除了我自己之外的任何人都没有感情——在我为他做了这么多之后！他去我们湖边的家，然后打电话说他要把拖车卖给一个他认识的并且愿意出好价钱的经销商。他偶尔还是会打电话回来，但频率已不如从前。我想他应该在西南边的某个地方。他应该还买了条狗。他实在是太自私了，他为什么不回家照顾我？"

一周之后，她的丈夫打来电话，说如果他的妻子索要任何信息，什么都不要告诉她。他说："她并不在乎她伤害或利用了多少人，她的脾气太坏了。"

根据她儿子的说法，琳达是一个众所周知的对批评"过于敏感"并且对自己外表和能力夸大其词的人。她似乎没有意识过丈夫的不开心，尽管她的儿子们一度担心他可能会自杀。

第二年，她的丈夫提出了离婚。她在交友网站上认识了一个退休律师，从此再无联系。5年后，也就是在她去世两年后，她的长子联系到家庭律师并对她的遗嘱提出质疑。她把家族生意中的份额捐予一家医疗慈善机构，并拒绝接受其他任何财产。她的精神状态记录被提交给法院。这些记录显示，她在大约42岁时就开始接受精神治疗，在长达11年的时间里，她一直和治疗师保持持续的联系。医生诊断其为"自恋型人格障碍"，并且发现她具有抑郁性情绪波动和周期性无理由行为交替的症状，这些症状可能由于过度饮酒和使用非处方药而恶化。

补充材料8.2概述了在诊断精神障碍或人格障碍时，参考的临床环境中可用的信息具有一定的粗略性。

琳达显然深受情绪波动之苦，在医生看来，她的性格特质让她

第八章　情绪老化　　255

在面对负面情绪时格外脆弱。可以肯定的是，琳达的许多家庭成员都因她的行为而遭受痛苦，这主要与她的性格特质有关。她拥有丰厚的财产，原本可以帮助孙子孙女完成大学学业，但是她却选择放弃这些资产。在她的儿子看来，母亲的这种做法就是要在死后也要伤害他们，"她想要做的无非就是控制我们的感情……我想她心里一直都很生气，她真的恨我们"。

个人特质的稳定性问题和理解老年人的情感生活有关。为了解答由个人特质稳定性引发的问题，我们应当深入研究人格差异的方法，这将会对我们的理解产生深远影响。首先，我们需要对人格进行明确的定义。我们假设人格是相对稳定的，并且由一系列特质组成，这些特质相较于短暂的情绪而言，具有更长久的持续性。尽管我们认识到人格特质和情绪状态有所不同，但它们之间并非完全独立，一些情绪（如焦虑）更易在具有长期焦虑性格的人群中出现。

某些特质往往是相互关联的，比如一个害羞的人可能同时表现出内省、不喜欢变化或不确定性的特质。有些特质在一个人身上频繁出现，无论在任何环境中，这些特质都较为稳定。这种观点让我们想到，某些特质是基于某种关联或者维度而聚集在一起的。当我们以这种方式分析这些特质时，我们发现它们常常以固定的模式聚集。这些特质可以按照不同的维度进行分组，就像橱柜可以通过高度、长度和宽度来测量一样，我们可以用不同维度来衡量人格特质。大多数人格差异的衡量都需要三个以上的维度。例如，除了高度、宽度和长度，我们还要测量橱柜所投射的阴影的高度。

尽管存在许多人格测量方法，但很少有方法能够全面研究一个人在整个生命历程中的人格变化。然而，美国国立卫生研究院的保罗·科斯塔（Paul Costa）和罗伯特·麦克雷（Robert

McCrae）开发的人格五因素模型（Five-Factor Model）是一个重要的例外。[18]该模型包含五个独立维度：开放性（openness）、尽责性（conscientiousness）、外倾性（extraversion）、宜人性（agreeableness）、神经质（neuroticism）。其他研究者在他们的人格研究数据中发现了类似的维度，科斯塔和麦克雷也在其他文化背景下的数据中验证了这一模型的有效性。更重要的是，他们二人除了在不同群体中得出了一致的结论外，还发现这五个人格因素在一个人成年后10年或更久时间里始终保持稳定。这一模型为我们理解人格特质如何在人的一生中变化，以及如何与情绪老化相互影响提供了重要的理论基础。

从日常生活的角度考虑，当我们思考一个大样本的成年人在10年内可能经历的事情时，这一研究结果显得尤为突出。有些人可能遭受了巨大的不幸和个人损失，有些人可能取得了成功并摆脱了烦恼，还有些人或许已不再需要工作了。

对人格的纵向研究已经解答了一些关于随着年龄增长人格特质稳定性方面的问题。[19]如果对生命历程中的短时间段进行人格测量，会发现相邻时间段之间的评估结果具有很高的相似性。然而，如果评估的时间间隔较长，就会发现人格特质可能会发生变化，且在不同的性别之间也存在差异。例如，角色转换从情侣到父母、从母亲到寡妇等都会对人格的自我评价产生深远的影响。人格在整个生命历程中不断发展和变化，这种发展状态将一直持续到晚年。

八、生活叙事、自我概念和晚年的自我可能

我们可以重新思考老年人如何谈论自己。他们不会以某些人格特质来界定自己，而更倾向于从生平的某段事迹开始谈起。在日常

对话中，他们如补充材料8.2中琳达所展现的那样，乐于分享他们在人生某一阶段的成就。那些见证过军事行动的男性，会以此作为参照，揭示他们的优势和弱点。战火中结交的朋友留下了深刻的人格烙印，尤其在战友牺牲的情境下，这种烙印更为深刻。聆听老人讲述他们的生活与人格维度方法形成了鲜明的对比。这些谈话为我们提供了丰富的、有启发性的经验、价值和教训，这可能比量表评价更有价值。

使用生活叙事来试图理解衰老对人格的影响具有深远意义。人们能够回想起年轻时渴望成为的模样，并且在进一步的鼓励下还能够继续丰富其细节。这种自我概念并非一成不变的，在成年后仍然在持续发展。随着年龄的增长，个体的人格特质也在不断发展和成熟。他们的抱负也因对自己优势和局限性的自我意识以及社会对个人的期望和"正常"的观念而发生改变。回首往事，许多老年人能回忆起那些促使他们发生改变，甚至产生颠覆性变化的关键时刻。

"自我概念"涉及自我形象、自我信念和对"自我可能"的构想。在与健康的老年人交谈时，我们时常会惊讶于他们频繁地使用"命运"或者"运气"等字眼来解释某些事情。当人偶尔谈及促使他们做出重大改变的事情时，会说："我知道我不能再安于现状。我渴望更好的生活。生活捉襟见肘不仅仅是因为缺钱……还需要比那更多的东西。我知道我可以有更好的工作，可以做一些让我自己感到骄傲的事情。"以上是一位女性的发言，这位女性可以轻松地谈起她的家庭、工作和财务状况。事实上，她一直在谈论她作为纺织品设计师的工作，尽管她一直梦想成为一名建筑师。

随着衰老，人们对健康的担忧越发凸显，然而与他人的人际关系依然占据着重要的地位。一个有趣的现象是，老人们——尤其是年过70的老人——的言谈中逐渐流露出一种自我接受的态度。他们通常以积极的方式表达，强调他们始终努力做到真诚并富有同情心。这种自我接受的态度表明，他们承认自己曾向世界展示出不同的面貌。尽管每次的表现可能有所不同，但他们都在尽力展现出"真实的自我"。在晚年时，未来的可能性逐渐减少。为了保持某种连贯的自我意识，老年人往往会更多地关注他们过去生活的积极方面和当前的困境，而不是沉湎于"如果当初……现在可能已经……"这样的想法，或是对曾经错过的机会心生执念，空抱诸如"重新来过"这样的痴念。

关于情绪老化的研究，某些特定领域的研究著作发表的频率较高，而其他领域则相对较少。由于缺乏以数据为基础的调查研究，我们很难对各个理论进行比较，也难以确定哪种研究更具说服力。这与儿童心理学研究的情况有所不同，在儿童心理学研究中，研究者充分利用可靠且高度可重复的方法对儿童的认知和情绪发展进行研究。

在心理学领域，以西格蒙德·弗洛伊德（Sigmund Freud）为代表的心理动力学（psychodynamic）论者通过提出一系列关于情绪发展的专业词汇，为学科的发展做出了重要贡献。这些理论不仅推动了学术进步，而且其中许多专业术语已经广泛融入大众的日常用语中。绝大多数人承认自己常常过度依赖"防御机制"来调整目标导向的行为。图8.1展示了这些防御机制如何维护自我完整性。"自我"这一概念代表了个体的本体意识，其中只有部分内容能够被意识所觉察。天性由本我（id）所激发，并受到超我（superego）的控制。超我，可以理解为由家庭和社会规则所塑造的一种道德观念。防御机制的作用在于保护自我，使其免受本我原始性驱动和超我控制之间的冲突。然而，过度依赖防御机制是有代价的，频繁使用这些防御机制可能导致神经系统症状和适应性行为出现，从而影

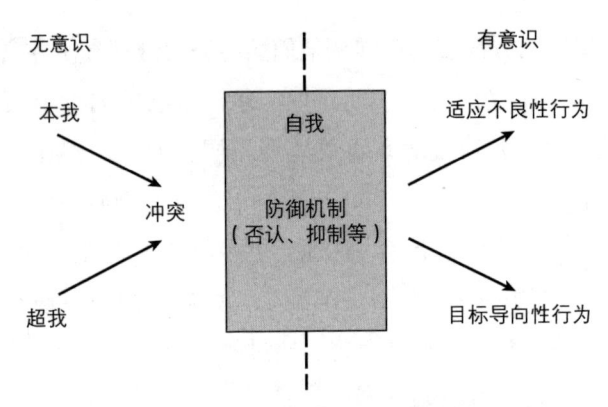

```
        无意识            ┊           有意识

   本我 ↘         ┌─────────┐      ↗ 适应不良性行为
                  │   自我   │
          冲突    │ 防御机制  │
                  │(否认、抑制等)│
   超我 ↗         └─────────┘      ↘ 目标导向性行为
                       ┊
```

图8.1 利用心理动力学理论，概述了适应性不良行为的根源。精神世界被一条垂直的虚线划分为"无意识"和"有意识"两个部分。自我处于两者之间的边界，意味着部分自我能够被意识到，而其他部分则隐藏在无意识之中。防御机制在维护自我的完整性方面起到了至关重要的作用。它保护自我免受本我（原始驱动的源泉，例如性欲和自我保护意识）和超我（规则和行为控制的源泉）之间的冲突。然而，过度使用防御机制（如否认）可能会导致目标导向性行为的效率降低，甚至引发适应性不良行为。

响目标导向性行为。

这是对心理动力学理论的一个微小窥视。虽然弗洛伊德对其最初的想法进行了广泛的拓展，但是他很少涉足衰老领域的研究。他对于个人传记及临床病史持轻蔑态度，曾经有人引用他的话："这些记录都如同小说一样。"他甚至对那些仔细研究病人个人史的医生持嘲讽态度。他的关注点在于成人异常心理疾病在婴儿时期的起源，因而其著作中很少涉及衰老大脑的内容。

与弗洛伊德相反，卡尔·古斯塔夫·荣格（Carl Gustav Jung）则对衰老研究更有兴趣。他发现年轻人通常更为外向（outgoing/extraverted），而老年人则更为内向（reflective/introverted）。荣格还观察到老年人更加关心自己的寿命，并提出了一种观点，即老年男性可能表现出更加阴柔的特质，而老年女性则可能表现出越发阳刚的趋势。他推测，这是因为男性在晚年才有机会探索他们的内在自我，而这种探索在年轻时是不可能的。然而，这一理论很难找到确凿的证据支持，只有那些关注其个人发展的优秀老年男性有时才能与这一理论产生共鸣。随后的精神分析学家则很少对老年人表现出研究兴趣。他们缺乏兴趣的原因可能源于一种假设，即认为老年人无法再准确回忆起他们年轻时的经历，并且即使老年人具备从个人成长和观念更新中获益的能力，这种能力也会随着年龄的增长而逐渐衰减。

在后弗洛伊德学派中，爱利克·埃里克森[20]做出了杰出的贡献，他帮助护理人员认识到，人在整个生命历程中都需要解决情绪问题。他的方法非常易于被那些帮助存在情绪问题的儿童和青少年的护理人员所掌握。埃里克森认为，儿童的发展模式很大程度上由先天因素决定，同时受到社会对个体期望的影响。他的理论之所以受欢迎，部分原因是其既简单又便于实施，在培训从事护理工作的新员工时得到广泛应用。

埃里克森的人格发展八阶段理论的顺序，是由具有预定顺序的生物信号所决定。在每个阶段中，都存在两种相反作用力的抗衡（"成熟目标"）。每个阶段的成功，等同于抵抗了相反的作用力，并在相反驱动力针对目标的相关领域里，获得了相应能力。在此基础上，每个成功阶段都有牢固的基础作为保障，使得人们在步入老年后能够保持良好的情绪状态。从事护理工作的受训者被要求将埃里克森的发展性阶段理论想象成叠放一百枚硬币的过程：想象一下，将这些硬币平稳地堆叠起来是一项极具挑战的任务。如果你被迫要将一个略微弯曲的硬币放在第10层的位置，那么不难想象接下来会发生什么。这摞硬币在10层以上会变得很不稳定，并且需要你在其后的每一步中都为其留出足够空间。人格发展也如此。一旦你在一个早期阶段没有达到成熟的目标，那么后续发展就会变得不稳定。未实现的早期目标可能会导致余生的挫折和失败。

埃里克森理论的第一个阶段是婴儿前期，婴儿必须成功地与照顾者建立信任关系，并逐渐建立起对所生活的世界的信任。这一阶段的成功会为个体提供终身的舒适感和安全感。第二个阶段则需要婴儿主动地去面对羞耻感。随后婴儿要意识到自己需要为自己的行为负责。图8.2A和8.2B总结了埃里克森的社会心理发展理论。在成年后期阶段，人们面临的任务是通过审视自己一生的成功和失败，化解自我完整性和对生活的绝望之间的矛盾。然而，埃里克森认为，很少有老人能在生命即将结束时达到这样一种令人满意的状态。

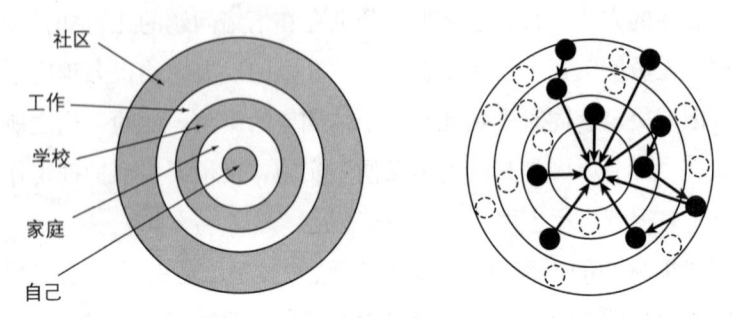

图8.2A和8.2B 一种覆盖社会全景的社会关系示意图。这种研究方式由雅各布·莫雷诺（Jacob Moreno）提出，用以研究团体如何形成其成员的选择偏好。该图谱并未明确区分与社会隔离的个体和那些"相互选择"的个体。此外，还存在一些个体选择的人际关系并未得到对方的回应的情况，这种被称为"单项选择"。大团体中三个或三个以上的人互相选择形成的团体称为小团体。

九、社会支持、社会凝聚力和社会性疼痛

在亲朋好友的支持下，积极参与社会活动是帮助老年人找到生活的意义并保持身心健康的关键。然而，一些老年人由于年龄和身体的原因，感觉自己被社会所排斥。这种排斥感会引发社会性疼痛

（social pain）的感觉，尤其在感受到他人的视觉和言语暗示时更为强烈。这些排斥信号往往源于人们对老年人的刻板印象，认为他们感情脆弱、身体虚弱，无法为社会做贡献。这些成见给老年人贴上了无形的"不受欢迎"的标签，即使他们之前听过无数次这样的言论，再一次听到仍会感到刺痛。此外，社会建设者未能充分改造公共场所，使老年人无法方便、安全地使用公共设施，这进一步限制了他们的社会参与。许多老年人因此拼尽全力参与到更丰富的社会活动中，以突破这些限制。

社区提供多种社交网络旨在吸引老年人参与并为其提供支持。这些社交网络通常是以非正式的团体形式存在，规模各异，从小型、仅有几个相熟的朋友组成的团体，到由社会企业家领导的大型团体。这些团体的领导者往往以女性为主，她们在管理他人方面表现出高超的技能。如果是男性扮演了领导者的角色，那么他们通常都有一个善于社交的妻子。

这些社交网络若没有其内部成员的真心投入，很难获得真正的成功。尽管大部分成员，尤其是女性成员，通常对团体活动表现出热情，但仍有一些人并非全心全意地参与，因为他们更喜欢和老朋友私下聚会。在与小型社交团体成员交流时，我们可以很快辨别出其中的活跃分子，但这种交流所提供的信息往往较为有限。成员们的表现似乎都流于表面，他们常常极力表现出自己的热情和亲和力。许多老年人在人际交往中非常努力，并对那些不善于此事的人抱以同情。然而，他们的真实处境可能会饱受社会排斥，没有几个知心朋友，也没有人和他们分担忧愁和分享快乐。

这些小型社交网络为老年人提供了一个重要的平台，用于表达他们对社会的见解和评论。社会学家观察到，在社交团体内部，成员们会分享自己对社会的看法，这些看法逐渐在内部传播开来，成为大家共同关注的焦点。成员们可以随心所欲地谈论他们对疾病、医疗保健和死亡的看法，但当涉及其他敏感问题时，他们通常会保持一定的私密性。在谈及个人财产时，人们往往表现出谨慎的态度，同样地，当谈论到疾病时也是如此。这一现象颇为有趣，人们能够轻松地讨论社会健康问题，但在谈论个人疾病经历时却需要格外小心。虽然简单地提及某种疾病并无大碍，但若不停地诉说自己的疾病经历，恐怕就很难令人接受。这种行为常被认为是"寻求同情"，易引起他人的反感和不适。

人际关系和情绪一样，若非亲身体验，就无法直接审视其内在本质。我们只能通过观察来推断他人当下所处的人际关系状态。例如，如果一对夫妇经常习惯性地抚摸和亲吻对方，我们可以合理地推断他们的关系很亲密。而如果一个人长期持续地殴打他的祖母，那么我们可以明确地认为，他的祖母正处于一段受虐关系中。每种人际关系都有其独特性，一种人际关系的特点可能在另一种人际关系中完全不存在。这些特点反映了不同程度的亲密度、稳定性甚至是奉献度，为我们的人际关系增添了一层独特的色彩。

男性和女性之间存在明显的差异，历史上，许多男同性恋和女同性恋的老年人无法克服社会的障碍（与偏见、社会污名有关，对一些男性而言，存在同性恋和异性恋滥交现象），这些障碍使得他们无法维持长期的和充满爱的关系。幸运的是，当代的许多社区已经建立了完善的社交网络，这些网络可以为逐渐衰老并且面临失去长期伴侣的老年同性恋者提供帮助和支持。

社会关系示意图概述了人际关系中的动态变化。随着衰老，人际关系的数量会逐渐减少，但减少主要集中在非亲密关系上。尽管存在亲属离世的情况，但亲密的关系在衰老过程中仍会长久维持。虽然该示意图只展示了特定个体周围社会环境中的现有人际关系，但这些个体的人际关系发生的事件并非独立存在。相反，它们之间相互作用构成了一个错综复杂的网络。如图 8.2A 和 8.2B 所示。这个网络与大城市间的航线图颇为相似。人际关系就像航线一样，有些线路有更多的航班、乘客和行李，比其他航线更为繁忙。为清楚起见，图中未展示与特定个体无直接关联的人际关系。然而，这些间接关系仍然受到个体与他人之间关系的影响。

十、还剩多少时间？

随着年岁的增长，人们会强烈地感觉到时间正在流逝。"心理控制源"（locus of control）是指个人认为可以通过自己的行为对事件产生影响的程度。[①] 时间是我们无法掌控的，因此我们必须面对一个核心问题：如何充分利用剩余时间？我们也认识到，与内源性或外源性心理控制源有关的因素，同样与我们的健康状况和自我幸福感息息相关。一些特定因素，如女性、社会地位较低和平均受教育水平较低等因素，不仅会导致人们感觉受到外源性控制，还可能增加患痴呆症的风险。

从健康的角度出发，我们可以肯定，与那些受外部控制的人相比，拥有内部控制的个体所面临的死亡率和患心脏病的风险相对更低。这些人不容易受到抑郁或焦虑情绪的困扰。此外，疾病经历会对我们的心理控制源产生影响。随着我们越发依赖医疗工作者，原先倾向于内部控制的人会逐渐意识到，他们的健康控制源逐渐转向了外部。患有致残性疾病或者慢性进展性疾病（如大多数痴呆症）

---

① 倾向内部控制源的人会把行为结果归因于内部的因素，如能力和努力；倾向外部控制源的人则会把行为结果归因于外部的因素，如命运和机遇。——译者注

的人在与护理人员互动时，也会产生类似的想法，此时他们的心理控制源从内部转移到了外部。在本书后续的章节中，我们将探讨当配偶成为护理者时，照顾者和被照顾者之间的关系会发生怎样的变化，以及对于那些患有痴呆症且需要子女照顾的人来说，他们和子女之间的关系又发生了什么变化。

我们可以应用心理控制源理论指导自身控制情绪。我们在日常生活中处理人际关系、解决冲突和应对消极情绪，从而逐渐积累了情绪管理的经验。然而，仅通过日常的实践并不能保证我们获得足够多的经验。事实上，有些人似乎从未在经验中吸取教训。这类人的人格特质偏向于"神经质"，是人群中最不善于从经验中学习的一类人。

总的来说，生活经历和适度的时间紧迫感带给我们的最大益处是教会我们如何妥善处理人际关系和有效控制情绪。人们从某些生活经历中学会如何能更好地掌控自己的情绪，而时间的紧迫性则促使老年人更加关注并优先处理那些对他们有意义的事情。老年人在社会环境中表现得从容。他们能够有效地运用社交技巧，谨慎地选择朋友和伴侣，合理地调动其认知储备。随着年龄的增长，他们常常回想起生活中那些美好的瞬间，也更倾向于关注积极的事情。完全避免不愉快的事情是不可能的。疾病给自己或亲朋好友带来的痛苦，会对身心健康造成极大影响。在这种情况下，社会孤立和排斥会加剧健康状况的恶化。在生命的最后几年，老年人能够展现出善于社交与情绪调节的一面，其能力等同于甚至优于年轻人。然而，面对长期且难以避免的压力时，老年人因年龄而获得的优势就受到了影响。

在社会关系领域，精神世界的情绪和认知概念之间的界限并不清晰。在这个充满不确定性的领域中，"社会认知"（social

cognition）一词描述了情绪和认知表现之间的相互作用。它用于反映一种理解和预测他人行为的心智能力。社会认知基于个体对他人信仰、态度和意图的了解。我们用它来识别与回应他人的情绪信号并对其进行解读。

认知能力、动机和情绪共同决定了社会认知的有效性。[21]认知功能的许多方面，包括选择性注意力、持续性注意力、记忆和理解能力，都与社会认知有关。在第五章中，我们指出认知功能很易受到衰老的影响。与年龄相关的认知缺陷和情绪变化会造成个人社会认知能力的下降。令人感到惊讶的是，直到最近，人们才开始研究老年人的社会认知。此前，大多数研究集中在儿童自闭症、头部外伤和卒中患者身上。

当前的研究兴趣包括评估疑似痴呆症患者的社会认知，因为这可能会对痴呆症有临床诊断价值。为了探索大脑老化和痴呆症对社会认知的影响，我们将社会认知这一概念拆分成心理理论（theory of mind）和共情能力以便与讨论。[22]

心理理论有很多同义词，如"读心术""心智化能力""精神状态归因"。情感心理理论（affective theory of mind）是指大多数人所具备的推测他人情绪状态的能力，而认知心理理论（cognitive theory of mind）则是指推测他人精神状态、意图和动机的能力。我们在18个月大的婴儿身上就可以观测到心理理论的表现，因此我们可以将这一理论应用于对自闭症的诊断当中。[23]

心理理论使儿童能够参与社会交往，我们最好将其归类为认知功能中相对独立的情感领域。随着儿童成长，他们解读他人情绪的能力逐渐提高，这是大多数正常发育的儿童都会经历的阶段。然而，对于患有自闭症或唐氏综合征的儿童来说，尽管他们的认知能力有所提高，但是他们的心理理论能力却始终处于落后地位，这表明这种能力可以独立于认知而存在。

功能性脑成像研究显示，在健康成年人中，额叶皮质、边缘系统和杏仁核都与心理理论有关。对患有脑部损伤的成年人的研究，也表明前额叶皮质参与了这一过程。在痴呆症患者中，最明显的变化是额叶的退化。

在制定遗嘱或行使财产权时，能够表达死后资产处置意愿的能力是构成"遗嘱能力"（testamentary capacity）这一概念的基础。医学界对这种能力的看法因社会背景而异，且目前尚未形成所有法律体系一致认可的明确标准。因此，负责照护老年人的医生应在临床记录中，以经得起法律检验的方式，系统、常规地阐述其判断依据。这些依据不仅应包括对整体认知能力的评价，还应包含对情感能力的评价，以判断老年人是否具有自主分配财产给继承者的能力。心理理论是制定这些评估标准时需要考虑的因素之一。

十一、总　结

衰老的大脑会发生结构性的变化，其中一些变化会增加老年人情绪困扰的风险。但与直觉相反的是，这似乎不是情绪问题的常见原因，也没有强有力的证据表明认知障碍会导致情绪困扰。在第十二章中，我们将探讨改善痴呆症患者和照护者的社交支持干预措施的重要性。痴呆症患者的情感生活往往受到严重干扰，并对其生活质量和生存产生负面影响。但是，对于那些认知能力有所下降但依然健康的老年人，他们常常仍能拥有积极乐观的情绪。这可能与个人气质和性格的差异、有利于达到"成功老化"的生活经历，以及第七章中阐述的智慧本质有关。

在成熟的过程中，分享情感、体验爱意和维系人际关系的能力在持续地发展。有人认为，情绪生活是受到衰老影响的众多个人特质之一，但事实并非如此。在晚年的生活中，人们会感受到自我价值感的提升、优先事项的重大转变，以及因"时间紧迫感"而产生的压力。"成功老化"可能为晚年的情绪提供了坚实的基础，或者反过来说，为了"成功老化"，人们需要充分准备来应对不可避免的变化，例如退休、失去爱人以及身体功能的衰退。把情绪困扰和情绪控制的失败归因于年龄造成的脑结构和认知能力的改变是不正确的。此外，"老骥伏枥，志在千里"并非出于偶然。这些成功并非一蹴而就，而是在整个生命过程中逐渐形成的，是建立在社会关系的坚实基础之上的，是对他人思想和情感的认识，是既关心身边人的福祉，更关心广泛社会福祉的强烈愿望。

社会排斥和孤立对精神健康具有深远的影响，其限制了人们在晚年有效应对压力的能力。一个人无论为衰老做好了怎样的准备，当面对逆境，尤其是失去深爱的人时，来自他人的支持都是至关重要的，这有助于他们更好地渡过难关。

有些人选择保持单身，而有些人别无选择：亲密关系破裂了，他们不得不独自生活下去。相比于女性，没有亲密伴侣的生活对男性更加不利。与已婚男性相比，单身男性常常健康状况更差，寿命也更短。但相反——虽然具体原因未明——单身女性则更加健康，寿命也要比已婚女性更长。因此，随着衰老渐近，在单身成年人中出现的种种问题很难一概而论。

第九章
痴呆综合征

一、引言

第五章阐述了衰老对脑细胞及其血液供应的影响。然而,这一描述并未全面阐述所有由大脑老化所引发的变化。尽管如此,衰老的效应,即使只是笼统地概述也是多样而复杂的。这些效应涉及氧化机制、炎症反应、脑细胞内分子结构的"损耗",以及大脑血流及其微循环功能的严重异常。为了理解痴呆综合征,我们有必要了解一些潜在机制。一部分机制是特定类型的痴呆综合征所特有的,而另一部分则与大脑老化的各个方面共通。

(一)什么是痴呆综合征?

痴呆是指成年人的记忆力和理解能力的损伤、性格和社会判断能力(可宽泛地称为"人格")的错乱,二者中任何一个或者联合起来都足以导致个体独立生活能力受损。重要的是,痴呆必须是影响了多个高级认知功能脑区。痴呆是一种整体性的状态,而非由单一类型的认知缺陷引起,尽管通常其中一种缺陷(如记忆丧失)为主要表现。一些临床医生更倾向于使用"综合征"一词，因为这强调了目前仍存在的对痴呆亚型进行进一步分类的意图。通过这种方式，"综合征"传达出这样一种概念，即这是一组通常同时出现并具有相同潜在病理机制的症状或体征。

《诊断与统计手册》(*The Diagnostic and Statistical Manual*)[①]关于痴呆综合征的标准要比上述内容更加详细。要达到《诊断与统计手册》公认的痴呆诊断的标准，需要满足以下条件：认知障碍表现为记忆损伤，以及以下至少一项：失语、失用、失认；认知障碍会严重到影响工作和/或社交生活；认知水平较之前明显衰退并且这种认知障碍不仅仅出现在暂时性意识混浊（如谵妄）过程中。

这些诊断标准主要存在的问题是：（1）在痴呆症的最初几年，记忆障碍还未出现或者比较轻微时（这通常发生于额颞叶痴呆以及亨廷顿舞蹈症当中），如何识别痴呆症；（2）如何与"年龄相关记忆丧失"进行区别。

大概30年前，大多数阿尔茨海默病研究者曾认为，对于阿尔茨海默病的临床诊断与死后大脑尸检的结果应高度一致。[1]但逐渐地，这种想法让位给了另一种更为成熟的观点：临床检查和生物学检查之间可能无法达到高度吻合，我们需要以不同的思维方式看待阿尔茨海默病。专家们对此众说纷纭。[2]其中一种观点认为，阿尔茨海默病是一种独特的临床实体，其诊断标准在生前和死后都需要精确定义。另一种观点则认为，阿尔茨海默病是一种综合征，其前驱症状与年龄相关的血管疾病（如缺血性心脏病）一样复杂。这种观点得到了强有力的支持，因为脑血管疾病与阿尔茨海默病之间存在着密切的联系，患有其中一种疾病可能会增加另一种疾病的患病

---

① 见http://dsm.psychiatryonline.org/doi/ book/10.1176/appi.books. 9780890425596。

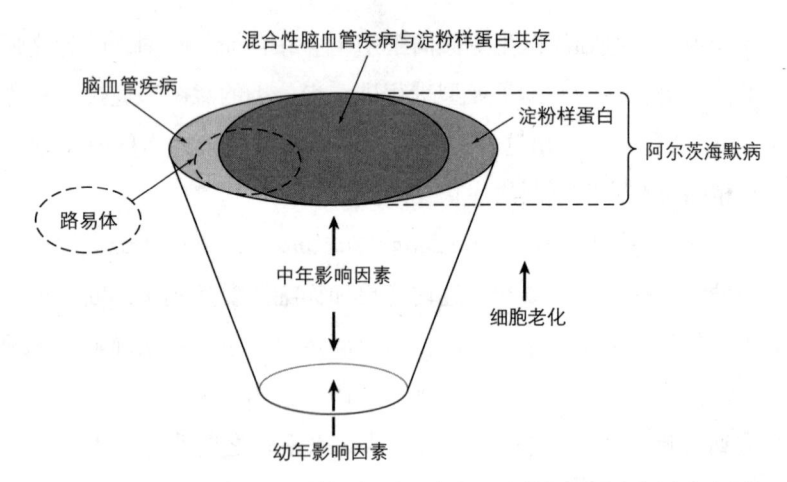

图9.1　阿尔茨海默病并非一个简单的概念。在80岁后，大多数患有痴呆症的人都会出现越来越多的阿尔茨海默型大脑改变和脑血管疾病的症状。图中可见，脑血管疾病和淀粉样蛋白共存的区域较大，而相对"纯粹的"痴呆症类型则较为少见。促进痴呆症发生的生命历程因素在图中表现为随年龄增加而逐渐累积的影响因素。值得注意的是，脑血管疾病因素不会直接造成痴呆症，更常见的情况是，例如，中年高血压的倾向性与胎儿期不利因素接触有关，而糖尿病则与孕妇营养状态有关。

风险（参见图9.1）。

其他观点则更为务实，阿尔茨海默病的临床描述应分为三个阶段。在晚期阶段，当痴呆症状已经稳固形成时，诊断阿尔茨海默病的定义应基于临床标准，并辅以生物标记物数据（如在脑成像中发现海马体缩小）。而在稍早期的阶段，症状的严重程度尚不足以达到痴呆的诊断标准，此时轻度认知障碍的症状可归因于阿尔茨海默病导致的潜在大脑损伤。[3]要满足这一阶段的诊断标准，患者须具备与阿尔茨海默型痴呆类似但严重程度较低的临床特征。[4]要想将轻度认知障碍与潜在的阿尔茨海默病联系起来，需要生物标志物数据来支持证明阿尔茨海默病的存在。在阿尔茨海默病最早的潜伏期，我们看不到任何临床症状或体征，只有生物标志物数据与之相关。这就需要我们去了解阿尔茨海默病相关症状和病理改变在10年到20年间的连续变化谱。[5,6]与阿尔茨海默病的变化谱并存的还有另一种综合征，主要由脑血管变化组成，这些变化可能本身不足以导致认知功能障碍，但它们与阿尔茨海默病的发展相结合时，会产生累加效应，并最终导致痴呆。

从生命历程的角度来看，还有其他因素会影响痴呆的临床诊断。高龄老人（大于80岁）常常伴有多种的并发症和高龄所致的失能。因此，相关症状需要达到一定严重程度（即"比根据个体年龄和背景所预期的更严重"）才能达到轻度认知障碍或阿尔茨海默病的诊断标准。这就提出了一个问题：如何在这些至少有一种感觉障碍（并且这些障碍也可能与一些并不罕见的慢性病有关）的高龄老人中筛选出符合诊断标准的病例？

在这种情况下，潜在的阿尔茨海默病与脑血管改变之间的关系并不明确，随着年龄的增长，其他因素也会混淆痴呆的诊断；同一个体身上合并有多种疾病时，强行界定痴呆综合征似乎也并不明智。此外，如果文化差异会影响症状的形成，并导致患者痴呆风险增加或发病年龄推迟，那么情况就会变得更加复杂。

目前还没有实现对痴呆综合征进行全面的病因学分类，所有现行的分类系统都是暂时的，需要随着特定痴呆症状成因机制的研究而进行修订。专科医院对探究如何通过选定生物标志物来检测痴呆亚型，以及单独或组合使用这些生物标志物进行痴呆分类预测的准确性非常感兴趣。[7,8]随后，我们将探讨这一问题在额颞叶痴呆综合征研究中的进展。英国索尔福德市的托尼·内亚里（Tony Neary）在临床分类方面取得了突破性进展，为临床遗传研究奠定了基础，并对受痴呆影响的家庭的管理和咨询产生了深远的影响。

痴呆综合征成因评估所需的详细程度将包括连续脑成像、生物体液测量和基因分型等详细检查。这些评估过于复杂，以至于符合条件的大规模临床研究（包括药物试验）成本将十分昂贵，并且在可行性方面也会受到质疑。在目前的临床实践中，对于老年痴呆综合征有一个简单实用的临床分类方法，该方法便被用于统计新发病例数量，预测每一种亚型从发病到死亡的生存期，以及评估不同的护理模式和药物治疗的效果。因此，大多数痴呆患者服务团队能够进行临床评估，而专业人士则能够通过一定的检验来预测痴呆的进程，并对不同地域和不同护理水平下痴呆患病状态进行比较。目前对于阿尔茨海默病的诊断实践已经暴露出阿尔茨海默病研究需求与护理计划和服务需求之间的差异。然而，随着一些临床早发型痴呆综合征家系的发现，并且在该家系所有患病人员中均检出携带同样的基因突变，关于痴呆的临床诊断也变得更加复杂。

  研究痴呆的临床团队普遍接受了对痴呆分类方法的粗略性，尽管他们的解决方案在许多重要的方面存在差异。一些研究并没有尝试对痴呆进行精确分型，而是倾向于不进行细分，将病例归为"未特指的痴呆"。而另外少数方案中，分型则是根据特定的体征或者症状进行的，例如记忆障碍、攻击性行为或痴呆的发病年龄。在日常实践中，大多数临床医生使用简单的几个标准将痴呆患者归入少数几类亚型之一。然而，各亚型之间的界限并不明确——即便在尸检中也是如此——并且这些界限还要考虑到大脑和血管老化的影响。当患者年龄在70余岁首次被诊断为痴呆时，这种粗略分类的情况非常普遍。

  我们有充分的理由怀疑，特定类型的脑血管老化可以触发一系列分子反应，导致大脑中异常蛋白的沉积。我们尚无法追踪该进程的完整发展过程。研究人员只能在特定的时间窗口内对其进行检查，这揭示了血管变化和特定痴呆亚型的分子病理改变的混合情况。目前，我们还没有信心将其中任何一个视为"主要的"病理改变。在痴呆综合征中，有一组疾病的特点是脑内存在大量β-淀粉样蛋白的细胞外斑块，以及细胞内外沉积引起的神经原纤维缠结。在分子生物学迅猛发展之前，斑块和缠结是通过脑切片染色来识别的。由于早期研究发现，通过这种方式染色的结构与患者生前的痴呆严重程度有关，斑块和缠结仍被视为阿尔茨海默病诊断的"金标准"。

尽管如此，神经病理学家如尼克·科塞利斯（Nick Corsellis）提醒我们，不同的大脑结构在受到斑块和缠结影响后展现出了独特的多样性。他创立了科塞利斯脑库，这个坐落于英国伦敦的脑库珍藏了超过8600份大脑样本。科塞利斯指出，如果仅以斑块和缠结的存在来定义单一类型阿尔茨海默病，那么临床症状和体征的性质和程度会有很大的差异。如果科塞利斯的怀疑有充分的根据，那阿尔茨海默病就将被证实并不是一种单一类型的疾病。

因此，我们或许可以期待，通过使用成因性数据来对阿尔茨海默综合征进行分层，进而改良相关临床试验的设计，并提高发现有效药物的可能性。现有的细分方法包括基因分型、精确测定临床特征和连续脑成像，有时还会辅以阿尔茨海默病的体液标志物。目前，痴呆的发病年龄提供了最有力的线索，证明阿尔茨海默病可以分为多种亚型。进一步研究发现，亚型之间的差异是由脑血管疾病和斑块、缠结以及脑死亡区域分布的差异造成的。然而，迄今为止，仍没有足够的证据证明有助于长寿的基因变异与阿尔茨海默病的病因有关联。但无论如何，对该理论的研究还会继续下去。[9]

对于当前临床分类的局限性，有一个重要的例外，那就是家族性早发型痴呆的鉴别。在这些家系中，受影响的成员都携带相同的基因突变，这种突变是"完全外显"的，即携带突变的个体最终都会患痴呆。然而，这样的家系相对少见，因此需要国际上的重大努力来召集足够多的携带这些突变但尚未患病的成员来参与长期临床试验，目的是预防这些无症状携带者发展为痴呆症。

除了阿尔茨海默病神经影像学行动计划[①]联盟外，弗朗西斯科·洛佩拉及其同事也为此类研究提供了一个大规模科学合作的范例。在25年的时间里，他们招募了已知最大的家族性早发型痴呆患者系谱，其中包括了约5000名个体，这些患者大多数来自哥伦比亚北部多山区域（麦德林）。在美国研究人员的协助下，他们计划对携带了PSEN1基因突变的家族成员进行人源化单克隆抗体的有效性测试。[10]

然而，此类研究面临三大问题：第一，如果在家族中的无症状携带者中检测出阿尔茨海默病引起的大脑异常，那么这个临床试验就不是真正的预防性试验，而只能算是针对阿尔茨海默病的治疗性试验。第二，如果已经出现阿尔茨海默病的大脑改变，但是个体没有出现症状，那么阿尔茨海默病的潜伏期（前驱期）应被纳入其诊断谱中。第三，早发型阿尔茨海默病在全部阿尔茨海默病病例中仅占不到3%。目前，我们只能在大约40%的早发型患者以及不足0.03%的迟发型阿尔茨海默病患者中检出已知的致病性突变。大约80%—90%的迟发型阿尔茨海默病病例中存在与年龄相关的脑血管疾病改变，而这在早发型患者中很少见。迟发型阿尔茨海默病的成因模型涉及β-淀粉样蛋白沉积、神经原纤维缠结以及不同程度的血管疾病。在早发型阿尔茨海默病病例中观测到的结果可能并不适用于迟发型阿尔茨海默综合征。

---

① AD Neuroimaging Initiative，ADNI。本书序中有提及。——译者注

（二）迟发型痴呆的分类

用于定义痴呆亚型的术语基于通过组织染色技术和光学显微镜观察得出的传统概念。这些传统技术提供了一种可靠的临床分类标准，并且在当前的分子生物学时代仍然具有实用性。经过不断的改进（如前文所述），专家们已经对统一标准达成了一致认可。分子生物学技术为痴呆的亚型分类提供了"分子特征"。这些亚型分类并不完全符合现有的临床分类。当在单个病例中发现多种生理变化混杂出现时，临床医生会根据各自变化发生的频率来解释这些变化，而这些发生率是通过一定数量的"混杂病例"得出的预期值来解释的。

在第六章中，我们深入探讨了痴呆的分类。主要分为两大类型：tau蛋白病变型（包括阿尔茨海默病、额颞叶痴呆和皮质基底节变性）和α-突触核蛋白病变型（包括帕金森病和路易体痴呆）。对于那些不能通过这种方式分类的新类型痴呆，由于它们相对少见且复杂，因此并未纳入这两大类别中。额颞叶痴呆就是一个很好的例子。20年前，当临床医生刚开始研究这些疾病及其与皮克病（Pick's disease，一个较老的术语，主要影响大脑额叶的痴呆）的关系时，额颞叶痴呆被认定为一种新型痴呆。然而，10年后的今天，人们清楚地认识到，更为恰当的术语应该是额颞叶变性（frontotemporal lobar degeneration，FTLD），这一术语涵盖了一系列具有部分共同分子特征的疾病。

阿尔茨海默病与路易体痴呆之间的关系也很好地说明了分类问题。最初，阿尔茨海默病诊断的金标准是病理学检查。随着1978年以来对阿尔茨海默病的临床研究兴趣的逐渐增加，阿尔茨海默病的概念不断扩大，诊断标准也随之变得模糊。与此同时，路易体痴呆的诊断标准也是基于金标准的病理学发现。这两种依赖病理诊断的方法在阿尔茨海默病和路易体痴呆之间划定了严格的界限，但却忽略了许多难以确定的中间地带。如今，我们经常听到"具有路易体痴呆特征的阿尔茨海默病"的病例，尽管这一表述并不能令人满意。

对受阿尔茨海默病或额颞叶痴呆的多重影响的早发家系的研究，以及对罕见病如克-雅氏病的研究，极大地促进了我们对痴呆综合征之间交叉问题的理解。"分子标志"在诊断中看起来是可靠的，并且对每一种基因突变都表现出高度特异性。这样看来，利用"分子标志"进行诊断的时代即将到来。到了1990年，一些生化神经科学家提出了一种痴呆的"分子分型"方法。然而，由于痴呆存在大量发生异常的蛋白，而这些蛋白中有不少在多种痴呆亚型中都很常见，因此仅凭"分子标志"进行分型仍然不切实际。一些专家曾误以为基因突变导致的蛋白异常是"主要的"病理过程，但这种想法无疑过度简化了问题。尽管在家族性痴呆中这种情况可能存在，但散发性痴呆的情况却大不相同。

在家族性阿尔茨海默病或额颞叶痴呆中，一个基因的突变可能导致异常蛋白形成毒性聚合物。然而，在散发性痴呆中，一系列不同的初始事件可能产生异常蛋白聚集。当这些聚合物在活体大脑中无法被降解，并发生结构上的微妙变化时，尸检中检测到的物质与多年前沉积的物质之间就会存在显著差异。这就好比一位事故专家被要求检查一堆多年累积下来的失事汽车的残骸，并解释10年前的每起事故是如何发生的。成功回答这个问题的可能性已经很小了，而如果又被告知许多涉及同一事故的车辆已经被压碎而无法检查，那么成功的可能性就更加微小了。脑细胞死亡的问题与之类似：在尸检中仅剩下存活的细胞，以及由死亡脑细胞包围的垂死组织。

目前，人们普遍认为，在各种疾病中，导致细胞死亡的通路数目相对较少。我们也没有理由怀疑痴呆综合征会是个例外。因此，每一种痴呆相关的分子标志中也许包括了一些常见元素，但它们无法解释各种痴呆综合征特异的脑细胞死亡模式。

表9.1和图9.2总结了目前痴呆分类标准的现状，这两张图展现了常见痴呆综合征定义之间的重叠。不同痴呆综合征之间模糊的界限可能反映了分类和定义各种综合征的方法的精确度不足。图9.3展现了当测量方法可靠而准确时，不同物理状态之间的物理边界会如何精确地界定。在这个例子中，温度和密度是通过三种期相（气/液/固）来测量的。而如图9.4所示，当测量方法不精准时，边界就难以明确，这三种期相也变得无法区别。当测量方法不精准或者缺失关键数据时，不同类别的痴呆之间的真实界限就可能无法被检测出来，它们之间的界限就会像图9.4那样模糊不清。

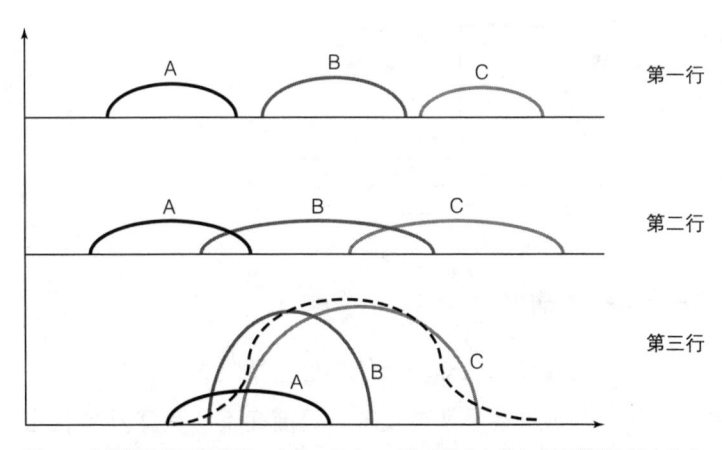

图9.2 此图展示了三种情况。在第一行中，三种痴呆症之间存在清晰的边界（存在"不连续区域"）。在第二行中，三种痴呆症亚型之间存在两两重叠。而在第三行中，三者相互重叠，形成一个统一体。

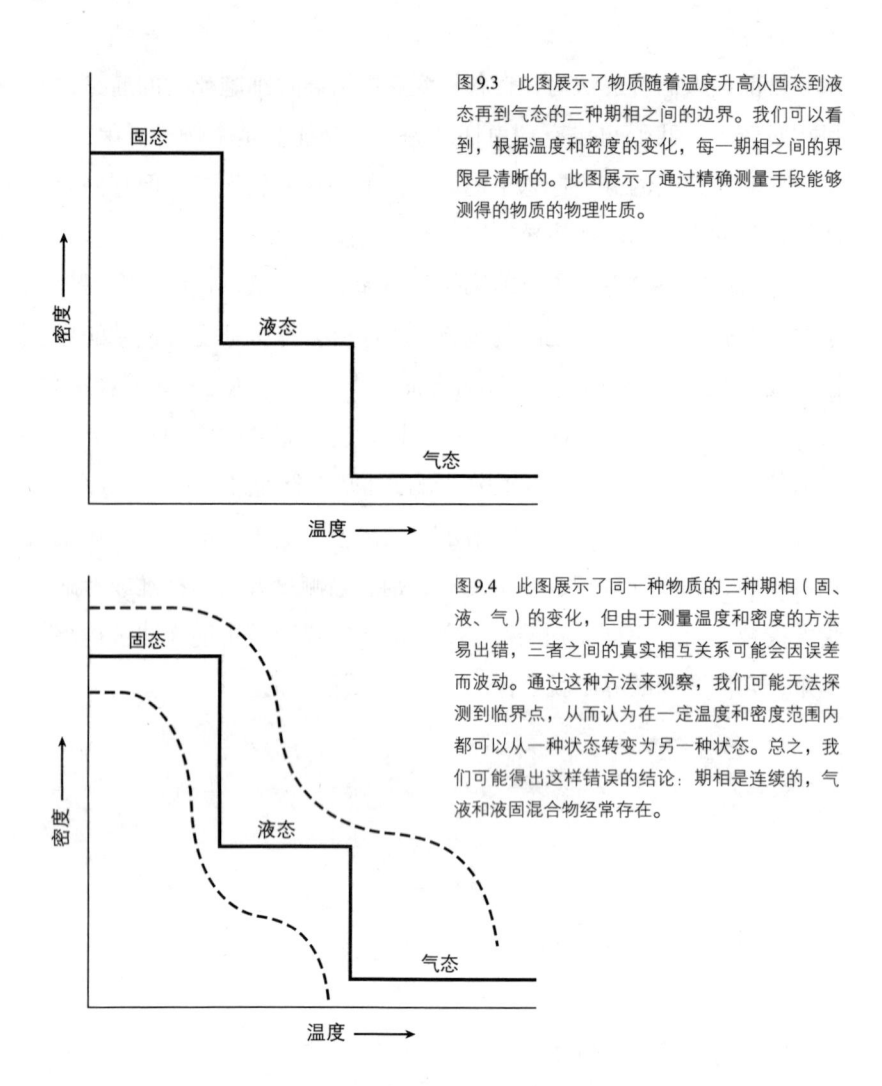

图9.3 此图展示了物质随着温度升高从固态到液态再到气态的三种期相之间的边界。我们可以看到，根据温度和密度的变化，每一期相之间的界限是清晰的。此图展示了通过精确测量手段能够测得的物质的物理性质。

图9.4 此图展示了同一种物质的三种期相（固、液、气）的变化，但由于测量温度和密度的方法易出错，三者之间的真实相互关系可能会因误差而波动。通过这种方法来观察，我们可能无法探测到临界点，从而认为在一定温度和密度范围内都可以从一种状态转变为另一种状态。总之，我们可能得出这样错误的结论：期相是连续的，气液和液固混合物经常存在。

（三）痴呆的病因

痴呆被定义为高级认知功能的不可逆性丧失。它会影响已发育成熟的大脑，并很难在早期被发现。目前尚不清楚意识水平是否会持续受到痴呆的影响。如果意识被定义为区别外在刺激的能力，那么在痴呆变得严重之前，患者的意识水平可能仍然保持完好。因此，痴呆是一种慢性获得性疾病，可分为起源于脑组织的原发性痴呆和起源于脑外组织的继发性痴呆。

表 9.1 主要的痴呆类型及其代表

原发性痴呆	继发性痴呆			
	血管性痴呆	代谢障碍/营养缺乏性痴呆	中毒性痴呆	感染性痴呆
阿尔茨海默病，路易体痴呆，混合性痴呆（同时患有阿尔茨海默病和血管性痴呆）	皮质梗死，皮质下痴呆，血管炎，弥漫性脑白质病	肝衰竭，甲状旁腺与甲状腺疾病维生素（叶酸/维生素B12）缺乏	酒精，污染物，金属中毒，有毒溶剂，植物中毒，毒品	克罗伊茨费尔特-雅各布病，亚急性硬化性全脑炎，艾滋病
额颞叶痴呆，tau蛋白病变，皮质基底节变性，亨廷顿舞蹈症				

原发性痴呆是由于脑组织的原发病变，导致脑内局部的分子代谢紊乱，进而产生毒素，最终导致神经元死亡。表9.1列举了原发性痴呆的一些常见病因。继发性痴呆也会导致神经元的死亡，但其病因来自脑外的其他疾病或因素。最常见的继发性痴呆病因是那些影响大脑血供完整性的疾病，这些疾病有些直接改变脑血管的结构，有些则会阻塞某根血管，还有一些会损伤血脑屏障。最常见的阻塞是由小的血凝块（血栓）造成的，这些血栓从它们最初形成的部位脱落，随着血液循环最终阻塞在脑血管中。此外，有毒物质的摄入也是另一种主要的继发性痴呆病因，包括过量酒精、植物来源的天然神经毒素（如山黧豆中毒）、重金属污染和其他工业废物，以及一些大气溶剂和毒品中的混杂物质及毒品本身。

重要的是，一些毒素的有害效应可能会有一定延迟。损害的产生可能需要长期的毒素暴露，或者只有大脑老化和急性脑损伤的效应叠加后，再通过某种附加或协同的机制，在急性毒素暴露多年后才会引发痴呆症状。一些由感染引起的痴呆也表现出类似的延迟效应，具有这种效应的病毒曾经被称为"慢病毒"，其特性仍未完全明确，我们尚不清楚是由于病毒在宿主体内被修饰而导致进展缓慢，还是因为某种病毒和宿主之间相互作用而导致进程放缓。第六章描述了一小类感染性微粒，它们被称为朊蛋白。这种致病物质与其他的感染源不同，它们缺乏DNA，仅由一种错误折叠的蛋白组成。这种物质最早发现于一种绵羊的大脑疾病（绵羊疯痒病）中。

绵羊之所以对这种病原体具有易感性，是因为它们拥有一种能够编码同种错误折叠蛋白的基因。英国医学研究理事会神经病发病机理研究组（MARC Neuropathogenesis Unit）的艾伦·迪金森（Alan Dickinson）在众多相关遗传学研究中率先发现，这种病毒不仅会感染绵羊，还能感染野鹿、貂以及牛。在牛中，这种神经疾病被称为牛海绵状脑病（或称"疯牛病"）。当这种病毒传染给人类时，就变成了人类新变异型克-雅氏病。[11, 12]

二、阿尔茨海默病

什么特征能够将痴呆患者与其他人区分开？这看似是一个简单的问题，但实际上却相当复杂。要被诊断为痴呆，成年个体必须在认知功能和日常生活等关键能力方面水平低于该群体的临界值。他们的精神表现必须比最初的（"发病前的"）水平有所下降。而临界值也并非一成不变，它会因个体差异而有所变化。

对于那些社会经济地位更高、家庭支持强大，并能够保持足够的心智灵活性以弥补早期因大脑病变而导致的功能障碍的人来说，他们在痴呆症发病过程中通常会更晚接受医疗机构的护理和治疗。

在就诊时,与缺乏类似的支持或处于不利社会经济条件的人相比,他们在发病时往往表现出更严重的脑部病变。由此可见,随着社会物质福利的提高,以及通过各种措施加强家庭和社区支持,临床服务中所观察到的"痴呆病例"数量似乎会减少。但相反的情况也成立:当家庭规模较小而且地理位置分散时,老年人发现他们必须依赖于社区服务机构,而这些服务只有在他们被诊断为痴呆后才提供。"痴呆病例"究竟会变多还是变少,解答这个问题的最佳方法是进行前瞻性纵向研究,获取与医院治疗和社区支持服务相关的数据。

目前,大多数工业国家已能够准确估计本国内患有临床痴呆综合征的病人数量,并且通过改革向医疗工作者们提供关于痴呆护理的标准与评估指南,同时帮助患者获取药物,以有效减少记忆问题并提高日常生活能力。在政治层面,在痴呆患者服务方面的进步也获得了广泛的支持,但具体实施上有时还是未能达到卫生规划人员的目标。

曾经有一段时间,人们认为痴呆研究中"病例统计"的工作可能将要被实验室分子遗传学的进步所取代。由于发现了早发型阿尔茨海默病中的基因突变,科学家们一度宣称,不论发病年龄如何,阿尔茨海默病的病因都是遗传性的,并且这些病因很快就能得到治疗。他们认为,只需要进行基因检测,统计携带"易感基因"的老年人数量,不仅可以统计出目前已经受影响的人数,还可以根据总人口的基因频率来确定未来的趋势。然而,这些设想并未实现。携带导致痴呆的基因突变的人数远少于预期(可能少于1%),而备受期望的痴呆的分子分型也从未实现。迄今为止,在众多可能导致阿尔茨海默病的基因中,只有APOEε4仍然是迟发型阿尔茨海默病的遗传易感因素,拥有1个或2个该等位基因拷贝的人患有痴呆的风险较高。然而，学界达成的共识是，在评估个体患痴呆风险时，检测APOEε4从未被证明是合理的。现实世界中有太多几乎已经度过了阿尔茨海默病高危阶段的老年人（95岁及以上）被发现是APOEε4的携带者，但从未发病。

（一）家族史

在欧洲裔高加索人中，阿尔茨海默病最确凿的风险因素包括年龄增长、痴呆家族史，以及携带1到2个APOEε4等位基因拷贝。在调查家系的过程中，研究人员发现在阿尔茨海默病患者亲属中女性的患病风险较高，而携带APOEε4等位基因时，风险会进一步提高。在其他族群中，年龄是最主要的风险因素，而APOEε4在其中的重要性不如在白种人群体中显著。此外，一些证据显示，其他的阿尔茨海默病风险因素在不同种族和地理区域之间也存在差异。

对阿尔茨海默病患者家系的研究和对同卵双胞胎的认知老化的随访研究提供了评估痴呆终生风险的最佳机会。这些研究数据有助于我们理解在阿尔茨海默病的发病过程中遗传和非遗传因素的作用。在这个领域，美国波士顿大学医学院的林赛·法勒（Lindsay Farrer）及其同事的工作[13]，以及瑞典卡罗林斯卡学院的南希·佩德森和南加利福尼亚大学的玛格丽特·加茨的研究[14]提供了许多关于阿尔茨海默病患者一级亲属的风险评估的信息。

在阿尔茨海默病的遗传流行病学的多中心研究项目（MIRAGE）中，林赛·法勒的团队收集了迄今为止最庞大的家系数据，包括2339名白人阿尔茨海默病患者以及超过17000名一级亲属，并将这些患者与255名黑人阿尔茨海默病患者及其2281名一级亲属进行了比较。这群阿尔茨海默病患者的痴呆平均患病年龄大约是70岁，而他们的亲属最高发病年龄为85岁。此外，为了分析共同的环境因素对遗传背景不同的个体产生的影响，一些阿尔茨海默病病例的配偶也被纳入研究。

MIRAGE研究为阿尔茨海默病患者的一级亲属提供了目前最佳的阿尔茨海默病患病风险估计。白人亲属的累积风险约为27%，而黑人亲属约为44%。这些估计并未考虑阿尔茨海默病患者的教育水平。此外，白人阿尔茨海默病患者的配偶患痴呆的风险约为10%，而黑人阿尔茨海默病患者的配偶的患病风险约为19%。尽管这些风险估计在白人和黑人之间存在显著差异，但痴呆患者亲属相对于配偶的患病风险增长比例在两组人群中是相同的（约为2.5倍）。无论是在白人还是在黑人中，阿尔茨海默病患者携带单一的APOEε4等位基因会使一级亲属阿尔茨海默病患病风险增加约1.4倍。

基因突变只能解释很小一部分阿尔茨海默病病例。理解基因和环境如何共同影响阿尔茨海默病的风险是阿尔茨海默病研究的重要目标，这对于设计旨在预防阿尔茨海默病的干预措施具有重大意义。南希·佩德森团队通过研究11884对瑞典双胞胎，对解决上述问题做出了贡献。[15]双生子研究是一种独特的"天然试验"，其中双胞胎可以完全相同（同卵双生）或者不同（异卵双生）。当阿尔茨海默病在双胞胎中均存在时，它们被称为"一致的"阿尔茨海默病。如果在同卵双胞胎中一致性显著高于异卵双胞胎，这表明存在遗传影响。当一致性显著低于100%时，则同样需要解释。不一致的双胞胎在寻找阿尔茨海默病生物标志物的研究中也具有潜在参考价值。通常情况下，一致的双胞胎和同卵双胞胎更有可能自愿参与研究。瑞典的双胞胎样本显示，阿尔茨海默病的发病年龄受到遗传因素的影响，其遗传率在60%—80%（遗传率是指在特定人群的研究中，某一性状由于遗传变异而产生可观测变异程度，具体表现为可观测的变异的人数占全部人数的比例）。此外，女性的阿尔茨海默病患病风险并不高于男性。佩德森由此推断遗传因素同等地作用于男性和女性。瑞典这项有关痴呆遗传性的研究是目前最为可靠的，可能比美国、挪威和芬兰的研究更加确凿。佩德森对双胞胎的研究无疑是迄今为止规模最大的，除了凸显遗传因素对迟发型阿尔茨海默病的重要性之外，还强调了环境因素在改变阿尔茨海默病的发病年龄方面的重要作用。

（二）阿尔茨海默病与轻度认知功能障碍

学界对于轻度认知功能障碍的兴趣在一定程度上有所减弱，因为阿尔茨海默病的定义已经扩展到包括有或没有认知功能障碍的潜在阿尔茨海默病。然而，许多老年人仍然担忧轻度障碍并会主动寻求帮助或慰藉。轻度认知障碍的主要特征是其性质轻微，并且除了记忆力之外，在其他领域通常难以察觉到功能障碍。对于50岁及以上轻度记忆障碍的成年人，并无特定的术语对其进行分类或定义：常有若干个定义相互重叠的术语为之混用。这些人处于认知障碍的连续变化过程中，但严重程度尚不足以达到痴呆的诊断标准。随着用于检测潜在阿尔茨海默病的可靠的生物标志物的问世，这一术语或许能够被阿尔茨海默病病谱内的另一术语所取代。当脑血管疾病被认为是轻度认知功能障碍的主要原因时，可能会使用"轻度血管性认知障碍"这样的术语。无论这些轻度障碍如何被分类，许多患有轻度障碍的人可能会就进一步的功能衰退寻求建议。

（三）阿尔茨海默病的病程

70岁之后，与年龄相关的记忆障碍变得更加普遍和棘手。当认知测试显示在两个或更多认知领域（其中必须包括记忆功能）中的得分明显低于预期时，便可能符合轻度认知功能障碍的诊断标准。

在患有轻度认知功能障碍的70岁以上的群体中，每年约有1/8的人会因为更为明显的认知损伤而达到阿尔茨海默病的诊断标准。

一旦被确诊为阿尔茨海默病，大多数患者的认知功能会在5—12年的时间内逐渐衰退，直至死亡。典型的生存时间为8—9年。[16]相对于晚于80岁发病的个体，60岁之前发病的人生存期可能更短（相差大约7年）。而80岁以后发病的患者的预期寿命有时与同龄但未患痴呆症的普通人群没有显著差异。

目前有效的抗痴呆药物能够在35%的患者中减缓痴呆进程，药物作用最多能持续两年。一旦药物失去效力，衰退的速度便会加快。因此，在开始药物治疗后3年内，患者的病情仍将进展到同期未接受药物治疗下的预期水平。尽管如此，这一病情进展的延缓期对于痴呆患者来说仍然意义重大。因此，这种药物尽管通常被认为只是姑息性治疗，对这部分患者来说却具有实质性的益处，例如显著推迟他们被收入养老院的时间。

（四）导致阿尔茨海默病患者死亡的原因

对于痴呆患者来说，过早死亡的情况非常常见，但是具体原因尚不明确。根据尸检数据，在所有患有支气管肺炎的痴呆患者中，近50%的患者死于呼吸障碍，这是最常见的明确死因。[17]这可能是由于痴呆患者清理气道分泌物的能力不足，通常还伴有吸气与吞咽食物之间的协调不佳，导致食物误吸。与全体人群一样，痴呆患者中也常见心脏疾病的发生，但对于卒中致死的概率存在争议，一些报道称该死亡率在痴呆患者中更高，但另一些报道并不支持这一观点。除上述原因之外，身体虚弱和体重严重下降（恶病质）还会增加摔倒和骨折的风险。

在人生的晚年，良好的护理和保证足够的营养非常重要。老年人营养缺乏有时与进餐时缺乏帮助有关。体重下降和行动不便会使患者容易出现褥疮，再加之对排尿或排便失禁的处理不当，会导致患者在临终前遭受极大的痛苦。

（五）阿尔茨海默病、唐氏综合征以及染色体不稳定性

大量的数据证实，年龄增长是阿尔茨海默病的主要风险因素。除此之外，女性性别在较小程度上也被认为是这一疾病的风险因素之一。在少数宣称与阿尔茨海默病相关的疾病中，只有唐氏综合征与其有着显著的关联。最初，医学界认为这种关联较为罕见，因为当时的证据显示，唐氏综合征患者本身就存在认知功能"退化"的现象。然而，人们通过对少量唐氏综合征患者的尸检报告进行详细研究后发现，对于寿命超过40岁的唐氏综合征患者，其与痴呆的关联几乎是高度稳定的。

唐氏综合征，或称21三体综合征，是由21号染色体部分或完全复制引起的染色体异常疾病[18]，是智力障碍的一种常见类型，其发病频率大约为1/700。人们早就注意到唐氏综合征与母亲怀孕年龄及家族性遗传有关。1959年，法国巴黎的热罗姆·勒热纳（Jerome Lejeune）及其同事戈蒂埃（Gautier）和蒂尔潘（Turpin）在9例"先天愚型"患者中发现了21三体的现象，从而纠正了此前对唐氏综合征的误解。当研究人员将40岁以上的唐氏综合征患者的尸检报告与他们的染色体数据相对比时，他们发现少数21三体综合征的患者并未患上阿尔茨海默病，而一些患有嵌合体形式的21三体综合征的人也未受到阿尔茨海默病的影响。在后续的研究将β-淀粉样蛋白与淀粉样前体蛋白联系在一起后，人们通过反向遗传学技术，证实了编码淀粉样前体蛋白的基因恰好位于21号染色体上。

对21三体的研究为阿尔茨海默病领域带来了新的启示。[19]少数

研究试图找到早发型阿尔茨海默病与高龄产妇之间的关系，但未取得一致的成功。对阿尔茨海默病患者染色体排列的研究为我们提供了更多信息。这些研究表明，在阿尔茨海默病患者的细胞中，染色体的丢失或增加（非整倍体）提供了阿尔茨海默病早衰效应的证据。然而，这些研究中并没有发现21三体综合征的迹象，而且由于这些细胞是在培养过程中被刺激分裂的外周血白细胞，因此普遍认为它们与不进行分裂的脑细胞无关。然而，最近的研究在检查阿尔茨海默病患者脑细胞中的染色体排列时，发现了更有力的证据。

随着检测技术的进步，人们发现神经元中的DNA含量存在差异，约10%的神经元是非整倍体。整倍体与非整倍体细胞混合存在的意义尚不明确，但可能与非整倍体神经元对衰老影响的选择性损害效应有关。德国莱比锡的汤姆·阿伦特及其同事发现，阿尔茨海默病主要累及脑区中，存活的单个神经元中含有更多的非整倍体DNA。此外，超倍体神经元的数量在痴呆从对照水平发展到潜伏期、轻度再到重度阿尔茨海默病的疾病进展过程中呈现一种"倒U形"曲线。

在另一项研究中，俄罗斯医学院科学院（Russian Academy of Medical Sciences）的伊万（Ivan）和尤里·尤洛夫（Yuri Iourov）直接检测了阿尔茨海默病患者脑细胞中单个染色体的稳定性，发现21号染色体形成三倍体的可能性是其他染色体的3—4倍。[20]因此，寻找能使21号染色体上额外遗传物质失去表达的方法，或许能够预防唐氏综合征患者患阿尔茨海默病。这种方法如果在21三体中试验成功，也许能应用于迟发型阿尔茨海默病散发病例中。

这些染色体数据最终将与阿尔茨海默病患者中的基因突变联系起来。例如，一种早老素突变可能扰乱细胞分裂周期。此外，染色体异常也可以用衰老速度的差异来解释，这与现已证明的端粒长度差异和衰老的关联性是一致的。除了衰老，染色体不稳定性还与其他通路有关，包括潜在的神经毒素和某些病毒感染的影响。这些因素用于比较研究迟发型阿尔茨海默病和各种癌症的来源。

（六）阿尔茨海默病和脑损伤

脑损伤可以大致分为"穿透"脑组织的损伤和"非穿透性"两类。局部脑区的伤害容易引起头部穿透性损伤后的认知障碍，而这种局灶性损伤的症状与体征常与受损脑组织的原有认知功能相关。其他类型的脑损伤包括卒中后的持续进展性痴呆、麻醉意外相关性痴呆、急性中毒、接触某些溶剂或神经毒素，以及感染。这些类型的损伤的关键性共同特征是会导致记忆功能的关键脑区的血供丧失，并产生局部神经毒性。有些类型的脑损伤不会单独产生，而是涉及其他风险因素的暴露。例如，年轻的吸毒者可能在不同时期经历脑损伤。他们可能在服用某种违禁药物（如甲羟芬胺）、遭受暴力袭击后，或是服用过量药物并经历大脑缺氧的情况下遭受非致命性脑损伤。因此，对于多种脑损伤类型来说，不能简单地认为是由某一特殊事件或者物质引起所有的病理效应。急诊中经常遇到这种复杂的多因素情况，使得诊断变得困难。

反复的非穿透性头部损伤与痴呆之间的相互关系常被称为"拳击手脑病综合征"或是"拳击手痴呆"。在有攻击性身体接触的运动（例如职业拳击和美式橄榄球）中，头部损伤的长期后果被详细记录在案。在这些年轻运动员的大脑中，最为突出的特征是皮质表层神经原纤维缠结的密度增加（深层皮质中的神经原纤维缠结则与阿尔茨海默病相关）。这一发现促使许多实验神经病理学研究着眼于追踪急性脑损伤发展为阿尔茨海默病的分子事件，以及阿尔茨海默病本身的风险因素（如APOEε4）对这一过程的可能影响。目前，许多专家认为，在某些易受影响的个体中，脑损伤可以激发一系列分子级联反应并最终导致患阿尔茨海默病。在整体人群中，脑损伤因素估计为整体阿尔茨海默病的发病贡献了约4%的病例。对抗性运动引起的阿尔茨海默病风险增加已经得到了学界的认可，但其实际效应大小尚未确定：其实际效应或许还颇为显著。

（七）阿尔茨海默病与卒中

卒中后痴呆是目前备受关注的话题。众多相关研究和急性卒中领域的专家都认为，至少有10%的首次卒中患者会不可逆地进展为患痴呆综合征，而且这一过程难以通过避免接触复发性卒中的风险因素而得到控制。而出现卒中复发后，大约30%的患者会发展为痴呆。

一项来自美国马萨诸塞州弗雷明汉镇的研究提供了关于美国白人的数据。据统计，美国每年约有70万例卒中病例。值得注意的是，卒中主要影响那些仅凭年龄就具有较高痴呆患病风险的人群。因此，核心问题在于：在对痴呆的预期发生率进行修正之后，卒中导致的痴呆相对危险度是多少？美国波士顿大学医学院的菲尔·沃尔夫（Phil Wolf）及其同事在这一问题上取得了显著的进展。在他们的详细研究[21]中，首次卒中患者的痴呆风险比同年龄、同性别的对照组高出2倍（前者约为19.3%，后者约为11%）。重要的是，这一风险的增加在整个随访期内是持续的。这表明，所观察到的痴呆患病风险增加不仅限于卒中后的短时间内，还会随着时间的推移逐渐累积。这一时间框架与卒中后阿尔茨海默型病变的发展过程相吻合。此外，该研究还发现，卒中的高危因素（如高血压、糖尿病、吸烟以及心房纤颤）对痴呆的患病风险没有显著影响。

到目前为止，我们仍不清楚急性卒中后大脑中发生的病理变化有多少与阿尔茨海默型病变（皮质组织减少、弥漫性斑块和神经原纤维缠结）相关，又有多少是由受影响脑区的血液供应丧失以及随后相邻脑组织肿胀（半暗带）造成的。

（八）阿尔茨海默病的早期诊断

许多阿尔茨海默病患者的家庭都后悔在此前没有及时带患者就诊。卫生保健服务规划人员赞同这种观点，并敦促家属们一旦发现可能的痴呆症状，应尽快寻求专业建议。同时，他们也强调了通过对公众和医生进行培训以提高早期诊断能力的重要性。这种观点与痴呆患者家属的观点一致：一旦能得到明确诊断，家属们就能够开始规划患者未来的护理需求，并确保尽可能地对剩余时间物尽其用。

当遇到一位能够清楚地描述自己的问题并且其他方面状态良好的新病人时，临床医生会开始收集更多信息以建立明确的阿尔茨海默病诊断。临床病史以及患者亲近之人的描述是诊断的起点。此外，还需要明确患者目前的症状确实能够反映其认知功能和从前相比有了明显的下降。与其他的症状相比，许多医生会对记忆减退赋予更高的重要性。轻度认知功能受损的症状是常见的，且不能简单地归因于潜在的生理疾病（如"静默型"支气管肺炎或心肌梗死）或近期压力和失败导致的心理困扰（如抑郁症）。在这个阶段，这些看似轻微的症状也有可能是严重进行性痴呆的前兆，所以临床医生需要将其与正常值进行详细比较，以评估这些症状的重要性。

这一阶段的临床判断依赖于对每个症状的三个组成部分的识别，即症状的确切性质、严重程度和持续时间。要理解症状的性质，需要将其与精确的定义进行比较。这并不像看起来那么简单，因为成功的诊断不仅取决于医生对定义的熟悉程度，还要求他们具备将定义的各个组成部分融入临床询问的技能。痴呆的早期症状可以分为六个主要领域，这些构成了临床检查的第一阶段的基础：（1）对时间、地点和个体的定向能力；（2）对新信息的注意与记录；（3）即时和延迟回忆后的言语能力；（4）对简单连续指令的理解；（5）语言运用能力；（6）视觉空间能力。

由于一些原因，一些没有早期痴呆症状的个体在这些方面的表现欠佳。这些原因可能包括过度焦虑、害怕失感、读写能力和计算能力不佳、感觉障碍（听觉或视觉）以及教育水平低于平均。随着经验的积累，大多数临床医生学会了如何尽可能敏锐而全面地引入难度不断增加的问诊流程。

症状严重程度取决于该症状对患者原本想要做的事情所造成的干扰程度。通过上述问诊流程，医生通常可以获得非常有用的结果（特别是当被调查者能够独立证实自己的描述时），因为它可以揭示在初步调查中未显现出来的认知和社交能力方面的明显衰退。需要强调的是，社会判断力的变化可能只有在直接询问患者和其他被调查者后才能够被察觉出来。在额颞叶痴呆的案例中，这种变化可能是最早出现的症状，而且在记忆问题被明确提出或通过测试被发现之前，这些问题可能已经持续数月之久。

关于症状持续时间的描述很少能够令人满意。早期的一些看似微小的问题常常因过于琐碎而受到忽略，"（这种症状）不会比他这个年龄所预期的更糟"。其症状只有在出现得越来越频繁时，才会引起人们的关注，并可能在家庭内部引起公开讨论。有时候，关键的转折点可能在这样的叙述中显露出来，例如"直到那时，我才开始觉得他在开车时让人感到不安"或者"在那以后，我再也不让她独自照顾孙子孙女了；她会像在做梦一样一下子迷失好几个小时……"。人们常常关心的是，根据患者的年龄，健忘到什么程度是可以接受的，以及在什么程度、持续多久时必须进行深入检查。总体而言，临床医生可以合理推测，如果约从70岁开始，对所有在60岁后就开始抱怨记忆障碍的患者进行细致随访，那么当他们80岁时，约有1/8的患者会发展为痴呆。因此，谨慎和细致的观察是必要的，至少应进行某种形式的监测，以确保在症状恶化时能及时回顾。

在许多医院，对所有怀疑患有早期痴呆而前来接受认知功能评估的患者，必要的回顾和更精确的症状检查是通用的建议。这种评估很少是全面的，通常只包括有限的智力测试以评估原有的心智水平（"患病前智力"）、当前的思维反应速度、视觉空间能力、语言流畅度和语言运用能力、言语记忆（直接记忆和延迟记忆）、逻辑记忆和现象推理能力。当怀疑患有早期痴呆时，就诊时获得的认知功能测试结果非常珍贵，它可以作为基线，与随后的变化进行对比，更重要的是，还可以用来估计痴呆进展过程中的变化速率。而这些数据反过来又能用于向患者家属进行预后分析，并指导未来的检查和治疗选择。

三、早期痴呆的脑成像

当脑成像技术刚开始应用时，致力于攻克"可治疗"型痴呆的神经学家经常开具这项检查。但在日常临床实践中，仅有不超过5%的潜在疾病患者会进行这项检查，而三级专科转诊中心的检测率相对较高。目前，脑成像多用于鉴别大脑老化与痴呆以及为痴呆进行分型从而辅助治疗。相较于CT技术，一些专科中心更倾向于使用MRI，主要因为MRI更擅长评估局灶性脑萎缩以及检测其他脑部改变，如白质高信号和脑微血管出血等。

鉴别未患痴呆的正常衰老与痴呆的典型大脑改变是早期评估中的重要任务，而MRI可以作为一项可选的检查方法。尽管这项任务至关重要，但判断是否应该进行这项评估却很困难。临床医生的草率或粗心决定可能会引起许多不必要的担忧。在简单的问诊后，不专业的医生可能会自信但却过早地判断早期痴呆存在的可能性，进而开具脑成像检查。随后，轻微的皮质萎缩都会被报告为"符合早期痴呆诊断"，而这句话又会被错误地传递给患者及其家属。这时问题就出现了。作为一项技术，脑成像的结果不能作为痴呆的临床诊断依据。诊断结论只能基于足够严重且持续时间足够长的症状，而这些症状的衡量标准是个体从过去较高的认知功能水平逐渐退化到了明显低于预计值（根据年龄和背景所估计）的现有水平。脑成像的发现只能用于支持或者验证痴呆的诊断。

（一）正常老化：未患痴呆的老年大脑MRI中的常见发现

随着脑成像技术的应用，在未患痴呆的老年大脑中，我们发现了一些常见的特征。这些结果被认为是正常老化的一部分。

1. 大脑外观

正常的总脑容量丧失每年不超过1%，通常是每年0.5%左右。海马体的体积似乎更容易受到衰老的影响，每年可能会缩小1.5%。此外，脑血管周围空间扩大也可见于未患痴呆的正常老化中。

2. 白质高信号

小的散在病变是正常的，但当它们聚集起来形成大块病变（"融合"）时，通常意味着发生了异常。

3. 微出血

在60岁以上的人群中，超过1/5的人会出现脑内微出血的情况。在未患痴呆的人群中，这个比例也可能有轻微上浮。微出血的分布情况可以提示慢性血压升高的影响，这需要专家进行深入评估。

4. 脑梗死

无症状型脑梗死不会引发卒中的症状或体征。它是由脑血管的破裂（出血）或阻塞（血栓或栓子）造成散在的脑区的氧气或者营养物质的供应中断。失去血供会导致脑组织死亡（坏死）。大约1/5的老年人的MRI检查结果中会出现无症状型脑梗死。这可能会增加痴呆的患病风险。

为了方便起见，我们通常用随时间失去的脑容量占总脑容量的百分比来表示未患痴呆时随年龄失去的脑容量。在大脑发育过程中，颅骨容量会扩张到适应脑组织发育的大小。总颅内容量能较为准确地估算在衰老或者痴呆引起脑萎缩前原始的总脑容量，这个容量有助于估计随时间而减少的总白质或灰质的量。尽管总脑容量仅估算了失去的局部脑结构之和，但它能为研究衰老的大脑中的变化提供有价值的指导。例如，通过简单测量脑容量，我们能够预测老年人的生存期，而在一部分人当中，生存期会因为痴呆而缩短。[22]

许多临床医生将病史和基于脑成像数据的检查结合起来，将疾病谱拓展成了从正常衰老到多种痴呆综合征亚型的连续变化过程。这种连续变化可以作为大脑老化和痴呆的多维研究中的一个维度。此类信息为临床上判断痴呆患者的可能病因以及随后的疾病进程提供了基础。这种临床疾病模型的其他要素还包括完成日常生活行为的能力、体能状况[23]及一般身体状况、保证安全所需的社会支持、处方药的认知功能影响、饮酒和违禁药物使用，以及与个体适应能力相关的各个方面。

拓展开来，这一疾病模型有助于我们理解正常衰老和痴呆之间的相互关系。尽管我们通常认为这种相互关系在成年晚期到极高龄时期都会保持相对稳定，但实际情况可能并非如此。目前，在老年人群中，90岁及以上的群体已经成了增长最快的一部分。这一现象不仅出现在美国、日本以及新西兰等发达国家，而且反常的是，在非洲农村地区也同样存在（尽管这些地区的新生儿死亡率仍居高不下）。在极高龄人群中，传统的死亡预测因素已经不再那么准确——低社会经济地位、肥胖和吸烟等因素似乎没有那么重要。相比之下，与较年轻的老年人相比，极高龄的老年人体内拥有更高效的抗氧化防御系统、免疫监视系统和血糖控制系统，他们的心理健康状况也优于较年轻的老年人。总体而言，这表明这些极高龄的老年人是经过自然选择的特殊群体，他们具有相对缓慢的衰老速度和更有效的应对压力和年龄相关疾病的能力。

迄今为止，临床医生普遍认为极高龄老年人的痴呆发病率最高，但这种观点仅基于临床印象，而非对可进行测试的那一小群极高龄老人进行的详细评估。在最近的一项针对1694名痴呆患者的研究中，劳滕施拉格尔（Lautenschlager）及其同事发现，90岁以后痴呆的发病率实际上是有所下降的，这与另一份研究报告的结论一致。该报告指出，在100岁时，痴呆的发生率远低于100%，他们观察到，在90岁以上的老年人中，痴呆的发病率下降到了30%—60%的范围。对百岁老人的脑组织尸检研究表明：这些人对斑块或神经原纤维缠结之类的异常蛋白聚集物的形成具有相对的抵抗力。当合并多发微血管病变时，痴呆的发病风险会增加。在百岁老人中发现的神经原纤维缠结较少见于记忆功能的关键性脑区，这说明其在脑区的易感性上可能存在遗传学上的差异。反之，这种由遗传因素决定的脑细胞易感性的降低有可能与促进长寿的基因有关。

随着大脑老化和老年痴呆的临床研究成果被纳入对疑患早期痴

呆的老年人的日常护理和评估中，用于检测长期脑结构变化的方法也将随之引入。这些方法很可能会由计算机自动完成，并通过集中验证方法来支持远程操作。尽管视觉评定量表已经为我们提供了许多有用的前期数据，但目前看来，这些方法仍显得较为粗糙，并且容易受到观察者主观偏见的影响。

在脑成像中，阿尔茨海默病从中度进展为重度的警示标志是脑容量损失。其中，顶叶和颞叶的皮质损失最为显著；其次是额叶和枕叶。皮质损失的分布通常是对称的，但这一情况并非绝对。值得注意的是，在阿尔茨海默病中，海马体受影响程度比其他脑区更为严重，而主要的运动和感觉区域的功能直到阿尔茨海默病进入晚期之前都会得以保留。此外，大量皮质脑细胞的死亡也会导致大型白质束结构的相应减少，而这些白质束主要负责皮质间的连接功能。

随着科学技术的进步，先进的统计分析技术被逐渐引入临床实践中来。通过这些技术，我们可以将患者的个体结果与"参考图谱"进行比较，从而发现与具有类似教育和职业背景的一般人群相比，患者有何不同。目前，合并数据库的想法已经具备可行性。一旦实现，我们将获得一个大型数据库，其中包括大脑结构和功能观察数据、遗传学和表观遗传学数据以及临床转归数据。这种数据库将充分利用目前可用的各种信息，但同时也对临床评估中有限的数据分析资源提出了更高的要求。在人工智能领域的先驱阿兰·图灵（Alan Turing）[24]的深谋远虑下，数学在"大数据"分层当中的应用预示着未来"超级计算机"将被引入临床实践中。这一举措有可能使未来对疾病转归可能性的评估不再依赖于临床判断，而可以通过机器来进行（表9.2）。

表9.2　痴呆早期诊断的最新进展

脑区	典型阿尔茨海默病	不典型阿尔茨海默病	额颞叶痴呆	路易体痴呆
海马体	整体萎缩	一般无病变	萎缩在前部最显著	整体萎缩
颞顶叶皮质	萎缩程度比其他部位更显著	病变在后部更显著	功能相对保留	皮质整体萎缩
非对称脑区	无病变	通常有病变	侧脑室额角变宽	无病变

目前，人们普遍认为，有效的痴呆治疗应基于能减缓疾病进展的干预措施。这些干预措施通常在一期患者或未患病但具有高患病风险的人群中进行测试。目前有三种技术广泛应用于早期痴呆的研究，这些技术都与早期诊断相关。第一种技术是利用PET来探测脑区间细微的代谢差异，并利用如匹兹堡化合物B等示踪物来探测异常β-淀粉样蛋白的沉积。疾病发生和症状出现之间的时间差为10—20年，平均时间可能更接近20年。美国和英国都建立了脑库来研究痴呆相关的大脑病变。对这些普通人群的研究能够相对地消除偏倚，所得结论支持以下共识：大多数老年痴呆的病理过程是"复合性的"，主要表现为阿尔茨海默型的病理变化（形成斑块和缠结）以及大脑小血管的广泛病变（小血管疾病）。

通过在活体中使用放射性标记的氧-15-水，我们能够观察到大脑在静息状态下的血流情况，并追踪血流的变化。在痴呆发病之前，与认知功能正常的人相比，患者的脑血流量已经开始下降，但并非所有脑区都如此。一些脑区的血流量仍然正常，而另一些——例如额叶——血流量甚至会增加。将血流量研究与β-淀粉样沉积物的检测技术相结合，我们发现脑血流量变化与阿尔茨海默病的最早期阶段密切相关，并且这种变化在阿尔茨海默病症状被发现之前就已经出现。这类研究在个体水平上的实用价值有限，因此只被用于群组间的比较。

阿尔茨海默病相关蛋白沉积与脑血流异常之间——特别是在微血管层面——存在密切关联。因此，对大脑微循环的详细分析可能有助于痴呆的鉴别诊断。小血管疾病可能会影响脑组织清除β-淀粉样蛋白的能力，因此可能与阿尔茨海默病的早期（潜伏期）诊断有关。

针对大规模老年普通人群，进行晚年痴呆症状的详细评估的尸检研究非常有限。剑桥大学的卡罗尔·布雷恩（Carol Brayne）和菲奥娜·马修斯（Fiona Matthews）领导了一项重要研究（英国医学研究委员会认知功能和老化研究，MRC-CFAS）。[25]这项研究需要一个组织严密的大型团队来比较临床数据与脑病理数据，以探究临床痴呆综合征相关的大脑病变的性质和程度（对痴呆综合征不做明确疾病分型）。

在老年人的大脑尸检中，我们常常可以观察到脑组织的广泛损失、淀粉样斑块和神经原纤维缠结，但这些并非唯一的发现。当我们使用病理数据来鉴别生前是否患有痴呆时，更严重的病理改变往往与更高的痴呆患病风险相关联。阿尔茨海默病的典型病理特征包括中度到重度的脑组织损失、脑血管壁上沉积的淀粉样物质和斑块，以及神经原纤维缠结。如果生前被诊断患有痴呆，那么在皮质，尤其是海马体中发现的神经原纤维缠结，是判定痴呆最明确的单一指标。

对未患痴呆的死者的大脑病理研究同样具有重要意义。这些个体的大脑病变情况有时看似与痴呆有关，但在生前并无任何相关症状支持。在大脑皮质中，他们的神经原纤维缠结相对稀少（4%，详见表9.3），且不存在重度缠结的情况，但多发性血管疾病（24%）和小血管疾病（47%）比较常见。总之，这些数据强调了仅凭神经病理学数据来判断是否患有痴呆综合征着实存在一定的难度。

表9.3 426例（死亡时中位年龄为81岁）大脑病变严重程度不同的患者（根据生前是否患有痴呆分组）的比例

大脑病变类型	未患痴呆者%（n=183）				患痴呆者%（n=243）			
	无	轻度	中度	重度	无	轻度	中度	重度
海马体								
弥漫性斑块	56	26	15	3	28	24	35	13
萎缩	69	19	11	1	33	22	36	8
NFTs	19	37	29	15	5	16	30	48
皮质								
弥漫性斑块	30	24	31	15	16	18	26	39
萎缩	57	29	14	1	25	23	41	12
NFTs	63	33	4	0	33	26	16	25
内嗅皮质NFTs	15	30	43	12	3	13	42	43

注：NFTs=神经原纤维缠结
来源：数据经允许改编自 Mstthews et al. *PLoS Med.* 6, no.11（2009）：e1000180，表4

对老年人进行的大脑病理学普查，为我们深入了解痴呆症发病关键点的机制提供了重要信息。通过染色脑组织并在光学显微镜下进行观察获得的病理学数据，同时结合生化研究，寻找痴呆症的亚型分子标志时，痴呆亚型之间的明确界限仍需要进一步明确。事实上，这种界限可能并不存在，痴呆症代表着从正常状态开始的连续变化。这种变化破坏了树突结构和突触功能，导致最易受损害的脑细胞死亡，而其变化模式是每种痴呆亚型所特有的。在开发出更好的活体大脑的分子病理级联研究方法之前，即使不同亚型的诊断之间存在某些界限，现有技术的局限性也使得尚无法将其探测出来。

在探索可能的痴呆治疗手段的过程中，β-淀粉样蛋白和tau蛋白变化的普遍机制将持续激励人们去寻找减少其形成或减轻其毒性效应的方法。然而，事实上，异常蛋白的产生通常涉及多种途径，这增加了寻找有效干预手段的难度。单一类型的异常蛋白对整体痴呆的患病风险仅产生部分程度的贡献。因此，一种有效的干预手段需要包括多个元素，每个元素都针对不同的痴呆患病通路。这一结论与临床试验的目标存在冲突，因为后者旨在鉴别痴呆亚型并测试单一而非多重疗法在痴呆防治或疾病进展中的作用。

这些问题与理解淀粉样病变对迟发型痴呆的影响密切相关。尽管有充分的理由支持在早发型痴呆中淀粉样物质的成因、作用，即基因突变影响了淀粉样物质的产生和清除，但这一机制在迟发型痴呆中尚存争议，因为迟发型痴呆大多是散发（非遗传性）的，且与基因突变相关。在这种情况下，我们或许可以尝试构建出一个可信的变化过程，即从神经系统健康受损到脑细胞死亡，最后导致淀粉样聚集物的沉积。从这个角度来看，淀粉样病变似乎是一种结果，而非神经系统受损的原因。[26]

这些观察结果并没有否定阿尔茨海默病的淀粉样蛋白假说，这一假说仍然是许多抗痴呆药物研发计划的核心。对于抗淀粉样蛋白疗法在痴呆预防中的效果，淀粉样蛋白的作用不一定是主要的。随着能够附着于脑内淀粉样物质上并通过PTE定位的放射性标记示踪剂的开发，对脑内淀粉样沉积的纵向随访研究也终于成为可能。

在此类研究中，澳大利亚成像生物标志物和生活方式研究团队对200名个体（145名健康对照者、36名轻度认知功能障碍患者和19名阿尔茨海默病患者）进行了3—4年的随访研究。[27]研究团队利用重复性认知功能测试、脑部MRI和^{11}C标记的匹兹堡化合物B（^{11}C-PiB），描述了在出现阿尔茨海默病临床表型之前，淀粉样沉积、记忆损伤和海马体萎缩的自然变化历程和变化速度。这类研究的核心在于确立淀粉样蛋白沉积生物标志物的有效性和可靠性，并揭示在临床阿尔茨海默病症状出现前的潜伏期中大脑潜在变化的时间历程。

随着时间的推移，这类前瞻性研究提供的数据将为临床试验寻找新的干预手段，以特异性地干预淀粉样沉积。如果能够显著减缓淀粉样沉积的速度，这些试验便得以证明其有效性，并预示着有更多的机会降低阿尔茨海默病患病风险甚至阻止其发生。尽管前瞻性 ^{11}C-PiB 相关研究通过个体间比较得到的数据支持阿尔茨海默病的淀粉样物质假说，但这并不代表淀粉样沉积是阿尔茨海默病的主要原因。不过，这些研究进一步支持了抗淀粉样物质疗法能够延缓阿尔茨海默病的进展。如果这种疗法有效，甚至可能在症状出现的数十年前就开始使用。[28]

四、额颞叶痴呆

额颞叶痴呆是继阿尔茨海默病之后最常见的原发性痴呆之一。额颞叶痴呆由一组混合疾病构成，这些疾病偶尔会在同一家庭中影响多个成员。早期的研究来自瑞典，他们将额颞叶痴呆从一系列曾被归类为皮克病的疾病中分离出来，现在皮克病这一术语已经很少被使用了。额颞叶痴呆的主要症状和体征包括：性格进展性粗鲁化、反社会行为、自我照顾能力差、冲动和干扰性社会行为，以及语言和理解能力障碍。英国索尔福德的戴维·内亚里（David Neary）和朱莉娅·斯诺登（Julia Snowdon）的工作显著提高了人们对额颞叶痴呆的诊断水平，他们的诊断标准被后人广泛接受和应用。

额颞叶痴呆有三种亚型：（1）淡漠型，（2）脱抑制型，（3）行为刻板型。在临床实践中，这些亚型之间的区别并不明显，因为它们的临床特征经常重叠，很难被有效地区分。有一种称为"语义性痴呆"的临床亚型，它是一种由双侧颞叶皮质功能失常引起的概念性知识障碍。这种亚型与进行性非流利性失语有关，而后者可能是左侧脑半球语言区的神经元缺失所致。此外，其背后的疾病过程还涉及异常tau蛋白和泛素蛋白的沉积。当帕金森病与额颞叶痴呆同时出现时，人们更倾向于去探讨额颞叶痴呆患者是否同时患有帕金森病，因为前者的临床特征更容易被识别。[29]

补充材料9.1

教堂牧师未婚的妹妹在67岁时出现了事物命名困难、阅读理解障碍以及无法参加教堂唱诗班的合唱等问题。她的自我护理能力逐渐减弱，受到责备时表现得像个孩子，甚至会在公共场合吃手指。在疾病缓慢进展两年之后，她去寻求了一位经验丰富的神经科医生的帮助，医生怀疑她可能出现了精神错乱，建议她去看看精神科医生。在哥哥的陪同下，她去了一位精神科医生的诊所。然而，让哥哥难堪的是，她在面对医生时显得过于热情，还说如果她知道这名医生有这么英俊，她应该穿一件更暴露的衣服。她笨拙地涂着腮红，并在离开时试图亲吻这名精神科医生。她的哥哥认为这是"暴食的罪过"，她现在变得非常顽固，不允许别人干扰她最近形成的日常习惯。脑部MRI显示她的左侧额叶皮质萎缩，而详细的心理测试显示她有轻微的记忆损伤、理解困难和注意力不集中。4年后，她的记忆问题并未明显恶化。虽然大多数时候她显得很沉默，但她的行为变得越来越让人感到尴尬，以至于哥哥的教会不再欢迎她。

其他更复杂的额颞叶痴呆症状和体征包括异常运动症状或肌萎缩侧索硬化症的特征。额颞叶痴呆并不罕见。在一组经过仔细诊断的以人群为基础的痴呆患者中，大约有5%—15%的人在尸检时被发现患有额颞叶痴呆。这些样本在入组时明显倾向于纳入具有行为问题的痴呆病例。

额颞叶痴呆的病因目前已经较为明确。一项荷兰的家系研究中，43%的病例存在额颞叶痴呆家族病史。约25%的额颞叶痴呆病例存在致病性突变。这些突变主要影响微管组装蛋白tau蛋白基因（MAPT）或颗粒蛋白前体基因（PGRN），然而，只有约10%的病例与MAPT或PGRN基因密切相关，其他突变尚未明确。

五、帕金森病痴呆

大脑老化时，控制运动的关键区域容易受到损伤。随着这些与年龄相关的变化逐渐扩散，它们会阻碍精细动作，损害流畅的自主运动，随后导致静止时手部不由自主地震颤（"搓丸样"动作：拇指和食指做出似搓一颗药丸一般的动作）。这些动作是帕金森病的典型表现，并伴有步履蹒跚和弯腰驼背的姿势等现象。这种情况随年龄增长而日益常见，以至于在超高龄老人中，30%以上的人会出现轻度异常运动（称作"震颤麻痹"），尽管只有2%的人会被诊断为帕金森病。帕金森病的潜在大脑病变也同样出现在帕金森病痴呆和路易体痴呆中。

这三种疾病——帕金森病、帕金森病痴呆、路易体痴呆——在显微镜下都可见含α-突触核蛋白的异常沉积物。突触核蛋白是一类小分子量的蛋白质，主要存在于神经元中。尽管直到1994年才被发现和研究，但人们现在已经对其结构和功能、它如何与其他蛋白相互作用，以及它在疾病中的作用有了深入的了解。在大脑中，它们主要分布在神经元细胞核和突触前区。它们的功能涉及线粒体内的未知功能，调控使得部分细胞成为选择性神经元损伤的潜在目标。此外，突触核蛋白会影响囊泡向突触的运动，并与细胞骨架中的微管蛋白相互作用。

帕金森病、帕金森病痴呆和路易体痴呆形成了与阿尔茨海默病密切重叠的相关疾病谱系。一些专家认为，这4种疾病之间的紧密关系表明它们有着共同的病因。但是另一些专家，特别是临床医生，则认为不同亚群在特征症状和治疗方法上存在明显差异。在美国，阿尔茨海默病患者数量远超帕金森病患者，前者约有500万，而后者较少，约100万。在帕金森病的患者中，约有50%—80%的人会发展为阿尔茨海默病。这种宽泛的估计与左旋多巴治疗帕金森病的成功有关。左旋多巴能显著延长帕金森病患者的寿命，但代价是提高了帕金森病痴呆的发生率。

帕金森病是一种进展性脑疾病。它会影响到多个脑区，其中最关键的受累部位是黑质，该区域主要负责控制平衡和运动功能。在疾病的早期阶段，患者可能会出现抖动或颤动，在静息状态下更为明显；同时还会感到肌肉张力增加，表现为肌强直的症状。随着病情的进一步恶化，患者的运动能力会逐渐衰退，表现为运动速度的减缓，并可能出现平衡和协调方面的障碍。除了这些运动方面的体征和症状外，帕金森病患者还可能出现思维（认知功能）和情绪（情感）方面的问题，有时还会出现一些异常的精神症状，包括常见的抑郁和少见的视幻觉。

约有1/7的帕金森病患者存在明确的家族病史。大多数病例是复杂的遗传基础和环境因素相互作用的结果。家族性帕金森病主要与少数特殊基因的突变有关，而在非家族性病例中，许多其他基因也影响着个体对帕金森病的易感性。目前，我们尚未完全揭示这些基因导致黑质神经元功能受损的具体机制。黑质神经元功能受损的主要表现为多巴胺神经递质的减少，这会削弱个体对运动的控制，从而使患者的运动变得不平稳、不流畅。

根据含多巴胺神经元受损伤的现象，我们可以推断可能是某些基因突变干扰了这些神经元的正常工作。这种损伤可能与细胞内特定蛋白的无效修饰有关，致使其不断累积，最终引发神经元死亡。此外，同种神经元在能量代谢的过程中会产生某些高度活跃的分子，这些分子在不受抑制的情况下会破坏细胞内关键结构。有证据显示，帕金森病中存在其他类型的基因突变，这些突变可能会削弱细胞对这类损害的抵抗力。

（一）路易体痴呆

在英国的调查中，阿尔茨海默病是最常见的迟发型痴呆，而路易体痴呆紧随其后，位居第二。在病例分析中，路易体痴呆占所有病例的10%—15%。然而，另一些研究则认为路易体痴呆的比例可能更低。但需要注意的是，这并不意味着其中一定有一个结论是正确的，而另一个是错误的。目前，一些专家认为，在未来10年内，路易体痴呆将成为迟发型痴呆中最可能被治愈的类型。这一观点主要基于胆碱酯酶抑制剂在路易体痴呆中的良好疗效，而这种抑制剂在临床上也相对容易获取。在痴呆研究领域，能做出如此断言的情况并不多见，不过或许这也只是科学家们过于乐观的表现。如今，人们普遍认识到路易体痴呆的重要性，而关注的焦点主要集中于路易体痴呆与阿尔茨海默病、帕金森病痴呆的共通之处。这些疾病共同构成了一个连续的疾病谱，但这种划分或许仅仅是为了满足学术研究需要。实际上，临床上明确鉴别路易体痴呆是为了有针对性地避免某一类常用的镇静安定药的使用，路易体痴呆患者对这类药物有着较高的敏感性，有时药物不良反应甚至会是致命的。

路易体痴呆与阿尔茨海默病、帕金森病、帕金森病痴呆以及其他类型的神经系统衰竭（原发性自主神经衰竭）同处在一个疾病谱中。在这些疾病中，α-突触前蛋白表现出不同程度的异常聚集。路易体痴呆的准确鉴别依赖于对特殊症状、特定认知障碍体征和功能障碍的识别。这些特征有助于将路易体痴呆与其他类型的迟发型痴呆综合征，如阿尔茨海默病、血管性认知障碍和额颞叶痴呆进行区分。需要注意的是，路易体痴呆的临床诊断标准可能无法检测到一些表现不典型的路易体痴呆病例，这通常是由于患者可能同时合并路易体痴呆、小血管疾病和阿尔茨海默病等多种疾病。

路易体痴呆患者常对抗精神病药物有严重的过敏反应。这类药物原本是用于控制年轻人的急性精神错乱症状，却被广泛应用于缓解痴呆中的不必要行为（如攻击性行为或游荡行为）。然而，在路易体痴呆患者中使用抗精神病药会显著增加发病率和死亡率，因此在任何情况下都必须禁止使用。相比之下，路易体痴呆患者对胆碱酯酶抑制剂治疗有良好的耐受性，这种疗法可以有效改善患者的认知功能、行为症状和体征。

（二）什么是路易小体？

路易小体这一名称源于阿洛伊斯·阿尔茨海默的同事弗雷德里克·H.路易（Frederick H. Lewy）。路易首次在显微镜下观察到老年人的神经细胞中形成的一种球形蛋白聚集物。这些聚集物的主要成分是α-突触核蛋白，但其具体的沉积过程目前尚不完全清楚。路易小体会破坏大脑的正常功能，干扰包括乙酰胆碱和多巴胺在内的关键化学信使的作用。起初，路易小体被认为与帕金森病有关，后者是一种影响运动能力的进行性神经系统疾病。许多最初被诊断为帕金森病的人随后则进展为与路易体痴呆非常相似的痴呆症。

补充材料9.2　浴缸里的马

温妮（Winnie）今年已经74岁了，她的丈夫开始觉得她轻微的记忆问题给生活带来了一些困扰。一天傍晚，她慌张地冲进卧室，惊声尖叫"浴缸里有一匹马"，这让他感到担忧。

"别胡思乱想了。"他劝解道，但这并未使她安心。在精神检查中，她多次描述了类似的经历。她凝视着地毯或者壁纸上的图案，喃喃自语："是我的想象作祟。我知道这很愚蠢，但那匹马是真的，通体白色，站在浴缸里。"

在临床评估中，温妮突然出现了血压严重下降的情况。经过进一步调查，发现她有不明原因猝倒的病史，这可能也是由她血压调控功能异常所致。与医院内其他病人相比，温妮的记忆问题虽然较为轻微，但她所合并的视觉障碍使她与其他病人有所区别。她对医院内的指示标志理解困难，并反复描述有一种无法解释的、类似于视幻觉的视觉体验。那匹"浴缸里的马"给她留下了深刻的印象。几周后，她仍然在重复这种描述，甚至拒绝进入浴室，显然她对上次的经历感到极度恐惧。几个月后复查时她的状况出现了变化。如今，她表现出许多帕金森病的典型特征，如肌强直、震颤、弓背体位。起初作为短期实验性用药的胆碱酯酶抑制剂在随后的两年中被继续使用。在这段时间里，她的视觉症状有所改善，但记忆力却在缓慢衰退。在确诊后的第3年，她的主要问题与其他患阿尔茨海默病并伴有帕金森病症状的患者并无明显区别。在她的护理过程中，抗精神病类药物被明确排除在外。

（三）帕金森病中的认知功能障碍

帕金森病与认知功能障碍之间存在着密切的关系。[30]对于患者及其家庭来说，这种关联性非常重要，因为他们需要谨慎地评估未来患上痴呆症的风险以及可能的治疗选择。区分路易体痴呆与帕金森病痴呆是至关重要的，因为这会影响到痴呆病症治疗过程中的药物选择。在路易体痴呆中，痴呆症状可能会在帕金森病的运动系统体征和症状出现之前或与其同时出现。而在帕金森病痴呆中，帕金森病的症状通常在痴呆的认知特征变得明显之前就已经出现。

对于帕金森病中轻度认知障碍的诊断，已经有了明确的标准[31]。这些标准包括由患者、护理人员或医生观察到的认知功能的隐匿性衰退。在这种情况下，大多数临床医生会进行简短的认知功能评估，并且在下一次就诊时再次进行复查。如果认知功能持续衰退，那么就需要对认知功能进行更为广泛和详细的评估。如果有两个以上与帕金森病相关运动障碍无关的认知领域得分明显低于患者这一年龄、性别和教育程度的预期值，则可以支持轻度认知功能障碍的诊断。然而，这通常是一项具有挑战性的任务，特别是在帕金森病症状（如情绪冷漠、思维迟缓）较为严重的情况下。

当认知功能下降到足以影响个体生活自理的能力时，如果能够排除其他可能导致认知能力下降的原因，则更倾向于诊断帕金森病痴呆。专业临床医生在诊断过程中会非常谨慎，并会留意帕金森病与抑郁症状的共存，因为抑郁症状也会损害认知功能。

帕金森病认知障碍的神经生物学与理解痴呆的生物学相关。帕金森病的家族史表明遗传因素可能与之相关。遗传学关联研究已经发现一小部分影响帕金森病风险的基因。其中部分基因也与阿尔茨海默病有关，特别是那些与神经元细胞骨架中微管组装（MAPT[32]）

和脑源性神经营养因子（BDNF[33]）有关的基因。然而，正如第六章所讨论的，目前还没有充分的数据将帕金森病中的认知功能损伤与APOEε4的差异联系起来。

在帕金森病调节药物的研发过程中，研究人员面临的主要挑战在于理解帕金森病中的认知功能损伤机制。这一问题与阿尔茨海默病中的类似问题紧密相连。一种有效的方法是将与帕金森病的遗传和环境因素相关通路中分子组分之间所有的相互作用进行可视化。这项任务可以细分为两个阶段。在第一阶段，首先将所有与突触破坏、线粒体功能失调、α-突触核蛋白形成、蛋白质降解和清除障碍、神经炎症，以及细胞程序化死亡相关的分子通路整合到一张示意图中，并为其中的各个组分命名。在第二阶段，需要利用信息科学工具探索这一示意图，以揭示新的实验结果可以应用于何处，以及新药如何改变示意图中的结构与功能状态。这一实例展示了系统生物学汇总当前关于某一种疾病的所有已知信息的途径，进而为未来的药物设计和实验设计提供支持。[34]有关帕金森病示意图的范例，请参考藤田及其同事在《分子神经生物学》(*Molecular Neurobiology*)上发表的文章。[35]

六、脑血管病性痴呆

（一）皮质下痴呆

在各种痴呆症中，有一小部分疾病并不会影响皮质，但会对皮质下结构造成广泛损害（其中不包括与帕金森病有关的结构）。这些疾病包括亨廷顿舞蹈症、罕见的脊髓小脑变性，以及更为常见的帕金森病痴呆。这些疾病损害的脑部结构包括主要的皮质下核团（丘脑、基底核和其他脑干核团）。在神经病学的发展史上，对这些综合征的识别具有重要意义，并且在诊断的初步阶段对于突出症状和体征的分类仍有宝贵价值。然而，目前常规的临床实践需要更加精细的痴呆分类标准。例如，在完成病史的采集后，我们通常可以大致判断患者的症状符合皮质下痴呆的表现，但我们仍需要进一步深入解读病史和评估结果，才能将患者更为精准地归入某一特定的诊断组之内。一些检测手段可以为辅助诊断提供明确的结果（如亨廷顿舞蹈症中的基因检测），同时MRI检查能显示特定皮质下结构损失的情况。最常见的皮质下痴呆是亨廷顿舞蹈症和帕金森病痴呆。

（二）弥漫性白质疾病

第五章总结了脑血管疾病的研究结果。这些研究显示，绝大多数脑血管病变都出现在65岁以上的人群中，占比约95%。当在无卒中病史的老年人中发现既往卒中迹象时，大约25%的患者在MRI检查中提示存在既往未被发现的小范围卒中。

这些发现的意义在于，它们揭示了脑血管病变与痴呆或急性卒中进展风险之间的关联。由肯塔基大学的大卫·斯诺登（David Snowdon）进行的著名的修女研究（Nun Study）证实了脑血管变化与更高的痴呆进展风险之间的关联。其潜在机制在于，当存在痴呆的风险时，白质或灰质的脑血管病变会降低痴呆的发病阈值，这意味着较少的阿尔茨海默型病变就能导致痴呆的发生。当前美国和英国的研究表明，在社区调查中，脑血管病变和阿尔茨海默型病理改变的同时存在是迟发型痴呆中最常见的脑部变化特征。

脑血管疾病的影像学研究已经采用了相关评分量表对MRI结果进行评估。这些研究以往多依赖肉眼的评估，但如今已有半自动方法可提供血管变化空间的定量测量数据。这些研究揭示了病变的位置和程度与特定体征和症状之间的关联。其中，最可靠的发现是信息处理速度的减慢与白质疾病的严重程度成正比。当这些病变主要发生在皮质下结构中时，患者常出现步态紊乱、尿失禁、言语不清以及情绪波动（如情绪高涨或抑郁）等症状。

弥漫性白质疾病在早期痴呆的研究中的重要性已经得到了广泛的认可。它在多种复杂因素的交互作用中扮演核心角色。这些因素包括阿尔茨海默病中的异常蛋白聚集物沉积、脑内微循环过程中血流动力学的扰乱，以及一系列可能减缓认知功能损害的因素。面对这种复杂性，临床医生还借鉴了预防中风的经验，制定了应对白质受累脑血管疾病所带来额外负担的策略。

（三）海马体硬化

在临床诊断海马体硬化时，很难将其与阿尔茨海默病区分开来，通常只能在尸检中做出明确的诊断。海马体硬化的主要特征是海马体内弥漫的神经元缺失。患者的临床病史通常表现为伴有严重记忆问题的缓慢进展型痴呆。在针对死于痴呆的患者进行的研究中，海马体硬化患者占据了总病例的2%—4%，而在另外10%—20%的病例中，它也与其他类型的痴呆并发。大约50%的海马体硬化患者表现出明确的单侧患病特征。目前，我们尚未发现明确的与海马体硬化患病相关因素。对于许多患者来说，一侧海马体（通常是右侧）出现某种形式的供血损伤可能是致病的原因。多数情况下，海马体硬化与脑血管疾病有关，但目前我们对其分子病理学机制、治疗方法和防治手段等情况了解甚少。

七、总 结

目前对于痴呆的所有分类标准都是暂时性的，仍有待对其起源有一个更加全面的认识。这将通过深入研究其神经生物学特性、与衰老的关系、发展心理学和社会科学来实现。尽管如此，当前对痴呆综合征的分类方法仍然具有重大的临床和研究价值，尤其是因为这些分类可以通过临床描述性方法、脑结构和功能成像及观察性疗效研究等方式进行粗略的区分。在未来，一些临床上的新技术应用，如额颞叶痴呆和家族性阿尔茨海默病的分子生物学特征，将有助于我们的诊断工作。因此，我们有理由认为分子异常能够揭示一定比例的痴呆患者之间的亚型差异，但其他痴呆患者的具体情况可能还未被完全了解。一个关键问题在于阿尔茨海默病是否具有多种亚型。因此在找到鉴别阿尔茨海默病亚型的方法之前，我们可能无法明确针对阿尔茨海默病的成功治疗方法和可能的防治手段。如果我们都认为阿尔茨海默病防治的重点在于精准筛选出未来会进展为有症状型痴呆综合征的"潜伏期"病例，那么发掘可靠的生物标志物将是实现这一目标的关键的一步。

在普通人群中，减少与痴呆风险因素的接触有望降低晚年患痴呆的风险。改善对潜在神经血管异常的治疗方法（如急性卒中的治疗方法可以尽量简化，以实现当前最佳的管理效果）、降低头部外伤的风险（如通过完善车辆设计、驾驶员管理、身体接触型运动的管理规则等）以及更好地处理老年人的谵妄状态（如第十二章所示），这三方面的综合措施能够显著降低老年人患痴呆的风险。此外，一些疾病（如帕金森病）也与痴呆的患病风险增加有关，对这些常见的伴发疾病的深入研究将有助于找到降低痴呆患病风险的方法。目前，阿尔茨海默病和帕金森病共同的分子病理学基础让我们有希望找到一种方法来阻止帕金森病发展为痴呆综合征。

痴呆综合征的临床研究目前已经超越了仅通过明显的症状和体征来确诊的阶段。对早发型痴呆（65岁之前出现症状）的成功研究已经激励专家们对迟发型痴呆的极早期症状和体征展开研究，而在这之前，他们大多忽略了这一方面。在现代临床实践中，已经被广泛接受的理念是要努力识别增加痴呆风险的可逆因素，并为患者提供具体的生活方式改善建议。这些建议包括加强营养、培养更积极的社交生活方式，以及优化对血管性危险因素的管理等（如第十二章所述）。

第十章
降低痴呆风险：基本概念、储备能力与生命早期机遇

美国国立卫生研究院关于预防阿尔茨海默病和认知减退的共识发展会议的专家组[1]已经付出了大量努力，对有关预防痴呆或是降低发病风险的诸多主张进行了评估。目前的观点是，从预防心血管疾病和卒中的实践中汲取的经验可能适用于痴呆问题。[2]然而，目前的科学证据尚不足以证实任何降低痴呆风险的方法的有效性。

一、痴呆的流行病学

第二次世界大战后，美国与大多数工业化国家一样，见证了死亡率下降和预期寿命增加的现象。随着寿命的延长，全球老年人口患有痴呆的人数急剧上升，并且这一趋势还将继续。在欧洲裔65岁及以上的老年人中，痴呆的患病率为5%—10%。由于寿命的延长，预计2030年美国患有痴呆的公民数量将从1990年的300万激增至约1000万。对痴呆流行病学的预测基于三个关键假设。首先，未来老年人口的数量将持续保持增长，并且他们的预期寿命还将增加。其次，与肥胖、久坐的生活方式、迟发型糖尿病和药物滥用有

关的死亡率上升，只会对人口存活率的上升带来轻微的负面影响。最后，目前还没有有效的干预手段来减缓或预防痴呆的发生。

这些假设中的第一个已经得到了广泛的讨论。出生于1925—1935年之间的"黄金一代"在20世纪见证了人类历史上健康预期寿命改善最为显著的时期。[3]这在很大程度上归功于更为优质的医疗保障和生存条件的改善。从怀孕到老化的整个过程中，社会历史学家记录下了孕妇和新生儿死亡率显著下降、感染致死的病例数目减少，以及医疗保障日益普及和高效。尽管取得了这些重大进展，但从后验性的角度来看，我们仍然难以确定哪些因素所起到的推动作用更为显著。

公共卫生措施鼓励大众拥有更健康的饮食、更积极的生活方式以及戒烟，这些措施无疑是改善心血管疾病和卒中死亡率的重要因素。然而，仅凭这些措施似乎还不足够。医疗健康教育的进步以及对心血管疾病危险因素更深入的认识，使我们能够通过副作用更少的药物更有效地控制血压，同时也提供了降低血脂的干预建议。国际制药行业在继续医学教育和药物开发方面的巨大投入，对健康领域的进步起到了关键的推动作用。这些投入不仅有助于我们更好地理解和控制心血管疾病等危险因素，还带来了副作用更少、更安全耐用的药物。同时，制药行业在公众科普方面做了大量工作，让人们更加信赖和重视医药科学研究。然而，这个行业也面临一些质疑。例如，行业内似乎缺乏足够的合作精神，对研究成果的评估也未能始终保持客观中立的原则。

这些关切引发了一些关于降低痴呆风险的基本问题。首先，如果预期寿命的延长会增加与年龄相关的身体或精神损伤而导致无法自理生活的风险，那么这究竟是一种馈赠，还是一种诅咒呢？为了解决这个问题，人们设计出了一种新的晚年生活健康状况的评估指标：健康预期寿命指数（Healthy Life Expectancy Index）[4]，其定义为"在特定年龄，个体预计在没有任何重大疾病的情况下继续生存的时间"。健康预期寿命指数的应用相对直截了当。当我们比较在某一特定时间段内出生的个体（即一个出生队列）与更早或更晚的队列时，健康预期寿命和预期寿命之间的关系变得至关重要。如果预期寿命保持不变而健康预期寿命增加，将减少个体与残疾或疾病相伴随的年数。这被称为"疾病压缩"（compression of morbidity）。如果预期寿命增加而健康预期寿命保持不变或落后于预期寿命，那么可以预见的是，患各种疾病（包括痴呆）的风险将会增加。

第二个问题与痴呆症的疾病模式有关。为了将研究资源投入抗痴呆药物的研发中，行业领导者们有责任为痴呆症研究提出一个能够清晰传达给投资者和员工的理由。简单的痴呆疾病模型无法全面反映复杂的基因环境，我们需要交互式因果模型，为痴呆症提供一个全面的解释框架。尽管许多顶尖的痴呆症研究者乐于接受这种复杂性，但他们的研究焦点过于集中在可实现的目标和达到预定目标的最短路径上。从目前来看，这种策略并未取得成功。因此，在药物研发的道路上，我们需要考虑应用其他类型的痴呆症模型，这些模型可能涉及多种影响因素。

（一）阿尔茨海默病的多因素决定性

本书从生命历程理论的角度出发，旨在了解个体认知老化速度如何不同、为何不同，以及为何有如此大比例的老年人会患上痴呆症。遗憾的是，目前尚无单一或一系列相关因素能够明确解释这些差异的根源。由此，许多专家认为，为了有效减缓痴呆症的发病，需要采用多因素的干预措施，包括药物、行为和社会策略组合。这些干预措施需要在随机临床试验中进行验证。[5]在医学科学领域，这些临床试验经常被设计为对关键假设进行检验的关键环节，以探究疾病的根源。在痴呆研究中，虽然设计和长期观察随访等方面存在一些特殊问题，但这些试验对于取得研究进展仍然至关重要。[6]

当这些试验旨在预防尚未受影响的个体发展为痴呆时，我们可以预见到会出现几个问题。首先，我们应该使用哪些标准来界定未患病的个体？这些个体是否会表现出相关临床症状（即他们的认知功能是否保持完好）？是否一定要求他们的大脑中尚未出现痴呆初期的生物学改变？其次，对于试验结果的判定标准，我们是否能够预防个体的认知能力衰退，从而避免达到痴呆的临床诊断标准？或者，如果仅证明试验所涉及的干预手段能够防止痴呆早期典型认知损伤的进展，而非完全防止达到痴呆的诊断标准，这是否已经足够说明问题（从试验设计的角度上看，采用这一标准显然更具可行性）？如果研究涉及对认知能力下降速率的测定，那么其分析过程将变得非常棘手。儿童时期特定的认知发育优势会对成年后期的认知水平产生影响。因此在儿童期精神认知能力更强的个体，不但其认知水平的基线水平较高、认知功能下降的开始时间较晚，他们在反复的认知能力测试中通常会有更好的表现。在这些个体中观测到的认知水平的总体下降速率，大致近似于与年龄有关的认知损伤以及通过经验练习带来的正面作用的净效应。当考虑到诸如更高的教育水平以及更为复杂的（对认知能力有很高要求的）职业类型等影响因素后，我们不难发现，许多尚未患病但处于痴呆高风险年龄的个体，其晚年认知功能的衰退过程会有非常大的差异。

现阶段的研究者们在某种程度上达成共识，即检验痴呆的预防策略的唯一可行途径是在具有痴呆风险的个体中筛选生物标记物。这些个体的选择可能是根据年龄、家族史或综合考虑这两个因素来确定的。生物标记物需要高度特异性地预测痴呆的发病风险，并在痴呆的进展过程中表现出可预测的变化模式。近期的一些临床试验致力于开发能够改善痴呆病情的药物，也将生物标记物的筛选作为研究目标。这类药物与仅缓解临床表现的药物有所不同，后者包括我们在第六章中提到的乙酰胆碱酯酶抑制剂。

对痴呆的预防通常分为三个层次：减少危险因素作为"一级预防"；在临床前期检测痴呆的早期生物学改变（生物标记物）作为"二级预防"；为患有痴呆的个体提供最佳的照护作为"三级预防"。改变疾病进程的尝试既属于一级预防，也属于二级预防。尽管这种划分方式被人们广泛地应用，但本章不会深入探讨该方法。整个生命历程中的诸多节点都可能与潜在的预防性干预措施有关。

在绪论中，我们讨论了还原论的一些问题。当制定痴呆的预防策略时，人们往往抱有一种不切实际的期望，希望能够找到一剂简单而万能的良方，能够减缓与大脑痴呆易感性相关的病理过程，而且对各种不同类型的痴呆都能产生效果。减缓大脑老化的干预措施属于这一类型，这些措施包括旨在维持神经元和脑血管长期健康的规划。与还原论相反的共识是，除了潜在的药物治疗之外，还需要探索辅助性的社会学和心理学干预手段。这种方法与心理健康治疗环境中对患者的护理有相似之处。当合理地将社会支持疗法与经过慎重选择并予最佳剂量的精神药物结合使用时，这些病人的治疗效果会得到显著提升。

老年人通常是我们评估验证痴呆预防措施效果的最佳对象，他们中的大多数也已经对衰老相关的痴呆风险有了一定的了解。从生命历程理论的角度出发，在生命周期的不同阶段寻找到可进行干预的关键节点具有重要意义。这种理念旨在从胚胎期到老年期，寻找最佳的干预时间点。具有痴呆风险的个体所处的社会环境也会影响其对干预措施的响应情况,这进一步增加了相关研究的复杂性。例如,对于在家中居住的轻度认知障碍的老年人来说,他们大多不需要照护者(通常是配偶)的帮助和监督。轻度认知功能障碍患者的家庭照护者的作用可能很难直接评估。照护者自身出现与压力相关的躯体和精神健康问题的风险也较高。如果(被照护人的)轻度认知障碍逐步发展为痴呆综合征,照护者的上述风险会进一步增加。痴呆照护团队也逐渐认识到对照护者进行心理咨询和精神社会学干预的重要性。这些措施不仅能为中至重度痴呆以及轻度认知功能障碍患者带来积极的作用,而且还能对照护者自身产生正面影响。

其他概念性问题涉及作为预防痴呆干预目标的生物系统的复杂性。老年个体的认知能力下降速度存在很大的个体差异。一些"成功老化"的人在90岁的高龄都未出现认知功能相关的问题,而另一些个体甚至在80多岁时仍然有着不断进步的认知能力。这些观察结果支持大脑具有某种形式的储备能力的观点,这种储备能力在需要时可以被调动,但在大脑的日常运作中并不涉及。[7]这一概念有着多种称谓(诸如"脑储备"和"大脑储备"),在本章我们统一称作"认知储备"。

老年期的认知表现可以被视为认知储备的积极效应与脑血管疾病的负面效应之间的平衡,以及阿尔茨海默型病变在老化大脑中隐匿、持续发展的影响。虽然很难(但并非不可能)根据生活中的精确测定来明确这种平衡关系,但这种平衡具有很好的直观意义。人们不难理解,如果认知储备就像是"银行中的存款",并且通过教育和终身追求精神层面的进步而增加其储备量,那么在老化的过程中,至少这一积极部分可以由个人来控制。脑血管疾病可以通过控制血压、保持健康饮食和定期检查异常葡萄糖代谢情况来控制。戒烟和规律运动也是有益的，而且应该作为终生的习惯，而不是等心血管疾病、卒中或痴呆迫在眉睫时才采取行动。

二、认知储备

如果淀粉样蛋白沉积是阿尔茨海默病脑细胞损伤的主要原因，那么淀粉样蛋白和痴呆的临床表现之间应该有着直接联系。含β-淀粉样蛋白斑块越多，患者的精神损伤越严重。然而，事实往往并非如此。在死后对脑组织进行检查时，一些个体的脑组织中存在着很高密度的淀粉样斑块沉积，但在生前却没有明显的痴呆症状。相反，一些个体的大脑中虽然只有少量的淀粉样蛋白沉积，但生前却出现了严重的痴呆症状。这些发现挑战了我们关于大脑功能受损程度能够精准预测痴呆严重程度的观点。为了解释这些不符合预期的发现，研究者们广泛讨论的观点是，大脑具有一种储备能力，可以抵御衰老或痴呆相关病变的负性效应。

因此，在痴呆预防中，认知储备值得与其他概念性问题分开考虑。认知储备包括两个假设的组成部分：大脑结构的被动功能，当其他区域失去功能时可以调动；精神活动的主动能力，指导形成新的方式来维持大脑的正常功能，进而代偿功能性损伤。[8]这些观点推动了人们尝试通过强化相关脑部结构或提高认知过程的可塑性来增加认知储备，从而进行降低痴呆风险的研究。目前认为，教育、职业培训和需要认知功能密切参与的业余爱好，都可以作为增加主动性和被动性认知储备的潜在手段，从而降低痴呆的风险。

认知储备的另一种解释是，认知老化速度和痴呆风险的关键差异可能源于神经元维护、修复和再生能力方面的差别。专家们对维持和修复大脑正常结构的生物学系统进行了深入研究。但相较于引入一个新的假说（即认知储备），一些专家更倾向于将目前已经了解得较为透彻的大脑维持和修复系统，视为个体认知老化速度和痴呆风险上存在差异的原因。

早期教育对认知储备产生了深远的影响。相关研究发现，接受正规教育的时间越短，患痴呆的风险越高。这引发了一个问题：学校最后几年的哪些方面能增强个体对痴呆的抵抗性？首先，额外的教育有助于个体获得更好的工作，这些工作通常薪水更高，而且能提供更多业余活动的选择空间以及更丰富的社交机会。然而，确定教育的益处具体是如何产生的仍是一个难题。关于痴呆保护性的另一种观点指出，从历史的角度看，女性所受的教育与其一生的工作模式并无紧密的联系。即使对于受到过良好教育的女性来说，抚养后代的责任和重返工作岗位所需的再培训也可能限制她们的就业机会。

（一）社会性因素对痴呆的诱因和病程的影响

在第八章中，我们探讨了社会评判如何影响老年时期的情绪生活。而在第七章中，我们已经了解到信息处理的缺陷会影响情绪调节的效率。总体而言，对认知和情绪能力的自我感知可能会让我们觉得自身能力不足，进而产生失能的心理预期，这会使我们在精神压力的作用下表现得更差。这些发现表明，认知储备中可能包含社会性和情感性的成分，且有助于指导大脑进行信息处理。

因此，我们可以进一步发展认知储备的概念，并将其与复原力的个体差异概念进行有益的比较。复原力这一概念体现了一种适应或面对逆境的能力。从心理学的角度来看，复原力涉及特定的性格和特质，这使个体能够成功地应对生活中的压力性事件（如疾病）和多种慢性的压力来源（如长期失业或衰老带来的累积性疾病）。

基于这一观点，痴呆症的发病被视为在老龄化背景下出现的一种发展性挑战。在此期间，个体应对逆境的资源可能会因社会隔离或慢性失能而减少，这两种情况在老龄化困境中都尤为棘手。当按照这种推理线进行思考时，显而易见的是，在经济条件优越的人群中，认知储备的个体差异可能来源于人格结构、持久的气质或品格方面，或者源于评估潜在的压力源、从生活经验中学习以及在整个生命周期中习得一系列应对衰老相关挑战的适应性行为的能力。第八章所述的对生活经验的开放程度与之密切相关。

显然，老化会使那些已经历了持续经济困境的人群更难以应对物质条件进一步恶化的挑战。[9]此外，可能存在一个恶性循环：社会经济学上的不利处境导致健康受损和社会隔离，这些因素又反过来削弱个体的适应力，进而引发更严重的失能代偿。

我们的情感和认知生活是紧密相连的，它们并非孤立存在，而是都受到我们所处社会环境的显著影响。当老年人相互协作、学习，找到判断错误的方法或为问题寻找到新的解决方案时，他们能够合作并改善先前由大脑老化带来的功能损伤。这种对大脑老化的适应能力可以看作是一种自我控制力的表现，其中情感和社会的力量为其提供了有力的支持。

我们通过精神活动来理解世界上发生的事情。这不是一个被动的过程，并且在他人的帮助下效率会更高。随着年龄的增长，我们对他人帮助的依赖性会越来越大。在父母和孩子之间，这种指导和帮助被称为"引导式参与"。而在老年伴侣之间，这种类型的互助通常是潜移默化的，我们或者可以将其看作是一种合作，双方在其中处于对等的地位。老年人在其表现上的提升，与儿童在父母或兄长的指导下取得进步具有相当的意义。

当孩子们逐渐长大，他们会从依赖他人逐渐转向独立。而随着年龄的增长和认知能力的衰退,这种过渡会发生反转。对一些人来说,依赖他人可能会让其感到苦恼和自尊心受损。当这种感受引发持续性的焦虑或抑郁情绪时,个体的精神状态可能会受到负面影响。目前,许多专家更加谨慎地区分认知储备的两个主要组成部分,即"功能性"和"结构性"的储备能力(有时也被称为"主动性"和"被动性"储备)。尽管一些学术文献中对认知储备的描述依旧较为宽泛,但多数作者已经不再将其看作是一个单一的整体,而是对多种潜在认知过程中两种储备功能的差异分别给予了额外关注。[10—16]随着对"脑血管储备"和"代谢储备"等概念进行进一步区分,我们逐渐摒弃了"认知储备"是一种单一性客体的观点。[17—23]

(二)认知储备的概念有何价值?

2004年,诺华集团(Novartis)召开了一次针对认知储备理论的研讨会。[24]在会上,与会者对于如何更好地定义认知储备的概念,甚至对于该概念是否具有研究价值,都未达成一致意见。一些科学家在会上指出,使用像"认知储备"这样的涵盖性术语,反映了我们对大脑维护和修复、学习和记忆等基本过程一无所知,这种状态与50年前我们对老年人心功能衰竭原因的一无所知如出一辙。随后人们对心肺生理学原理、心脏结构的影响以及疾病进程和衰老的认识不断进步,使得像"心功能衰竭"这样笼统的术语变得不再必要。在一些研讨会成员看来,"认知储备"这一概念也应该经历同样的变革。

然而,这种对于认知储备的看法不免显得过于狭隘,并不符合本章的目标,即探讨降低痴呆症风险的可能策略。认知储备的概念旨在引导我们有意识地区分大脑用于缓冲各种形式功能"负担"的途径,识别其中的"主动"与"被动"过程。对储备能力的贡献不仅来自一系列以大脑为中心的生命活动，社会因素对中枢信息处理的影响也起着重要作用。认知储备理论提出了以下观点，进一步巩固了其在与发育和衰老相关的脑科学领域的研究价值：其一，在人的一生中，早期的天赋与后天生活经验的积累对认知老化的过程产生影响；其二，存在多种因素对痴呆症具保护性作用；其三，这些痴呆症的保护性因素是导致个体间认知能力衰退速度差异的原因，并且这些因素与痴呆相关病理改变的发生发展以及病理表现的差异性密切相关。

由于一系列被纳入认知储备范畴的神经保护性因素对疾病进程的延缓作用，一些原本在预期寿命内具有较高痴呆风险的个体始终未受到痴呆的累及。因此，考虑到认知储备揭示了一系列在此前未知的影响因素，这一概念得以继续应用于痴呆和颅脑损伤恢复的研究模型中。

（三）认知储备理论是还原论的例子吗？

在绪论中，"还原论"被解读为将大量的细节简化成少数相互关联的观点或理论的过程。当认知储备的理论首次应用于脑科学的研究时，人们对其作用持肯定态度。这一理论源于对早期经历与迟发型痴呆风险差异性关联的相关报道。[25, 26]可能增加痴呆发病风险的因素似乎也反映着个体神经发育不良的风险，这些因素包括较小的大脑尺寸、较短的教育年限[27—30]、较低的儿童期智力水平[31]，以及较低的职业复杂性。[32]从这些研究中得到的一般性推论是，这些危险因素与痴呆发病之间的联系，可能是由于它们削弱了个体对衰老相关的大脑病理性或生理性改变的耐受能力。然而，关于认知储备的具体机制和所发挥的作用，目前还没有确切的结论。尽管这一理论对大脑老化相关的认知试验设计有很大帮助，但它仍然只是一种假设，目前仍然缺乏可靠的科学依据来支持它。

三、降低痴呆风险策略的生物学合理性

1978年，在首次报道阿尔茨海默病患者中存在胆碱能功能缺陷之后，英国医学研究委员会神经科学分会（英国政府的主要资助机构）对研究者们进一步开展的研究计划进行了正式审查。那些旨在测试胆碱能替代疗法或刺激治疗法效果的提案立即受到了冷遇。视察委员会主席对其中一项试验设计嘲讽道："这就像在你汽车抛锚时，你拦下一辆油罐车，然后让油罐车司机把汽油直接倒在引擎上……肯定有人能想出比这更好的主意！"同样地，视察委员会的另一位成员对通过分子遗传学研究胆碱能神经递质传递机制可能取得成果的观点提出了质疑。"无稽之谈，"他断言，"只有罕见的早发型病例才显著受遗传因素影响，其余绝大部分只不过是大脑老化的并发表现。"

在1978年，想要说服管理科研经费的委员会相信某一构想在痴呆的各级预防中可能取得有效成果是极为困难的。部分原因在于，当时并没有专门研究降低痴呆风险的权威专家。因此，当委员需要达成共识时，他们大多倾向于支持那些与现有的认识紧密相连的观点。然而，不幸的是，当时科学界对痴呆某些方面的理解仍然十分有限。

在考虑对未受影响的高危人群进行试验研究之前，降低痴呆发病风险的策略在生物学上应该是可行的。如果已有大量数据支持某干预措施在与痴呆症具有相同潜在发病途径疾病中的有效性，那么这将为验证该干预措施的合理性提供最有力的证据。以英国纽卡斯尔大学拉杰·卡拉里亚提出的"阿尔茨海默病神经血管假说"[33]为

例，在特定的条件下，相同的致病机制能够诱发卒中或导致痴呆。因此，有相当比例（约10%以上）的痴呆高危人群会在这些机制的影响下发生急性卒中或经历痴呆的病情进展。我们对其中一些特定事件和暴露因素的了解相对比较深入：严重败血症（感染）以及常涉及全身或局部麻醉的外科创伤可能是重要的不利因素。针对某种特定的临床事件（如麻醉）来设计和开展临床试验相对比较直接易行，但目前为止被认为可能有效的干预手段还十分有限。然而，我们可以从高危人群成功预防复发性卒中的经验中汲取很多教训。目前，我们也积累了相当多的证据，支持开展有关降低冠脉事件和卒中风险的干预措施能否预防痴呆的临床试验。

已知存在一小部分高危人群，他们是APP或PSEN1突变的携带者，这些突变几乎总是会导致早发型痴呆的发生。这一发现为测试相关的干预措施提供了更为充分的理由。哥伦比亚安蒂奥基亚大学的弗朗西斯科·洛佩拉和美国亚利桑那州菲尼克斯市班纳阿尔茨海默病研究中心的埃里克·雷曼（Eric Reiman）及其各自团队，为开展此类大型研究所需的科研合作树立了典范。历经25年的努力，他们成功招募了5个现今最大的早发型家族性阿尔茨海默病家系，总计约5000人，其中绝大多数来自哥伦比亚北部的麦德林。在美国研究团队的协助下，他们计划在携带PSEN1突变的家族成员中测试一种人源化单克隆抗体的有效性。这项前所未有的痴呆预防研究目前正在进行当中。在试验初期筹备阶段，研究者们针对潜伏期（临床症状出现前）个体进行疾病预防研究所涉及的伦理学和概念性问题，做出了杰出的理论贡献。[34—36]

（一）社会流行病学

降低痴呆发病风险的问题与痴呆的时空分布情况密切相关。从生命历程的角度出发，社会流行病学为我们呈现了关于痴呆风险和相关干预措施更为深远且全面的图景。尽管这并不意味着社会流行病学的研究在重要性上超越了阐明痴呆发病和预防中涉及的生物化学机制的研究，但社会流行病学提供的信息有可能揭示一些重要的生化过程，从而为我们发现潜在的风险干预措施提供有力支持。

关于大脑老化和痴呆的生命历程理论为痴呆构建了错综复杂的病因学模型，其中涵盖了各种可能的影响因素在多个节点、多个层面上的相互作用。一方面，将这些通路进行适度简化，以便于我们更好地理解与交流其内在机制，无疑是一个极具吸引力的想法。另一方面，人们普遍认识到，由于痴呆的多因素模型中数据分析的错误率居高不下，因此难以从中得出可靠的病因学结论。

美国密歇根大学安娜堡分校的乔治·卡普兰（George Kaplan）持有类似的观点，他曾写道：

> 在社会流行病学的研究中，寻找"独立"危险因素是一大主流趋势。然而，流行病学危险因素研究正面临一大窘境。在许多流行病学研究中，统计学独立性——这一"独立性"至少依赖于测量的操作——和具有因果独立性的建模手段常常被混为一谈，而这一做法并非没有其内在的风险。社会流行病学中，对独立效应的探索，大多数情况下仅限于通过发现"新的"危险因素来识别并合理化新的研究领域，但这样的做法往往难以产生更具实际意义的结论。许多研究在进行数据分析时，在校正了已知因素并确认危险因素和结果之间存在统计上显著的相关性之后，便止步不前。虽然人们大可宣称发现新的危险因素有助于推动我们对疾病新机制的研究，但过多的"社会性"危险因素的交织，有时会像瘴气一样，让我们虽然能够

发现它们和结果之间存在一定的联系，但却难以进一步明确相关机制，从而无法对这一联系进行充分的解释。[37]

乔治·卡普兰强调，我们需要构建一个自洽的病因学体系，来指导数据收集，从而便于进行深入的分析。尽管我们已经了解到儿童期的贫困情况与大脑发育过程中承受更高压力水平之间的联系，但通常很难将儿童期的这些观察结果和最终导致迟发型痴呆的生物学通路联系起来。在多数情况下，我们只能猜测——很少有能够进一步证实的情况——某个公认的儿童期危险因素在延缓痴呆发病的过程中可能发挥了一定的作用。经常被提及的例子包括儿童期较高的智力水平、出色的语言能力（包括双语能力）、更高的教育水平，以及从事对认知能力要求较高的工作和业余爱好。

生命历程理论的一个显著优势在于，它为我们提供了一个基于时间序列的框架，使我们能够在其中的每一条通路上探寻可能进行干预的节点。而发育生物学的框架则为我们揭示了痴呆病理过程中大脑结构内发生的生物学变化：从早期生化异常的临床前期，到局部神经元的选择性损伤，最终发展为终末期痴呆。

因此，强求在儿童期找到能够预防或推迟痴呆发病的干预机会，是与这一研究的相关背景相悖的。流行病学研究的结果往往难以顺利转化为成功的临床试验，更不用说最终成为有效的公共卫生手段并用于降低人群中的疾病发病率了。以儿童期社会流行病学的研究为例，出生地和成年后所患疾病之间的联系是一个常见的观测点。虽然我们可以直接测量出生地的一些物理学指标（如空气污染物暴露水平），但我们可能无法获取这些指标的可靠历史记录。当潜在的影响因素难以测量时（如由人口过剩或环境敌意造成的生存压力），相关研究的难度会进一步增加。此外，如果出生地还受到父亲职业的影响，那么影响因素的复杂性将随着社会经济地位、职业中毒以及长期失业等因素的加入而进一步加剧。此外，出生地的文化因素，如日常饮食习惯中特定营养物质的缺乏以及独特的抚养方式，也会对疾病风险产生影响。这使得对出生地与疾病风险关系的解读变得十分棘手。在接下来的章节中，我们将应用乔治·卡普兰的推论，不会事无巨细地列举所有通过流行病学研究发现的痴呆危险因素及其在痴呆预防中的价值。相反，我们将重点关注那些与痴呆生物学原理联系更为紧密的因素。

四、痴呆预防的早期时机

（一）痴呆风险的家族聚集现象

在痴呆患者的亲属中，痴呆发病更为常见，这一观察构成了痴呆遗传病因学理论的基础。通过家族内痴呆发病情况的统计学模型估算，遗传因素在痴呆发病中的贡献约占50%—80%。然而，也存在一些非遗传性的因素，它们或许能解释为何某些家庭相较于其他家庭更易受到痴呆的侵袭。在生命的早期阶段，个体获得了包括身体、心理、文化、物质和社会资源在内的多种"社会资本"。这些资源通过生活方式、应对策略、社交网络以及与运动有关的体质等行为适应，对当前和未来的健康状况产生影响。这些行为适应方式在连续世代之间的传递（或缺失）形成了一种被称为代际连续性的现象，在遗传性疾病的研究中尤为明显。

在后续世代中，疾病模式的重现有时提示我们非遗传因素可能也参与了疾病的发生，尤其是当它们与社会经济学上的不利因素相关联的时候。这一观点与痴呆的神经发育学模型相契合，该模型强调生命早期的不良事件对认知能力发展的深远影响，并可能增加个体日后患痴呆的风险。关于这一点，后文将展开详细讨论。1976年，神经病学家迈克尔·拉特（Michael Rutter）和心理学家妮古拉·玛奇（Nicola Madge）联合发表了一篇重要的系统性综述。[38] 他们综合了人类学、社会学、犯罪学、社会管理学、医学、精神病学、心理学以及社会工作等诸多领域的证据，发现除了某些特定的情况（如遗传性智力障碍）外，支持遗传学因素在病因学中占主导地位的证据其实相当有限。他们的研究成果还有一个重要方面与痴呆的预防息息相关，那就是探讨补偿教育如何能够造福那些在贫困环境中成长、起步不利的个体。尽管社会中的政治观点尚未达成一致，但教育学家们已经普遍认同，学龄前教育对儿童来说至关重要，否则儿童将不得不在缺乏必要社交和学习技巧的情况下开始接受正式教育。此后，为他们提供有效帮助的机会将大大减少，且效果也可能不如早期干预显著。

早逝、认知发育缓慢和心理学功能水平较低等问题在世代间的连续性传递，仍然是科学研究的重要课题。它们与后代整体健康状况之间的关联不言而喻。目前，科学家们正致力于揭示其中可能的作用机制，并尝试寻找能够打破这一不利循环的有效干预手段。

在智力发展的世代间连续性与寿命之间存在着一种出人意料的联系。美国哥伦比亚大学的理查德·马耶（Richard Mayeux）以及阿尔茨海默病研究小组，通过对精心筛选的一般人群样本进行深入研究，探讨了痴呆发展过程中遗传与环境因素之间的相互作用。他们选取了一个由美国波士顿、纽约、匹兹堡以及丹麦的283个家庭组成的样本，发现长寿父母的后代往往具有较高的认知功能。而对照组则是由长寿父母子女的配偶后代组成。[39] 这些长寿父母不仅年逾九旬且未患痴呆症，而且至少有两名80岁以上的兄弟姐妹。其中的具体作用机制尽管尚不明确，但似乎与影响老年人对常见失能诱因的易感性的基因变异有关。

私生子——即在婚姻之外生下的孩子——在许多文化中都是一个饱受非议和权益剥夺的群体。在我们祖辈乃至更早的时代,这种现象尤为普遍。[40]在私生的后代中,男性似乎承受了更为深重的负面影响:他们出生时的体型相对较小,成年后患心脏病的概率也高于预期。为数不多的几项跨世代研究追踪了这些私生子在婚内所育子女和孙辈的健康状况。瑞典的一项研究显示,20世纪初出生的私生子,他们的子女和孙辈面临较高的早逝风险。[41]即便在考虑了社会阶层背景后,这一负面效应依然显著。该研究和其他在斯堪的纳维亚人中进行的相关研究证实,出生于不利环境中的个体及其后代似乎承受了某种形式的"社会性遗传"的负面影响,导致其健康状况堪忧。尽管具体的作用机制尚不明确(可能涉及生物性因素),但最有可能的解释是,个体在社会中向上流动的能力受到了出生时不利环境的制约。[42]

(二)父母早亡:早期生活压力与痴呆风险的增加

直至20世纪早期,孩子在5岁之前因意外而失去父母的情况仍屡见不鲜。即使在当时较为发达的国家,每10万名新生儿中,产妇死亡的数目也高达400例以上。瑞典哥德堡英马尔·斯科格(Ingmar Skoog)研究团队首次报道了早期父母亡故与迟发型痴呆之间的联系。[43]这一研究附属于一项关于迟发型痴呆社会人口学危险因素的大规模调查。根据其估算结果,幼年期失去任意一位双亲大约会使痴呆的风险增加6倍。

美国犹他州卡什县的玛丽亚·诺顿(Maria Norton)研究团队[44]通过一项规模更大、同时涉及痴呆其他主要危险因素的研究,进一步支持了瑞典研究者的这一发现。他们对当地1793位居民进行了调查，结果显示，儿童期（4岁之前）父母的亡故会使常见类型痴呆的发病率提高3倍。即便在考虑了年龄、性别、受教育年限和APOEε4等因素后，这一影响仍然存在。另一项针对1921年苏格兰出生队列的随访研究[45]，其样本容量和研究对象的出生年份与瑞典的研究相当，并且同样涵盖了痴呆的其他危险因素。该研究的结果也再次印证了斯科格最初的发现。此外，还有研究团队[46]对参与以色列缺血性心脏病研究的9362名男性进行了分析，结果发现，在6岁之前失去父亲的男性，其患痴呆的风险大约会增加3倍。

这些研究所展示的结果似乎并未受到家庭社会经济条件的显著影响。尽管失去父亲且母亲守寡未再婚无疑会造成生活上的困境，但卡什县的研究表明，这一特定因素对痴呆的风险并没有特别显著的影响。此前的研究已经报道了儿童期家庭较低的社会经济学地位与更高的痴呆发病风险之间的联系。[47, 48]

这些研究报告的作者们在理解早期父母亡故增加痴呆患病风险的内在机制上有着相似的观点。他们普遍认为，失去一位父母会给家庭带来巨大压力，并影响其后对孩子的养育情况。单亲母亲可能被迫（如果条件允许）重返工作岗位，导致孩子的断奶时间提前。在这种环境下成长的孩子，由于从父母那里获得的关爱可能减少，所受到的激励和鼓舞也相对有限。更为重要的是，许多单亲家庭的孩子都存在一定程度的社交障碍，这进而影响了他们最终的教育水平。一些评论家强调了营养不足对发育期儿童的综合性影响，并提出了相应的表观遗传学机制来解释儿童期不利生存环境和痴呆之间的联系。[49]

生命早期所承受的高强度生活压力会对大脑结构造成深远影响，这种影响会延续至成年期。和其他早期环境因素一样，生活压力会阻碍大脑的正常发育成熟过程，从而增加大脑过早老化的风险。得益于脑成像技术的飞速发展，我们现在能够更精确地测量大脑结构，并深入解析生命早期疾病与大脑发育差异之间的联系。例如，研究发现儿童癫痫[50]与内侧颞叶特定类型的异常存在选择性关联。此外，儿童期的逆境与较小的前扣带回皮质和尾状核体积相关联。[51]这些发现均表明，儿童期的负面经历会对大脑结构产生长期影响[52]，进而可能会影响成年期的认知和情感功能水平。[53,54]托马斯基（Tomalski）和约翰逊（Johnson）[55]的研究进一步强调了儿童期社会经济地位对大脑结构和功能发育的重要性。他们认为，儿童期社会经济地位低下所带来的影响是通过多种因素共同作用的，包括饮食营养的匮乏、父母关怀的缺失，以及因贫困而缺乏激励的生活环境。

（三）儿童期智力水平

最早被关注到的较低的儿童期教育水平[56]和成年早期较差的语言能力[57]，提示我们早期认知发育情况可能会对迟发型痴呆产生影响的因素。为了评估儿童期心智能力与痴呆之间的联系，我们需要能够追溯那些经历了痴呆风险期的个体的儿童期心智能力水平。然而，在当时，由于儿童期心智能力水平记录普遍缺失，我们不得不寻找其他替代方法来研究这一问题。其中，美国肯塔基大学的大卫·斯诺登在修女中开展的研究提供了一个出色的解决方案。在这项研究中，研究者利用圣母姊妹会的见习修女们（研究时她们的年龄在75—95岁之间）在22岁时所写的自述文本，作为评估她们早期语言能力水平的参照。研究发现，那些在早期语言能力评估中得分较低的个体，在晚年接受的认知能力测试中也表现较差，并且更容易被诊断出与阿尔茨海默病相关的病理学表现。

1998年研究者曾回顾性随访了苏格兰教育研究协会（Scottish

Council for Research in Education）在数十年前进行的首次全国智力能力调查的受访对象，其时依然在世的个体正处在较高的迟发型痴呆的风险之下。通过比较已经必须住院治疗的痴呆患者和仍在当地继续生活、无须住院的个体在11岁时的智商（IQ）得分，人们发现痴呆患者的儿童期平均智商得分明显低于未受影响的对照组。[58] 随着在许多工业国家不同环境中进行的智力调查日趋成熟，研究者的兴趣转向晚年健康状况和早期智力的联系，并对一些结论达成了广泛的共识。这些共识与儿童期智商水平和痴呆风险之间的可能联系有关。此外，儿童期智商水平的个体差异与总体死亡率存在关联。[59]

我们的研究团队提出[60]，儿童期智商在培养健康生活习惯方面扮演着重要角色。这一观点得到了后续研究的支持，这些研究揭示了较高的智商水平与适度的酒精摄入、戒烟[61]、更加活跃且社交性强的生活方式，以及更合理的饮食[62]之间存正相关。此外，相关研究还探讨了儿童期智商和痴呆相关的危险因素之间的联系，表明智商对痴呆风险的影响可能是通过增加与慢性衰老相关疾病的风险而实现的。这些疾病包括高血压[63,64]、心血管疾病[65]和肥胖[66]。同时，一些研究还发现"代谢综合征"——中年期血管病变的一系列已知危险因素（包括腹型肥胖、高血压、高血糖、高甘油三酯血症、高密度脂蛋白胆固醇血症和高糖化血红蛋白血症中的任意三种）——也与痴呆存在关联。[67] 英国医学研究委员会终身健康和老龄化部门的马库斯·理查兹（Marcus Richards）及其同事[68]通过对1946年的出生队列进行随访，发现儿童期智商与成年期代谢综合征之间存在一定联系。然而，在校正了受教育程度和社会经济地位等混杂因素后，这一关联便不再显著。随着更多出生队列研究的不断完善，我们将能够更准确地识别出随年龄增长而面临痴呆风险的个体，并进一步深入探究儿童期智力水平和痴呆之间的内在联系。

在全球范围内，智商测试结果的整体水平持续上升（"弗林效应"[69]），与此同时，在瑞典[70]、英格兰[71]和美国的部分地区[72]观察到的痴呆发病率呈现下降趋势。这种变化可能与群体智力水平的整体提升有关。奥地利拉克森堡国际应用系统分析研究所（International Institute for Applied Systems Analysis）的韦尔加德·西尔贝克（Vergard Skirbekk）及其同事[73]的研究也支持了这一观点。他们基于英国连续出生队列的全国性调查数据，预测了认知能力水平的进步趋势，并指出这种进步"不仅仅是对相应衰老相关的认知能力减退的代偿"。有推测认为，现有出生队列在衰老后经历的认知能力的下降程度将轻于现有的早期出生队列中所观察到的情况，而西尔贝克等人的分析则为这一推测提供了有力支持。近期的大规模调查研究结果也证实了痴呆发病率的下降趋势，其中最具代表性的研究是由菲奥娜·马修斯[74]和其同事们在英格兰三个地区内开展的英国医学研究委员会认知老化随访研究。痴呆症患病率整体下降（如表10.1所示）具体表现为痴呆症发病率大约下降了20%，或痴呆症的发病时间被推迟了1—3年。

表10.1 英格兰三个地区中65岁以上老年个体20年间痴呆患病率的比较

	比较不同时期使用同一方法检测的痴呆发病情况	
	1989—1994	2008—2011
男性	7.4%	4.9%
女性	9.4%	7.7%
总计	8.3%	6.5%

来源：F. E. Matthews, A. Arthur, L. E. Barnes, J. Bond, C. Jagger, L. Robinson, . . . C. Brayne, "A Two-Decade Comparison Of Prevalence of Dementia in Individuals Aged 65 Years and Older from Three Geographical Areas of England: Results of the Cognitive Function and Aging Study I and II." *Lancet* 382, no. 9902 (2013): 1405-12.

(四）迟发型痴呆的基因治疗

在本章这一部分，我们将讨论基因治疗，这要求我们明确遗传学因素究竟在痴呆症早期病因和疾病进展中的具体作用。痴呆的发病受到多种因素的影响，包括寿命、儿童期智力水平、教育水平等，这使得寻找和评估可能的遗传性干预手段变得困难。此外，有关基因治疗研究的批判意见指出，在发现重要疾病的相关基因后，人们往往过度夸大了其潜在的科学价值。就目前来看，基于这些遗传学发现的基因治疗手段研发尚未取得成功。尽管基因治疗仍处于起步阶段，但我们已经累积了一定的概念验证性证据来支持相关研究的深入开展。目前，大多数基因治疗研究以较为常见的癌症作为研究对象。迟发型痴呆，与大部分类型的癌症一样，已被证实是复杂的多因素疾病。常染色体显性遗传的早发家族性阿尔茨海默病可能是基因治疗的理想对象，但直到近10年，家族性阿尔茨海默病的临床研究才终于得以开展。遗传因素在痴呆的发病机制中涉及多个过程，包括脑组织分化、突触修复、炎症和免疫反应等。我们不能孤立地看待这些机制，分子遗传学发病机制中涉及代谢和心血管储备功能的部分同样重要。目前，痴呆研究的一个重要分支认为，痴呆症可能和代谢综合征相似，都涉及发育相关基因的子宫内程序化表达异常。如果像其他代谢相关的遗传性功能障碍一样，母体失调的代谢功能会对胎儿产生负面影响，那么我们就需要认真考虑孕期干预的必要性。这一构想并非遥不可及，欧洲正在进行相关研究，尝试通过合理化饮食和增加运动量来预防超重孕妇的后代发生儿童期肥胖。

有效基因治疗的开发进程之所以如此缓慢，主要原因在于临床试验启动之前，相关药物研发的关键步骤中存在大量需要深入探讨和协商的问题。这些步骤包括对研究所用的家族性阿尔茨海默病动物模型可靠性的评估。这些模型是通过将家族性阿尔茨海默病中发现的突变基因导入模式生物（通常是小鼠）而构建的。一旦解决了这些问题，我们便能够对相应基因治疗手段的安全性和有效性进行试验探究，从而为试验设计提供明确指导，并有助于确定试验所需的样本量。

在痴呆基因治疗的当前研究阶段，我们已经在成年个体中验证了相关基因转移手段的安全性，明确了基因治疗的最佳目标神经元类型，并逐步攻克了疗效评估的技术难题。然而，仍有一些关键问题亟待解决。[75]首要问题便是如何选择针对特定脑区或其周边区域进行基因治疗药物递送的最佳方式。由于颅骨的保护和脑膜的包裹，大脑的药物靶向递送极具挑战性。尽管小分子物质如氧气可以自由扩散进入脑组织，但较大的蛋白分子在正常情况下无法穿透血脑屏障进入大脑，除非血脑屏障发生病变（"渗漏"）或存在针对特定分子的转运机制。因此，血脑屏障对基因转移构成了显著障碍，使得大多数基因治疗依赖于对目标脑结构的直接药物注射。一种常见的替代策略是将基因转移载体注入脑脊液中，使其在大脑表面广泛分布，并以不同的速率渗透深部脑组织。

理想情况下，基因治疗药物应能通过口服途径，从脑血管顺利进入大脑。然而，这一途径并不现实，因为基因材料会在胃肠道中被消化分解。因此，一种可行的策略是将药物分子与载体分子相结合，然后将这种复合物注入血液中。通过利用血脑屏障上针对载体分子的特异性转运机制，我们或许能够实现令人满意的递送效果。在动物模型研究中，科学家们正在开发一种新技术，该技术通过在非致病性病毒的基因框架中插入治疗性基因组分来构建递送载体。这种重组载体能够在脑组织中实现广泛分布，同时不会引发感染，从而使整个大脑能够持续性表达所递送的基因片段。另一种递送策略则是将治疗性组分直接引入宿主的游离细胞中，随后将这些细胞移植回大脑组织。以神经干细胞为例，这些经过基因改造的细胞（或其子代细胞）能够迁移到病灶所在的位置，并分泌生长因子以帮助细胞维持或修复痴呆相关的病理损伤，或抑制疾病相关的生理过程（如炎症反应）。

近十年间，通过密集深入的研究和少数临床试验，我们发现当前阿尔茨海默病基因治疗的时间点选择普遍偏晚，往往已经错过了进行有效干预的最佳时机。真正有效的痴呆药物预防策略需要在疾病尚未进展到失去控制之前便开始实施。有关常染色体显性遗传的家族性阿尔茨海默病的研究显示，在临床症状出现前25年，大脑中便可检测到阿尔茨海默病的迹象，而与唐氏综合征（21号染色体三体）相关的阿尔茨海默病，在妊娠期就可能已有迹象可循。尽管多数专家认为迟发型阿尔茨海默病的自然病程可能与家族性阿尔茨海默病相似，但对前者发病过程进行回溯仍然相当困难。

越来越多的证据表明，在轻度阿尔茨海默病阶段采取以清除β-淀粉样蛋白为目标的干预措施可能为时已晚，无法有效防止疾病的进一步恶化或缓解临床症状。[76]一个由美国人领导的研究团队正在进行一项药物临床试验，旨在验证预防β-淀粉样蛋白形成的药物效果。如果这项试验最终未能取得成功，我们是否应该考虑存在尚未明确的生物化学机制在β-淀粉样蛋白沉积之前就已经发生作用，因此需要优先对这些未知机制进行控制？或者，我们是否应当在更早的阶段对β-淀粉进行干预？

在考虑对具有较高痴呆发病风险家庭中的儿童进行痴呆预防的临床试验时，我们必须严肃地考虑伦理问题。如果这类试验在伦理上被接受，鉴于这些儿童距离可能出现痴呆的时间至少还有50年，合理选择试验终点的评定标准将是一个挑战。这些问题最早由美国加利福尼亚大学洛杉矶分校的莉茜·亚尔维克（Lissy Jarvik）等神经学家在2008年提出，他们预见到随着对阿尔茨海默病认识的加深，阿尔茨海默病患者的子女可能会面临的各种积极和消极的影响。[77]随着脑成像技术和分子生物学技术的不断进步和结合应用，我们或许能够成功识别出对阿尔茨海默病最为易感的儿童，即使他们可能并未携带已知的易感基因。[78]

对于高危人群的进一步预防性研究，我们仍需要投入更多的精力进行设计。尽管有人担忧抑制淀粉样前体蛋白和早老素产生的干预手段可能会对大脑发育产生长期的影响，但目前尚无证据表明现有的基因治疗手段会对个体生长和发育产生不良后果。[79]21三体综合征即将成为痴呆研究的热点领域。我们有充足的理由相信，几乎所有21三体患者都会患上早发型阿尔茨海默病，其发病年龄可能低于50岁。这些患者基因组中额外的21号染色体拷贝导致多种异常，包括先天性心脏畸形、特定类型的血液系统恶性病和阿尔茨海默病。这些异常均可能导致患者早逝，且目前尚无法有效预防。姜俊（Jun Jiang）与她在美国马萨诸塞州和加拿大不列颠哥伦比亚的同事们曾提出过一种可能的治疗手段。[80]他们的研究探索了潜在的使21号染色体"沉默"的方法，这可能为21三体患儿提供一种有效的早期预防阿尔茨海默病的策略。

（五）早期教育

美国南加利福尼亚大学的玛格丽特·加茨及其团队对痴呆的研究进行了系统回顾，发现大多数研究均指出较低的教育水平和较高的痴呆风险之间存在关联。[81]在大多数工业国家，儿童期教育通常在17岁结束，这一时长相较于"二战"后时期已经延长了整整1年。

从生命历程的角度来看,教育水平和痴呆之间相关性的原因吸引了人们的广泛关注。为何这一关联在长达50年以上的时间跨度上依然稳定存在?显然,世代间显著的连续性效应在很大程度上影响了个体在儿童期接受教育的时长。其中,父母的教育水平、家庭收入、求知欲和更广泛的社会价值观念都扮演了重要角色。在条件允许的情况下,天资出众的儿童往往会在学校中接受更长时间的教育,这不仅使他们获得更多知识,还为他们未来从事更为复杂、报酬更丰厚的工作奠定了基础。因此,儿童期智商与较长的教育年限及更高的教育水平之间展现出强烈的正相关性,也就不足为奇了。这些高薪酬的管理性工作不仅提升了个体的收入水平,还进一步丰富了与"社会资本"紧密相关的个人价值体系。几乎在所有文化中,我们都能观察到收入不均衡、社会资本投入的不足和人群整体健康状况不佳[82]对痴呆风险产生的负面影响。在评估教育程度对痴呆风险的具体影响时,这些因素都可能成为潜在的误差源。

关于教育与痴呆相关性的最早解释源于一个观察现象:教育程度较低的个体在用于检测痴呆的认知能力测试中表现往往较差。英国纽卡斯尔大学的戴维·凯(David Kay)在1964年就提出了这一观点。然而,直到1990年,罗伯特·卡茨曼及其同事在中国上海选择了一批从未接受过教育或仅受过极少教育的老年人进行研究后,教育水平低下才首次被视为痴呆的一个危险因素。他们的研究对象中,大多数所受教育非常有限,有些甚至从未踏入过学堂。这并非因为他们儿童期的智力低于常人,而是由于其大多是出生于19世纪末,那时的中国社会为女性提供的教育机会寥寥无几。

教育水平低下和疾病之间的关系并非仅见于痴呆,实际上,教育因素可以独立于社会经济地位和儿童期智力水平,对疾病发病产生影响。[83, 84]教育的某些方面似乎对个体疾病易感性的差异有着其他因素所不具备的揭示能力。在探究痴呆易感性的研究中，我们不得不再次面对两个问题：其一，哪些个体差异能够较为准确地反映"教育"所带来的影响？其二，为何教育水平对痴呆和其他成年疾病的预测能力在不同时代、不同文化背景中都表现出高度的一致性？这是相关研究中至关重要的议题，也是我们在探讨痴呆发病率变化趋势的影响因素时必须深入思考的问题。[85]

教育并非孤立地影响儿童期的成长发展，它和生命后期健康相关行为模式的其他影响因素紧密相连。行为模式的形成是个体在模仿同伴以及受到群体压力的过程中，逐渐深化对健康教育的理解和认同的结果。同伴群体带来的压力具有双重性，既可以是积极的推动力，也可以是消极的阻碍。在后者的情况下，社会不利因素、社会福利的匮乏和较低的社会地位可能会成为从儿童期生存逆境到迟发型成年疾病（包括痴呆）的多种通路的触发点，进而损害个体的健康状况。

教育同样会受到一些间接因素的影响。例如，家境贫困的儿童可能因营养匮乏而其认知能力和身体素质的发展受到限制。在对成年痴呆患者身高的研究中，人们发现了营养情况和痴呆风险之间相关性的证据。一些试验结果表明，痴呆患者中男女两性的平均身高相对较矮，这多被归因于个体儿童期营养的缺乏。这些孩子可能饿着肚子来到学校，而一份简单的营养餐就能显著提升他们在课堂上的注意力及其他表现。显而易见，营养状况在痴呆预防中的作用贯穿于人的整个生命历程。

教育质量可以通过多种因素来衡量，包括其持续的时间和所取得的成效，例如在此期间完成的教学目标等。从这个角度来看，人们或许会认为在大部分工业化国家中，12年的正式教育应该是具有较高的同质性。然而，这一观点并不绝对。1936年，在密西西比的一所乡村小学的教室里，60个年龄和能力各不相同的孩子所接受的教育质量，和10年后威斯康星州麦迪逊市的一个25人小班的教育质量可能存在明显的差异。教育体系所秉承的基本理念往往会受到社会和政治重大变迁的影响，而整个20世纪，教育理论学家在这一领域进行了深入的探讨，推动了这些变革的发生。[86]加拿大渥太华大学的伊恩·麦克道尔（Ian McDowell）和琼·林赛（Joan Lindsay）[87]对其他研究者提出的教育和痴呆之间的联系表示质疑，并通过三个假说检验来进行论证。第一个假说是，教育水平较高的未患痴呆的个体更有可能参与到相关调查中来，因此教育和痴呆的这一联系可能仅仅是试验设计所产生的人为偏差。在长期随访的人群中，这种情况确实存在。当教育水平较高的个体患上痴呆症时，由于他们的家庭在此期间可能发生了显著的变化，相关的调查很难检测到这些病例。从20世纪早期的出生队列研究中得到的痴呆风险预测，由于这些人群所接受的教育和按照当代标准提供的教育有明显的差异，因此这些预测可能显得过时，甚或是缺乏指向性，并不能为痴呆的决定因素提供相关的研究线索。在讨论近几个世纪以来儿童期智力测试得分的上升趋势和衰老相关的认知能力下降之间的关联时，这一观点可能具有同样的价值。[88, 89]第二个假说是，较短的受教育时间可能只是反映较低的社会经济地位的一个方面，与之相关的可能还有薪酬较低的工作、危险的工作环境，以及个体对工作处境更为有限的选择空间。第三个假说则认为，教育可能是认知储备的重要决定因素之一，可能有助于应对衰老相关的大脑病理学改变，从而维持个体的认知能力水平。

渥太华大学的研究小组分析了加拿大健康与老化研究（Canadian Study of Health and Aging）。这是一项基于群体的纵向痴呆研究。[90]对于第一个假说，即教育和痴呆之间的关联是假阳性的，他们认为这反映出研究连续性、痴呆判定方法和教育水平之间存在着复杂的相互作用。因此，偏低的受教育程度和痴呆之间的关联并不能真实反映实际情况。对于第二个假说，即教育和痴呆之间的关联可以通过其他因素——例如教育和个体社会经济地位的相关性——来解释，他们在一定程度上表示支持，但强调"这些因素并不能完全解释教育对痴呆产生的效应"。他们提出，最为合理的解释可能是教育对痴呆风险的影响有很大一部分是通过与之相关的社会人口学因素来实现的。第三个假说则难以得到令人满意的解读，很大程度上是因为研究者们在调查中并没有收集受试者儿童期的智商水平记录。

在许多老师和父母的认知中，教育的复杂内在机制决定了特定科目或技巧的最佳教授时间。以学习演奏乐器或学习外语为例，人们对其最佳学习时间窗口的问题进行了广泛探讨。早期学习在特定领域所带来的优势似乎也能延伸到其他领域中，并产生持久的影响。尽管目前对这种普遍适应能力的生物学机制了解尚浅，但现有观点认为其可能与发育中的大脑具有较强的突触可塑性和调动额外脑结构协助学习的能力有关。因此，第二语言能力被视为一种重要的后天习得技能，其中可能涉及大脑的可塑性改变。学习并掌握第二语言的相关技巧能够相应地增加大脑灰质的密度，尤其是优势左半球的下顶叶皮质区域。[91]

加拿大多伦多大学的埃伦·比雅利斯托克（Ellen Bialystock）及其同事们[92]在具有可疑阿尔茨海默病的患者中，比较了双语个体和只会一种语言的个体之间脑结构的差异。他们发现，拥有双语能力的患者表现出更为显著的皮质萎缩，尤其是在阿尔茨海默病的特征性受累的脑结构中。其他研究[93-95]的观察结果支持了双语能力对大脑结构具有保护性作用，以及其有助于受到衰老和阿尔茨海默病影响的大脑维持皮质正常功能的观点。[96]

成熟的大脑能够反映出其所受多种遗传和环境因素的影响，学习第二语言便是其中的影响之一。通常来说，流行病学相关研究往往发现的都是对个体生长造成损害的暴露因素，因此，发现一些特定的经历能够提高个体对痴呆的耐受力并不常见。教育和儿童期智力水平均属于对认知储备的建立有推动作用的早期因素。关于早期双语能力所带来的个体优势的研究已经取得了重要进展，与之相关的教育性干预手段可能为个体的整个生命历程带来持续的益处。这些益处包括更强的社会向上流动性、若干认知能力水平的提高以及痴呆发病时间的推迟。

在不同的文化、社会环境和不同的时代中，痴呆发病率水平所存在的差异有助于我们发现痴呆病因的重要线索，并探索大脑结构对痴呆病理学改变抵抗力个体差异的主要来源。不同条件下痴呆发病率的差异可能非常显著。近期的一项研究比较了在英格兰开展的痴呆调查结果[97]，发现在20世纪的最后10年间，痴呆的发病率大约下降了25%。在其他地区的相关数据中也可以观察到这一下降趋势，尽管幅度相对较小。[98]

（六）青少年服用违禁药：对神经系统的长期损伤

有可靠的证据表明，长期酗酒和痴呆综合征之间有着很强的关联，同时一些研究也显示长期使用违禁药物具有相似的影响。[99]苯二氮卓类药物和大麻对注意力和记忆力产生短期的负面影响，而青春期频繁吸入大麻则可能导致个体智力水平的长期不可逆损害。[100]此外，药物注射还存在中枢神经系统感染的风险，这种感染同样可能引发痴呆综合征（如HIV所导致的艾滋病痴呆综合征）。这种类型的痴呆与违禁药物或其混杂物质（通常是为了提高违禁药物利润而混合的其他物质）的毒性作用之间存在显著不同。

关于违禁用药对神经系统的长期影响，有两个广为人知的例子。自20世纪80年代以来，大量研究探讨了违禁药品对动物和人类的长期影响。冰毒（可能还包括所有同种药物）和"狂欢"药物摇头丸已被证实会对大脑造成损伤。[101,102]这种损伤具有高度选择性，主要影响以5-羟色胺作为神经递质的大脑系统。5-羟色胺在记忆、推理、理解、情绪和冲动行为中发挥着重要作用，因此长期服用摇头丸的个体常出现记忆功能障碍也就不足为奇了。这些影响在不同年龄的摇头丸使用者中均可以观察到，但目前尚未发现其与痴呆风险之间的直接联系。

1982年，北加利福尼亚州一批年轻的药物成瘾者在静脉注射了街头兜售的新型"合成海洛因"（一种致幻药）后，出现了严重的帕金森病的症状。[103]其中的毒性物质随后被证实为1-甲基-4-苯基-1,2,3,6-四氢吡啶（MPTP）。研究很快发现，MPTP会选择性地破坏大脑某一重要结构（黑质）中的神经元细胞，其所造成的纹状体多巴胺通路的损伤导致了大部分与帕金森病相关的临床症状。这些研究结果表明，违禁药物能够选择性地损伤使用同一化学分子（神经递质）进行信息传递的神经元细胞。

药物成瘾与衰老的生物学机制之间也存在联系。在老年群体中，有许多违禁药物的长期使用者。[104]在1995—2006年间收集的1200余份实验室数据中，如果将药物成瘾者与一般病人进行比较，我们会发现，由于免疫功能长期受到药物的干扰和破坏，成瘾者的衰老速度要相对更高。[105]

五、总　结

对整体心智水平的测定或许可以有效地辨识出人群中衰老的个

体，监测功能性衰退的节点，并为研究衰老相关的心智功能变化提供恰当的角度。衰老对心智能力的影响是认知心理学的研究重点。相关研究指出，衰老和痴呆分别影响认知功能的不同方面。一般的衰老过程以及不同类型、不同阶段的痴呆患者所表现出的认知功能下降模式也各不相同。衰老的认知心理学（认知老化）研究的主要挑战在于确定与衰老变化最直接相关的认知功能损伤类型。然而，多数心理学家的研究尚未深入这一阶段，这在很大程度上是因为特定认知功能相关的神经生物学理论基础尚待完善。尽管如此，大脑老化的研究已在多个层次上取得显著成果，从分子水平到细胞水平，再到对脑区的功能性连接的研究，均有所涉及。

除了衰老和遗传性因素之外，教育等因素也与痴呆发病风险存在稳定的相关性。本章回顾的研究揭示了人们在探索这一关联的关键机制和要素时所面临的重重困难。教育是否能够保护个体免受老年痴呆的累及，或者作为认知储备的一部分来代偿痴呆综合征所造成的损伤，仍是待解的问题。教育和阿尔茨海默病之间的联系并非高度特异，它在其他疾病中可能具有更为显著的效应。

对这一联系的一种解释是，教育行为反映了儿童期的智力水平和家庭的社会经济地位，但这种归因并不能完全涵盖教育所产生的深远影响。关于教育的哪些方面具体引发了痴呆风险，仍是一个悬而未决的问题。随之而来的议题是，我们能否在现有的教育模式中增添某些内容，以降低痴呆的发病风险？对于后一个问题，我们或许已见曙光。在20世纪的最后10年里，在一些工业化国家中观测到了痴呆发病率显著下降的趋势[106—108]，这一趋势与智商测试得分的上升相关联[109]，同时也与受教育机会的增多密不可分。教育学家们或许已经通过推动智商测试得分的进步，为降低痴呆的发病率做出了贡献。

而前一个问题则更为复杂。如果我们假设机体能够调动额外的认知功能来代偿痴呆在大脑中造成的损伤，正如认知储备假说所设想的那样，我们自然会去寻找能够锻炼大脑适应能力的学习经历，并探讨这些经历是否与痴呆的发病有关。埃伦·比雅利斯托克在对双语能力的研究中正是沿着这一思路前进。将她的研究进一步拓展，我们可以这样理解双语能力所产生的效应：通过教育提高的语言能力促进了个体对相关内容的终身学习，并使其更多地参与到对认知能力要求较高的社会活动中。这些获益可能从儿童期一直持续到成年期，因此能够通过提升认知能力来降低痴呆风险。[110]

一项在卢森堡大公国的葡萄牙裔移民中进行的研究为我们的观点提供了支持。卢森堡大学的帕斯卡莱·恩格尔·德阿布雷乌（Pascale Engel de Abreu）和她的同事们比较了来自贫困家庭的双语儿童和单语儿童在两项认知能力测试中的表现。他们发现，学习第二语言能够提高个体在选择性注意和抗干扰等方面的表现水平，并使其更加灵活地在不同的认知反应之间切换。这项研究与解释双语能力如何降低痴呆发病风险密切相关，因为双语能力所涉及的认知功能正是在认知老化和早期阿尔茨海默病中受影响最为严重的部分。

德阿布雷乌还考虑了此前人们对双语能力作用的质疑，即它是否仅仅是一张通往高收入工作的通行证。为了消除这一混杂因素，她对实验对象的社会经济地位进行了校正，并从心智能力水平差异较大的总体中进行了抽样。在一般群体中，习得并运用第二语言（尽管熟练程度可能因人而异）是普遍现象。对一些人来说，使用第二语言是其"心智可塑性"的体现，通过练习可以提高他们在智力测试中的表现。爱丁堡大学的托马斯·巴克（Thomas Bak）和同事们发现，即使在校正了儿童期智力水平、社会经济地位和第二语言使用频率等因素后，具有双语能力的老年人在认知测试中的表现也优于对照。[111]这些结果表明，双语能力对痴呆的影响可能和APOEε4等位基因的负性作用相当。

目前，已经出现了旨在提高个体语言能力的教育项目，这些项目能够帮助贫困家庭的儿童更好地融入课堂教学活动。埃伦·比雅利斯托克和帕斯卡莱·恩格尔·德阿布雷乌的研究为以外语学习为基础的干预手段铺平了道路，而托马斯·巴克的研究结果则进一步强调，年龄因素不应成为限制老年人接受这种学习干预的障碍。这些项目不仅成本低廉，并且已经获得了广泛的认可和接受，它们作为在多元文化环境下提升整体教育体验的工具，其影响力已经渗透到教育的各个环节中。

从现有的发现中，我们可以得出一个直观的结论：较长的教育时间和双语能力为推迟痴呆发病提供了潜在的机会。针对特定种族的群体，以提高语言能力为目的的干预手段可能会显著推迟其痴呆发病时间。然而，研究也发现不同种族背景中痴呆的相关危险因素存在差异。例如，在一项研究中，双语能力并未能有效防止认知能力的下降和痴呆的发生，分析认为这可能是由于双语者本身具有较高的初始智力水平，从而较低了痴呆发病风险。[112]这提醒我们，不能简单地认为所有种族对痴呆具有相同的易感性。[113,114]这些发现对于痴呆预防性临床试验的设计和实施具有重要的指导意义。[115]

除了教育水平之外，关于痴呆风险的早期生命历程研究尚未揭示其他潜在的影响因素。和迟发型痴呆有关的早期营养的建议与小儿营养学家的既有认知并没有显著差异。不过，当前关于通过纠正异常的宫内程序化遗传效应来降低儿童期肥胖的研究或许值得进一步关注。如果这一措施能够预防迟发型代谢综合征或糖尿病的发生，那么它在预防痴呆中的潜在价值将不容忽视。

众所周知，早期父母的死亡是低龄儿童发育障碍的危险因素。

社会保健机构已把这些儿童纳入了多种高危群体中，认为他们需要接受额外的社会关怀，特别是对于那些有药物依赖风险父母的幼年子女以及已经暴露在多种对健康有害的社会性和心理性因素中的幼年个体。但无论如何，我们都需要在智力水平这一方面投入更多的研究。学习知识、养成良好的生活习惯以维持良好健康水平，并从教育和工作机会中获益，这些因素都与个体的一般心智能力水平紧密相连。深入理解智力的本质，掌握其测量方法和必要性，并建立相应的知识体系，以认清和规避智力发展中所涉及的"陷阱"，对于教育、医疗、政治等多种职业领域的发展具有重大意义。[116]

第十一章
降低痴呆风险：中年期的干预可否延缓痴呆发生？

瑞典卡罗林斯卡学院的本特·温布拉德（Bengt Winblad）及其同事发现，在过去的30年里，斯德哥尔摩国王岛上痴呆症的发病率有所降低。对此现象存在多种可能的解释。[1]本章将基于近期关于痴呆症发病率降低的报道，探讨当痴呆症的发病率呈现出自然的变化趋势时，我们可以汲取哪些经验，以及如何制定有效的痴呆症的预防策略。

瑞典的报道并非孤例。另一项来自英国的大型研究也表明，痴呆的发病率已经在逐渐降低。[2]此外，美国[3,4]、荷兰[5]、丹麦[6]和西班牙[7]的研究也支持了这一现象。因此，我们有理由"谨慎并乐观"地认为，痴呆症的发病率正在降低。在那些具有相似现代化生活方式的高收入国家中，似乎有一些积极的影响因素正在发挥作用。然而，在亚洲，痴呆症的发病率趋势仍不明朗。[8,9]

那么，这些积极影响因素是什么呢？第十章梳理了儿童发育时期发生的可能影响痴呆症易感性的因素。虽然我们尚未找到足够的证据支持鼓励对孕妇或儿童进行干预以延迟迟发型痴呆症的发病时间，但是仍有两个趋势引起了我们的关注。首先，20世纪以来，教育普及度大幅提升。第一次世界大战之后，许多工业国家开始认识到，仅仅依靠大量廉价的劳动力并不足以保证工业的成功。因此，改革者主张普遍提高儿童的受教育水平，为工厂提供学徒和未来的管理者。起初，教育重点主要放在那些有潜力从训练中获益的男孩身上。随着时间的推移，对女孩的教育水平也有所提升，尽管其中的原因较为复杂。

第二次世界大战之后，人们更加深刻地认识到在教育、学徒制度和工作技能培训之间的投资关系，尤其是在西德。如果这些投入能够为个体带来认知储备的提升和社会资本的增加，那么随之而来的快速且深远的社会变革可能与痴呆症发病率的降低有关。

其次，我们观察到，在20世纪，儿童的智商测试分数呈现上升的趋势。为了验证并拓展这一发现，詹姆斯·弗林（James Flynn）整合了大量来自全球工业化国家和发展中国家的智商调查数据。[10,11] 与其他研究人员一样，他试图解释这种智商上升的趋势，并确定了几个可能驱动这种趋势的因素，即所谓的弗林效应：教育的改善、职业的复杂和认知挑战性的娱乐活动的增多，此外从更广泛的角度来看，健康教育的普及、营养的改善和健康管理的普及（这得益于减少接触毒素和其他不良环境的公共健康策略）也发挥了作用。然而，儿童智商测试分数上升的趋势似乎和阿尔茨海默病多因素的性质一样复杂难解。

预防痴呆症的临床试验通常以实验神经科学或痴呆症流行病学的观察结果为出发点。从神经科学的角度来看，有数据表明在分子水平上的干预可能会改变潜在的疾病进程，这指向了对可能在一级、二级或三级预防中有效的药物的测试。相比之下，流行病学方面提出的可能干预措施往往不那么容易定义。然而，大量研究表明，各种生活方式因素可能对痴呆症风险和认知减退的速度产生重要影响。当随机临床试验如期成功完成时，它们通常只测试一个因素，例如血压降低量或降低同型半胱氨酸。但是，当探索流行病学研究中确定的危险因素时，这些试验的结果往往不一致或缺乏说服力。

阿尔茨海默病的多因素性质为我们揭示了预防痴呆症的另一种方法——即多领域干预法（详见第十二章）。作为检测单一干预措施对认知的益处的替代方案，包含多个组成部分的干预措施的临床试验已被引入。尽管迄今为止完成的试验数量有限，但是一些近期的干预性试验已经确立了"原理验证"的观点，即旨在改变多个领域的干预措施不仅切实可行，而且可能会成为首选的"个体化"干预策略。[9]

在考虑到这些问题后，本章将围绕以下几个主题探讨中年干预措施：（1）神经血管；（2）炎症和代谢；（3）淀粉样蛋白和相关治疗方法；（4）压力、抑郁和生长因子的作用；（5）大脑活动。

其中，主题（1）（2）（3）有着广泛的关注和讨论，并成为主要研究项目的焦点。相对而言，主题（4）和（5）的研究不那么深入，描述也较为简略，但这并不意味着这些假设较弱。实际上，通往阿尔茨海默病的路径并非独立存在，而是有着许多重要的相互联系。在研究过程中，我们精选了一些参考文献，它们要么已经广为传阅，要么对于理解如何选择或测试干预措施具有特别的意义。

一、神经血管假说

脑血管对与年龄相关的脑结构改变及其连接的瓦解起到了重要作用。这种紧密联系体现在多个方面，从持续的高血压或外伤导致的机械性血管损伤，到与异常糖代谢和脑细胞间信号异常相关的复杂代谢障碍。

从广义上讲，阿尔茨海默病的神经血管假说认为，脑血管周围细胞的生化改变引发了一系列分子事件，这些事件导致阿尔茨海默病患者神经元的选择性丢失。这些细胞是血脑屏障的组成部分。长期暴露于高血压、胆固醇代谢中动脉粥样硬化斑块的形成、促炎症分子（细胞因子）的作用以及糖代谢异常等因素，会破坏这些细胞的正常功能。具体来说，神经血管单元由脑内小动脉、星形胶质细胞、小胶质细胞和神经元组成。小动脉的内皮易受到氧化应激和细胞因子的损伤，这使得脑血管对高血压、糖代谢异常敏感。一旦受损的血脑屏障开始渗漏，脑血管就会受到包括β-淀粉样蛋白在内的毒素的影响。总的来说，大脑血管中异常的血流调节危及了大脑的健康，从而增加了卒中的风险。持续升高的血压对脑代谢状态的影响非常复杂，特别是对于80岁以上的老年人而言。这种影响的后果还包括脑中胰岛素信号的紊乱。

许多观察性研究都倾向于支持一种假设，即持续的高血压状态是导致认知障碍（尤其是血管性认知障碍）和痴呆的诱因。最初，这种联系可以通过一个简单的机械模型来解释，即增强的压力损害了小动脉附近的神经元。脑成像结果为这一解释提供了支持，显示持续高血压导致脑组织损失和特定脑区域的损伤。这些变化和卒中引发的变化相似，因此控制卒中危险因素可能有助于降低痴呆症风险，这种观点已逐渐被许多临床医生所接受。然而，并非所有的临床医生都对此表示赞同。反对者指出了低血压和痴呆的潜在联系，以及降血压治疗对老年人的副作用。

约拿单·伯恩斯（Jonathan Birns）和莱德·科拉（Lalit Kalra）在英国伦敦国王学院医学院对28项横断面研究、22项纵向研究和8项临床试验（共58项研究）进行了综述[12]，以总结当前的研究进展。横断面研究倾向于揭示高血压和认知之间复杂且多维的关系，这些研究发现高血压和低血压均可能和认知障碍存在关联（U形或J形曲线关系）。[13]相比之下，纵向研究的结果更为一致，普遍显示血压升高和认知功能下降之间存在较强的正相关。至于那8项随机临床试验，则呈现出多样化的结果。伯恩斯和科拉列举了多种原因来解释这种差异，其中包括对认知改变的评估方法不一致、部分患者在临床试验开始前已存在认知损伤以及不同临床试验的治疗方案各异。尽管目前（如美国国立卫生研究院专家组）所持的观点认为，以对认知功能评估或痴呆症发生率为结果指标尚未能证实降压药在保护认知功能方面的有效性。但显然这并不影响通过治疗高血压来预防卒中和心脏病的重要性。

美国国立卫生研究院专家组的结论并未对临床实践产生实质影响。[14]大多数医生认为，对痴呆症高危人群进行高血压筛查和治疗，其主要目的之一就是预防某些人群最终发展为痴呆症。这些医生的观点是基于一系列复杂的证据形成的。尽管单独来看，这些证据可能不具备足够的说服力，但是如果将它们综合起来考虑，总体上还是倾向于支持采取干预措施。

综上所述，这些观点主要建立在以下3个基础之上：首先，降低血压对预防卒中和心脏疾病的益处已经得到了广泛认可。其次，关于降低血压对认知功能减退和痴呆症影响的临床试验虽然结果多样，但也提供了一定的参考依据。最后，纵向研究所提供的证据具有较强的说服力。[15]然而，目前我们迫切需要进行资金充足、设计合理的长期试验，在有高血压但未出现认知障碍的老年人群中评估降压治疗在预防痴呆症方面的效果。过去的很多试验要么是设计存在缺陷，要么试验周期过短，要么在试验设计时并未将痴呆因素考虑在内。[16—19]

随后，阿尔茨海默病研究的权威专家们通过各自的系统性综述，对美国国立卫生研究院专家组的结论提出了质疑。[20]这些综述均指出，将控制中年人血管疾病风险因素作为公共卫生策略，可能会在很大程度上降低未来痴呆症的发病率。[21,22]2010年，美国心脏协会（American Heart Association）与美国卒中协会（American Stroke Association）联合发布了预防血管性认知障碍的指南，这些指南得到了充分的证据支持，主要包括以下几点建议：（1）根据标准指南进行降血压治疗，可以降低卒中、心肌梗死和其他重大心血管疾病的风险；（2）对于血管性认知障碍的高危人群，建议其遵循标准指南控制血压，以预防血管性认知障碍的发生；（3）对于已有卒中病史的人群，降低血压可以有效降低卒中后痴呆症的风险；（4）对于中年人和刚步入老年的群体，降低血压同样可以有效预防晚年痴呆症的发生；（5）然而，对于80岁以上的人群，目前尚未明确降血压治疗在预防痴呆症方面的有效性。

（一）神经血管假说和谵妄

阿尔茨海默病的神经血管假说与痴呆症的发病时间息息相关。临床医生经常听到患者及其家属将痴呆症的发病时间与某个印象深刻的重大事件相联系。这些事件通常包括卒中恢复期、脑部受伤后、手术麻醉后以及涉及重症监护的住院经历等。家属对患者痴呆症发病的描述，要么是在急性病症恢复期内突然出现的严重的认知损伤，要么是经过数周甚至数月的缓慢进展后才意识到的痴呆症。这些线索非常重要，因为它们可能提示了——继高血压之后——大多数可干预和预防的痴呆症诱因。[23]一些研究谵妄和痴呆症之间关联的调查推测，经历过谵妄的患者患不可逆痴呆的风险大约是未经历谵妄的人的2—6倍。

在医学教科书中，"谵妄"一词用于描述重症监护期间出现的急性精神错乱。谵妄是一种严重的急性临床综合征，影响着至少15%的入院治疗的老年人。其主要特征包括意识水平的波动、深度注意力障碍、具有明显方向感丧失的精神错乱以及严重的健忘症。感知能力障碍并不罕见，通常表现为视觉障碍。在65岁以上住院患者中，谵妄常常与严重的感染（如脓毒症）、血管手术、药物依赖、某些类型的卒中以及由麻醉药物引起的认知障碍有关。对于精神错乱持续存在或在随访过程中复发的患者来说，已经证实的可能造成其现状的危险因素包括年龄超过70岁以及在外科手术前出现智力下降的病史，尽管这些患者之前并未患有痴呆症。在精神评估中，麻醉经常被视为生命过程中的一个关键点，它有可能将正常的认知老化过程转变为向痴呆症发展的病理性衰退。

麻醉科医生在向患者及其家属解释全身麻醉的潜在风险时，会特别指出术后可能出现的痴呆风险，尽管麻醉后痴呆综合征较为罕见，并有时会与术后精神障碍有所关联。与围手术期卒中（其发生与手术的种类和复杂性紧密相关）不同，常规的临床精神评估通常仅发现高龄是术后谵妄的高危因素。至于麻醉后数月内痴呆综合征的确切发病率，美国和欧洲目前的研究尚未给出定论，但是中国台湾地区一项基于医院保险索赔数据的调查显示，麻醉后痴呆症的风险增加了约30%。[24]以下是几个亟待解答的关键问题：（1）谵妄是否会增加痴呆症的风险？（2）痴呆症患者的谵妄病史是否与其脑部病变增多有直接关联？（3）谵妄是否会加速认知功能的衰退，进而导致更为严重的痴呆症状？（4）是否存在特定的麻醉药物比其他药物对认知功能的影响更为严重，或者痴呆症风险的增加和术后重症监护的某些环节关系更为密切？

荷兰阿姆斯特丹学术医学中心（Academic Medical Centre in Amsterdam）的威廉·范·古尔（Willem van Gool）及其同事回顾

了1981—2012年间发表的所有探讨痴呆和谵妄之间关联的随访研究，并得出结论：在老年人群中，谵妄的发生与死亡率增加、长期住院以及痴呆症风险上升相关。[25]这些关联不受年龄、性别和并发症性质或严重性的影响，并且在排除预先存在的痴呆症或长期住院的情况后依然成立。鉴于痴呆症的治疗并不会改变上述任何结果，研究人员推断，预防谵妄的发生应成为医疗工作的重中之重。需要强调的是，由于这些影响并非短期效应，即使在谵妄发作后的很长一段时间内，患者仍面临不良后果的风险。

万塔85+研究以芬兰的万塔市为背景，首次探究了谵妄病史对痴呆症与其神经病理学标记物之间关系的潜在影响。[26]这项研究的一个引人注目之处在于，它并非在重症病例较多的医院环境中进行，而是在社区背景下开展，并成功实施了大量完整的脑部尸检。因此，万塔85+构建了一个非常罕见的研究模型——1991年，有超过90%的84岁以上的老人参与了此项研究，他们中大约有一半的人都将其大脑捐献给了尸检研究。万塔85+的结果证实，谵妄是痴呆症的一个主要危险因素。在痴呆症患者中，谵妄与痴呆症严重程度的增加、功能状态的恶化和死亡率的上升有关联。

谵妄发展为痴呆症可能涉及多种生物学通路。目前关于阿尔茨海默病发病机制最佳的模型显示，在初始事件的发生和痴呆症的发病之间存在一段潜伏期。在早发型阿尔茨海默病中，分子改变主要集中在包含β-淀粉样蛋白和tau蛋白的通路上；而在迟发型阿尔茨海默病中，血管的改变则更为显著。因此，在高龄老人中，神经血管病变的重要性不亚于β-淀粉样蛋白沉积或神经原纤维缠结的形成。神经血管因素引发了一系列分子改变，这些改变最终导致神经元的选择性丧失，并逐渐恶化直至痴呆的临床症状显现。当从这些导致痴呆症的通路入手，考虑对群体实施痴呆症的预防策略时，我们可以发现预防谵妄后痴呆症的许多潜在机会。

在实际预防痴呆症的过程中，老年人在选择手术方案时往往很少考虑麻醉方式（全身麻醉或局部麻醉）的替代方案。大部分预防痴呆症的手段都是在研发对抗特定分子事件（如图11.1所示）的副作用的药物过程中发现的。目前，我们可以对50岁以上且伴有术后谵妄的患者进行临床试验，以检测这些药物对痴呆进程的预防效果。尽管药物选择有限，但我们可以根据旨在减轻急性术后脓毒症炎症反应的干预措施来选择合适的药物。

在预防老年痴呆症的框架下，我们的目标是通过减轻线粒体的功能障碍来预防术后谵妄的发生。这一目标的关键在于对抗大量细胞因子的释放和氧化应激的过程。一些抗氧化药物能够增强线粒体的内在抗氧化清除系统，这些药物在减少术后谵妄患者痴呆症状方面的潜力也正在受评估。已发表的关于预防谵妄的研究的荟萃分析

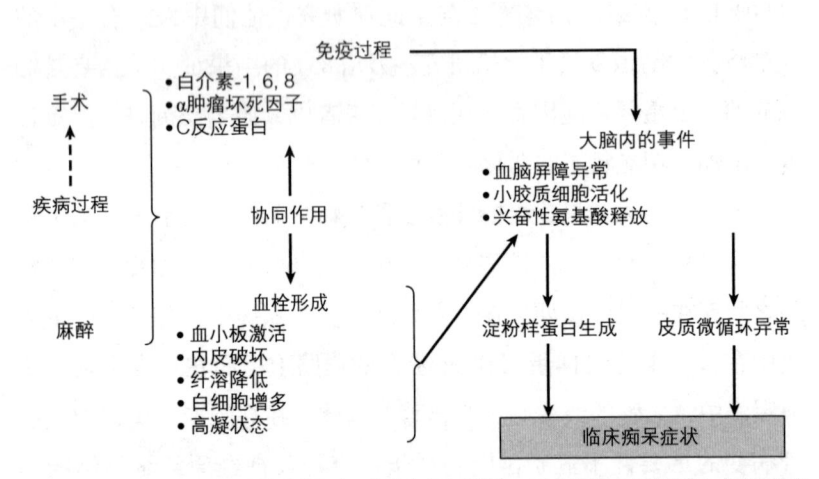

图11.1 揭示了从麻醉到痴呆的潜在通路。术前病理生理状态、手术创伤、衰老因素与麻醉药物相互作用，共同触发了涉及炎症反应和血栓形成的复杂分子事件。这些事件进而在多个层面引发脑活动紊乱，包括血脑屏障功能障碍、促炎小胶质细胞的激活以及潜在神经毒性的兴奋性氨基酸的释放。这些连锁反应最终导致脑内淀粉样蛋白的沉积和局灶性的皮质微循环异常，从而导致脑结构中对记忆、注意力和理解力至关重要的皮质神经元的选择性死亡。

提醒我们：所有对降低谵妄发生率有明显效果的干预手段，都是在痴呆症高危人群中发现的。[27]

活性氧（ROS）对神经元中线粒体造成的损伤尤为严重，特别是在高能耗的脑区，这些区域通常是阿尔茨海默病中首先受累的部位。这些高度进化的脑区包含大量的投射神经元，这些神经元由于能量需求高、依赖轴突运输以及需要基础营养支持，因此特别容易受到衰老和环境危害（包括麻醉剂）的影响。它们庞大的细胞表面积增加了与潜在神经毒性物质（如麻醉剂和围手术期药物）接触的机会。

一旦麻醉增加患痴呆症风险的观点被广泛接受，麻醉科医生、病人和护理人员的角色将变得至关重要。这一认识将带来医学和法律层面的深远影响。当有足够的数据可以准确评估痴呆症风险时，现有的临床指南需要被重新审核。从更广泛的人群健康角度来看，麻醉导致的痴呆症风险还可能推动对术后谵妄老年患者的临床干预性研究。目前，我们很少有机会检验痴呆症预防策略的有效性。因此，麻醉与高痴呆症患病风险之间的联系可能提供了一个独特的契机，值得进一步深入研究，以设计出精准的干预措施来降低痴呆症的发生风险。

（二）神经血管假说和卒中

卒中与痴呆症的风险增加之间存在着密切联系。这种联系并非单一，而是由多种因素交织而成。卒中的发生有多种原因，其中一些可能的致病通路将卒中和痴呆症联系在一起，特别是对于那些患有一种以上基础病的老年人而言。例如，轻度亚临床阿尔茨海默病患者、严重脑小血管疾病患者和因持续高血压导致脑结构异常的患者，都可能面临新发卒中的风险。尽管这些基础疾病都可能通过破坏脑内的关键区域来影响认知能力，但只有在影响认知功能的脑区发生卒中后，大脑的变化才可能导致痴呆症的出现。

30多年来，对于卒中和痴呆症之间关系的研究一直受到一种广泛接受但尚未证实的理论的影响，该理论认为，在诊断为卒中后痴呆症之前，大脑皮质已经出现了多发性坏死。除此之外，还有许多其他诊断问题也引起了广泛关注。英国牛津大学卒中预防研究中心的萨拉·彭德尔伯里（Sarah Pendlebury）和彼得·罗思韦尔（Peter Rothwell）对1950年至2009年间发表的研究进行了系统性的评价。[28]他们的工作为我们提供了关于卒中后痴呆症发病率的明确估计，尽管对他们所使用数据的质量仍存在一定担忧——他们筛选了符合其标准的21项院内研究和6项基于人口的研究。他们的结果报道了众多类型的卒中（如初发卒中、复发卒中、缺血性卒中、出血性卒中、房颤时的卒中）以及一系列与卒中相关的混杂因素，如抑郁情绪和卒中后的言语混乱。这些混杂因素极大地增加了对痴呆症的评估的复杂性。

在排除那些在卒中发作前就患有痴呆症的患者后，研究者发现，在首次卒中后的第1年内，有5%—10%的患者出现了痴呆症。这一比例在卒中复发的患者中更是高达10%—20%。已经确定的卒中后痴呆症的危险因素包括高龄、女性、较低的教育水平、痴呆症家族史、先前存在认知障碍、房颤和脑成像显示出的脑部血管变化。这些因素和非卒中后痴呆症的危险因素大致相同，它们也同样是影响认知储备的重要因素。如同预期的那样，血管因素也是卒中后痴呆症的危险因素之一，其中包括糖尿病、房颤、缺血性心脏病、高血压和吸烟。

我们应该如何理解这一复杂现象呢？首先，我们观察到，在存在血管性危险因素的情况下，卒中后发生痴呆症的风险相较于卒中前出现痴呆症的风险要更高。因此，我们可以得出结论：是卒中本身增加了痴呆症的风险，而不仅仅是血管性危险因素单独导致了卒中后痴呆风险的增加。其次，我们认识到，个体对卒中后痴呆症的易感性受到其认知储备的影响。再次，复发性卒中会使痴呆症的风险从首次卒中后约10%的风险增加到复发性卒中后的30%。在对这种现象进行解释时，血管性危险因素就成了罪魁祸首。

从预防痴呆症的角度看，这些研究强调了以下几点：其一，预防首次卒中的发生至关重要；其二，一旦卒中发生，防止其再次发作同样具有不可忽视的重要性。很可能的情况是，卒中对大脑不同区域内组织造成的损失是引发卒中后痴呆症的主要原因。因此，采取措施预防卒中的首次发生及其复发将有效降低痴呆症的发病率。这也正是卡罗林斯卡学院的邱（Qiu）及其同事针对近20年来痴呆症发病率下降现象提出的解释之一。[29]

（三）神经血管假说和糖尿病

糖尿病是一种由血糖调节异常引发的常见代谢性疾病。一些调查结果显示，在晚年阶段，糖尿病和认知下降之间存在一定的关联[30]。然而，要确切证明糖尿病会导致痴呆症发病率的增加，目前的证据尚不够充分。[31]这种不确定性部分源于多数调查数据未详细记录糖尿病患者的护理质量。同时，血糖控制不佳的频繁波动也可能是一个混杂因素。鉴于糖尿病和死亡率升高、高血压和肾功能损伤之间的关联，评估糖尿病和痴呆症之间关系时可能存在其他多种潜在的误差来源。来自美国哥伦比亚大学的理查德·马耶团队的研究表明[32]，痴呆症和血管性危险因素（尤其是控制不佳的高血压）之间的关联，可能是导致糖尿病患者中痴呆症发病率增加的因素。另一项针对超过13000对瑞典双胞胎的大型随访研究中，劳拉·弗拉迪戈利奥尼及其同事[33]提供了有力证据，证明糖尿病会使患痴呆症的风险增加约50%。

从生物学角度看，存在多条看似合理的通路将糖尿病和痴呆症联系起来。生命历程方法揭示了糖尿病和痴呆症之间共有的早期生活风险因素，包括母亲营养不良、较低的父母社会经济地位和出生体重等。[34]瑞典的双胞胎研究[35]为我们提供了契机，以梳理痴呆症和糖尿病中遗传和环境诱因的时间顺序。研究发现，中年时期即患有糖尿病的双胞胎相比晚年才发展成糖尿病的双胞胎，患痴呆症的风险更高。通过双胞胎中的病例对照研究分析，结果揭示了一些未知的家庭因素（包括遗传因素和早期生活环境），这些因素可能是导致晚年糖尿病和痴呆症之间关联性的潜在原因，但它们并不能解释中年时期糖尿病和痴呆症之间的关联。尽管糖尿病和痴呆症之间的关联可以视为预防痴呆症的中年机遇，但在实际操作中对糖尿病进行早期危险因素的预防则更为合适。

仍有几个关键问题待解答：糖尿病是否通过神经血管通路增加了血管性痴呆症的风险？这种联系是否更直接地作用于增加阿尔茨海默病的风险？或者，低出生体重与成人糖尿病和认知功能之间是否存在间接的联系？[36]神经影像学研究表明，神经血管通路更可能是其中的关键通路，同时伴随着胰岛素抵抗、氧化应激、晚期糖基化终末产物和促炎症细胞因子的共同作用。瑞典研究小组进一步扩展了他们的研究，提出了糖尿病和阿尔茨海默病的分子病理学可能受到相同积极因素的影响，并且这些影响因素在早期生活经历和中年肥胖中有多个起源。

迄今为止，尚未有从中年开始的随访研究充分考虑了血糖控制不佳对糖尿病和痴呆症关系的影响。因此，目前尚不清楚接受最佳糖尿病治疗的个体与血糖控制不佳的个体相比，患痴呆症的风险是否更低。对年轻糖尿病患者认知功能的详细研究表明[37]，情况可能是这样的，但截至目前，现有数据还不足以给出确切的结论。

二、炎症和代谢假说

炎症的外在特征通常包括疼痛、发热和肿胀。然而，检测脑内炎症则更具挑战性，尽管其基本的炎症生理过程与身体其他部位的相似。当组织初受损伤时，局部会释放化学信号，这些信号有助于限制损伤的蔓延，募集有益的化学物质到受损部位，之后其再吸引其他引起疼痛和抑制受伤区域功能的化学物质。

首先释放的化学信号中的一种会促使局部血管收缩，其中血栓素是一种反应迅速的血管收缩剂。随后，血栓素会介导前列腺素的释放，进而引发局部血管的扩张。血管扩张导致损伤附近血管内皮通透性增加，使得血浆从血管中渗出漏到周围组织中，引起局部肿胀。同时，局部细胞因子进一步刺激前列腺素的释放，使得疼痛受体变得更为敏感。这些化学信号中的大多数都是由构成细胞膜结构的前体分子释放的。

在脑衰老、阿尔茨海默病和帕金森病的研究中，科学家们深入研究炎症过程中释放的多种化学物质。过去，人们普遍认为大脑通过血脑屏障与身体其他部位相隔离。但现在，人们逐渐认识到大脑与机体的免疫和内分泌系统之间存在着密切的联系。炎症反应中释放的许多化学物质不仅在脑外发挥着作用，还会影响脑内的各个系统，包括认知过程。大脑和身体之间这种相互作用的一个重要结果是，脑外的炎症可以影响认知功能。因此，认为认知和情绪老化受到脑内与脑外炎症过程的影响是有一定道理的。[38]

当衰老的大脑受到阿尔茨海默病和帕金森病的侵袭时，脑内的小胶质细胞（胶质细胞中的一种）会被激活。小胶质细胞扮演着清洁工的角色，专门负责清除脑内不需要的物质，比如细胞死亡后的降解产物以及异常物质。这些物质中的大多数对神经元具有毒性，包括β-淀粉样蛋白。被激活的小胶质细胞会释放大量化学物质进入脑组织，广泛发挥氧化活性氧（也称为"自由基"）促进细胞死亡（"凋亡"）和促进酶降解细胞成分的作用。从广义上讲，人们认为小胶质细胞对人体是有益的，因为它们擅长将脑中的外来物质（如微生物）清除出去，在健康的人体中能够出色地完成此项任务。然而，当小胶质细胞被高度活化时，它们会释放对健康脑细胞具有毒性的化学物质。[39]小胶质细胞的适度激活能够促进炎症反应，但不必要延长这一过程。

目前有大量的证据表明，在脑衰老和阿尔茨海默病中，炎症反应过程中产生的活性氧会损伤皮质神经元（阿尔茨海默病中）和基底核（帕金森病中）。小胶质细胞是活性氧和其他神经毒性物质的重要来源。这些化学物质极为复杂，专家通过简化的示意图展示了促炎症化学信使的主要家族，这些家族包括补体蛋白和补体抑制物、正五聚蛋白和其他急性期反应物、炎性细胞因子、趋化因子、过敏毒素、整合素、凝血和纤溶因子、前列腺素、载脂蛋白和选择性蛋白酶，以及蛋白酶抑制剂。以细胞因子家族为例，它还可以被分为至少5类：白介素、干扰素、肿瘤坏死因子、生长因子和趋化因子。阿尔茨海默病大脑内的炎症反应涉及急性期蛋白、补体、细胞因子和促炎症化学物质的上调。

三类证据支持了阿尔茨海默病的炎症假说。第一，在阿尔茨海默病损伤的内部或周围发现了许多促炎症化学物质。[40]第二，流行病学为该假说提供了进一步的支持：临床样本研究显示，血中高水平的急性期蛋白、细胞因子、C反应蛋白、α1-抗胰凝乳蛋白酶和白介素-6是导致认知下降和阿尔茨海默病的危险因素。[41, 42] 此外，有调查显示，使用非甾体类抗炎药（NSAIDs）的频率和阿尔茨海默病的发病率之间呈反比关系。[43]还有数据表明，对于携带APOEε4基因型的人群，如果在中年而非晚年时期开始使用非甾体类抗炎药，其认知功能受益会更大。第三，遗传学证据支持阿尔茨海默病和编码促炎症分子基因的稀有变异有关。[44—46]

这些证据推动了使用非甾体类抗炎药对阿尔茨海默病二级预防的临床试验的开展。尽管截至目前，这些试验还尚未证实非甾体类抗炎药的确切疗效，但是它们为研究阿尔茨海默病中的认知衰退以及控制这一衰退的最佳时机提供了新的视角。流行病学证据表明，膳食中ω-3和ω-6必需脂肪酸成分会影响促炎症前列腺素和抗炎症前列腺素之间的平衡。具体而言，富含ω-3脂肪酸的膳食有助于维持抗炎和促炎前列腺素之间的平衡。研究表明，高ω-3摄入的群体展现出更好的认知功能。[47]对此现象的一种可能解释是，抗炎前列腺素在脑内抑制了炎症过程。[48, 49]

小胶质细胞虽不直接参与信息处理，但它们为神经元创造并维持了一个健康的环境。它们的主要职责与免疫监视和脑组织的炎症反应紧密相关。小胶质细胞能够识别并吞噬那些被视为非健康大脑组分的大分子，以及在衰老和疾病影响下的神经元降解产物。尽管这一过程可能会促进炎症反应的发生，但小胶质细胞同时也拥有抗炎系统，对炎症反应进行制约。图11.2概括性地展示了这些通路的运作机制，并且标明了两个关键区域，针对这两个区域的干预可能有助于限制脑内炎症反应，从而延缓痴呆症的进展。这包括抗炎药物的作用，以及富含二十二碳六烯酸和二十碳五烯酸的鱼油所扮演的角色，这些内容将在第十二章中进行深入探讨。

分子遗传学研究已经揭示了阿尔茨海默病中的炎症通路。除

```
                    必需脂肪酸的膳食来源
         ω-3脂肪酸 ←─────┴─────→ ω-6脂肪酸
            ↓                      ↓
         α-亚麻酸                  亚麻酸
            ↕                      ↓
         二十碳五烯酸              花生四烯酸
            ↕          ↘           ↓
         二十二碳五烯酸   抗炎前列腺素   促炎前列腺素
            ↕
         二十二碳六烯酸
```

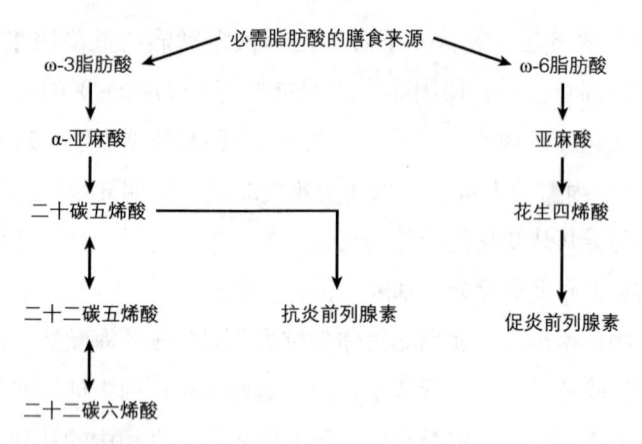

图11.2　膳食鱼油中富含ω-3脂肪酸。ω-3脂肪酸提供了抗炎前列腺素的前体物质（EPA和DHA）。抗炎前列腺素的作用一定程度上受到由ω-6家族衍生而来的促炎前列腺素的调节。工业革命以前，人们的日常饮食中ω-3和ω-6脂肪酸含量相对均衡。然而在现代饮食中，ω-6脂肪酸的含量较高，而ω-3脂肪酸则相对缺乏。

了与家族性早发阿尔茨海默病具有因果关系的基因（如APP，PSEN1，PSEN2的突变形式）外，还有其他基因也参与了免疫应答和胆固醇代谢过程。这些基因及其功能目前正受到深入研究，并有潜力成为现有及新型药物预防痴呆症的作用靶点。胆固醇代谢和免疫应答的某些方面已被证实与阿尔茨海默病有关。[50]此外，低密度脂蛋白水平的升高与脑血管疾病风险的增加相关联。

有研究表明，在中年时期，胆固醇水平的升高和迟发型痴呆症之间存在关联，一些研究还指出他汀类药物（用于降低胆固醇的药物）可能有助于降低痴呆症的风险。然而，目前关于胆固醇代谢和APOE之间的关系尚未完全阐明。一方面胆固醇对于大脑构建细胞膜至关重要，而APOE在星形胶质细胞和神经元之间传递胆固醇。另一方面，关于APOEε4变异体如何影响这些过程，我们仍知之甚少。APOE和APOJ参与从大脑中清除β-淀粉样蛋白的过程，因此胆固醇代谢和大脑中β-淀粉样蛋白的清除机制可能与阿尔茨海默病的发病有密切关系。胆固醇代谢、炎症反应和β-淀粉样蛋白从脑中的清除，这些复杂过程之间的相互作用在阿尔茨海默病的发病中可能扮演重要角色，为探索潜在的但尚未经过验证的干预措施提供了有价值的线索。

免疫应答方面的众多基因也与阿尔茨海默病有关。在阿尔茨海默病患者的大脑中，β-淀粉样蛋白斑块密集分布，其中一些蛋白正是由这些基因编码的。[51]如果这些新发现的基因在后续重复试验中得到验证，那么我们有理由认为，胆固醇代谢、炎症反应和免疫应答中的变异可能在阿尔茨海默病的发病初期就起到了关键作用。[52,53]在这种背景下，这些发现可能会推动针对阿尔茨海默病的新型干预措施的研究，以减缓或阻止导致阿尔茨海默病的分子事件（包括β-淀粉样蛋白的积累）的级联反应。

三、淀粉样蛋白和相关的治疗策略假说

（一）背景

大部分针对阿尔茨海默病的治疗策略都针对β-淀粉样蛋白肽，而鲜有疗法直接针对tau蛋白，或探讨APOE、胆固醇代谢和淀粉样蛋白加工之间的复杂关系。图6.2A至6.2C详细阐释了如何通过α-分泌酶处理淀粉样蛋白前体蛋白，进而启动一系列不产生β-淀粉样蛋白的生化过程，即实现无淀粉样蛋白生成的状态。β-淀粉样蛋白的形成首先依赖于β-分泌酶对淀粉样蛋白前体蛋白的切割，随后再由γ-分泌酶进一步切割而产生。这些精细的过程在神经元细胞膜的特定区域内有序展开，而这些区域也富含胆固醇。当神经元胞膜中的胆固醇含量过高时，β-淀粉样蛋白的生成和聚合会显著

增加。APOE作为将胆固醇转运入脑的主要载体，其特定基因亚型APOEε4会促进β-淀粉样蛋白的生成和聚合。

针对抗淀粉样蛋白疗法的检测，需要在以下4类目标人群中展开：（1）符合轻度到中度阿尔茨海默病诊断标准的患者；（2）主诉与衰老相关的进行性记忆力损伤的老年人（表现为遗忘性轻度认知障碍）；（3）虽无阿尔茨海默病的症状但具有早发型阿尔茨海默病的家族史，并且符合常染色体遗传（FAD）的年轻人；（4）携带两个拷贝量的APOEε4基因（纯合子）的个体。

目前，针对这4个亚组对象均开展了深入的研究，然而迄今尚未取得具有显著意义的结果。对FAD基因和APOE基因型携带者的检测，以及与一级亲属患病时患者发病年龄相关的研究，为常染色体遗传的临床试验提供了宝贵资料。表11.1中列出了部分抗淀粉样蛋白治疗法的实例。

表11.1 正在研发的具有治疗作用和可能具有预防作用的药物

目标	药物类型	实例	作用
抑制淀粉样蛋白的生成	β-和γ-分泌酶抑制剂	司马西特	减少Aβ合成
增强淀粉样蛋白的清除	β-淀粉样蛋白免疫疗法	巴皮尼珠单抗 茄尼醇单抗	与Aβ结合增强小胶质细胞清除力
抑制淀粉样蛋白的聚合	多种	鲨肌醇；表培儿茶素（取自绿茶）	抑制或修饰淀粉样蛋白的聚合
抑制tau蛋白磷酸化	激酶抑制剂	亚甲蓝	对tau蛋白、淀粉样蛋白和类胆碱能的多重作用

近期和当前的大多数阿尔茨海默病临床试验都基于淀粉样蛋白级联假说。该假说将β-淀粉样蛋白的聚合视为阿尔茨海默病进展中的关键事件。一些专家指出，在阿尔茨海默病患者的大脑中，基于tau蛋白的神经纤维缠结的形成和神经元的选择性丧失之间紧密

的空间联系尚未被充分研究清楚。在tau蛋白病中，tau蛋白在神经元丧失中发挥着核心作用，这表明在没有β-淀粉样蛋白的聚合情况下，tau蛋白本身也可能产生严重的毒性。

德国柏林洪堡大学的布鲁诺·巴里克（Bruno Bulic）和其他研究人员回顾了针对阿尔茨海默病的临床试验，发现在17个临床试验中，仅有一项试验是针对抗tau蛋白聚集药物的检测，其余试验要么是针对β-淀粉样蛋白的生成（共10项试验），要么是针对β-淀粉样蛋白的聚合（共6项试验）。[54]药理学家认为抑制tau蛋白聚集极具挑战性，因为大蛋白分子的聚集发生在相对宏观的水平上，而大多数药物均为小分子，与之相互作用的细胞位点也相对较小。然而，也有观点认为，为有效预防阿尔茨海默病，必须同时抑制β-淀粉样蛋白和tau蛋白的聚合。如果这一观点成立，那么就需要将两种互补的治疗策略（抗淀粉样蛋白和抗tau蛋白）相结合，因为单独采用任何一种策略都无法达到预期效果。

（二）胆固醇、载脂蛋白E和淀粉样蛋白的加工

人脑中的胆固醇含量约占全身总量的25%左右。这些胆固醇主要分布在髓鞘（约占70%）、胶质细胞（特别是星形胶质细胞和小胶质细胞，约占20%）以及神经元（约占10%）中。脑内胆固醇的代谢过程与淀粉样蛋白前体蛋白的异常加工和tau蛋白的形成密切相关。因此，胆固醇代谢可能在阿尔茨海默病的发病机制中起了关键作用。这些认识推动了阿尔茨海默病的药理学疗法的发展。这些药理学疗法基于以下几个方面：其一，通过增加APOEε3来干扰APOEε4的功能；其二，阻断载APOEε4和β-淀粉样蛋白之间的相互作用；其三，调节APOE和其受体之间的相互作用。[55]未来，在研究APOE代谢、胆固醇和淀粉样蛋白加工之间

关系的过程中，我们可能会将药物迪侬（Dimebon，一种抗组胺药物）的临床试验的初步数据纳入考量。[56]

四、压力、抑郁和生长因子的作用

一些研究表明，压力和抑郁的产生与神经元和神经胶质细胞的损失有关。这种损失导致情绪控制脑区内组织缩减，同时，前额叶皮质和海马体结构——这些与大脑老化和痴呆症相关的脑区——也受到了影响。研究结果指出，抗抑郁治疗（如药物、电休克疗法、经颅磁刺激）在突触可塑性方面的作用可能由神经生长因子的表达和功能介导。[57]抑郁症患者中观察到的海马体和其他前脑结构相对较小的现象，为当前关于抑郁症的假说提供了支持。这一假说与神经营养因子的减少有关。神经营养因子是神经发育过程中表达的生长因子，对成人脑内突触可塑性起着调节作用。其功能涵盖新突触的形成（突触发生）、兴奋性神经递质的激活以及神经生长因子的释放。

流行病学研究显示，成年后的抑郁症病史和老年时期痴呆症的风险增加存在关联。然而，有批评者指出，这种关联可能仅通过观察得到解释，即在痴呆症的早期阶段，抑郁情绪并不罕见，医生通常能识别出这一点并建议进行常规的口服抗抑郁药物的治疗。此外，当人们陷入抑郁、自尊心受挫时，自我批判往往加剧，甚至会放大记忆或判断上的细微失误，进而怀疑自己是否患有痴呆症。尽管如此，认为易导致抑郁症的因素同样可能增加患痴呆症风险的说法仍具有一定的合理性。

在血管性认知障碍中，抑郁症状屡见不鲜。有观点认为，抑郁情绪和脑血管反应之间复杂的相互作用，可能引发了导致血管性痴呆的进行性神经元损失。从压力到海马体内神经元损失的单一因果通路似乎颇具合理性。这一通路即是"衰老的糖皮质激素级联反应假说",该假说由美国纽约洛克菲勒大学的布鲁斯·麦克尤恩和罗伯特·赛博尔斯基(Robert Sapolsky)在1986年首次提出。[58]这一假说并未对衰老本身进行解释,但它或许能够解释为何在成年期经历过中度抑郁症的人更易患痴呆症。

埃米·拜尔斯(Amy Byers)和克里斯廷·亚夫(Kristine Yaffe)在一篇综述中深入探讨了抑郁症与痴呆症之间的潜在联系。[59]他们认为,在生命早期而非晚期出现的抑郁症,其与痴呆症之间的关联性更为显著。此外,他们还提出抑郁症的治疗或许和痴呆症的预防息息相关。他们列举了本章中讨论的多种可能导致阿尔茨海默病的途径,包括神经血管单元功能改变、糖皮质激素水平升高、生长因子缺乏、炎症过程和β-淀粉样蛋白聚集等。拜尔斯和亚夫对当前及新兴的抗抑郁疗法在治疗和预防阿尔茨海默病方面的潜力表示支持,并呼吁进行进一步研究。然而,目前关于抑郁症在老年痴呆症病因中所扮演的角色,所有的结论仍然是暂时的,尚未得到最终确认。鉴于阿尔茨海默病通常在40岁左右发病,而许多中年抑郁疾病也在这个年龄段之后出现,两者在时间上存在重叠。因此,有理由推测抑郁症与痴呆症之间的联系可能源于痴呆症的早期症状,这也可能在一定程度上降低了抑郁症的诊断标准。

(一)雌激素

除了在女性生殖系统中的重要作用外,雌激素(E2)还扮演着神经生长因子的角色,对神经元的健康至关重要。在神经发育过程中,雌激素选择性地促进轴突和树突的生长和分化。在成人大脑中,雌激素和神经营养因子受体(如络氨酸激酶受体)共存,并调控与性别分化相关的脑发育中的多个基因表达。流行病学调查显示，女性患痴呆症的风险略高于男性，因此，有人提出假说，认为绝经后雌激素的缺乏可能是导致这种现象的原因。故而，雌激素替代疗法在预防痴呆症方面可能具有一定的潜力。

美国加利福尼亚斯坦福大学的维克托·亨德森（Victor Henderson）对这一问题进行了系统回顾，并发现了9项相关的临床试验。[60]然而，这些临床试验中并没有专门针对痴呆症预防的研究。他得出结论，对有阿尔茨海默病症状的绝经后妇女进行雌激素替代治疗并不能改善其认知功能。他鼓励未来的研究围绕这样一种可能性，即"治疗窗口"期会在绝经前出现，如果在该时期内进行雌激素疗法，也许能够预防阿尔茨海默病。他也提到了雌激素受体调节剂以及有待研究的来源于植物的某些膳食雌激素的潜在价值。英国拉夫堡大学的伊娃·豪格韦斯特（Eva Hogervorst）及其他研究者回顾了老年男性认知功能与其血中睾酮浓度之间的关系，并指出阿尔茨海默病出现前可能会在血中出现低浓度游离睾酮，但这一方面还需更深入的研究。[61]

大多数专家认为，无论是针对男性还是女性，目前还没有充足的证据可以推荐激素替代疗法来预防或治疗与衰老相关的认知减退或痴呆症。一些专家认为，保证心血管健康的好处在于能够在一定程度上预防脑血管疾病，但是这种观点尚未在临床试验中得到验证。至于男性通过补充睾酮来预防痴呆症，目前还没有相关的证据表明该方法有效。

（二）胰岛素

人们对于胰岛素在痴呆症病因中起的作用充满疑惑。胰岛素主要是由胰腺分泌的一种激素，同时它也在大脑中发挥着重要作用。

它与阿尔茨海默病和血管性痴呆的病因有关。有证据显示，在临床痴呆症表现出症状之前，胰岛素的调控就已经发生紊乱。这些观察结果表明，循环胰岛素的测量可能有助于预测痴呆症的发生。更重要的是，这也为我们在痴呆症发生前进行干预提供了可能，而这种干预或许能够在中年时期预防迟发型痴呆症的出现。然而，一些研究结果认为胰岛素水平过高的人群患痴呆症的风险更高，而另一些研究则认为胰岛素水平过低的人群患病风险更高。这些相互矛盾的结果在很大程度上增加了人们对胰岛素功能的疑问。此外，性别、APOE基因多态性等因素也和痴呆症的发生具有相关性。

瑞典乌普萨拉大学的埃琳娜·罗妮玛（Elina Rönnemaa）及其他研究团队对1125名不患有痴呆症和糖尿病的71岁男性进行了一项长期随访研究[62]。结果显示，在口服葡萄糖后初始胰岛素反应较低的人群中，12年后更有可能出现阿尔茨海默病（N=81）而非血管性痴呆症（N=26），并且这种关联仅在那些没有APOEε4基因的人群中被发现。这一发现进一步支持了深入研究胰岛素在预测痴呆症中的价值。

美国西雅图华盛顿大学的苏珊娜·克拉夫特（Suzanne Craft）为揭示无糖尿病的老年人群中胰岛素和痴呆症风险之间的复杂关系提供了非常有价值的观点。她指出，一些研究表明认知衰退和较高的胰岛素水平有关，而其他研究则发现这种关联在胰岛素水平较低时会减弱。她提出胰岛素水平和痴呆症风险之间可能存在"U形"关系，即胰岛素水平过高或过低都会增加痴呆症的风险。而APOEε4、性别和痴呆症类型似乎也都与之相关。[63]

阿尔茨海默病中胰岛素代谢的异常促使科学家们进一步研究胰岛素在不同发育阶段对神经分化和神经存活的作用。有证据表明，长时间暴露于高浓度的胰岛素环境中会导致人脑神经元死亡，这可能与阿尔茨海默病的发生有关。[64]此外，胰岛素还在肥胖、糖尿病和高血压的胎儿起源中起到重要作用。[65]高血压与大脑老化和痴呆症的生命历程有关，该理论涉及大脑的发育和生理性应激反应。针对众多干预措施的研究仍在进行中，研究者希望通过实施这些干预措施来纠正孕期内或新生儿生长发育过程中的异常，否则这些异常可能会导致儿童和成年后出现肥胖、高血压、糖尿病、血管疾病和痴呆症等问题。

五、脑活性假说

神经元的活性对于构建并维持高效的神经网络至关重要。正如前所述，早期的感官体验，特别是关键阶段的体验，有助于形成"基于活性的皮质自我组织"。虽然感官体验在整个生命过程中都表现为皮质的动态重塑，但它在生命早期中尤为关键。随后，重塑的程度逐渐降低，直到成年，因为此时主要的细胞过程已经不再发生显著变化。成年后，部分神经网络在一定程度上仍保留了生成新神经元的能力（这一过程被称为"再生"），而这种能力似乎与受损神经网络中脑活性的维持情况密切相关。

从根本上讲，细胞通过突触可塑性将记忆以经验的形式储存起来。在记忆的形成过程中，多个大脑结构共同参与，其中内侧颞叶和海马体在记忆编码的早期阶段发挥着尤为重要的作用。而记忆的巩固和向长期存储的转移则涉及大脑皮质的其他区域。

记忆的提取是通过目前尚不完全明确的构建性记忆机制来实现的。这些机制确保记忆在储存中保持稳定，并能有效地将其与相关内容提取出来。

突触网络为记忆提供了生物学基础。这一领域从预防痴呆症的角度来看尤其引人关注。因为从实用角度出发，能够改善记忆表现的干预措施具有延缓甚至预防痴呆症发病的潜力。这种观点为"大脑训练"理论提供了逻辑支持，即通过保持记忆力水平来降低痴呆症的风险。

先进的成像技术能够揭示在特定精神活动中不常被激活的大脑结构（或更精确地说，神经网络）的使用情况，同时探测不同个体间精神活动灵活性的差异。该研究旨在比较年轻人和老年人在这些方面的差异，并探讨当使用替代网络时，认知表现能否超出预期。

流行病学研究认为，认知储备与积极融入社会的生活方式之间存在关联。对许多人而言，衰老带来的身体不便限制了他们选择生活方式的可能性。而这种联系本身可能是一个"因果倒置"的例子。从中年时期到老年时期的随访研究显示，中年时"积极而忙碌的生活方式"与老年时更好的认知功能密切相关。南希·彼得森（Nancy Petersen）在对瑞典双胞胎的随访研究中为这一观点提供了证据，彼得森分别在这些双胞胎的中年时期和80岁之后进行了跟踪调查。在晚年认知水平不一致的双胞胎中，保持高度认知需求的兴趣爱好的一方在认知测试中表现优于其双胞胎兄弟/姐妹，并且他们的痴呆症患病率也更低。

这些观察结果为针对老年人的身体和认知训练的临床试验提供了基础。这些训练旨在提高心智功能和健康水平，并可能具有潜在的降低痴呆症风险的作用。认知训练的目的在于提高老年人在日常生活中的认知表现，这种提高不仅限于训练内容本身。通过这种训练，老年人的认知能力可能得到直接提升，或者通过采用这些优化的训练方法，他们能够弥补因痴呆症造成的损伤。所有这些方法中，回忆疗法的强度最低，它通过向有轻度或中度记忆丧失的老年人展示那些他们早年熟悉但现在却不常见的物品，来激发他们的记忆。然而，即便是目前设计最完备和先进的研究，也没能证实这种方法具有明显的益处。[66]

相比之下，身体训练的临床试验似乎更常产生积极结果。[67]然而，一项精心设计的队列对照研究却未能发现任何可明确归因于认知训练或身体训练的认知益处，大部分获益可归因于进行认知测试的实践效应。[68]与身体训练相关的任何益处都可以归因于脑血流量的增加和运动引起的血压的降低，进而降低心血管疾病的风险。鉴于心血管疾病的危险因素已知会增加患痴呆症的风险，因此降低这些风险可能有助于减缓已发生的痴呆症的进程。目前，对于以运动为基础的痴呆症预防策略，最大的兴趣点在于将其纳入多领域方法中，我们将在后续的章节中进一步讨论。

六、总　结

当痴呆症的研究者们聚在一起探讨如何立即采取以预防痴呆症为目标的措施时，他们在两点上达成了共识。首先，美国约翰霍普金斯医学院的罗恩·布洛克迈耶（Ron Brookmeyer）及其同事[69]提出了有力的论据，若能将痴呆症的发病时间推迟仅仅6个月，那么20年内，美国患痴呆症的总数将减少近30%。更进一步，假如能找到更有效的干预手段，使发病时间推迟5年，痴呆症的总体患病率将降低50%以上。类似地，来自瑞典[70]和英国[71]的研究也支持了痴呆症患病率下降的观点，并表明我们现在已经在这方面取得了一些初步进展。

其次，目前已经发现的可能导致痴呆症患病率降低的因素包括老年人心血管健康状况的改善，以及因此带来的卒中和心脏病导致的死亡率的降低。[72,73]从更宏观的社会视角来看，这些成果或许可以部分归因于高收入社会所经历的重大文化转变。[74]在过去的50年里，社会的物质财富水平有了巨大提升，尽管差距仍然很大，职业类型更加多样化，教育水平也普遍提高。同时，随着民众健康知识的普及，健康保健服务也得以改善并取得了显著成效。这些促使社会学家深思：痴呆症的风险和心血管疾病危险因素之间，是否并非如许多人所设想的那样存在直接的因果关系，而是由于它们共同与社会经济困境相关而产生的联系。[75]有关早期生活中逆境对衰老大脑影响的研究为这一观点提供了支持。[76]

与此同时，实验科学通过从一系列相关综合征的分子学分类研究出发，沿着一条经过充分探索的道路稳步前进，最终迈向对疾病进行精确界定和细致分类的广阔天地。到目前为止，最好的例子是亨廷顿舞蹈症和额颞叶痴呆。尽管亨廷顿舞蹈症的分子遗传学在1993年就取得了重大突破，但基于这一突破的疗法至今仍未被发现。理解这些疾病及其与痴呆症的相关内容所需的时间，并非是因为缺乏努力（或智慧），而是因为人脑复杂的基础生物学问题还有待解决。

一旦有潜在改变疾病进程的药物问世，我们将需要开展高标准、长时程、高花费的临床试验，以证实基于一种痴呆症（如哥伦比亚家族中的PSEN1突变携带者）的分子遗传学信息的预防措施可以安全有效地应用于最常见的迟发型痴呆症。

在降低迟发型痴呆症风险的核心挑战中，存在3个复杂且相互交织的问题。这些问题涉及阿尔茨海默病型大脑病变、脑血管疾病的普遍性及大脑老化的复杂因果关系。一些专家认为，未来的方向应是采取多领域的方法来减缓阿尔茨海默病的进程。这些措施包括预防神经血管疾病向阿尔茨海默病型病变发展，以及阻止异常蛋白质的聚集并促进其从脑中清除。鉴于大脑的结构与其功能活性紧密相关，因此采取额外措施来维持神经元的健康及其相互连接是明智之举。此外，更深入的研究也应纳入痴呆症的流行病学观察结果，并整合相关建议，鼓励老年人通过体育锻炼、认知训练和社交参与等方式来维持脑功能。如果我们再重视平衡、营养丰富且低热量的饮食习惯，那么我们就有可能集齐健康生活的全部元素。

本章并非基于对大量相关科学研究的全面回顾，而是基于个人的阅读习惯、研究者引用的论文、我们跨学科研究小组的工作以及提交给科学期刊并经过编辑审阅的论文。对于更深入和系统的综述，读者可以在最近的文献或网络上找到许多备受推崇的资源。特别值得一提的是，有一份由美国卫生与公众服务部（U.S. Department of Health and Human Services）委托撰写的报告[77]，因其综合性和清晰性而备受瞩目，尽管它在评估各种痴呆症预防干预措施时并未为大多数研究者所探索的方法提供强有力的支持而令人略感失望。在单独考察这些干预措施时，仅有少数被证实能够有效预防痴呆症。尽管如此，改善对增加痴呆症风险的临床状况（如糖尿病、卒中和心血管疾病）的管理仍被视为一个有希望的干预方向，但并非所有的临床试验都证明了其有效性。

一些专家强调，在缺乏基于以病因分类的可靠诊断标准的情况下，临床试验者所处的境地与那些在路易斯·巴斯德（Louis Pasteur）发现特定感染微生物之前治疗感染性疾病的医生颇为相似。科学家们经常呼吁早日建立痴呆症的"分子生物学分类"，因为如果没有这样的分类方式，痴呆症研究将会受到极大限制。尽管约瑟夫·怀特（Joseph White）的工作只涉及一个相对简单的疾病模型，但它也可能为分类方式提供了一个很好的例子。怀特是最早将实验室的分子生物学进展从应用带到临床并进一步推广到社会的医生之一。作为牛津医学院刚毕业的学生，他发现了与常见遗传性血液病（血红蛋白病）相关的血红蛋白结构的异常。然而，他的成功是建立在英国剑桥的马克斯·佩鲁茨（Max Perutz）和约翰·肯德鲁（John Kendrew）发现的血红蛋白的分子结构的基础之上的。在10年间，怀特和阿拉伯半岛上深受遗传性血液病影响的社区合作，致力于预防新病例的出现。尽管如此，没有人期望对痴呆症的研究能像对单个大分子那样进行，但是这一观点是众所周知的：基于病因对痴呆症进行分类的第一步是控制痴呆症。

美国国立卫生研究院的报告中所呈现的证据不足，并不意味着完全没有证据。除了现有诊断标准的不足，还可能存在其他问题。第一是时间问题。如果迟发型痴呆症在80岁或90岁时才首次出现症状，并且导致痴呆症的"潜伏期"长达20年甚至更久，那么可能在早期就存在一个"机会窗口"，为痴呆症的早期预防提供了可能。一旦错过这个窗口，预防的机会也就随之丧失。大多数临床试验都是在那些痴呆症风险仅因年龄增加而增加的人群中进行的。对于他们而言，痴呆症的症状出现前可能就已经是不可逆的，因此也没有有效的治疗方法。

第二个问题是关于干预措施需要持续多久才能产生有效性。许多临床试验的时间长度都相对较短，1年的很常见，而5年的则相对较少。如果干预目标是为了通过"临界点"，即超越痴呆症的病理影响，使个人能够补偿或缓冲其对认知的影响，那么这种短期的干预真的能够产生预期的效果吗？当数据受到受试者疾病甚至死亡的影响时，长期研究的结果也变得难以解释。

由于种种原因，被招募参加临床试验的受试者可能无法完成整个试验过程。因此，为了确保在试验结束时能够得到足够数量的受试者来提供具有解释意义的结果，从一开始就需要招募大量的受试者。在痴呆症症状出现前的人群中评估结果并非易事。蒂莫西·索尔特豪斯在一篇具有里程碑意义的综述中充分讨论了这些问题。[78]

一些主要的痴呆症研究中心更倾向于采取综合方案，将所有看似具有预防作用的措施都结合起来，以应对痴呆症的多因素性质。其中一些因素作为独立的干预措施在单独的试验中难以进行有效测试。这些因素包括优化老年慢性疾病的临床治疗、调整饮食模式以及改善整体生活方式。当考虑增加临床试验受试者的生存概率时，我们可以采取一个综合方案，该方案融入社会因素，旨在降低受试者中途退出试验的概率，并可能减少最终分析所需要的受试者数量。我们已经确定了在早期阶段痴呆症预防策略的关键切入点，这些切入点主要集中在招募具有高痴呆症风险的个体。以唐氏综合征相关的痴呆症研究为例，该研究针对携带两份APOEε4基因拷贝的个体，以及那些具有阿尔茨海默病常染色体遗传家族史但未发病的后代进行招募。大型研究项目正致力于探索痴呆症的新型基因检测方法，并对精心筛选的干预手段进行评估。这些研究成果令人十分期待。

第十二章
降低痴呆风险：多维度方法

一、背　景

本章将介绍降低痴呆风险的多维度方法。欧洲的各大中心正在进行复杂的试验设计，这些试验希望通过不同类型干预手段之间的多种组合来降低痴呆患病风险。这种组合的选择是基于观察性研究和一些初步数据。本章将介绍如何利用先进的统计方法从生命历程研究中"挖掘"数据，以便找出最佳时机及潜在的可修改因素。这些高度技术性的方法包括结构方程建模、路径分析和纵向数据的潜在生长曲线分析中的背景协变量的估计。

在介绍关于临床试验设计和降低痴呆风险的多领域方法时，有几点注意事项需要预先强调。这些注意事项相当于对基于试验结果的建议所具备的准确性"健康警示"。[1]首先，迟发型痴呆是一种相对罕见的疾病。阿尔茨海默病的病变在大脑中潜伏数十年后才会出现症状。这就意味着，一旦疾病发作——可能是在50岁左右——预防痴呆的机会可能就已经不复存在了。迄今为止，除了针对家族性早发型阿尔茨海默病中已知阿尔茨海默病基因携带者的干预措施外，对于其他人群尚未有临床试验启动。其次，由于痴呆是慢性、缓慢发展的疾病，因此在患者出现痴呆症状后才开始的临床试验可能开始得太晚，干预时间太短，从而无法有效展示效果。事实上，持续超过1年的痴呆预防研究很少见，研究持续3—6个月才是常态。[2, 3]

再次，关于干预反应的测量，需要考虑从与年龄相关的认知衰退到痴呆的发展过程，这可能需要几年时间。在这个过程中，认知损伤会持续累积，并且其严重性会增加。虽然转变为典型痴呆容易识别，但在小样本中这是一个相对罕见的事件，且发生时间短暂。因此，要么需要大规模样本（这可能成本过高），要么需要设计一种能够衡量认知衰退速度差异的方法。认知衰退的模式在个体之间存在相当大的差异，而要可靠地检测这些模式，需要使用广泛的认知测试。然而，随着测试对参与者的要求越来越高，临床试验的退出率也在增加。这一高退出率部分是由于需要努力保持那些具有痴呆风险的人对此的兴趣和动力，部分是由于身体虚弱和感觉丧失的问题，这可能阻碍参与者进行长期试验。

随着痴呆预防临床试验数据的不断累积，评论家们仔细审查了这些结果，并提出了一个问题：如果我们有从中学到了什么，那么究竟有哪些东西是值得我们学习的？答案通常是：很少。虽然观察性研究确定了候选干预措施，但这些研究在痴呆风险降低试验中很少显示出积极的结果。回顾过去，原因似乎很明显：第一，这些试验时间太短，无法检测到效应；第二，使用相对不敏感的认知测试来检测变化；第三，介入措施进行太晚（如入选者都有足够的症状以满足早期阿尔茨海默病的标准）；第四，用于分析试验数据的方法未能区分重复进行认知测试的影响，或未适当地调整影响认知老化的基线差异。因此，一些专家对迄今为止痴呆风险降低试验的总体贡献持怀疑态度。这并不奇怪。

这些问题的优选解决方案有两个：一是仅从具有特定特征或暴露因素（这些因素可以通过干预来改变）的特定高风险群体中招募预防试验的参与者；二是使用某种纳入标准定义与高危组干预措施相关的生物标记物。改进试验设计的最著名的案例之一是针对具有相同基因突变的大家系中的家族性早发型痴呆进行的临床试验。

一种可能进一步降低当前痴呆发病率的方法是，将观察性研究中发现的风险因素作为组合的（多领域的）干预措施进行测试。尽管我们不能贸然假定多领域的干预措施会比单一领域的干预措施更有效，但考虑到可能需要几十年才能减轻痴呆对公共卫生的负担，采取这种多领域干预的中期立场是合理的。

（一）随机对照临床试验

在医学领域，评估疗法效果的黄金标准是通过比较接受相同疗效水平治疗的个体，这些个体可能对某种疗法产生相似的响应。随机对照临床试验（Randomized Controlled clinical Trial）中的"随机化"是指参与者被随机分配到药物组或其对照组。这一设计建立在一个假设之上，即任何潜在的利益都被随机分布在参与者之间。表12.1总结了关于痴呆预防的多数可用随机对照临床试验数据。这些数据不仅为个体决策提供了可靠的指南，还为公共卫生政策的制定提供了重要依据。该表中的数据摘自美国卫生与公众服务部于2010年发布的综合报告。[4]

一些研究结果相较于其他研究更有说服力。欧洲一项关于降低血压的临床试验为推荐老年人进行血压控制提供了强有力的依据，并且消除了血压升高有助于维持老年人的脑血流量的误区。[5]人们普遍认为，控制血压主要有助于降低心脏病和脑卒中的风险，因此很少有人因高血压可能减低痴呆风险这一额外好处而反对控制血压。

然而，这引发了一个问题：为何随机对照临床试验应该的结果会存在不确定性？这一发现可能源于许多试验持续时间过短或启动太晚。

乍一看，表12.1中总结的数据似乎是一堆杂乱无章的事实。然而，生命历程研究方法能够协助我们梳理并理解表12.1的内容，如图12.1所示。

痴呆的危险因素并不是孤立存在的，它们共同对衰老的大脑造成损害。这些影响通过多种途径产生，其中一些差异唯有在特定的文化社会背景下才能得到深入理解。历史背景为我们提供了至少三个层面的视角，以更全面地理解个人的老化经历[6]：（1）在发展心理学家的研究中所揭示的个人经历；（2）个人在生命历程中所融入的社区的社群历史；（3）以及一个更宏观的视角，展示了社会整体如何应对老龄化的挑战。

表12.1 观察性研究和随机对照试验揭示的影响欧洲血统人群痴呆症风险的医疗保健、环境、遗传和社会因素概述

	证据不充分	对痴呆无影响	降低痴呆风险	增加痴呆风险
病史	创伤后应激障碍 焦虑症	抗胆碱能药物 降压药		糖尿病 创伤性脑损伤 抑郁症 偶联雌激素
金属和毒素	铝 溶剂	铅 微量金属		杀虫剂 吸烟
药物	静脉注射毒品 大麻 摇头丸 非甾体抗炎药	胆碱酯酶抑制剂 美金刚胺 激素替代疗法 银杏叶	他汀类药物 降压药 少量酒精摄入	大量酒精摄入
营养	高热量饮食 饱和脂肪	维生素B12 维生素E ω-3脂肪酸 抗氧化剂 水果和蔬菜	叶酸 地中海式饮食	

续表

	证据不充分	对痴呆无影响	降低痴呆风险	增加痴呆风险
社会因素	职业的复杂度		体育锻炼 积极向上的生活方式 16岁后继续接受教育	孤独 父母早亡
遗传因素			APP变异（罕见）	APP，PSEN1和PSEN2 突变（罕见） APOEε4变异（常见） 与突触修复、免疫和炎症反应相关的基因（常见）

注：非洲和亚洲的主要人口群体可能有所不同。来源：数据来自参考文献。[4]

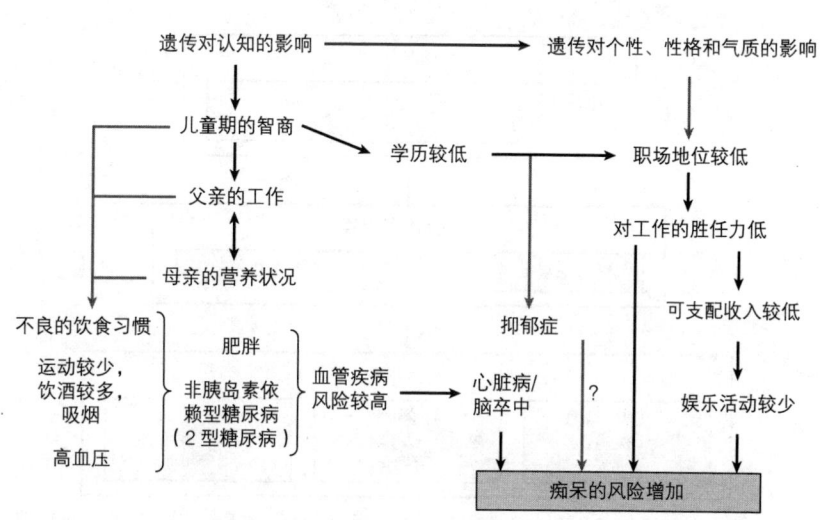

图12.1 生命历程中增加痴呆风险的主要因素。儿童期的智商主要影响到教育水平和健康生活习惯的养成，如均衡饮食、运动、适量饮酒和不吸烟。其他影响儿童时期智商的因素较为复杂，包括早期胎儿营养、儿童疾病、父母的正面影响和早期教育的其他组成部分。对痴呆风险具有重要危害性的因素包括糖尿病、心脏病和脑卒中，以及家庭因素和儿童时期智商对工作成功和终身积累社会和物质资本的能力的影响。预防痴呆相当于对抗这些危险因素带来的影响。提升早期儿童教育水平、提高语言能力、帮助成人建立健康生活方式（包括健康饮食、锻炼、戒烟、减少酒精和非法药物的使用）主要依赖于公共政策和个人生活方式的选择。加强健康管理以减少血管疾病的发病风险是20世纪后期医学领域的重大成就之一，而我们可以从中持续受益。

当社会神经科学家研究痴呆症患者的行为起源时，他们会观察到从成功适应到早期认知和社交障碍的出现，以及痴呆综合征逐渐演变的梯度变化。在患者症状进展到这个谱系的严重阶段之前，我们并不需要明确划分各综合征之间的界限，因为事后看来，每种痴呆亚型的起源都可以追溯到其分子层面。孤立地考虑单一的痴呆综合征的每种行为并非仅仅是神经损失的后果，而是对衰老后社会情境的适应性和补偿性调整。第八章强调了情绪和认知老化之间复杂的相互作用。这种相互作用创造了一种媒介，使得痴呆症的缺陷和不希望的行为得以表达，同时一些痴呆的风险和保护因素也在其中发挥了显著影响。图12.2以图解的方式展示了这些多层次的因素，

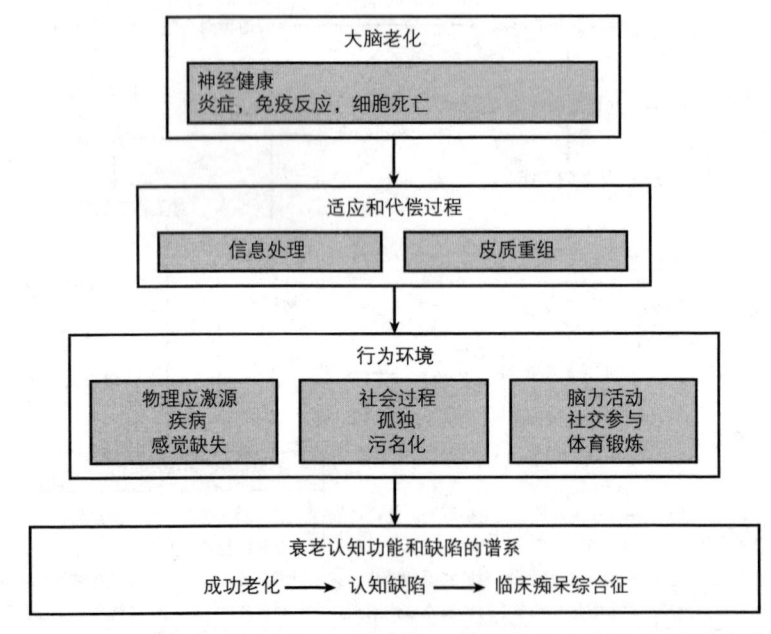

```
┌─────────────────────────────────────┐
│            大脑老化                  │
│   神经健康                           │
│   炎症，免疫反应，细胞死亡            │
└─────────────────┬───────────────────┘
                  ↓
┌─────────────────────────────────────┐
│          适应和代偿过程              │
│   ┌──────────┐      ┌──────────┐    │
│   │ 信息处理 │      │ 皮质重组 │    │
│   └──────────┘      └──────────┘    │
└─────────────────┬───────────────────┘
                  ↓
┌─────────────────────────────────────┐
│             行为环境                 │
│  ┌────────┐  ┌────────┐  ┌────────┐ │
│  │物理应激源│ │社会过程│  │脑力活动│ │
│  │ 疾病    │ │ 孤独   │  │社交参与│ │
│  │感觉缺失 │ │ 污名化 │  │体育锻炼│ │
│  └────────┘  └────────┘  └────────┘ │
└─────────────────┬───────────────────┘
                  ↓
┌─────────────────────────────────────┐
│     衰老认知功能和缺陷的谱系         │
│   成功老化 → 认知缺陷 → 临床痴呆综合征│
└─────────────────────────────────────┘
```

图12.2 示意图展示了受损的神经健康如何损害神经连接性和信息处理效率，并对皮质重组提出了要求。认知老化和临床痴呆综合征的特征是与衰老相关的身体疾病和感觉缺失共同出现的。紧急行为受到与衰老状况相关的特定社会过程和个体能力的影响，这些因素有助于弥补任何缺陷或启动适当的适应性行为。图中可能结果的完整范围包括从成功到认知障碍的所有可能性。

有助于我们更好地理解多领域方法在痴呆预防中的作用。

社会过程有助于缓解并保护大脑神经病理性物质对神经健康的影响。一些资源从婴儿期就开始积累，而另一些在成年发育过程中，特别是在关键时期或经历极端压力后的恢复期进行积累。随着正常发育到成熟的过程，积累这些资源的机会逐渐增加，但我们尚不清楚在成年后期有多少机会积累资源以延缓痴呆症的发生。生命历程研究方法揭示了一些影响发育和老化的环境因素。成年疾病的胎儿起源假说强调了子宫内和母体不良因素对成年人健康的潜在危害，以及与成人肥胖、糖尿病和高血压等重大健康问题之间的紧密联系。第二章阐述了胎儿生命与成人健康之间的生物学联系，并强调了关键阶段在行为养成和智力增长与成熟方面的重要性。揭示关键阶段的神经生物学将为我们提供恢复皮质可塑性的机会，并增加资源以应对认知老化和痴呆。

二、营养与痴呆症

人们对营养在预防痴呆上可能存在的作用怀有浓厚兴趣。[7]随着膳食补充剂的国际产业的崛起，大量声称能保留衰老时认知功能的特定微量营养素被推向市场。有时，这些市售的微量营养素被贴上"营养药"的标签，并被赋予抗痴呆的特定药理作用的光环。然而，科学家们对这些营养干预措施所声称的诸多益处持怀疑态度。对于部分临床营养学家而言，他们认为预防痴呆唯一有效营养干预措施在于降低心血管疾病风险，这可以通过限制超重和肥胖人群的热量摄入来实现体重的减轻。

进行针对特定营养物质的临床试验确实面临诸多挑战。首要考虑的是那些饮食结构丰富、可能需要额外营养支持人群的营养状况。由于老年人的营养状况相对复杂，因此在招募痴呆风险较高的老年人参与营养试验时，我们必须格外谨慎。一个明显的问题是，即使是轻微的认知功能障碍也可能妨碍他们规划和准备那些膳食。这导致了一种反向因果关系，即营养不良被认为是认知衰退的原因，但实际上，情况可能恰恰相反。其次，获取可靠的饮食史需要受试者保留许多认知功能。这尤其适用于由他人准备且不考虑老年人偏好的膳食。在这种情况下，如果不记录食物浪费情况，那么所获取的饮食史数据可能不准确。当膳食补充剂的消费量很高时（据估计，大约30%的欧洲老年人服用膳食补充剂），不记录这一情况会导致更多问题。因此，看似更直接的方法是测量血液中微量营养素的浓度，同时忽视不可靠的饮食史数据。尽管这种方法有其优势，但由于缺乏足够的数据来验证这些营养生物标志物测量的有效性，其可靠性有时可能会受到影响。

面对上述两个限制，我们有必要对营养学研究进行深入评估。通过细致分析，我们可以识别出与痴呆风险密切相关的微量营养素，并在多领域方法的指导下，将其纳入适合老年人营养需求的健康平衡饮食中。这种转变反映了一种观念的更新：从过去强调依赖膳食补充剂来纠正不健康的饮食结构，转向更加注重培养良好的饮食习惯在维护整体健康水平，特别是预防痴呆方面的重要性。这凸显了评估任何一种生活方式改善对痴呆发病率可能产生的影响的难度。体育活动水平、休闲时间追求、社会交往、吸烟、饮酒、教育水平和职业复杂性都是相关因素。这些复杂的相互关系阻碍了对生活方式改善效果的准确预测。

（一）维生素B12、叶酸与降低同型半胱氨酸

脊柱裂的主要风险因素是体内叶酸供应不足。[8]许多现有的研

究表明叶酸对衰老的大脑同样重要。人们认为痴呆症患者的饮食结构不良可能导致其血液中叶酸水平低。同型半胱氨酸是心脏病、脑卒中、阿尔茨海默病和认知老化的风险因素。图12.3显示了同型半胱氨酸是如何转化为甲硫氨酸并为DNA的甲基化提供甲基的。

阿尔茨海默病的同型半胱氨酸假说基于这样的观察结果，即同型半胱氨酸的血液浓度增加与衰老相关的认知衰退[9]和阿尔茨海默病[10]相关，但不是所有的研究都支持这一观点。尽管有7项研究支持这一关联，但美国纽约哥伦比亚大学理查德·马耶的研究小组的一项前瞻性研究显示，同型半胱氨酸浓度升高并不能预测痴呆的发生。为了充分验证同型半胱氨酸假说，我们需要测量患者在痴呆症发生前的血液同型半胱氨酸浓度，并对已知的痴呆症危险因素的作用进行统计调整。这些需要调整的因素包括性别、教育、痴呆家族史和APOE基因型，同时还需要考虑到同型半胱氨酸和血管疾病之间的可能关联，以及心脏病或高血压的病史等。

图12.4展示了一项在苏格兰阿伯丁进行的观察性研究的结果。[11]

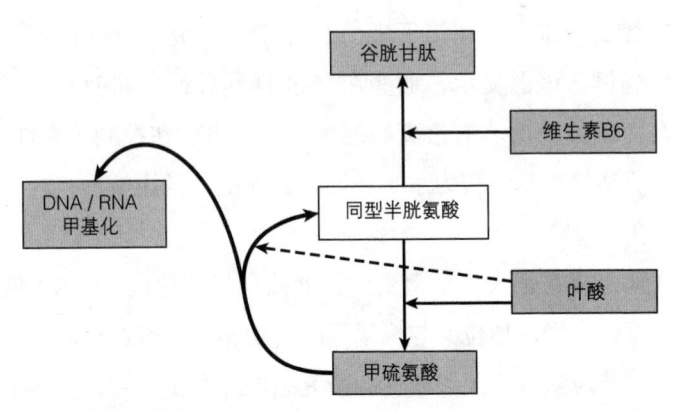

图12.3 同型半胱氨酸是一种天然存在的化合物，可转化为甲硫氨酸，后者在DNA的表达中起着重要作用。叶酸、维生素B6和维生素B12的缺乏会导致同型半胱氨酸在组织中累积至毒性水平，进而加剧对神经元细胞和血管内皮的损伤。

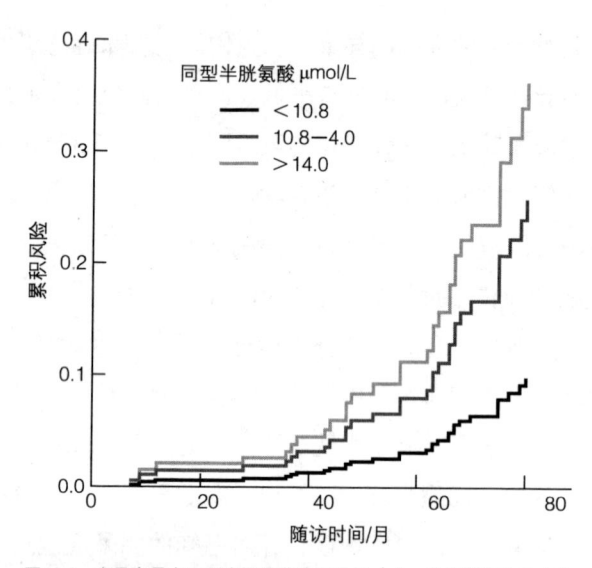

图12.4 在具有最高同型半胱氨酸浓度的55人中，他们患有痴呆症的风险增加了约3倍。这199名参与者均在1921年出生于阿伯丁，他们在78岁时并未患有痴呆，并接受了为期8年的随访。在调整发病率曲线时，考虑了教育、儿童时期智商、社会经济地位和血液抗氧化剂浓度等因素。

在该研究中，研究人员测量了没有痴呆症试验者在67岁时的血液同型半胱氨酸水平。在接下来的10年中，研究人群中出现了新的痴呆症病例。该图显示，那些在67岁时具有最高同型半胱氨酸水平的人，在77岁时具有最高的痴呆进展风险。在控制了女性性别、社会经济地位、基线智力水平和许多其他变量的影响后，这种关联仍然存在。

饮食习惯在很大程度上受到较低社会经济地位（SES）低下的影响，而社会经济地位又与痴呆风险密切相关。因此，同型半胱氨酸和阿尔茨海默病之间关联性的研究结果存在不一致，可能与研究中的受试者的社会经济地位差异有关。值得注意的是，尽管美国允许在谷类中添加叶酸，但在欧洲则不允许。

血浆同型半胱氨酸浓度在很大程度上受到健康均衡饮食中叶酸、维生素B6和维生素B12的影响。尽管高同型半胱氨酸血症可以归因于叶酸或维生素B12的摄入不足，但它并非是孤立出现的问题，它可以反映人体总体营养状况的不良。

到目前为止，科学家已有12项关于降低同型半胱氨酸水平的研究可供参考。其中，荷兰瓦赫宁根大学的简·杜尔迦（Jane Durga）及其同事的研究结果最为显著。他们进行了一项为期3年的叶酸补充研究。[12]共有818名年龄在50—70岁的参与者，他们的同型半胱氨酸浓度范围为13—26微摩尔（μmol）。瓦赫宁根小组总结了前10项研究的结果，发现这些研究结果并不一致。然而，他们的研究表明，叶酸能够显著降低血液中的同型半胱氨酸浓度，而这种降低与总体认知功能、记忆和信息处理速度的改善有关。值得注意的是，尽管这项研究表明老年人的认知能力可能因此受益，但它并未证明叶酸对痴呆症进展具有保护作用。

这个问题在英国牛津大学的戴维·史密斯（David Smith）团队进行的后续研究，即OPTIMA项目[13]中得到了解决。该项目发现了初步证据，表明叶酸能够减缓认知衰退和与年龄相关的脑萎缩。尽管他们的研究尚待完成和验证，但这一发现得到进一步的支持，将有望找到一种逆转痴呆症的方法。这将对公共卫生领域产生重要意义。

（二）鱼油（ω-3脂肪酸）

细胞膜的脂肪酸组成决定了它们的许多物理性质。脂肪酸不仅参与合成对神经元健康和正常功能至关重要的化合物，还是构成脑细胞膜的重要成分之一，对神经元的传导和突触传递有重要作用。这些化合物参与细胞间的信号传导、神经元分化、维持神经元结构和功能的完整性，以及对应激反应的调节。必需脂肪酸（Essential Fatty Acids，EFAs）必须从饮食中获得。一些公共卫生关注的问题是，城市化进程的增加与ω-3必需脂肪酸消耗减少和ω-6必需脂肪酸增加相关。这种不平衡的结果被认为会导致长期的轻度ω-3缺乏。[14]主要的ω-3必需脂肪酸是二十二碳六烯酸（docosahexaenoic acid，DHA），在脑组织中比其他组织中浓度更高。DHA对神经元的传导和突触传递有重要作用，对保持老年人的认知能力和降低阿尔茨海默病风险具有重要意义。研究显示，老年人的DHA的饮食摄入量和进入细胞膜（如红细胞）的相对量与保持认知能力和降低阿尔茨海默病风险相关。

所有对关于特定营养物质与认知老化和痴呆进展联系起来的营养学研究警告，也同样适用于关于老年人饮食中ω-3必需脂肪酸的研究。尽管如此，关于ω-3必需脂肪酸补充剂预防痴呆的潜在作用，仍然存在一些疑问。然而，这些疑问得到了证据反驳，有证据表明DHA在记忆形成和大脑对压力的反应调节中起着关键作用。

典型的西方饮食习惯营养不均衡且能量较多。在工业革命期间，随着农村贫困人口迁移到乡镇和城市中，这种饮食习惯开始发生显著变化。饮食习惯的改变是因为工人不再依赖自生产品。自第二次世界大战以来，随着食品制造业逐渐占据主导市场，ω-3和ω-6必需脂肪酸之间的平衡已经从约1∶1的比例变到约1∶20，ω-6大大增加。目前，DHA的摄入主要依赖于富含油脂的鱼，特别是金枪鱼、鲭鱼、沙丁鱼和鲱鱼。

ω-3和ω-6必需脂肪酸之间不平衡的健康后果引发了广泛的讨论。综合现有研究，有部分观点倾向于认为轻度的ω-3缺乏可能更容易导致炎症过程，如动脉粥样硬化的发展。然而，这种共识并不直接等同于对ω-3必需脂肪酸摄入在晚年认知能力保持[15, 16]，或者痴呆预防方面潜在作用的认同。关于ω-3补充的随机对照临床试验结论并不一致。这些受试者通常是从患有轻度认知障碍的老年人中招募的，而这些老年人可能已处于痴呆症发展的晚期阶段，从而无法从补充ω-3中获益。此外，受试者的营养状况往往难以确定，其中一些人可能营养不良，或者已经摄入了比预期更多的ω-6必需脂肪酸。一些专家还推测，ω-3与ω-6必需脂肪酸之间的失衡与整体的代谢状态有关，但这种关联目前尚未得到充分理解，因此难以通过可靠的随机化试验来验证。

（三）抗氧化物和痴呆

抗氧化物在身体的防御机制中扮演着至关重要的角色，特别是对抗那些不希望的组织氧化过程。这些氧化过程更有可能发生在被称为线粒体的部位，这些线粒体位于细胞内，负责释放储存在葡萄糖中的能量。目前，抗氧化剂主要分为两类。第一类构成了身体内在防御系统的一部分，其特征是膜结合酶，例如超氧化物歧化酶、谷胱甘肽和尿酸等体内天然产生的物质。第二类则是具有强大抗氧化性能的膳食微量营养素，例如维生素A、维生素C和维生素E，以及许多其他物质。测量血浆的总抗氧化能力相对容易，可以使用标准实验室试剂来完成。然而，要确定每种膳食抗氧化剂对总抗氧化能力的具体贡献则更具挑战性。

抗氧化剂在衰老和与衰老相关疾病中的作用，源于德纳姆·哈曼（Denham Harman）提出衰老的自由基理论。[17]自由基是指那些外部电子轨道中具有单个不成对电子的原子或分子，它们大多数容易与其他化学物发生反应，并在生物组织中具有高度的反应活性。这些反应会导致分子从自由基接收电子，进而引发氧化损伤。因此，抗氧化剂被形象地称为"电子接收器"。

哈曼的自由基理论最初只是一个假设，但现在，随着大量的实验数据的支持，其基础已变得更为坚实。关键实验表明，不同类型的抗氧化剂可以延长单细胞生物的寿命，而高效的合成抗氧化剂则能延长线虫的寿命。[18]随着相关数据的不断积累，哈曼逐渐调整了他的原始理论，将焦点放在线粒体的作用上，这一理论现在被称为线粒体损伤理论。

线粒体损伤理论受到了广泛认可。该理论认为线粒体在细胞内会产生自由基。其中一些自由基是从线粒体内部电子链逃逸出的带电水分子。这些自由基随后会导致局部损伤，干扰DNA代谢，并引发突变。它们的综合效应是削弱了机体内在抗氧化剂的防御能力，从而加剧了氧化损伤。目前研究显示，许多与衰老相关的慢性疾病与氧化损伤有关，包括血管壁的损伤、淀粉样病变的起始过程及结缔组织的损伤等。吸烟和过量饮酒会加剧全身的氧化应激反应，这可能是由于它们对大分子生物调节物质的损害。有研究表明，限制热量摄入有助于延长寿命，这可能是通过降低新陈代谢和减少自由基的产生来实现的。

（四）抗氧化剂和降低痴呆症风险

衰老的自由基理论预测，抗氧化剂将抵消自由基的影响，从而延长寿命。新鲜水果和蔬菜中富含的抗氧化剂，如维生素A、C、E以及胡萝卜素，是天然抗氧化剂的典型代表。然而，到目前为止，除了热量限制可能有效外，尚未有确凿证据表明其他饮食干预措施能够显著延长人类寿命。

公众对晚年时期补充抗氧化剂可能带来的健康益处表现出浓厚兴趣，特别是在预防衰老方面。尽管许多研究探讨了这一领域，但尚未达成共识。[19—22]美国和欧洲的研究也未能给出明确结论。

营养干预通常涉及单一营养素或微量营养素的组合制剂，有时还包括脂肪酸的添加。总体而言，目前尚未发现营养干预具有一致的益处。研究兴趣正逐渐从营养素的临床试验转向基于饮食习惯变化的更复杂的干预措施，这些措施同时提供加入认知或身体活动项目的机会。这些"多领域方法"将在后续部分详细阐述。

（五）营养学研究概述

一些观察性研究表明，无论是否伴随额外的抗氧化营养，ω-3必需脂肪酸似乎都与较低的认知老化的速度之间存在关联。然而，多数试验并未支持这一观点。[23]如果ω-3脂肪酸确实具有积极作用，这种作用可能仅在认知正常的非痴呆参与者的特定认知领域（如信息处理速度）或在特定亚群中（如仅在不携带APOEε4基因的情况下[24]）可观察到。在此情境下，长期摄入ω-3必需脂肪酸可能有助于减缓与衰老相关的信息处理速度衰退。然而，一旦阿尔茨海默病对大脑产生影响，这些潜在效果可能就不再显著。

同样，叶酸和B族维生素降低同型半胱氨酸的试验也呈现出显著的不一致性，各试验中心的结果差异较大。尽管这种干预可能有助于减缓有轻微认知损伤障碍的老年人的脑萎缩速度，但迄今为止，尚未发现其在减缓认知衰退或预防痴呆症方面的明确益处。此外，在涉及抗氧化剂（包括维生素A、C、E和β-胡萝卜素，无论单独还是组合使用）的试验中，也未发现对认知功能有明显的益处。

虽然缺乏在随机对照临床试验中验证营养学干预措施的有效性，但这并不意味着许多观察性研究是无效的。这些研究已经为我们揭示了一些特定营养素的潜在益处。在一定程度上，这种矛盾可以通过以下事实来解释：一些营养素在整体营养的饮食食谱中存在，而在所测试的个体常规饮食和同时摄入膳食补充剂的混合饮食中可能并不充足。已有证据表明，均衡的饮食（如所建议的地中海饮食）可能比单独服用膳食补充剂更有益，无论这些补充剂的评价有多高。

营养生物化学家提出了另一个问题：β-淀粉样蛋白在组装成β折叠原纤维之前是否具有有效的抗氧化性。虽然科学家对这些反应了解尚不深入，但一些专家声称，以远超过正常要求的剂量使用抗氧化剂可能会促进β-淀粉样蛋白的产生，进而增加对神经元的损害。他们的观点是合理的：当使用活性远高于健康身体功能所需的化合物来干预尚未完全了解的代谢过程时，需要格外谨慎。

在成年后期，食用膳食补充剂已成为工业国家的普遍习惯。大约30%的55岁以上的成年人经常服用膳食补充剂。尽管补充剂通常用于缓解季节性的特定症状（如冬季关节疼痛），但人们越来越多地因为专家声称膳食补充剂能够加强保护认知功能而服用它们。然而，很少有证据表明这些益处是可以实现的。所谓的"健康食品悖论"指的是，通常终身健康且一般具有更高社会经济地位的人更可能服用膳食补充剂。[25]简而言之，富人更容易购买并使用这些补充剂。

三、多领域假设

尝试建立一种综合考虑社会、心理和神经生物学数据的阿尔茨海默病因果模型，可能是了解阿尔茨海默病成因的系统化方式的有效途径。基于这种方法的干预措施将整合阿尔茨海默病中多个受损领域。这个假设认为，系统完整性的丧失是导致多领域损伤的主要原因。鉴于许多先前的研究结果都是负面的，研究人员转向采用包含多种部分组成的干预措施。

多领域方法在预防心脏病和骨质疏松症方面已得到应用，这表明它们同样有潜力在预防痴呆症方面发挥作用。目前，美国和欧洲正在开展针对痴呆症预防的多领域方法临床试验。尽管尚未得出明确的试验结果，但是这些研究选取的待测因素有望为当前的临床实践提供指导。例如，在临床实践中，医生经常被问及如何根据最佳可用证据来降低认知衰退发展为痴呆症的风险。大多数临床医生认为，最佳的建议是告知患者目前没有有效的干预措施。然而，在综合考虑并结合临床病史的发现后，临床医生经常会提供一些"个性化"的建议。这些建议包括营养建议、控制血管危险因素、避免危险因素（如饮酒、吸烟）、增加体育和社交活动，以及参与富有挑战性的休闲活动等。

当面临压力时，临床医生可能会说，至少有3种疾病的进程看似与痴呆症的发展有关，并且每个进程中都至少包含一个可能降低痴呆症风险的因素。然而，目前许多细节仍不明确，例如各个疾病进程的不同阶段是如何相互作用的，以及在导致痴呆症的级联中哪个阶段最先出现。此外，如果我们可以确定某个因素的优先级高于其他因素，这是否意味着它是预防痴呆症的更好选择？

这个问题类似于优化伦敦地铁乘客的行程效率。系统地图虽然显示了所有可用的路线，但却无法展示客流量、一天中不同时间的影响，或者是乘客滞留的具体位置。交通规划师首先会监控整个网络的流量来尝试解决乘客滞留问题，而管理者认为这种方式可以准确地反映日常使用中发生的情况。在他们的模型中，增加交通流量可能有助于模拟乘客滞留时的实际情况。在引入最佳解决方案之前，他们会在模型中测试各种干预措施的效果，通过这种方式可以预见"解决方案"在地铁系统的其他部分可能出现的意外后果，从而寻求替代解决方案。

这种方法在预防痴呆症方面尚不可行，部分原因是目前我们对影响神经元健康存活因素的理解还不够全面。痴呆症的生物学研究尚未能明确揭示脑细胞中蛋白质流动如何被扰乱，从而导致产生过多、清除减少或异常聚集。特别是当特定蛋白质异常聚集过多时，会损害脑细胞健康。本书的绪论讨论了一种系统的方式，旨在增强我们对痴呆患者神经元功能丧失的理解。要理解神经元系统中的所有个体在时间和空间上的相互作用，以及它们如何决定整个神经系统的功能，我们还有非常多的工作要做。研究的成功将取决于我们能否将大量来自分子生物学和基因组研究的数据与对生理学的理解相结合，以建立能够模拟神经系统复杂功能的模型。

预防痴呆症的多领域方法源自一个理念，即虽然我们尚未全面了解痴呆症的成因，但这不应妨碍我们对那些经过精心挑选、具有潜在疗效的干预措施进行测试，并以可接受的方式组合使用。在很大程度上，多领域方法反映了目前许多记忆诊所中真实发生的情况。对于那些认为自己面临痴呆风险增加的个人，研究者给出的建议如下：初步建议基于临床评估，以确定是否存在心脏病和脑卒中的可逆风险因素。降低这些风险因素是合理的，因为这将降低这些疾病的风险，无论这是否能降低痴呆症的风险。研究者同时建议降低高血压和血液胆固醇，减轻体重以达到标准体重指数范围[22-24]，戒烟和戒酒这些做法都是受到鼓励的。

图12.5的数据来源于1998—2013年对1936年在阿伯丁出生的未患痴呆症人群进行脑健康和衰老长期随访研究得到的数据。如果对患有痴呆症的人进行此类研究，"脑萎缩"的影响将更为显著，尽管白质信号也会有所增加，但是影响相对较小。在预防痴呆症的多结构域方法中，会采取互补策略，旨在通过降低血管风险因素、促进健康神经元的保留及其连接等方式来减轻负面因素的影响。如前所述，降低血管风险是给予患者的首要建议。在多数情况下，这

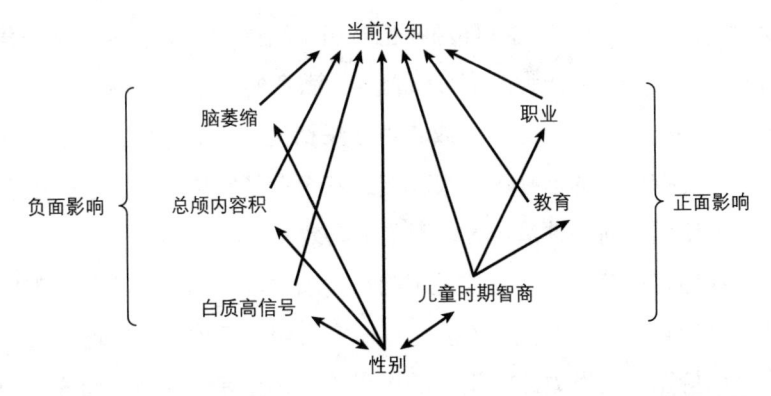

图12.5 248名68岁未患痴呆症的老年人中，影响当前认知能力的主要因素。其中，负面影响因素包括：部分由阿尔茨海默病前驱症状引起的脑萎缩；成年早期大脑体积较小；由脑血管疾病引发的白质信号增加，这一现象可能会因高血压和异常的葡萄糖代谢而加剧。正面的影响因素包括：儿童期较高的智力水平；更长的正规教育持续时间；从事更复杂、具有管理职责的职业。这些影响因素之间的关系用粗体箭头表示，综合起来，它们对当前认知的影响约占50%。

些目标通常通过公共卫生措施、健康教育和家庭医生的系统定期检查来实现。多数专家认为，目前预防痴呆症的建议最有力的依据来自生活方式改变的观察性研究。

改善神经元健康的难度则更大。如果目标是通过刺激突触可塑性来实现神经回路的修复，那么在动物实验中已知有3种可行的方式：体育锻炼、丰富环境和长期的抗抑郁治疗。突触可塑性可通过刺激新的突触生长和更为罕见的促进新的神经元产生而增强。这些突触的生成数量超过机体需求，它们之间通过相互竞争来确定哪些能够存活。这种活动驱动和经验依赖的神经通路选择过程，能够选出适应环境需要的神经网络，而这些网络的结构和功能并非预先确定。从概念来讲，基于当前对脑卒中治疗的临床实践，可以设想一种治疗性干预措施来预防痴呆症，这种措施可能涉及激活成年人的突触可塑性，这在某种程度上是可行的[26,27]。在脑损伤和阿尔茨海默病的动物模型中，抗抑郁药物也被用于测试，结果显示出这些药物对突触重塑[28]和行为改变[29]都有令人满意的效果。与传统的口服抗抑郁药结合认知行为疗法或心理疗法相比，抗抑郁药与康复治疗的组合在抑郁症的治疗中效果相当，甚至在某些情况下，这种组合比单独使用任何一种治疗方法都更为有效。

我们有充分理由相信，关于啮齿类动物学习和记忆的研究工作结论可以直接适用于老年人。这些研究表明，身体活动有增强神经网络维持能力的潜力，并且能够增强神经元和其他网络之间连接的丰富性。然而，尽管这些积极的好处可能同样适用于新神经元的形成（"神经再生"），但是在成年人大脑中是否能够改善与衰老相关的认知缺陷，以及能改善的程度如何，目前尚不清楚。

神经元的死亡会在大脑中产生对新神经元形成有抑制和阻碍作用的空间。这些空间被神经胶质细胞所占据，而促进新神经元分化和存活所需的生长因子在受损区域并不表达。尽管存在这些障碍，但脑卒中康复的经验鼓励医生继续给予卒中患者长期的基于活动锻炼的治疗，有时效果惊人。这种针对卒中后大脑神经功能丧失的治疗方式拥有坚实的证据基础，并催生了一种观点，即"脑训练"或"认知训练"有助于维持老年人的认知表现。

这些观点与观察性研究结果高度一致，表明拥有更丰富的教育经历、更复杂的职业以及认知上富有挑战的生活方式，能够降低患痴呆症的风险。仅仅参与"认知训练"就有助于提升未患痴呆症的老年人在训练项目中的认知测试表现，并且这些益处可以维持数年。训练所带来的益处似乎并不包括在日常活动中表现得更好。然而，这些研究结果并未阻止研究者将认知训练纳入多领域方法，以期达到预防痴呆症的目的。

预防痴呆症最著名的多领域方法之一，便是坚持地中海饮食。

这将在芬兰研究中详细阐述，而这种饮食方法已在各种疾病预防计划中受到广泛研究，并取得令人鼓舞的成果。南欧沿海地区，尤其是希腊、意大利、法国和伊比利亚半岛等地的人们，通常采用地中海饮食。其饮食关键在于充分的水果和蔬菜的供应；食用整粒谷物，几乎不含饱和脂肪；减少肉类和乳制品的摄入；频繁食用海鲜；适量摄入红葡萄酒、咖啡和橄榄油。

9项观察性研究和1项随机对照临床试验均显示，遵循地中海饮食有助于缓解与年龄相关的认知衰退，并可能降低痴呆的发生风险。专家的综合意见[30]是，在推广这种饮食之前，需要更多的随机对照临床试验证据的支持。尽管得出了这一结论，但地中海饮食不仅有益于痴呆症的预防，而且在心脏病防治方面表现出显著效果。美国哥伦比亚大学理查德·马耶研究小组针对同一组人群进行了三项分析，其中一项分析表明[31,32]，个人饮食结构越接近地中海饮食，他们患有痴呆症的风险越低。这一现象在身体素质水平更高的人群中更为明显，并且在不同人群中均得到验证。[33,34]

总之，这些结果表明，特定的生活方式对健康具有积极影响，其特点在于饮食习惯有助于降低血管疾病风险，并结合了促进心肺功能的身体活动。尽管部分对痴呆症感兴趣的营养学家试图探索地中海饮食中的健康成分，但地中海饮食更多是作为多领域方法预防策略中的一个典范。

地中海饮食和身体锻炼的组合在芬兰痴呆症预防项目中密切相关。[35]这是一个针对被认为患痴呆症风险增加但其功能水平仅略低于同年龄预期的老年人的随机对照临床试验。该研究的设计和实施对于理解多领域方法至关重要，因为它汇集了众多问题，并指出了在个人层面可以采取的步骤。

试验的持续时间为两年，对参与者的筛选和要求很严格。试验中，积极的干预手段结合了营养指导、体育锻炼、认知训练、社会活动以及代谢和血管危险因素的临床管理；而被动手段则包括定期健康咨询。该试验有四个显著特点：第一，所有的参与者在随机分组前都接受了统一的健康指导；第二，积极治疗组中的每位成员都接受全部4项干预措施；第三，该方法中每个组成部分的性质、程度和持续时间都得到了详尽的记录和测量，例如，通过定期与营养学家会面及小组会议来推广健康饮食，其中健康饮食被明确地定义为：高摄入量的水果和蔬菜，每周至少两次鱼类摄入，以及限制乳制品的摄入，对于无法食用鱼类的人，建议他们服用鱼油补充剂，并鼓励所有有效参与者补充维生素D；第四，两年内在指定地点进行的系统性临床随访是维持研究连贯性和监测依从性的关键手段。这些随访不仅会激励参与者根据需要调整生活方式，还为研究临床人员和参与者自己的医生之间提供了数据交换点。

研究物理治疗师负责监督参与者的体育锻炼，根据每个参与者的自身需求制订结构化的训练计划。同样，一位心理医生负责监督认知训练项目，旨在提高训练的趣味性和参与度，并决定是否保留参与者继续参与研究。结果的评估指标包括随时间变化的认知表现，7年随访期间是否发展为痴呆症，以及相关的临床结局和死亡率。此外，研究还涵盖了与多领域方法中各个组成部分相关的多种衡量标准。

那么，这样的研究如何为未参与临床试验的老年人提供指导呢？对于个体而言，了解多领域方法积极手段的组成之后，做出知情选择至关重要。如果个人希望寻找这些手段和方法的提供者，他们可以在大多数高收入国家的大城市中找到。当然，对于地理位置不太理想的地方，找到所有组成部分可能更具挑战性。不过，多领域方法的核心在于保持良好的参与度和持续的进步。健康诊所和健身房等机构可以帮助进行心肺健康的临床评估，但大多数老年人仍需要依靠自我记录，如饮食依从性、体重变化和运动表现等。

四、总　结

预防痴呆症需要个体化的方法。我们知道延迟痴呆症的发作是一个可行的命题，这为个体化的方法提供了动力。本章所列举的多领域方法有可能实现适度且有效的疾病延迟。图12.6以图表的方式阐述了这一点。

延迟痴呆症5年发作就有可能将痴呆症的总体发病率减少50%。虽然目前尚无干预措施能够实现长达5年的推迟，但较短的推迟作用也对公众健康有着重要意义，并可能会受到老年人的欢迎。目前，聚焦于多领域方法似乎有充分的理由，同时验证新型抗痴呆症策略在长期使用中的安全性和有效性之前，它似乎是最具潜力的替代方案，能够取代目前痴呆症治疗中盛行的虚无主义态度。

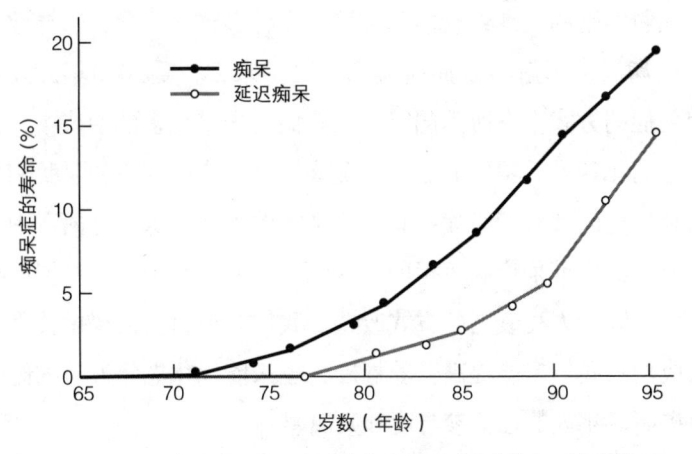

图12.6　通过干预措施使痴呆症延迟5年发病对痴呆发病率的影响。这能够使痴呆症的总体患病率降低50%。对于个体而言，推迟痴呆发病不仅有助于改善老年人的生活质量，还能打破"痴呆症是不可避免的"这一宿命论式的观点。

结　语

到2050年，人类会如何看待痴呆症呢？目前，由于缺乏有效的治疗方法，痴呆症被普遍认为是一种难以避免的疾病。这种慢性的、进展性致残的疾病影响着超过5%的70岁以上人口，以及至少40%的90岁以上人口。遗憾的是，目前痴呆症最常见类型的主要病因仍是未知的，这使得寻找到治愈方法变得更加遥不可及。

随着大脑的衰老，其内部会发生多种多样的变化，这导致了对痴呆症病因的理解难以面面俱到。展望未来，到2050年，人们看待痴呆症的方式会有所不同吗？在我们对未来众多的期待中，最希望看到的无疑是后辈们的健康状况能够进一步改善。如果我们接受基因和环境因素对痴呆症都有重要影响的观点，那么这两者中是否存在能够减轻痴呆疾病负担的因素呢？我们没有十足的把握能把环境按照有利于人类衰老的方式改造。我们知道自己需要做什么，但尚未成功：我们未能提高营养标准，也未能优化老年人口的健康水平及提高老年人的社会参与度和归属感。

到2050年，我们将明确淀粉样蛋白在晚发型痴呆症中是否扮演与在某些早发型痴呆症中相似的核心角色。如果淀粉样蛋白在痴呆症中的关键作用得到证实，那么抗淀粉样蛋白疗法有望减缓痴呆症的发展，甚至可能用于预防痴呆症的发生。如果淀粉样蛋白的作用没有得到确证，我们可能会转向单独或联合抗淀粉样蛋白药物的策略，以防止神经纤维缠结的形成。第三种研究途径致力于促进神经生成和神经网络修复，有望为痴呆症治疗提供新的手段，并作为辅助疗法被广泛使用。

关于衰老生物学及其与痴呆症关联的研究，能够为探究痴呆症的起源提供新的思路——为何有些人容易患病，而有些人却难易抵御疾病。在2016年，若有赌客下注，可能会考虑押一个冷门赌局，即阿尔茨海默病是人类特有的疾病，而这种独特性的原因或许能在高等灵长类动物和人类衰老大脑的基因差异中找到。一直以来，都存在一种颇具吸引力的可能性：阿尔茨海默病中皮质神经元的选择性丧失，是由于这些高度进化的人类大脑结构与非人灵长类动物存在差异。

在21世纪初期以前，综合研究所有导致阿尔茨海默病的通路并不受研究者欢迎，且超出了大多数合作研究组织的能力范围。然而，如今对所谓"大科学"的资金投入已经变得可行，它鼓励大型国际合作组织集中各种生物医学领域的研究资源，并共享患者及其家属的信息。系统生物学研究中将产生大量数据，这需要先进的计算机平台和尖端的分析技术来支撑。展望2050年，信息处理技术、可视化技术和分析技术的巨大进步，将使我们能够深入了解大部分人大脑老化和痴呆症的发病机制。这些接近工业化规模、利用专有临床研究设施的研究项目，可能会成为生物医学领域史上最昂贵的项目。然而，考虑2050年全球将有超过1亿人患有痴呆症，这一研究在这样的背景下就显得非常有必要了。

这些远大的愿景并不会抑制小型研究的发展。过去10年中，最令人振奋的科学进展之一就是将多项研究综合起来，以揭示环境如何改变基因结构。表观遗传的DNA修饰可以产生长效影响，包括增加患某些疾病如糖尿病的风险。随着对迟发型疾病表观遗传学机制的深入研究，我们有望在不远的将来发现能够有效预防或逆转这些表观遗传学标记的方法。对于一些科学家而言，这一研究成果甚至比其他研究方向更有潜力成为预防阿尔茨海默病的成功手段。

环境对生命历程的其他影响并不需要花费大量的科研努力去探索，因为这些影响已经被人们所认识。到2050年，我们将会得到一些重要问题的答案，例如，目前广泛使用的如摇头丸这样的娱乐毒品以及安非他命和阿片肽等"合成毒品"会极大地增加患有迟发型痴呆症的人数吗？我们已经知道，这类药物以及典型污染物与持久性认知能力损伤有关，因此，它们可能会削弱老年人抵御痴呆症影响的能力。那么，疯牛病导致的缓慢发展的神经退行性痴呆，在受污染肉产品进入人类食物链后的30年或40年成为重大的公共卫生问题，又将如何应对呢？对一系列与异常蛋白折叠相关的疾病生物学的理解进展，仍是我们开发出治疗这种类型痴呆症的有效方法的最大希望。此外，我们还必须关注专业运动员反复遭受的创伤性问题。实施科学有效的规定，监管运动员的头部损伤暴露，并防止那些遭受脑震荡的运动员再次受伤，这已被广泛认为是具有实际效用的措施，能够立即带来好处。

在研究中期阶段，对卒中的管理将越来越多地包括预防其进展为卒中后痴呆症。同样，如果"高同型半胱氨酸血症造成痴呆症风险升高"的说法被认可，那么公共卫生营养学家将指导政策制定者寻求最佳的科学建议，以指导临床医生进行老年人的健康护理工作。

在研究的初期，我们有充分的理由保持乐观。基于现有的知识，我们认识到，认知提升、预防措施的加强、住院病人谵妄的有效控制、脑部损伤和卒中后痴呆症的预防及营养干预，是阻止痴呆症患者数量增长的最佳手段。展望2050年，我们判断痴呆症控制成功与否的标准或许不再局限于科学研究的成果，而更多地取决于政府是否有构建一个致力于大脑健康发展的社会愿景，以及是否建立了确保痴呆症治疗社会公平性的制度。对下一代的教育无疑是实现这一愿景的核心。通过药物治疗、改善谵妄和卒中的临床护理，以及降低头部损伤的风险，将能够减轻痴呆症带来的伤害。

展望2050年，我们可以开始考虑公共卫生系统将如何发展，以便对痴呆症做出可靠的早期诊断，并第一时间采取预防措施，并在预防失败的情况下制定护理方法。这些方法应优先考虑保护最脆弱人群的迫切需求，而不是基于社会始终拥有充足且身体健康的护理人员的假设。随着时间的推移，大多数痴呆综合征与正常认知老化缺陷相结合的假设将得到验证。如果正常老化和病理性老化之间没有明确界限，那么随着人口老龄化和人口寿命的延长，我们所有人都可能受到持续存在的"痴呆症高危因素"的影响，从而对公共卫生造成极大的威胁。

我们还可以预期，幼年时接触伤害性刺激物和营养不良对痴呆症的影响将被充分研究，并可能已经有有效的预防措施投入了使用。这些预防措施可能包括对胎儿和儿童进行普遍的产前和儿童期诊断测试，并根据每个孩子的长期健康需求为他们量身定制干预措施。考虑到干预时机在降低痴呆症风险中可能是一个关键因素，因此在大脑发育特定的关键阶段进行干预可能会取得更好的效果。例如，在孕期第9周、第10周或第14周、第15周内的干预可能尤为重要。

目前，美国国家基因筛查计划已经能够在新生儿中检测出超过

67种与代谢相关的基因异常。然而，针对特定基因异常造成的认知障碍的预防措施并不总是有效，因为有些损伤很有可能在子宫内就已经发生。如果痴呆症相关基因也被证实会在子宫内对胎儿造成异常，那么对于多发痴呆症家族的后代，我们就需要开发一套预防其在晚年发生痴呆症的干预措施。例如，在英国的露西拉·波斯顿（Lucilla Poston）的领导下，目前欧洲正在如火如荼地进行着通过修正异常编码基因来预防儿童肥胖的临床试验。

如果能够证实大脑皮质精细的解剖结构是老年人"正常"认知衰退的基础，那么我们将有可能找到在老年时期对痴呆症进行干预的策略。然而，在对老年人的整体健康状况，特别是环境对健康状况的影响（如社会劣势、滥用药物、与衰老相关的身体疾病和残疾）进行充分评估之前，我们不会轻率地对痴呆症进行干预。由于在老年人身上进行临床试验可能涉及众多道德和法律上的问题，我们需要在临床试验开始前进行充分的讨论，并制定相应的法律法规，以保证临床试验的合理性。在制定临床干预策略时，我们需要制定新的监管制度，这可能包括让儿童参与某些预期能够带来终身益处，但副作用未知且无法获得知情同意的试验。

拥有孩子的一大幸事是，当步入人生暮年时，他们会以坚持不懈的劝导，让你认识到生活方式是可以自主选择的。他们总是说，改善饮食习惯、增加体育锻炼以及迎接新挑战，这些行动永远都不会太迟。我们会认真考虑他们的建议，尽管我们在衰老方面经验丰富，但是他们作为接收各种各样信息的年轻一代，却是我们接触更广阔世界的向导。不过，最终仍需要老年人自己接收信息，并将其化为己用。本书沿着生命历程的叙事思路，从事实、理论和经验的丰富素材中提取信息，向读者展示了大脑在衰老的过程中经历的变化，然而最终的选择和应用这些信息的决定权仍在读者自己。

注 释

序 言

1. G. Kolata, "Sharing of Data Leads to Progress on Alzheimer's," *The New York Times*, August 12, 2010.
2. G. Kolata, "Years Later, No Magic Bullet Against Alzheimer's Disease," *The New York Times*, August 28, 2010.
3. M. L. Daviglus, C. C. Bell, W. Berrettini, P. E. Bowen, E. S. Connolly, N. J. Cox, J. M. Dunbar-Jacob, E. C. Granieri, G. Hunt, K. McGarry, D. Patel, A. L. Potosky, E. Sanders-Bush, D. Silberberg, and M. Trevisan, "National Institutes of Health State-of-the-Science Conference Statement: Preventing Alzheimer's Disease and Cognitive Decline," *NIH Consens State Sci Statements*. 2010 Apr 26–28;27(4): 1–27.
4. Medical Research Council (UK) Vitamin Study Research Group, "Prevention of Neural Tube Defects: Results of the Medical Research Council Vitamin Study," *Lancet* 338 (1991): 131–136.
5. E. Jablonka, and A. Zeligowski, "Interacting Dimensions—Genetic and Epigenetic Systems," in *Evolution in Four Dimensions: Genetic, Epigenetic, Behavioral, and Symbolic Variation in the History of Life* (Cambridge: MIT Press, 2005), 245–283.

第一章 绪 论

1. National Research Council, *The Aging Mind: Opportunities in Cognitive Research*, Committee on Future Directions for Cognitive Research on Aging, eds. Paul C. Stern and Laura L. Carstensen, Commission on Behavioral and Social Sciences and Education (Washington, DC: National Academies Press, 2000).
2. T. A. Salthouse, *Major Issues in Cognitive Aging* (London: Oxford University Press, 2010).
3. I. J. Deary, L. J. Whalley, and J. M. Starr, *A Lifetime of Intelligence: Following up the Scottish Mental Surveys of 1932 and 1947* (Washington DC: American Psychological Association, 2009).
4. D. Halpern, *Social Capital* (Cambridge: Polity Press, 2005), 1–16.
5. B. Fine, *Social Capital Versus Social Theory: Political Economy at the Turn of the Millennium* (London: Routledge, 2001), 40–52.
6. S. T. Charles, and L. L. Carstensen, "Social and Emotional Aging," *Annual Reviews in Psychology* 61 (2010): 383–409.

7. J. P. Shonkoff, W. T. Boyce, and B. S. McEwen, "Special Communication: Neuroscience, Molecular Biology, and the Childhood Roots of Health Disparities. Building a New Framework for Health Promotion and Disease Prevention," *Journal of the American Medical Association*, 301 (2009): 2252–2259.
8. T. Alfred, Y. Ben-Shlomo, R. Cooper, R. Hardy, I. J. Deary, J. Elliott, . . . I. N. Day; the HALCyon Study Team, "Genetic Variants Influencing Biomarkers of Nutrition Are Not Associated with Cognitive Capability in Middle-Aged and Older Adults," *Journal of Nutrition* 143, no. 5 (2013): 606–612.
9. J. Joseph, M. K. Vitti, S. A. Cho, A. Tishkoff, and P. C. Sabeti, "Human Evolutionary Genomics: Ethical and Interpretive Issues," *Trends in Genetics* 28, no. 3 (2012): 137–145.
10. S. Rose, *Lifelines: Biology, Freedom, Determinism* (New York: Oxford University Press, 2003).
11. L. Tommasi, C. Chiandetti, T. Pecchi, V. A. Sovrano, and G. Vallortigara, "From Natural Geometry to Spatial Cognition," *Neuroscience and Biobehavioral Reviews* 36 (2012): 799–824.
12. E. Jablonka and M. J. Lamb, *Evolution in Four Dimensions: Genetic, Epigenetic, Behavioral, and Symbolic Variation in the History of Life* (Cambridge: MIT Press, 2005).
13. A. R. Joyce and B. Ø. Palsson, "The Model Organism as a System: Integrating 'Omics' Data Sets," *Nature Reviews Molecular Cell Biology* 7 (2006): 198–210.
14. N. Gehlenborg, S. I. O'Donoghue, N. S. Baliga, A. Goesmann, M. A. Hibbs, H. Kitano, . . . A. C. Gavin, "Visualization of Omics Data for Systems Biology," *Nature Methods* 7, Supplement (2010): S56–68.
15. H. Kitano, "Towards a Theory of Biological Robustness," *Molecular Systems Biology* 3 (2007): 137.
16. S. H. Jain, M. Rosenblatt, and J. Duke, "Is Big Data the New Frontier for Academic-Industry Collaboration?" *Journal of the American Medical Association* 311, no. 21 (2014): 2171–2172.
17. Royal Academy of Engineering, "Systems Biology: A Vision for Engineering and Medicine," a report from the Academy of Medical Sciences and the Royal Academy of Engineering, accessed April 10, 2012, http://www.acmedsci.ac.uk/images/pressRelease/1170256174.pdf, cited by P. O'Shea, "Future Medicine Shaped by an Interdisciplinary New Biology," *Lancet* 378 (2012): 544–550.
18. O. Ybarra, "When First Impressions Don't Last: The Role of Isolation and Adaptation Processes in the Revision of Evaluative Impressions," *Social Cognition* 19 (2001): 491–520.
19. K. S. Kosik, "Beyond Phrenology," *Nature Reviews Neuroscience* 4 (2003): 234–239.

第二章 生命历程理论

1. G. D. Smith, C. Hart, D. Blane, and D. Hole, "Adverse Socioeconomic Conditions in Childhood and Cause Specific Adult Mortality: Prospective Observational Study," *British Medical Journal* 316 (1998): 1631–1635.
2. B. Galobardes, J. W. Lynch, and G. D. Smith, "Childhood Socioeconomic Circumstances and Cause-Specific Mortality in Adulthood: Systematic Review and Interpretation," *Epidemiological Reviews* 26 (2004): 7–21.
3. G. J. Duncan, K. M. Ziol, and A. Kalil, "Early-Childhood Poverty and Adult Attainment, Behavior, and Health," *Child Development* 81, no. 1 (2010): 306–325.
4. J. E. Schwartz, H. S. Friedman, J. S. Tucker, C. Tomlinson-Keasey, D. L. Wingard, and M. H. Criqui, "Sociodemographic and Psychosocial Factors in Childhood as Predictors of Adult Mortality," *American Journal of Public Health* 85, no. 9 (1995): 1237–1245.

5. J. Lynch and G. D. Smith, "A Life Course Approach to Chronic Disease Epidemiology," *Annual Review of Public Health* 26 (2005): 1–35.
6. J. W. Lynch, G. A. Kaplan, and J. T. Salonen, "Why Do Poor People Behave Poorly? Variation in Adult Health Behaviours and Psychosocial Characteristics by Stages of the Socioeconomic Lifecourse," *Social Science and Medicine* 44 (1997): 809–819.
7. I. C. McMillen and J. S. Robinson, "Developmental Origins of the Metabolic Syndrome: Prediction, Plasticity, and Programming," *Physiological Reviews* 85 (2005): 571–633.
8. P. D. Gluckman, M. A. Hanson, and A. S. Beedle, "Early Life Events and Their Consequences for Later Disease: A Life History and Evolutionary Perspective," *American Journal of Human Biology* 19 (2007): 1–19.
9. R. Ruth Leys, "Types of One: Adolf Meyer's Life Chart and the Representation of Individuality," *Representations* 34 (1991): 1–28.
10. L. M. Terman, "A New Approach to the Study of Genius," *Psychological Review* 29 (1922): 310–318.
11. I. J. Deary, J. M. Starr, and L. J. Whalley, *A Lifetime of Intelligence: Following up the Scottish Mental Surveys of 1932 and 1947* (Washington DC: American Psychological Association, 2009).
12. M. Forgeard, E. Winner, A. Norton, and G. Schlaug, "Practicing a Musical Instrument in Childhood Is Associated with Enhanced Verbal Ability and Nonverbal Reasoning," *PLoS ONE* 10 (October 3, 2008): e3566.
13. J. Bardin, "Feature: Neurodevelopment: Unlocking the Brain," *Nature* 487, no. 7405 (2012): 24–26.
14. G. Horn, "Visual Imprinting and the Neural Mechanisms of Recognition Memory," *Trends in Neuroscience* 21, no. 7 (1998): 300–305.
15. K. Lorenz, *Evolution and the Modification of Behavior* (Chicago: University of Chicago Press, 1965).
16. D. H. Hubel, and T. N. Weisel, "The Period of Susceptibility to the Physiological Effects of Unilateral Eye Closure in Kittens," *Journal of Physiology* 206, no. 2 (1970): 419–436.
17. H. Morishita, J. M. Miwa, N. Heintz, and T. K. Hensch, "Lynx1, a Cholinergic Brake, Limits Plasticity in Adult Visual Cortex," *Science* 330, no. 6008 (2010): 1238–1240.
18. E. Jablonka and M. J. Lamb, *Evolution in Four Dimensions: Genetic, Epigenetic, Behavioral, and Symbolic Variation in the History of Life* (Cambridge: MIT Press, 2005), 101–102.
19. D. J. Barker, "The Fetal and Infant Origins of Adult Disease," *British Medical Journal* 301, no. 6761 (1990): 1111.
20. D. J. Barker, C. Osmond, T. J. Forsen, E. Kajantie, and J. G. Eriksson, "Trajectories of Growth Among Children Who Have Coronary Events as Adults," *New England Journal of Medicine* 353, no. 17 (2005): 1802–1809.
21. C. E. Finch and E. Crimmins, "Inflammatory exposure and historical changes in human life spans," *Science* 305, no. 5691 (2004): 1736–1739.
22. E. P. Davis and C. A. Sandman, "The Timing of Prenatal Exposure to Maternal Cortisol and Psychosocial Stress Is Associated with Human Infant Cognitive Development," *Child Development* 81, no. 1 (2010): 131–148.
23. L. A. Welberg and J. R. Seckl, "Prenatal Stress, Glucocorticoids and the Programming of the Brain," *Journal of Neuroendocrinology* 13, no. 2 (2001): 113–128.
24. G. D. Smith, C. Hart, D. Blane, and D. Hole, "Adverse Socioeconomic Conditions in Childhood and Cause Specific Adult Mortality: Prospective Observational Study," *British Medical Journal* 316 (1998): 1631–1635.

25. I. D. Johnston, D. P. Strachan, and H. R. Anderson, "Effect of Pneumonia and Whooping Cough in Childhood on Adult Lung Function," *New England Journal of Medicine* 338, no. 9 (1998): 581–587.
26. R. A. Cohen, S. Grieve, F. Karin K. F. Hoth, R. H. Paul, L. Sweet . . . C. R. Clark, "Early Life Stress and Morphometry of the Adult Anterior Cingulate Cortex," *Biological Psychiatry* 59, no. 10 (2005): 975–982.
27. M. W. Gillman and J. W. Rich-Edward, "The Fetal Origins of Adult Disease: From Sceptic to Convert," *Paediatric and Perinatal Epidemiology* 14, no. 3 (2000): 192–193.
28. B. Galobardes, J. W. Lynch, and G. D. Smith, "Childhood Socioeconomic Circumstances and Cause-Specific Mortality in Adulthood: Systematic Review and Interpretation," *Epidemiological Reviews* 26 (2004): 7–21.
29. M. E. Wadsworth, S. L. Butterworth, R. J. Hardy, D. J. Kuh, M. Richards,. . . M. Connor, "The Life-Course Prospective Design: An Example of the Benefits and Problems Associated with Study Longevity," *Social Science and Medicine* 57, no. 11 (2003): 2193–2205.
30. D. Kuh and Y. Ben-Shlomo, *A Life Course Approach to Chronic Disease Epidemiology*, 2nd ed. (New York: Oxford University Press, 2004).
31. Y. Ben-Shlomo and D. Kuh, "A Life Course Approach to Chronic Disease Epidemiology: Conceptual Models, Empirical Challenges and Interdisciplinary Perspectives," *International Journal of Epidemiology* 31, no. 2 (2002): 285–293.
32. J. C. Cavanaugh and F. Blanchard-Fields, *Adult Development and Aging*, 4th ed. (Belmont, CA: Wadsworth, 2002).
33. H. R. Schaffer, *Introducing Child Psychology* (Oxford: Blackwell Scientific, 2004).

第三章 大脑——美妙连接成的网络

1. M. Gazzinaga, M. Ivry, G. Mangun, and M. S. Steven, *Cognitive Neuroscience: The Biology of the Mind* (New York and London: WW Norton & Co., 2009).
2. C. Crossman and D. Neary, *Neuroanatomy: An Illustrated Colour Text* (Edinburgh and New York: Churchill Livingston, 2004).
3. M. Brett, I. S. Johnsrude, and M. S. Owen, "The Problem of Functional Localisation in the Human Brain," *Nature Reviews Neuroscience* 3, no. 3 (2002): 243–249.
4. K. Kosik, "Beyond Phrenology, At Last," *Nature Reviews Neuroscience* 4, no. 3 (2003): 234–239.
5. G. Kempermann, L. Wiskott, and F. Gage, "Functional Significance of Adult Neurogenesis," *Current Opinion in Neurobiology* 14, no. 2 (2004): 186–191.
6. E. Gould, "Opinion: How Widespread Is Adult Neurogenesis in Mammals?" *Nature Reviews Neuroscience* 8, no. 6 (2007): 481–488.
7. J. DeFelipe, "Brain Plasticity and Mental Processes: Cajal Again," *Nature Reviews Neuroscience* 7, no. 10 (2006): 811–817.
8. A. E. Green, M. R. Munafò, C. G. DeYoung, J. A. Fossella, J. Fan, and J. R. Gray, "Using Genetic Data in Cognitive Neuroscience: From Growing Pains to Genuine Insights," *Nature Reviews Neuroscience* 9, no. 9 (2008): 710–720.
9. N. Y. Harel and S. M. Strittmatter, "Can Regenerating Axons Recapitulate Guidance During Recovery from Spinal Cord Injury?" *Nature Reviews Neuroscience* 7, no. 8 (2006): 613–616.

10. S. M. Kosslyn, G. Ganis, and W. L. Thompson, "Neural Foundations of Imagery," *Nature Reviews Neuroscience* 2, no. 9 (2001): 635–642.
11. N. Mustafa, T. S. Ahearn, G. D. Waiter, A. D. Murray, L. J. Whalley, and R. T. Staff, "Brain Structural Complexity and Life Course Cognitive Change," *NeuroImage* 61, no. 3 (2012): 694–701.
12. C. Sagan, "Can We Know the Universe? Reflections on a Grain of Salt," in *Broca's Brain* (New York: Ballantine Books, 1974), 15–21.
13. J. W. Lichtman, J. Livet, and J. R. Sanes, "A Technicolour Approach to the Connectome," *Nature Reviews Neuroscience* 9, no. 6 (2008): 417–422.
14. W. W. Seeley, R. K. Crawford, J. Zhou, B. L. Miller, and M. D. Greicius, "Neurodegenerative Diseases Target Large-Scale Human Brain Networks," *Neuron* 62, no. 1 (2009): 42–52.
15. S. van Veluw, E. Sawyer, L. Clover, H. Cousijn, C. De Jager, M. M. Esiri, and S. A. Chance, "Prefrontal Cortex Cytoarchitecture in Normal Aging and Alzheimer's Disease: A Relationship with IQ," *Brain Structure and Function* 217, no. 4 (2012): 797–808.
16. J. Nithianantharajah, and A. J. Hannan, "Enriched Environments, Experience Dependent Plasticity and Disorders of the Nervous System," *Nature Neuroscience Reviews* 7, no. 9 (2006): 697–709.
17. R. T. Staff, A. D. Murray, T. S. Ahearn, N. Mustafa, H. C. Fox, and L. J. Whalley, "Childhood Socioeconomic Status and Adult Brain Size: Childhood Socioeconomic Status Influences Adult Hippocampal Size," *Annals of Neurology* 71, no. 5 (2012): 653–660.
18. K. G. Noble, S. M. Houston, E. Kan, and E. R. Sowell, "Neural Correlates of Socioeconomic Status in the Developing Human Brain," *Developmental Science* 15, no. 4 (2012): 516–527.
19. A. W. Toga, and P. M. Thompson, "Mapping Brain Asymmetry," *Nature Reviews Neuroscience* 4, no. 1 (2003): 37–48.
20. A. W. Toga, P. M. Thompson, S. Mori, K. Amunts, and K. Zilles, "Towards Multimodal Atlases of the Human Brain," *Nature Reviews Neuroscience* 7, no. 12 (2006): 952–966.
21. G. D. Waiter, H. C. Fox, A. D. Murray, J. M. Starr, R. T. Staff, V. J. Bourne, . . . I. J. Deary, "Is Retaining the Youthful Functional Anatomy Underlying Speed of Information Processing a Signature of Successful Cognitive Ageing? An Event-Related fMRI Study of Inspection Time Performance," *Neuroimage* 41, no. 2 (2008): 581–595.
22. D. Benson, D. Colman, and G. Huntly, "Molecules, Maps and Synsptic Specificity," *Nature Reviews Neuroscience* 2, no. 12 (2001): 899–909.
23. P. Rakic, "Specification of Cerebral Cortical Areas," *Science* 241, no. 4682 (1988): 170–176.
24. J. Stiles, and T. L. Jernigan, "The Basics of Brain Development," *Neuropsychological Reviews* 20, no. 4 (2010): 327–348.
25. K. Zilles, and K. Amunts, "Centenary of Brodmann's Map-Conception and Fate," *Nature Reviews Neuroscience* 11, no. 2 (2010): 139–145.
26. D. J. Price, A. P. Jarman, J. O. Mason, and P. C. Kind, *Building Brains* (London: Wiley-Backwell, 2011).

第四章 进化、衰老与痴呆

1. T. Dobzhansky, "Nothing in Biology Makes Sense Except in Light of Evolution," *American Biology Teacher* 35 (1973): 125–129, retrieved January 2011 from http://www.2think.org/dobzhansky.stml.

2. E. Jablonka, and I. A. Zeligowsk, *Evolution in Four Dimensions: Genetic, Epigenetic, Behavioral, and Symbolic Variation in the History of Life* (MIT Press: 2005).
3. C. N. Hales, and D. J. Barker, "The Thrifty Phenotype Hypothesis," *British Medical Bulletin* 60 (2001): 5–20.
4. P. D. Gluckman, and M. A. Hanson, "Living with the Past: Evolution, Development and Patterns of Disease," *Science* 305, no. 5691 (2004): 1733–1736.
5. C. Vitora, L. Adair, C. Fall, P. C. Hallal, R. Martorell, and L. Richter, "Maternal and Child Undernutrition 2: Consequences for Adult Health and Human Capital," *Lancet* 371, no. 9609 (2008): 340–357.
6. P. R. Hof, and J. H. Morrison, "The Aging Brain: Morphomolecular Senescence of Cortical Circuits," *Trends in Neuroscience* 27, no. 10 (2004): 607–613.
7. M. Vandevelde, R. J. Higgins, and A. Oevermann, *Veterinary Neuropathology* (London: Wiley-Blackwell, 2012).
8. C. Sherwood, A. D. Gordon, J. S. Allen, K. A. Phillips, J. M. Erwin, . . . W. D. Hopkins, "Aging of Cerebral Cortex Differs Between Humans and Chimpanzees," *Proceedings of the National Academy of Sciences* 108, no. 32 (2011): 13029–13034.
9. R. F. Rosen, A. S. Farberg, M. Gearing, J. Dooyema, P. M. Long, D. C. Anderson, and L. C. Walker, "Tauopathy with Paired Helical Filaments in an Aged Chimpanzee," *Journal of Comparative Neurology* 509, no. 3 (2008): 259–270.
10. R. F. Rosen, L. C. Walker, and H. LeVine III, "PIB Binding in Aged Primate Brain: Enrichment of High-Affinity Sites in Humans with Alzheimer's Disease," *Neurobiology of Aging* 32, no. 2 (2011): 223–234.
11. C. R. Gamble, "The Peopling of Europe, 700,000—40,000 Years Before the Present" in *The Oxford Illustrated History of Prehistoric Europe*, ed. Barry Cunliffe (Oxford, England: Oxford University Press, 1994), 5–41.
12. H. Braak, and E. Braak, "Staging of Alzheimer's Disease-Related Neurofibrillary Changes," *Neurobiology of Aging* 16, no. 3 (1995): 271–278.
13. P. D. Evans, J. R. Anderson, E. J. Vallender, S. S. Choi, and B. T. Lahn, "Reconstructing the Evolutionary History of *Microcephalin*, a Gene Controlling Human Brain Size," *Human Molecular Genetics* 13, no. 11 (2004): 1139–1145.
14. S. Dorus, E. J. Vallender, P. D. Evans, J. R. Anderson, S. L. Gilbert, M. Mahowald, . . . B. T. Lahn, "Accelerated Evolution of Nervous System Genes in the Origin of Homo Sapiens," *Cell* 119, no. 7 (2004): 1027–1040.
15. S. Dorus, J. R. Anderson, E. J. Vallender, S. L. Gilbert, L. Zhang, L. G. Chemnick, . . . B. T. Lahn, "Sonic Hedgehog, a Key Gene, Experienced Intensified Molecular Evolution in Primates," *Human Molecular Genetics* 15, no. 13 (2006): 2031–2037.
16. S. L. Gilbert, W. B. Dobyns, and B. T. Lahn, "Opinion: Genetic Links Between Brain Development and Brain Evolution," *Nature Reviews Genetics* 6, no. 7 (2005): 581–590.
17. D. Bouchard, "Exaptation and Linguistic Explanation," *Lingua* 115, no. 12 (2005): 1685–1696.
18. H. Braak, and E. Braak, "Staging of Alzheimer's Disease-Related Neurofibrillary Changes," *Neurobiology of Aging* 16, no. 3 (1995): 271–278.
19. D. Neill, "Should Alzheimer's Disease Be Equated with Human Brain Ageing? A Maladaptive Interaction Between Brain Evolution and Senescence," *Ageing Research Reviews* 11, no. 1 (2012): 104–122.

20. S. I. Rapoport, "Integrated Phylogeny of the Primate Brain, with Special Reference to Humans and Their Diseases," *Brain Research Reviews* 15, no. 3 (1990): 267–294.
21. H. Braak, and E. Braak, "Staging of Alzheimer's Disease-Related Neurofibrillary Changes," *Neurobiology of Aging* 16, no. 3 (1995): 271–278.
22. D. Neill, "Should Alzheimer's Disease Be Equated with Human Brain Ageing? A Maladaptive Interaction Between Brain Evolution and Senescence," *Ageing Research Reviews* 11, no. 1 (2012): 104–122.
23. T. Arendt, "Alzheimer's Disease as a Disorder of Mechanisms Underlying Structural Brain Self-Organization," *Neuroscience* 102, no. 4 (2001): 723–765.
24. L. Partridge, "The New Biology of Ageing," *Philosophical Transactions of the Royal Society (London)*, B 365, no. 1537 (2009): 147–154.
25. L. Partridge, and D. Gems, "Mechanisms of Ageing: Public or Private?" *Nature Reviews Genetics* 3, no. 3 (2010): 165–175.
26. L. Partridge, and D. Gems, "Beyond the Evolutionary Theory of Ageing, from Functional Genomics to Evo-gero," *Trends in Ecology and Evolution* 21, no. 6 (2006): 334–340.
27. L. Partridge, and D. Gems, "Beyond the Evolutionary Theory of Ageing, from Functional Genomics to Evo-gero," *Trends in Ecology and Evolution* 21, no. 6 (2006): 334–340.
28. S. B. Carroll, "Evo-devo and an Expanding Evolutionary Synthesis: A Genetic Theory of Morphological Evolution," *Cell* 134, no. 1 (2008): 25–36.
29. C. H. Waddington, *The Strategy of the Genes* (London: George Allen, 1957).
30. T. Domazet-Lošo, and D. Tautz, "A Phylogenetically Based Transcriptome Age Index Mirrors Ontogenetic Divergence Patterns," *Nature* 468, no. 7325 (2010): 815–818.
31. G. F. Striedter, "Precis of Principles of Brain Evolution," *Behavioral and Brain Sciences* 29, no. 1 (2006): 1–12; discussion 12–36.
32. E. J. Vallender, N. Mekel-Bobrov, and B. T. Lahn, "Genetic Basis of Human Brain Evolution," *Trends in Neuroscience* 31, no. 12 (2008): 637–644.
33. C. H. Waddington, *The Strategy of the Genes* (London: George Allen, 1957).
34. M. J. Hawrylycz, E. S. Lein, A. L. Guillozet-Bongaarts, E. H. Shen, L. Ng, J. A. Miller, . . . A. R. Jones, "An Anatomically Comprehensive Atlas of the Adult Human Brain Transcriptome," *Nature* 489, no. 7416 (2012): 391–399.
35. S. Dorus, J. R. Anderson, E. J. Vallender, S. L. Gilbert, L. Zhang, L. G. Chemnick, . . . B. T. Lahn, "Sonic Hedgehog, a Key Development Gene, Experienced Intensified Molecular Evolution in Primates," *Human Molecular Genetics* 15, no. 13 (2006): 2031–2037.
36. J. M. Zahn, S. Poosala, A. B. Owen, D. K. Ingram, A. Lustig, A. Carter, K. G. Becker, "AGEMAP: A Gene Expression Database for Aging in Mice," *PLoS Genet* 3, no. 11 (2007): e201. Epub 2007 Oct 2.
37. T. Domazet-Lošo, and D. Tautz, "A Phylogenetically Based Transcriptome Age Index Mirrors Ontogenetic Divergence Patterns," *Nature* 468 (2010): 815–818.
38. S. Stoppini, A. Andreola, G. Foresti, and V. Bellotti, "Neurodegenerative Diseases Caused by Protein Aggregation: A Phenomenon at the Borderline Between Molecular Evolution and Ageing," *Pharmacological Research* 50, no. 4 (2004): 419–431.
39. J. Ghika, "Paleoneurology: Neurodegenerative Diseases Are Age-Related Diseases of Specific Brain Regions Recently Developed by Homo Sapiens," *Medical Hypotheses* 71, no. 5 (2008): 788–801.

40. M. Stoppini, A. Andreola, G. Foresti, and V. Bellotti, "Neurodegenerative Diseases Caused by Protein Aggregation: A Phenomenon at the Borderline Between Molecular Evolution and Ageing," *Pharmacological Research* 50, no. 4 (2009): 419–431.
41. H. C. Hendrie, K. S. Hall, N. Pillay, D. Rodgers, C. Prince, J. Norton, . . . J. Kaufert, "Alzheimer's Disease Is Rare in Cree," *International Psychogeriatrics* 5, no. 1 (1993): 5–14.
42. A. L. Benedet, F. Clayton, C. F. Moraes, E. F. Camargos, C. Córdova, R. W. Pereira, and O. T. Nóbrega, "Amerindian Genetic Ancestry Protects Against Alzheimer's Disease," *Dementia and Geriatric Cognitive Disorders* 33, no. 5 (2012): 311–317.
43. A. P. Quayle, and S. Bullock, "Modelling the Evolution of Genetic Regulatory Networks," *Journal of Theoretical Biology* 238, no. 9 (2006): 737–775.
44. R. I. M. Dunbar, and S. Schulz, "Evolution in the Social Brain," *Science* 1344, no. 5843 (2007): 1344–1347.
45. G. Konopka, T. Friedrich, J. Davis-Turak, K. Winden, M. C. Oldham, F. Gao, . . . D. H. Geschwind, "Human-Specific Transcriptional Networks in the Brain," *Neuron* 75, no. 4 (2012): 601–617.
46. H. Zeng, E. H. Shen, J. G. Hohmann, S. W. Oh, A. Bernard, J. J. Royall, . . . A. R. Jones, "Large-Scale Cellular-Resolution Gene Profiling in Human Neocortex Reveals Species-Specific Molecular Signatures," *Cell* 149, no. 2 (2012): 483–496.
47. M. Venoux, K. Delmouly, O. Milhavet, S. Vidal-Eychenie, D. Giorgi, and S. Rouquier, "Gene Organization, Evolution and Expression of the Microtubule-Associated Protein ASAP(MAP9)," *BMC Genomics* 9 (2008): 408.
48. H. Kitano, "A Robustness-Based Approach to Systems-Oriented Drug Design," *Nature Reviews Drug Discovery* 6(2007): 202–210.
49. R. Plomin, and I. J. Deary, "Genetics and Intelligence Differences: Five Special Findings," *Molecular Psychiatry* (2014), doi: 10.1038/mp.2014.105 (epub ahead of print).

第五章 衰老的大脑

1. R. Peto, and R. Doll, "There Is No Such Thing as Ageing: Old Age Is Associated with Disease but Does Not Cause It," *British Medical Journal* 315, no. 7115 (1997): 1030–1032.
2. S. Hunter, T. Arendt, and C. Brayne, "The Senescence Hypothesis of Disease Progression in Alzheimer Disease: An Integrated Matrix of Disease Pathways for FAD and SAD," *Molecular Neurobiology* 48, no. 3 (2013): 556–570.
3. T. Kirkwood, "Understanding the Odd Science of Aging," *Cell* 120, no. 4 (2005): 437–447.
4. H. Christensen, A. J. MacKinnon, A. Korten, and A. F. Jorm, "The 'Common Cause Hypothesis' of Cognitive Aging: Evidence Not for Only a Common Factor but also Specific Associations of Age with Vision and Grip Strength in a Cross-Sectional Study," *Psychology and Aging* 16, no. 4 (2001): 588–599.
5. T. A. Salthouse, "Neuroanatomical Substrates of Age-Related Cognitive Decline," *Psychological Bulletin* 137, no. 5 (2011): 753–784.
6. J. L. Price, D. W. McKeel Jr., V. D. Buckles, C. M. Roe, C. Xiong, M. Grundman, . . . J. C. Morris, "Neuropathology of the Non-Demented Elderly: Presumptive Evidence of Pre-Clinical Alzheimer's Disease," *Neurobiology of Aging* 30, no. 7 (2009): 1026–1036.
7. J. Morrison, and P. R. Hof, "Life and Death of Aging Neurons in the Aging Brain," *Science* 278, no. 5337 (1997): 412–419.

8. J. A. Schneider, N. T. Aggarwal, L. Barnes, P. Boyle, and D. A. Bennett, "The Neuropathology of Older Persons with and without Dementia from Community Versus Clinic Cohorts," *Journal of Alzheimer's Disease* 18, no. 3 (2009): 691–701.
9. W. E. Klunk, H. Engler, A. Nordberg, Y. Wang, G. Blomqvist, D. P. Holt, . . . B. Långström, "Imaging Brain Amyloid in Alzheimer's Disease with Pittsburgh Compound B," *Annals of Neurology* 55, no. 3 (2004): 306–319.
10. C. C. Rowe, P. Bourgeat, K. A. Ellis, B. Brown, Y. Y. Lim, R. Mulligan, . . . V. L. Villemagne, "Predicting Alzheimer's Disease with β-Amyloid Imaging: Results from the Australian Imaging, Biomarkers and Lifestyle Study of Ageing," *Annals of Neurology* 74, no. 6 (2013): 905–913.
11. W. E. Klunk, H. Engler, A. Nordberg, Y. Wang, G. Blomqvist, D. P. Holt, . . . B. Långström, "Imaging Brain Amyloid in Alzheimer's Disease with Pittsburgh Compound B," *Annals of Neurology* 55, no. 3 (2004): 306–319.
12. N. Raz, and K. M. Rodrigue, "Differential Aging of the Brain: Patterns, Cognitive Correlates and Modifiers," *Neuroscience and Biobehavioral Reviews* 30, no. 9 (2006): 730–748.
13. S. J. van Veluw, E. K. Sawyer, L. Clover, H. Cousijn, C. De Jager, M. M. Esiri, and S. A. Chance, "Prefrontal Cortex Cytoarchitecture in Normal Aging and Alzheimer's Disease: A Relationship with IQ," *Brain Structure and Function* (February 2012): 1–12.
14. H. Brody, "The Organization of the Cerebral Cortex. III A study of Aging in the Human Cerebral Cortex," *Journal of Comparative Neurology* 102, no. 4 (1955): 511–556.
15. J. Morrison, and P. R. Hof, "Life and Death of Aging Neurons in the Aging Brain," *Science* 278, no. 5337 (1997): 412–419.
16. A. Pollack, "Judah Folkman Researcher dies at 74," *New York Times*, January 16, 2008 (accessed April 11, 2010 at http://www.nytimes.com/2008/01/16/us/16folkman.html).
17. R. Kalaria, "Linking Cerebrovascular Defense Mechanisms in Brain Ageing with Alzheimer's Disease," *Neurobiology of Aging* 30 (2009): 1512–1514.
18. A. D. Murray, C. J. McNeil, S. Salarirad, L. J. Whalley, and R. T. Staff, "Early Life Socioeconomic Circumstance and Late Life Brain Hyperintensities—A Population Based Cohort Study," *PLoS One* 9, no. 2 (2014): e88969.
19. L. T. Westlye, K. B. Walhovd, A. M. Dale, A. Bjørnerud, P. Due-Tønnessen, A. Engvig, . . . A. M. Fjell, "Differentiating Maturational and Aging-Related Changes of the Cerebral Cortex by Use of Thickness and Signal Intensity," *NeuroImage* 52, no. 1 (2010): 172–185.
20. J. R. Wozniak, and K. O. Lim, "Advances in White Matter Imaging: A Review of In Vivo Magnetic Resonance Methodologies and Their Applicability to the Study of Development and Aging," *Neuroscience Biobehavioral Reviews* 30, no. 9 (2006): 762–774.
21. L. White, H. Petrovitch, G. W. Ross, K. H. Masaki, R. D. Abbott, E. L. Teng, B. L. Rodriguez, P. L. Blanchette, R. J. Havlik, G. Wergowske, D. Chiu, D. J. Foley, C. Murdaugh, and J. D. Curb., "Prevalence of Dementia in Older Japanese-American Men in Hawaii: The Honolulu-Asia Aging Study," *Journal of the American Medical Association* 276 (1996): 955–960.
22. W. B. Grant, "Trends in Diet and Alzheimer's Disease During the Nutrition Transition in Japan and Developing Countries," *Journal of Alzheimer's Disease* 38 (2014): 611–620.
23. D. J. L. Kuh, and C. Cooper, "Physical Activity at 36 Years—Patterns and Childhood Predictors in a Longitudinal Study," *Journal of Epidemiology and Community Health* 46, no. 2 (1992): 114–119.
24. M. P. Mattson, S. L. Chan, and W. Duan, "Modification of Brain Aging and Neurodegenerative Disorders by Genes, Diet, and Behavior," *Physiological Reviews* 82, no. 3 (2002): 637–672.

25. N. A. Bishop, T. Lu, and B. A. Yankner, "Neural Mechanisms of Ageing and Cognitive Decline," *Nature* 464, no. 7288 (2010): 529–535.
26. R. M. Sapolsky, "Glucocorticoids, Stress, and Their Adverse Neurological Effects: Relevance to Aging," *Experimental Gerontology* 34, no. 6 (1999): 721–732.
27. J. R. Andrews-Hanna, A. Z. Snyder, J. L. Vincent, C. Lustig, D. Head, M. E. Raichle, and R. L. Buckner, "Disruption of Large-Scale Brain Systems in Advanced Aging," *Neuron* 56, no. 5 (2007): 924–935.
28. M. P. Mattson, and T. Magnus, "Ageing and Neuronal Vulnerability," *Nature Reviews Neuroscience* 7, no. 4 (2006): 278–294.
29. M. C. Haigis, and B. A. Yankner, "The Aging Stress Response," *Molecular Cell* 40, no. 2 (2010): 333–344.
30. I. Martin, and M. S. Grotewiel, "Oxidative Damage and Age-Related Functional Declines," *Mechanisms of Ageing and Development* 127, no. 5 (2006): 411–423.
31. R. M. Sapolsky, "Glucocorticoids, Stress, and Their Adverse Neurological Effects: Relevance to Aging," *Experimental Gerontology* 34, no. 6 (1999): 721–732.

第六章 痴呆的生物学原理

1. M. Roth, "The Natural History of Mental Disorder in Old Age," *British Journal of Psychiatry* 101, no. 4 (1955): 281–301.
2. G. Blessed, B. E. Tomlinson, and M. Roth, "The Association Between Quantitative Measures of Dementia and of Senile Change in the Cerebral Grey Matter of Elderly Subjects," *British Journal of Psychiatry* 114, no. 6 (1968): 797–811.
3. O. Hornykiewicz, "The Discovery of Dopamine Deficiency in the Parkinsonian Brain," *Journal of Neural Transmission* 70, Suppl. (2006): 9–15.
4. W. Birkmayer, and O. Hornykiewicz, "Der L-Dioxyphenylalanin (L-DOPA)-Effekt bei der Parkinson-Akinese," *Wiener Klinische Wochenschrift* 73, no. 8 (1961): 787–788.
5. R. Katzman, "The Prevalence and Malignancy of Alzheimer's Disease: A Major Killer," *Archives of Neurology* 33, no. 1 (1976): 217–218.
6. P. Davies, and A. Maloney, "Selective Loss of Central Cholinergic Neurons in Alzheimer's Disease," *Lancet* ii (1976): 1403.
7. K. L. Davis, and R. C. Mohs, "Enhancement of Memory Processes in Alzheimer's Disease with Multiple-Dose Intravenous Physostigmine," *American Journal of Psychiatry* 139, no. 11 (1982): 1421–1424.
8. J. Christie, A. Shering, J. Ferguson, and A. I. M. Glen, "Physostigmine and Arecoline: Effects of Intravenous Infusions in Alzheimer Presenile Dementia," *British Journal of Psychiatry* 138 (1981): 46–50.
9. L. L. Heston, "Alzheimer's Disease and Down's Syndrome: Genetic Evidence Suggesting an Association," *Annals of the New York Academy of Sciences* 396 (1982): 29–37.
10. A. Brun, and E. Englund, "Regional Pattern of Degeneration in Alzheimer's Disease: Neuronal Loss and Histopathological Grading," *Histopathology* 5 (1981): 459–564.
11. A. Brun, and E. Englund, "Regional Pattern of Degeneration in Alzheimer's Disease: Neuronal Loss and Histopathological Grading," *Histopathology* 5 (1981): 459–564.

12. K. A. Johnson, S. Minoshima, N. I. Bohnen, K. J. Donohoe, N. L. Foster, P. Herscovitch, ... W. H. Thies, "Appropriate Use Criteria for Amyloid PET: A Report of the Amyloid Imaging Task Force, the Society of Nuclear Medicine and Molecular Imaging, and the Alzheimer's Association," *Journal of Nuclear Medicine* 54, no. 3 (2013): 476-490.
13. S. S. Stewart, and S. H. Appel, "Trophic Factors in Neurologic Disease," *Annual Review of Medicine* 39, no. 2 (1988): 193-201.
14. G. G. Glenner, and C. W. Wong, "Alzheimer's Disease: Initial Report of the Purification and Characterization of a Novel Cebrebrovascular Amyloid Protein, *Biochemical and Biophysical Research Communications* 16, no. 6 (1984): 885-890.
15. C. L. Masters, G. Simms, N. A. Weinman, G. Multhaup, B. L. McDonald, and K. Beyreuther, "Amyloid Plaque Core Protein in Alzheimer Disease and Down Syndrome," *Proceedings of the National Academy of Sciences USA* 82, no. 12 (1985): 4245-4249.
16. J. Kang, H. G. Lemaire, A. Unterbeck, J. M. Salbaum, C. L. Masters, K. H. Grzeschik, ... B. Müller-Hill, "The Precursor of Alzheimer's Disease Amyloid A4 Protein Resembles a Cell-Surface Receptor," *Nature* 325, no. 6106 (1987): 733-736.
17. A. Weidemann, G. Konig, D. Bunke, P. Fischer, J. M. Salbaum, C. L. Masters, and K. Beyreuther, "Identification, Biogenesis, and Localization of Precursors of Alzheimer's Disease A4 Amyloid Protein," *Cell* 57, no. 1 (1989): 115-126.
18. R. E. Tanzi, and L. Bertram, "Twenty Years of the Alzheimer's Disease Amyloid Hypothesis: A Genetic Perspective," *Cell* 120, no. 4 (2005): 545-555.
19. A. Goate, M. C. Chartier-Harlin, M. Mullan, J. Brown, F. Crawford, L. Fidani, ... L. James, "Segregation of a Missense Mutation in the Amyloid Precursor Protein Gene with Familial Alzheimer's Disease," *Nature* 349, no. 6311 (1991): 704-706.
20. E. I. Rogaev, R. Sherrington, E. A. Rogaeva, G. Levesque, M. Ikeda, Y. Liang, ... T. Tsuda, "Familial Alzheimer's Disease in Kindreds with Missense Mutations in a Gene on Chromosome 1 Related to the Alzheimer's Disease Type 3 Gene," *Nature* 376, no. 6543 (1995): 775-778.
21. R. Sherrington, E. I. Rogaev, Y. Liang, E. A. Rogaeva, G. Levesque, M. Ikeda, ... P. H. St. George-Hyslop, "Cloning of a Gene Bearing Missense Mutations in Early-Onset Familial Alzheimer's Disease," *Nature* 375, no. 6534 (1995): 754-760.
22. E. Levy-Lahad, E. M. Wijsman, E. Nemens, L. Anderson, K. A. Goddard, J. L. Weber, ... G. D. Schellenberg, "A Familial Alzheimer's Disease Locus on Chromosome 1," *Science* 269, no. 5226 (1995): 970-973.
23. G. D. Schellenberg, "Genetic Dissection of Alzheimer Disease, a Heterogeneous Disorder," *Proceedings of the National Academy of Sciences USA* 92, no. 19 (1995): 8552-8559.
24. R. Sherrington, S. Froelich, S. Sorbi, D. Campion, H. Chi, E. A. Rogaeva, ... P. H. St. George-Hyslop, "Alzheimer's Disease Associated with Mutations in Presenilin 2 Is Rare and Variably Penetrant," *Human Molecular Genetics* 5, no. 7 (1996): 985-988.
25. E. H. Corder, A. M. Saunders, W. J. Strittmatter, D. E. Schmechel, P.C. Gaskell, ... M. A. Pericak-Vance, "Gene Dose of Apolipoprotein E Type 4 Allele and the Risk of Alzheimer's Disease in Late Onset Families," *Science* 261, no. 5123 (1993): 921-923.
26. R. E. Tanzi, and L. Bertram, "Twenty Years of the Alzheimer's Disease Amyloid Hypothesis: A Genetic Perspective," *Cell* 120, no. 4 (2005): 545-555.
27. E. Callaway, "Alzheimer's Drugs Take a New Tack," *Nature* 489, no. 7414 (2012): 13-14.
28. W. Bondareff, C. W. Mountjoy, and M. Roth, "Age and Histopathological Heterogeneity in Alzheimer's Disease: Evidence for Sub-types," *Archives of General Psychiatry* 44, no. 3 (1987): 412-417.

29. R. J. Bateman, C. Xiong, T. L. S. Benzinger, A. M. Fagan, A. Goate, N. C. Fox, . . . J. C. Morris, Dominantly Inherited Alzheimer Network, "Clinical and Biomarker Changes in Dominantly Inherited Alzheimer's Disease," *New England Journal of Medicine* 367, no. 9 (2012): 795–804.
30. A. Chandra, A. Johri, M. F. Beal, "Neuroprotective Therapies in Prodromal Huntington's Disease," *Movement Disorders* 29 (2014): 285–293.
31. A. M. Fagan, C. Xiong, M. S. Jasielec, R. J. Bateman, A. M. Goate, T. L. Benzinger, . . . D. M. Holtzman, Dominantly Inherited Alzheimer Network, "Longitudinal Change in CSF Biomarkers in Autosomal Dominant Alzheimer's Disease," *Science Translational Medicine* 6, no. 226 (2014): 226ra30.
32. L. Partridge, and D. Gems, "Beyond the Evolutionary Theory of Ageing, from Functional Genomics to Evo-Gero," *Trends in Ecology and Evolution* 21 (2006): 334–340, box 2.
33. R. A. Honea, R. H. Swerdlow, E. D. Vidoni, J. Goodwin, and J. M. Burns, "Reduced Gray Matter Volume in Normal Adults with a Maternal Family History of Alzheimer Disease," *Neurology* 74, no. 2 (2010): 113–120.
34. L. Mosconi, W. Tsui, J. Murray, P. McHugh, Y. Li, S. Williams, E. Pirraglia, . . . M. J. de Leon, "Maternal Age Affects Brain Metabolism in Adult Children of Mothers Affected by Alzheimer's Disease," *Neurobiology of Aging* 33, no. 2 (2012): 624.e1–9.
35. L. Mosconi, J. O. Rinne, W. H. Tsui, V. Berti, Y. Li, H. Wang, J. Murray, . . . M. J. de Leon, "Increased Fibrillar Amyloid-β Burden in Normal Individuals with a Family History of Late-Onset Alzheimer's," *Proceedings of the National Academy of Sciences USA* 107, no. 13 (2010): 5949–5954.
36. J. M. Silverman, G. Ciresi, C. J. Smith, J. Schmeidler, R. C. Mohs, and K. L. Davis, "Patterns of Risk in First Degree Relatives of Patients with Alzheimer's Disease," *Archives of General Psychiatry* 51, no. 7 (1994): 577–586.
37. M. Gatz, C. Reynolds, L. Fratiglioni, B. Johansson, J. A. Mortimer, S. Berg, . . . N. L. Pedersen, "Role of Genes and Environments for Explaining Alzheimer Disease," *Archives of General Psychiatry* 63, no. 2 (2006): 168–174.
38. L. A. Farrer, L. A. Cupples, J. L. Haines, B. Hyman, W. A. Kukull, R. Mayeux, . . . C. M. van Duijn, "Effects of Age, Sex, and Ethnicity on the Association Between Apolipoprotein E Genotype and Alzheimer Disease. A Meta-Analysis. APOE and Alzheimer Disease Meta Analysis Consortium," *Journal of the American Medical Association* 278, no. 16 (1997): 1349–1356.
39. J. C. Breitner, B. W. Wyse, J. C. Anthony, K. A. Welsh-Bohmer, D. C. Steffens, M. C. Norton, J. T. Tschanz, . . . A. Khachaturian, "APOE-ε4 Count Predicts Age When Prevalence of AD Increases, Then Declines: The Cache County Study," *Neurology* 53, no. 2 (1999): 321–331.
40. C. A. Martins, A. Oulhaj, C. A. de Jager, and J. H. Williams, "APOE Alleles Predict the Rate of Cognitive Decline in Alzheimer Disease: A Nonlinear Model," *Neurology* 65, no. 12 (2005): 1888–1893.
41. J. C. Breitner, B. W. Wyse, J. C. Anthony, K. A. Welsh-Bohmer, D. C. Steffens, M. C. Norton, J. T. Tschanz, . . . A. Khachaturian, "APOE-ε4 Count Predicts Age When Prevalence of AD Increases, Then Declines: The Cache County Study," *Neurology* 53, no. 2 (1999): 321–331.
42. E. Genin, D. Hannequin, D. Wallon, K. Sleegers, M. Hiltunen, O. Combarros, . . . D. Campion, "APOE and Alzheimer Disease: A Major Gene with Semidominant Inheritance," *Molecular Psychiatry* 16, no. 9 (2011): 903–907.
43. S. T. DeKosky, and S. W. Scheff, "Synapse Loss in Frontal Cortex Biopsies in Alzheimer's Disease: Correlation with Cognitive Severity," *Annals of Neurology* 27, no. 5 (1990): 457–464.

44. G. M. Shankar, B. L. Bloodgood, M. Townsend, M. Townsend, D. M. Walsh, D. J. Selkoe, and B. L. Sabatini, "Natural Oligomers of the Alzheimer Amyloid-β Protein Induce Reversible Synapse Loss by Modulating an NMDA-Type Glutamate Receptor-Dependent Signaling Pathway," *Journal of Neuroscience* 27, no. 11 (2007): 2866-2875.
45. J. J. Palop, and L. Mucke, "Amyloid-β-Induced Neuronal Dysfunction in Alzheimer's Disease: From Synapses Toward Neural Networks," *Nature Neuroscience* 13, no. 7 (2010): 812-818.
46. R. Sherrington, S. Froelich, S. Sorbi, D. Campion, H. Chi, E. A. Rogaeva, . . . P. H. St. George-Hyslop, "Alzheimer's Disease Associated with Mutations in Presenilin 2 Is Rare and Variably Penetrant," *Human Molecular Genetics* 5, no. 7 (1996): 985-988.
47. W. T. Greenough, H-M. F. Hwang, and C. Gorman, "Evidence for Active Synapse Formation or Altered Postsynaptic Metabolism in Visual Cortex of Rats Reared in Complex Environments," *Proceedings of the National Academy of Sciences USA* 82, no. 13 (1985): 4549-4552.
48. R. D. Terry, E. Masliah, D. P. Salmon, N. Butters, R. DeTeresa, R. Hill, L. A. Hansen, and R. Katzman, "Physical Basis of Cognitive Alterations in Alzheimer's Disease: Synapse Loss Is the Major Correlate of Cognitive Impairment," *Annals of Neurology* 30, no. 4 (1991): 572-580.
49. P. Penzes, M. E. Cahill, K. A. Jones, J. E. VanLeeuwen, and K. M. Woolfrey, "Dendritic Spine Pathology in Neuropsychiatric Disorders," *Nature Neuroscience* 14, no. 3 (2011): 285-293.
50. J. Hardy, and D. J. Selkoe, "The Amyloid Hypothesis of Alzheimer's Disease: Progress and Problems on the Road to Therapeutics," *Science* 297, no. 5580 (2002): 535-356.
51. P. Penzes, M. E. Cahill, K. A. Jones, J. E. VanLeeuwen, and K. M. Woolfrey, "Dendritic Spine Pathology in Neuropsychiatric Disorders," *Nature Neuroscience* 14, no. 3 (2011): 285-293.
52. H. Braak, and E. Braak, "Neuropathological Staging of Alzheimer Related Changes," *Acta Neuropathologica* 82, no. 4 (1991): 239-259.

第七章 断裂的思维

1. D. Robinson, *The Mind: Oxford Readers* (Oxford: Oxford University Press, 1988).
2. P. Fusar-Poli and I. P. Polit, "Paul Eugen Bleuler and the Birth of Schiozophrenia," *American Journal Psychiatry* 165 (2008): 1407.
3. T. Salthouse, *Major Issues in Cognitive Aging* (Oxford: Oxford University Press, 2010).
4. P. Rabbitt, "Does It All Go Together When It Goes?" *Quarterly Journal of Experimental Psychology A* 46, no. 3 (1993): 385-434.
5. M. S. Gazzaniga, R. B. Ivry, and G. R. Mangun, *Cognitive Neuroscience: The Biology of the Mind*, 3rd ed. (New York and London: Norton & Co., 2009).
6. P. Verhaeghen and T. A. Salthouse, "Meta-analyses of Age-Cognition Relations in Adulthood: Estimates of Linear and Non-linear Age Effects and Structural Models," *Psychological Bulletin* 122, no. 3 (1997): 231-249.
7. W. J. Ma, M. Husain, and P. M. Bays, "Changing Concepts of Working Memory," *Nature Neuroscience* 17, no. 3 (2014): 347-356.
8. E. A. Maylor, S. Allison, and A. M. Wing, "Effects of Spatial and Non-spatial Cognitive Activity on Postural Stability," *British Journal of Psychology* 92, Part 2 (2001): 319-338.
9. P. Boyle, R. S. Wilson, L. Yu, A. M. Barr, W. G. Honer, J. A. Schneider, and D. A. Bennett, "Much of Late-Life Cognitive Decline Is Not Due to Common Neurodegenerative Pathologies," *Annals of Neurology* 74, no. 3 (2013): 478-489.

10. B. J. Baars, "Metaphors of Consciousness and Attention in the Brain," *Trends in Neurosciences* 21 (1998): 58–62.
11. R. Wilbur, "The Mind," *New and Collected Poems* (New York: Harcourt Books, 1988), 240.
12. D. E. Broadbent, "The Role of Auditory Localization in Attention and Memory Span," *Journal of Experimental Psychology* 47 (1954): 191–196.
13. K. W. Schaie, "The Course of Adult Intellectual Development," *American Psychologist* 49 (1994): 304–313.
14. M. Sliwinski, and H. Buschke, "Modeling Individual Cognitive Change in Aging Adults: Results from the Einstein Aging Studies," *Aging Neuropsychology and Cognition* 11 (2003): 196–211.
15. M. J. Sliwinski, S. Hofer, H. Buschke, and R. B. Lipton, "Modeling Memory Decline in Older Adults: The Importance of Preclinical Dementia, Attrition, and Chronological Age," *Psychology and Aging* 18, no. 4 (2003): 657–671.
16. D. Finkel, C. Reynolds, J. J. McArdle, H. Hamagami, and N. L. Pedersen, "Genetic Variance in Processing Speed Drives Variation in Aging of Spatial and Memory Abilities," *Developmental Psychology* 45, no. 3 (2009): 820–834.
17. Cited by P. Bourliere, *The Assessment of Biological Age in Man* (Geneva: World Health Organization, 1970), 47–55.
18. S. Rubial-Avarez, S. de Sola, M.-C. Machado, E. Sintas, P. Bohm, G. Sanchez-Benavides, K. Langohr, R. Muniz, and J. Pena-Casanova, "The Comparison of Cognitive and Functional Performance in Children and Alzheimer's Disease Supports the Retrogenesis Model," *Journal of Alzheimer's Disease* 33 (2013): 191–203.
19. P. Baltes, and U. M. Staudinger, "Wisdom: A Metaheuristic (Pragmatic) to Orchestrate Mind and Virtue Towards Excellence," *American Psychologist* 55, no. 1 (2000): 122–136.
20. K. Ritchie, and J. Touchon, "Mild Cognitive Impairment: Conceptual Basis and Current Nosological Status," *Lancet* 355, no. 9199 (2000): 225–228.
21. B. Winblat, K. Palmer, M. Kivipelto, V. Jelic, L. Fratiglioni, L. O. Wahlund, . . . R. C. Petersen, "Mild Cognitive Impairment—Beyond Controversies, Towards a Consensus: Report of the International Working Group on Mild Cognitive Impairment," *Journal of Internal Medicine* 256, no. 3 (2004): 240–246.
22. A. J. Holland, J. Hon, F. Huppert, and F. Stevens, "Incidence and Course of Dementia in Patients with Down's Syndrome: Findings from a Population-Based Study," *Journal of Intellectual Disability Research* 44, Part 2 (2000): 138–146.
23. L. J. Whalley, "The Dementia of Downs Syndrome and Its Relevance to Etiological Studies of Alzheimer's Disease," *Annals of the New York Academy of Sciences* 396 (1982): 39–53.
24. T. E. Goldberg, D. Weinberg, K. F. Berman, N. H. Pliskin, and M. H. Podd, "Further Evidence for Dementia of the Prefrontal Type in Schizophrenia: A Controlled Study of Teaching the Wisconsin Card Searching Test," *Archives of General Psychiatry* 44, no. 11 (1987): 1008–1014.
25. S. Corkin, T. J. Rosen, E. V. Sullivan, and R. A. Clegg, "Penetrating Head Injury in Young Adulthood Exacerbates Cognitive Decline in Later Years," *Journal of Neuroscience* 9, no. 11 (1989): 3876–3883.
26. E. J. Pellman, D. C. Viano, I. R. Casson, A. M. Tucker, J. F. Waeckerle, J. W. Powell, and H. Feuer, "Concussion in Professional Football: Repeat Injuries—Part 4," *Neurosurgery* 55, no. 4 (2004): 860–873.
27. L. Moretti, I. Cristofort, S. M. Weaver, A. Chau, J. N. Portelli, and J. Grafman, "Cognitive Decline in Older Adults with a History of Traumatic Brain Injury," *Lancet Neurology* 11, no. 12 (2012): 1103–1112.

28. K. W. Schaie, S. L. Willis, and G. I. L. Caskie, "The Seattle Longitudinal Study: Relationship Between Personality and Cognition," *Aging Neuropsychology and Cognition* 11, no. 2–3 (2004): 304–324.
29. L. J. Whalley, S. Sharma, H. C. Fox, A. D. Murray, R. T. Staff, A. C. Duthie, . . . J. M. Starr, "Anticholinergic Drugs in Late Life: Adverse Effects on Cognition but Not on Progress to Dementia," *Journal of Alzheimer's Disease* 30, no. 2 (2012): 253–261.
30. L. J. Whalley, and I. J. Deary, "Longitudinal Cohort Study of Childhood IQ and Survival up to Age 76," *British Medical Journal* 322 (2001): 819–822.

第八章　情绪老化

1. L. Fratiglioni, S. Paillard-Borg, and B. Windblad, "An Active and Socially Integrated Lifestyle in Late Life Might Protect Against Dementia," *Lancet* 3, no. 6 (2004): 343–353.
2. L. L. Barnes, C. F. Mendes de Leon, R. S. Wilson, J. L. Bienias, and D. A. Evans, "Social Resources and Cognitive Decline in a Population of Older African Americans and Whites," *Neurology* 63, no. 12 (2004): 2322–2326.
3. S. Bassuk, T. Glass, and L. Berkman, "Social Disengagement and Incident Cognitive Decline in Community Dwelling Elderly Persons," *Annals of Internal Medicine* 131, no. 3 (1999): 165–173.
4. M. Zunzunegui, B. Alvarado, T. Del Ser, and A. Otero, "Social Networks, Social Integration, and Social Engagement Determine Cognitive Decline in Community-Dwelling Spanish Older Adults," *Journal of Gerontology* 58B (2003): S93–S100.
5. K. A. Karen, M. M. Glymour, and L. F. Berkman, "Effects of Social Integration on Preserving Memory Function in a Nationally Representative US Elderly Population," *American Journal of Public Health* 98, no. 7 (2008): 1215–1220.
6. M. Mather, and L. Carstensen, "Aging and Motivated Cognition: The Positivity Effect in Attention and Memory," *TRENDS in Cognitive Sciences* 9, no. 10 (2005): 496–502.
7. E. B. Palmore, *The Honorable Elders: A Cross-Cultural Analysis of Aging in Japan* (Durham, NC: Duke University Press, 1975), ch. 5.
8. D. Maeda, "Aging in Eastern Society," in *The Social Challenge of Aging*, ed. D. Hobman (London: Croon Helm, 1978).
9. L. L. Barnes, C. F. Mendes de Leon, R. S. Wilson, J. L. Bienias, and D. A. Evans, "Social Resources and Cognitive Decline in a Population of Older African Americans and Whites," *Neurology* 63, no. 12 (2004): 2322–2326.
10. K. L. Phan, T. Wager, S. F. Taylor, and I. Liberzon, "Functional Neuroanatomy of Emotion: A Meta-analysis of Emotion Activation Studies in PET and fMRI," *NeuroImage* 16, no. 2 (2002): 331–348.
11. N. Raz, and F. N. Rodrigue, "Differential Aging of the Brain: Patterns, Cognitive Correlates and Modifiers," *Neuroscience and Biobehavioral Reviews* 30, no. 6 (2006): 730–748.
12. T. A. Salthouse, "Neuroanatomical Substrates of Age-Related Cognitive Decline," *Psychological Bulletin* 137, no. 5 (2012): 753–784.
13. S. T. Charles, and L. L. Carstensen, "Social and Emotional Aging," *Annual Reviews in Psychology* 61 (2010): 383–409.
14. R. M. Sapolsky, "Depression, Antidepressants and the Shrinking Hippocampus," *Proceedings of the National Academy of Sciences*, 98 (2001): 12320–12322.
15. D. Goleman, *Emotional Intelligence: Why It Can Matter More Than IQ* (London: Random House, Bantam Books, 1996).

16. J. T. Erber, I. G. Prager, and X. Guo, "Age and Forgetfulness: Can Stereotype Be Modified?" *Educational Gerontology* 25, no. 3 (1999): 457–466.
17. D. P. McAdams, *The Stories We Live By: Personal Myths and the Making of Self* (New York: William Morrow, 1993).
18. R. R. McCrae, and P. T. Costa, "Personality Trait Structure as a Human Universal," *American Psychologist* 52, no. 5 (1997): 509–516.
19. B. W. Roberts, K. E. Walton, and W. Viechtbauer, "Patterns of Mean Level Change in Personality Traits Across the Life Course: A Meta-analysis of Longitudinal Studies," *Psychological Bulletin* 132, no. 1 (2006): 1–25.
20. E. H. Erikson, *Identity, Youth and Crisis* (New York: Norton, 1968).
21. R. Adolphs, "Cognitive Neuroscience of Human Social Behavior," *Nature Reviews Neuroscience* 4, no. 3 (2003): 165–178.
22. J. Kemp, O. Després, F. Sellal, and A. Dalfour, "Theory of Mind in Normal Ageing and Neurodegenerative Pathologies," *Ageing Research Reviews* 11 (2012): 199–219.
23. S. Baron-Cohen, H. Ring, J. Moriarty, H. Ring, J. Moriarty, B. Schmitz, . . . P. Ell, "Recognition of Mental State Terms: Clinical Findings in Children with Autism and a Functional Neuroimaging Study of Normal Adults," *British Journal of Psychiatry* 165, no. 5 (1994): 640–649.

第九章 痴呆综合征

1. G. E. Berrios, "Alzheimer's Disease—A Conceptual History," *International Journal of Geriatric Psychiatry* 5, no. 6 (1990): 355–365.
2. M. M. Esiri, F. Matthews, C. Brayne, P. G. Ince, F. E. Matthews, J. H. Xuereb, . . . J. H. Morris, Neuropathology Group UK Medical Research Council, "Pathological Correlates of Late-Onset Dementia in a Multicentre, Community-Based Population in England and Wales," *Lancet* 357, no. 9251 (2001): 169–175.
3. J. A. Schneider, Z. Arvanitakis, S. E. Leurgans, and D. A. Bennett, "The Neuropathology of Probable Alzheimer Disease and Mild Cognitive Impairment," *Annals of Neurology* 66, no. 2 (2009): 200–208.
4. R. C. Petersen, B. Caracciolo, C. Brayne, S. Gauthier, V. Jelic, and L. Fratiglioni, "Mild Cognitive Impairment: A Concept in Evolution," *Journal of Internal Medicine* 275 (2014): 214–228.
5. H. Chertkow, H. H. Feldman, C. Jacova, and F. Massoud, "Definitions of Dementia and Predementia States in Alzheimer's Disease and Vascular Cognitive Impairment: Consensus from the Canadian Conference on Diagnosis of Dementia," *Alzheimer's Research & Therapy* 5, Suppl. 1 (2013): S2.
6. B. Croisile, S. Auriacombe, F. Etcharry-Bouyx, M. Vercelletto; National Institute on Aging (U.S.); Alzheimer Association, "The New 2011 Recommendations of the National Institute on Aging and the Alzheimer's Association on Diagnostic Guidelines for Alzheimer's Disease: Preclinal Stages, Mild Cognitive Impairment, and Dementia," *Revue Neurologie* 168, no. 6–7 (2012): 471–82.
7. S. Ray, M. Britschgi, C. Herbert, Y. Takeda-Uchimura, A. Boxer, K. Blennow, D. R. Galasko, "Classification and Prediction of Clinical Alzheimer's Diagnosis Based on Plasma Signaling Proteins," *Nature Medicine* 13, no. 11 (2007): 1359–1362.
8. C. Davatzikos, Y. Fan, X. Wu, D. Shen, S. M. Resnick, A. F. Davatzikos, . . . S. M. Resnick, "Detection of Prodromal Alzheimer's Disease via Pattern Classification of Magnetic Resonance Imaging," *Neurobiology of Aging* 29, no. 4 (2008): 514–523.

9. H. Shi, O. Belbin, C. Medway, K. Brown, N. Kalsheker, M. Carrasquillo, . . . Genetic and Environmental Risk for Alzheimer's Disease Consortium; K. Morgan; Alzheimer's Research UK Consortium, "Genetic Variants Influencing Human Aging from Late-Onset Alzheimer's Disease (LOAD) Genome-Wide Association Studies (GWAS)," *Neurobiology of Aging* 33, no. 8 (2012): 1849.e5–18.
10. E. M. Reiman, J. B. Langbaum, A. S. Fleisher, R. J. Caselli, K. Chen, N. Ayutyanont, . . . P. N. Tariot, "Alzheimer's Prevention Initiative: A Plan to Accelerate the Evaluation of Presymptomatic Treatments," *Journal of Alzheimers Disease* 26, Suppl. 3 (2011): 321–329.
11. R. G. Will, J. W. Ironside, M. Zeidler, S. N. Cousens, K. Estibeiro, A. Alperovitch, . . . A. Hofman, "A New Variant of Creutzfeldt-Jakob Disease in the UK," *Lancet* 347 (1996): 921–925.
12. M. Bruce, R. G. Will, J. W. Ironside, I. McConnel, D. Drummond, A. Suttie,. . . C. J. Bostock, "Transmissions to Mice Indicate That 'New Variant' CJD Is Caused by the BSE Agent," *Nature* 389 (1997): 498–501.
13. L. A. Farrer, L. A. Cupples, J. L. Haines, B. Hyman, W. A. Kukull, R. Mayeux, . . . C. M. van Duijn, "Effects of Age, Sex, and Ethnicity on the Association Between Apolipoprotein E Genotype and Alzheimer Disease. A Meta-analysis. APOE and Alzheimer Disease Meta Analysis Consortium," *Journal of the American Medical Association* 278, no. 16 (1997): 1349–1356.
14. R. Andel, M. Crowe, N. L. Pedersen, L. Fratiglioni, B. Johansson, and M. Gatz, *Journals of Gerontology: Series A, Biological Sciences and Medicine* 63, no. 1 (2008): 62–66.
15. M. Gatz, C. A. Reynolds, L. Fratiglioni, B. Johansson, J. A. Mortimer, S. Berg, . . . N. L. Pedersen, "Role of Genes and Environments for Explaining Alzheimer Disease," *Archives of General Psychiatry* 63, no. 2 (2006): 168–174.
16. R. S. Wilson, E. Segawa, P. A. Boyle, S. E. Anagnos, L. P. Hizel, D. A. Bennett, "The Natural History of Cognitive Decline in Alzheimer's Disease," *Psychology and Aging* 27, no. 4 (2012): 1008–1017.
17. A. Burns, R. Jacoby, P. Luthert, and R. Levy, "Cause of Death in Alzheimer's Disease," *Age and Ageing* 19, no. 5 (1990): 341–344.
18. J. LeJeune, R. Turpin, and M. Gautier, "Mongolism: A Chromosomal Disease (Trisomy)," *Bulletin de l'Académie nationale de médecine* 143, no. 11–12 (1959): 256–265.
19. T. Arendt, B. Mosch, and M. Morawski, "Neuronal Aneuploidy in Health and Disease: A Cytomic Approach to the Molecular Individuality of Neurons," *International Journal of Molecular Sciences* 10 (2009): 1609–1627.
20. I. Y. Iourov, S. G. Vorsavanova, Y. Iourov, and B. Yuri, "Genomic Landscape of Alzheimer's Disease Brain: Chromosome Instability-Aneuploidy but not Tetraploidy-Mediates Neurodegeneration," *Neurodegenerative Disease* 8 (2011): 35–37, discussion 38–40.
21. C. S. Ivan, S. Seshadri, A. Beiser, R. Au, C. S. Kase, M. Kelly-Hayes, and P. A. Wolf, "Dementia After Stroke: The Framingham Study," *Stroke* 35, no. 6 (2004): 1264–1268.
22. R. T. Staff, A. D. Murray, T. Ahearn, S. Salarirad, D. Mowat, J. M. Starr . . . and L. J. Whalley, "Brain Volume and Survival from Age 78 to 85: The Contribution of Alzheimer-Type Magnetic Resonance Imaging Findings," *Journal of the American Geriatric Society* 58, no. 4 (2010): 688–695.
23. I. J. Deary, L. J. Whalley, G. D. Batty, and J. M. Starr, "Physical Fitness and Lifetime Cognitive Change," *Neurology* 67, no. 7 (2006): 1195–1200.
24. A. Hodges, *Alan Turing: The Enigma*, vintage ed. (London: Vantage Books, 1992), 250–252.
25. G. M. Savva, S. B. Wharton, P. G. Ince, G. Forster, F. E. Matthews, C. Brayne; Medical Research Council Cognitive Function and Ageing Study, "Age, Neuropathology, and Dementia," *New England Journal of Medicine* 360, no. 22 (2009): 2302–2309.

26. F. E. Matthews, C. Brayne, J. Lowe, I. McKeith, S. B. Wharton, and P. Ince, "Epidemiological Pathology of Dementia: Attributable-Risks at Death in the Medical Research Council Cognitive Function and Ageing Study," *PLoS Med* 6, no. 11 (2009): e1000180.
27. J. E. Selfridge, E. Lezi, J. Lu, and H. S. Russell, "Role of Mitochondrial Homeostasis and Dynamics in Alzheimer's Disease," *Neurobiology of Disease* 51 (2013): 3–12.
28. V. Villemagne, S. Burnham, P. Bourgeat, B. Brown, K. A. Ellis, O. Sakvado, . . . C. C. Rowe, C. Masters, "Amyloid β Deposition, Neurodegeneration, and Cognitive Decline in Sporadic Alzheimer's Disease: A Prospective Cohort Study," *Lancet Neurology* 12, no. 4 (2013): 357–367.
29. S. J. B. Vos, C. Xiong, P. J. Visser, M. S. Jasielec, J. Hassenstab, E. A. Grant, . . . A. Fagan, "Preclinical Alzheimer's Disease and Its Outcome: A Longitudinal Cohort Study," *Lancet Neurology* 12, no. 10 (2013): 957–965.
30. J. D. Warren, J. D. Rohrer, and M. Rossor, "Frontotemporal Dementia," *British Medical Journal* 347 (2013): f4827.
31. P. Svenningsson, E. Westamn, C. Ballard, and D. Aarsland, "Cognitive Impairment in Patients with Parkinson's Disease: Diagnosis, Biomarkers, and Treatment," *Lancet Neurology* 11, no. 8 (2012): 697–707.
32. I. Litvan, J. G. Goldman, A. I. Troster, B. A. Schmand, D. Weintraub, R. C. Petersen, . . . M. Emre, "Diagnostic Criteria for Mild Cognitive Impairment in Parkinson's Disease: Movement Disorder Society Task Force Guidelines," *Movement Disorders* 27, no. 3 (2012): 349–356.
33. N. Set-Salvia, J. Clarimon, J. Pagonabarraga, B. Pascual-Sedano, A. Campolongo, O. Combarros, . . . J. Kulisevsky, "Dementia Risk in Parkinson Disease: Disentangling the Role of MAPT Haplotypes," *Archives of Neurology* 68, no. 3 (2011): 359–364.
34. F. R. Guerini, E. Beghi, G. Riboldazzi, R. Zangaglia, C. Pianezzola, G. Bono, . . . E. Martignoni, "*BDNF* Val66Met Polymorphism Is Associated with Cognitive Impairment in Italian Patients with Parkinson's Disease," *European Journal of Neurology* 16 (2009): 1240–1245.
35. K. A. Fujita, M. Ostaszewski, Y. Matsuoka, S. Ghosh, E. Glaab, C. Trefois, . . . R. Balling, "Integrating Pathways of Parkinson's Disease in a Molecular Interaction Map," *Molecular Neurobiology* 49, no. 1 (2014): 88–102.

第十章 降低痴呆风险：基本概念、储备能力与生命早期机遇

1. Z. S. Khachaturian, D. Barnes, R. Einstein, S. Johnson, V. Lee, A. Roses, M. A. Sager, . . . L. J. Bain, "Developing a National Strategy to Prevent Dementia: Leon Thal Symposium 2009," *Alzheimer's & Dementia* 6, no. 1 (2010): 89–97.
2. B. C. Stephan, and C. Brayne, "Vascular Factors and Prevention of Dementia," *International Review of Psychiatry* 20, no. 4 (2008): 344–356.
3. M. Murphy, "The 'golden generation' in historical context," *British Actuarial Journal* 15, Suppl. (2009): 151–184.
4. C. Jagger, F. Gillies, E. Mascone, E. Cambois, H. Van Oyen, W. Nusselder, J. M. Robine; EHLEIS Team, "Inequalities in Healthy Life Years in the 25 Countries of the European Union in 2005: A Cross-National Meta-Regression Analysis," *Lancet* 372, no. 9656 (2008): 2124–2131.
5. N. Purandare, C. Ballard, and A. Burns, "Preventing Dementia," *Advances in Psychiatric Treatment* 11 (2005): 176–183.

6. K. Yaffe, M. Tocco, R. C. Petersen, C. Sigler, L. C. Burns, C. Cornelius, ... M. C. T. Carrillo, "The Epidemiology of Alzheimer's Disease: Laying the Foundation for Drug Design, Conduct, and Analysis of Clinical Trials," *Alzheimers & Dementia* 8 (2012): 237–242.
7. Y. Stern, "Cognitive Reserve and Alzheimer's Disease," *Alzheimer Disease and Associated Disorders* 20, Suppl. 2 (2006): S69–S74.
8. R. T. Staff, A. D. Murray, I. J. Deary, and L. J. Whalley, "What Provides Cerebral Reserve?" *Brain* 127, no. 5 (2004): 1191–1199.
9. J. W. Lynch, G. W. Kaplan, and S. J. Shema, "Cumulative Impact of Sustained Economic Hardship on Physical, Cognitive, Psychological and Social Functioning," *New England Journal of Medicine* 337, no. 26 (1997): 1889–1895.
10. L. Melton, "Heat, Light and a Case of Vintage Reserve," Higher Education Supplement, *London Times*, June 17, 2005.
11. M. Rutter, and N. Madge, *Cycles of Disadvantage* (London: Heinemann, 1976).
12. A. Singh-Manoux, and M. Marmot, "The Role of Socialisation in Explaining Social Inequalities in Health," *Social Science & Medicine* 60, no. 9 (2005), 2129–2133.
13. S. Barral, S. Cosentine, R. Costa, A. Matteini, K. Christensen, S. L. Andersen, ... R. Mayeux, "Cognitive Function in Families with Exceptional Survival," *Neurobiology of Aging* 33 (2012): 619e1–619e7.
14. B. Modin, I. Koupil, and D. Vagero, "The Impact of Early Twentieth Century Illegitimacy Across Three Generations: Longevity and Intergenerational Health Correlates," *Social Science & Medicine* 68, no. 9 (2009): 1633–1640.
15. I. J. Deary, M. D. Taylor, C. L. Hart, V. Wilson, G. Davey Smith, and D. Blane, "Intergenerational Social Mobility and Mid-life Status Attainment: Influences of Childhood Intelligence, Childhood Social Factors, and Education," *Intelligence* 33 (2005): 455–472.
16. G. Persson, and I. Skoog, "A Prospective Population Study of Psychosocial Risk Factors for Late Onset Dementia," *International Journal of Geriatric Psychiatry* 11 (1996): 15–22.
17. M. C. Norton, K. R. Smith, T. Østbye, J. T. Tschanz, S. Schwartz, C. Corcoran, ... K. A. Welsh-Bohmer; Cache County Investigators, "Early Parental Death and Remarriage of Widowed Parents as Risk Factors for Alzheimer Disease: The Cache County Study," *American Journal of Geriatric Psychiatry* 9, no. 19 (2011): 814–824.
18. L. J. Whalley, R. T. Staff, A. D. Murray, I. J. Deary, and J. M. Starr, "Genetic and Environmental Factors in Late Onset Dementia: Possible Role for Early Parental Death," *International Journal Geriatric Psychiatry* 28, no. 1 (2013): 75–81.
19. R. Ravona-Springer, M. S. Beeri, and U. Goldbourt, "Younger Age at Crisis Following Parental Death in Male Children and Adolescents Is Associated with Higher Risk for Dementia at Old Age," *Alzheimers Disease & Associated Disorders* 26 (2012): 68–73.
20. D. A. Evans, L. E. Hebert, L. A. Beckett, P. A. Scherr, M. S. Albert, M. J. Chown, ... J. O. Taylor, "Education and Other Measures of Socioeconomic Status and Risk of Incident Alzheimer Disease in a Defined Population of Older Persons," *Archives of Neurology* 54 (1997): 1399–1405.
21. R. S. Wilson, P. A. Scherr, G. Hoganson, J. L. Bienias, D. A. Evans, and D. A. Bennett, "Early Life Socioeconomic Status and Late Life Risk of Alzheimer's Disease," *Neuroepidemiology* 25 (2005): 8–14.
22. D. K. Lahiri, B. Maloney, and N. H. Zawia, "The LEARN Model: An Epigenetic Explanation for Idiopathic Neurobiological Diseases," *Molecular Psychiatry* 14 (2009): 992–1003.

23. A. T. Berg, H. R. Pardoe, R. K. Fulbright, S. U. Schuele, and G. D. Jackson, "Hippocampal Size Anomalies in a Community-Based Cohort with Childhood-Onset Epilepsy," *Neurology* 76 (2011): 1415–1421.
24. L. Melton, "Heat, Light and a Case of Vintage Reserve, Higher Education Supplement", *London Times*, June 17, 2005.
25. A. R. Borenstein, C. I. Copenhaver, and J. A. Mortimer, "Early-life Risk Factors for Alzheimer Disease," *Alzheimer Disease & Associated Disorders* 20 (2006): 63–72.
26. M. Dik, D. J. Deeg, M. Visser, and C. Jonker, "Early Life Physical Activity and Cognition at Old Age," *Journal of Clinical and Experimental Neuropsychology* 25 (2003): 643–653.
27. Y. Stern, "What Is Cognitive Reserve? Theory and Research Application of the Reserve Concept," *Journal of the International Neuropsychological Society* 8 (2002): 448–460.
28. C. E. Coffey, J. A. Saxton, G. Ratcliff, R. N. Bryan, and J. F. Lucke, "Relation of Education to Brain Size in Normal Aging: Implications for the Reserve Hypothesis," *Neurology* 53 (1999): 189–196.
29. E. Mori, N. Hirono, H. Yamashita, T. Imamura, Y. Ikejiri, M. Ikeda, . . . Y. Yoneda, "Premorbid Brain Size as a Determinant of Reserve Capacity Against Intellectual Decline in Alzheimer's Disease," *American Journal of Psychiatry* 154 (1997): 18–24.
30. C. Qiu, E. von Strauss, L. Backman, B. Winblad, and L. Fratiglioni, "Twenty-Year Changes in Dementia Occurrence Suggest Decreasing Incidence in Central Stockholm, Sweden," *Neurology* 80 (2013): 1888–1894.
31. L. J. Whalley, J. M. Starr, R. Athawes, D. Hunter, A. Pattie, and I. J. Deary, "Childhood Mental Ability and Dementia," *Neurology* 55 (2000): 1455–1459.
32. G. G. Potter, M. J. Helms, and B. L. Plassman, "Associations of Job Demands and Intelligence with Cognitive Performance Among Men in Late Life," *Neurology* 70 (2008): 1803–1808.
33. R. N. Kalaria, R. Akinyemi, and M. Ihara, "Does Vascular Pathology Contribute to Alzheimer Changes?" *Journal Neurological Sciences* 322, no. 1–2 (2012): 141–147.
34. E. M. Reiman, J. B. Langbaum, A. S. Fleisher, R. J. Caselli, K. Chen, N. Ayutyanont, . . . P. N. Tariot, "Alzheimer's Prevention Initiative: A Plan to Accelerate the Evaluation of Presymptomatic Treatments," *Journal of Alzheimers Disease* 26, Suppl. 3 (2011): 321–329.
35. E. M. Reiman, Y. T. Quiroz, A. S. Fleisher, K. Chen, C. Velez-Pardo, M. Jimenez-Del-Rio, . . . F. Lopera, "Brain Imaging and Fluid Biomarker Analysis in Young Adults at Genetic Risk for Autosomal Dominant Alzheimer's Disease in the Presenilin 1 E280A Kindred: A Case-Control Study," *Lancet Neurology* 11 (2012): 1048–1056.
36. J. B. Langbaum, A. S. Fleisher, K. Chen, N. Ayutyanont, F. Lopera, Y. T. Quiroz, . . . E. M. Reiman, "Ushering in the Study and Treatment of Preclinical Alzheimer Disease," *Nature Reviews Neurology* 9, no. 7 (2013): 371–381.
37. G. Kaplan, "What's Wrong with Social Epidemiology and How We Can We Make It Better?" *Epidemiological Reviews* 26 (2004): 124–135.
38. M. Rutter, and N. Madge, *Cycles of Disadvantage* (London: Heinemann, 1976).
39. S. Barral, S. Cosentine, R. Costa, A. Matteini, K. Christensen, S. L. Andersen, . . . R. Mayeux, "Cognitive Function in Families with Exceptional Survival," *Neurobiology of Aging* 33 (2012): 619e1–619e7.
40. A. Singh-Manoux, and M. Marmot, "The Role of Socialisation in Explaining Social Inequalities in Health," *Social Science & Medicine* 60 (2005): 2129–2133.
41. B. Modin, I. Koupil, and D. Vagero, "The Impact of Early Twentieth Century Illegitimacy Across Three Generations: Longevity and Intergenerational Health Correlates," *Social Science & Medicine* 68 (2009): 1633–1640.

42. I. J. Deary, M. D. Taylor, C. L. Hart, V. Wilson, G. Davey Smith, and D. Blane, "Intergenerational Social Mobility and Mid-Life Status Attainment: Influences of Childhood Intelligence, Childhood Social Factors, and Education," *Intelligence* 33 (2005): 455–472.
43. G. Persson, and I. Skoog, "A Prospective Population Study of Psychosocial Risk Factors for Late Onset Dementia," *International Journal of Geriatric Psychiatry* 11 (1996): 15–22.
44. M. C. Norton, K. R. Smith, T. V. Østbye, J. T. Tschanz, S. Schwartz, C. Corcoran, . . . K. A. Welsh-Bohmer; Cache County Investigators, "Early Parental Death and Remarriage of Widowed Parents as Risk Factors for Alzheimer Disease: The Cache County Study," *American Journal of Geriatric Psychiatry* 19 (2011): 814–824.
45. L. J. Whalley, R. T. Staff, A. D. Murray, I. J. Deary, and J. M. Starr, "Genetic and Environmental Factors in Late Onset Dementia: Possible Role for Early Parental Death," *International Journal of Geriatric Psychiatry* 28, no. 1 (2013): 75–81.
46. R. Ravona-Springer, M. S. Beeri, and U. Goldbourt, "Younger Age at Crisis Following Parental Death in Male Children and Adolescents Is Associated with Higher Risk for Dementia at Old Age," *Alzheimers Disease & Associated Disorders* 26 (2012): 68–73.
47. D. A. Evans, L. E. Hebert, L. A. Beckett, P. A. Scherr, M. S. Albert, M. J. Chown, . . . J. O. Taylor, "Education and Other Measures of Socioeconomic Status and Risk of Incident Alzheimer Disease in a Defined Population of Older Persons," *Archives of Neurology* 54 (1997): 1399–1405.
48. R. S. Wilson, P. A. Scherr, G. Hoganson, J. L. Bienias, D. A. Evans, and D. A. Bennett, "Early Life Socioeconomic Status and Late Life Risk of Alzheimer's Disease," *Neuroepidemiology* 25 (2005): 8–14.
49. D. K. Lahiri, B. Maloney, and N. H. Zawia, "The LEARN Model: An Epigenetic Explanation for Idiopathic Neurobiological Diseases," *Molecular Psychiatry* 14 (2009): 992–1003.
50. A. T. Berg, H. R. Pardoe, R. K. Fulbright, S. U. Schuele, and G. D. Jackson, "Hippocampal Size Anomalies in a Community-Based Cohort with Childhood-Onset Epilepsy," *Neurology* 76 (2011): 1415–1421.
51. R. A. Cohen, S. Grieve, K. F. Hoth, R. H. Paul, L. Sweet, D. Tate, J. Gunstad, . . . L. M. Williams, "Early Life Stress and Morphometry of the Adult Anterior Cingulate Cortex and Caudate Nuclei," *Biological Psychiatry* 59 (2006): 975–982.
52. J. D. Bremner, "Long-Term Effects of Childhood Abuse on Brain and Neurobiology," *Child and Adolescent Psychiatry Clinics of North America* 12 (2003): 271–292.
53. D. W. Hedges, and F. L. Woon, "Early-Life Stress and Cognitive Outcome," *Psychopharmacology* 214, no. 1 (2011): 121–130.
54. A. van Harmelen, M. van Tol, N. J. A. van der Wee, D. J. Veltman, A. Aleman, P. Spinhoven, . . . B. M. Elzinga, "Reduced Medial Prefrontal Cortex Volume in Adults Reporting Childhood Emotional Maltreatment," *Biological Psychiatry* 68 (2010): 832–838.
55. P. Tomalski, and M. H. Johnson, "The Effects of Early Adversity on the Adult and Developing Brain," *Current Opinion in Psychiatry* 23 (2010): 233–238.
56. R. Katzman, "Education and the Prevalence of Dementia and Alzheimer's Disease," *Neurology* 43 (1993): 13–20.
57. D. A. Snowdon, S. J. Kemper, J. A. Mortimer, L. H. Greiner, D. R. Wekstein, and W. R. Markesbery, "Ability in Early Life and Cognitive Function and AD in Late Life: Findings from the Nun Study," *Journal of the American Medical Association* 275 (1996): 528–531.
58. L. J. Whalley, J. M. Starr, R. Athawes, D. Hunter, A. Pattie, and I. J. Deary, "Childhood Mental Ability and Dementia," *Neurology* 55 (2000): 1455–1459.

59. J. D. Bremner, "Long-Term Effects of Childhood Abuse on Brain and Neurobiology," *Child & Adolescent Psychiatry Clinics of North America* 12 (2003): 271–292.
60. L. J. Whalley, and I. J. Deary, "Longitudinal Cohort Study of Childhood IQ and Survival Up to Age 76," *British Medical Journal* 322 (2001): 1–5.
61. J. M. Starr, I. J. Deary, H. C. Fox, and L. J. Whalley, "Smoking and Cognitive Change from Age 11 to 66 Years: A Confirmatory Investigation," *Addictive Behavior* 32, no. 1 (2007): 63–68.
62. L. J. Whalley, H. C. Fox, H. A. Lemmon, S. J. Duthie, A. R. Collins, H. Peace, . . . I. J. Deary, "Dietary Supplement Use in Old Age: Associations with Childhood IQ, Current Cognition and Health," *International Journal of Geriatric Psychiatry* 18 (2003): 768–776.
63. J. M. Starr, M. D. Taylor, C. L. Hart, G. D. Smith, L. J. Whalley, D. J. Hole, . . . I. J. Deary, "Childhood Mental Ability and Blood Pressure at Midlife: Linking the Scottish Mental Survey 1932 and the Midspan Studies," *Journal of Hypertension* 22 (2004): 893–897.
64. G. D. Batty, I. J. Deary, I. Schoon, and C. R. Gale, "Mental Ability Across Childhood in Relation to Risk Factors for Premature Mortality in Adult Life: The 1970 British Cohort Study," *Journal of Epidemiology & Community Health* 61 (2007): 997–1003.
65. C. L. Hart, M. D. Taylor, G. D. Smith, L. J. Whalley, J. M. Starr, D. J. Hole, . . . I. J. Deary, "Childhood IQ and Cardiovascular Disease in Adulthood: Prospective Observational Study Linking the Scottish Mental Survey 1932 and the Midspan Studies," *Social Science & Medicine* 59 (2004): 2131–2138.
66. T. W. Teasdale, T. I. Sorensen, and A. J. Stunkard, "Intelligence and Educational Level in Relation to Body Mass Index of Adult Males," *Human Biology* 64 (1992): 99–106.
67. K. Yaffe, M. Han, T. Blackwell, E. Cherkasova, R. A. Whitmer, and N. West, "Metabolic Syndrome and Cognitive Decline in Elderly Latinos: Findings from the Sacramento Area Latino Study of Aging Study," *Journal of the American Geriatrics Society* 55 (2007): 758–762.
68. M. Richards, S. Black, and G. Mishra, "IQ in Childhood and the Metabolic Syndrome in Middle Age: Extended Follow-Up of the 1946 British Birth Cohort Study," *Intelligence* 37 (2009): 567–572.
69. J. R. Flynn, *Are We Getting Smarter? Rising IQ in the Twenty-First Century* (Cambridge: Cambridge University Press, 2012), 190–236, app. 1.
70. C. Qiu, E. von Strauss, L. Backman, B. Winblad, and L. Fratiglioni, "Twenty-Year Changes in Dementia Occurrence Suggest Decreasing Incidence in Central Stockholm, Sweden," *Neurology* 80 (2013): 1888–1894.
71. F. E. Matthews, A. Arthur, L. E. Barnes, J. Bond, C. Jagger, L. Robinson, . . . C. Brayne, "A Two-Decade Comparison of Prevalence of Dementia in Individuals Aged 65 Years and Older from Three Geographical Areas of England: Results of the Cognitive Function and Ageing Study I and II," *Lancet* 382, no. 9902 (2013): 1405–1412.
72. L. J. Whalley, and K. A. Smyth, "Crisis or Crossroads: Human Culture and the Dementia Epidemic," *Neurology* 80 (2013): 1824–1825.
73. V. Skirbekk, M. Stinawski, and E. Bonsang, "The Flynn Effect and Population Aging," *Intelligence* 41 (2013): 169–177.
74. F. E. Matthews, A. Arthur, L. E. Barnes, J. Bond, C. Jagger, L. Robinson, . . . C. Brayne, "A Two-Decade Comparison of Prevalence of Dementia in Individuals Aged 65 Years and Older from Three Geographical Areas of England: Results of the Cognitive Function and Ageing Study I and II," *Lancet* 382, no. 9902 (2013): 1405–1412.
75. W. J. Bowers, X. O. Breakefield, and M. Sena-Esteves, "Genetic Therapy for the Nervous System," *Human Molecular Genetics* 20 (2011): R21–R48.
76. D. J. Selkoe, "Preventing Alzheimer's Disease," *Science* 337, no. 6101 (2012): 1488–1491.

77. L. Jarvik, A. Larue, D. Blacker, M. Gatz, C. Kawas, J. J. McArdle, ... A. B. Zonderman, "Children of Persons with AD: What Does the Future Hold?" *Alzheimer's Disease & Associated Disorders* 22, no. 1 (2008): 6–20.
78. N. Fillipini, B. J. Mackintosh, M. Hough, G. M. Goodwin, G. B. Frisoni, S. M. Smith, ... C. E. Mackay, "Distinct Patterns of Brain Activity in Young Carriers of the APOE-ε4 Allele," *Proceedings of the National Academy of Sciences* 106, no. 17 (2009): 7209–7214.
79. W. J. Bowers, X. O. Breakefield, and M. Sena-Esteves, "Genetic Therapy for the Nervous System," *Human Molecular Genetics* 20 (2011): R21–R48.
80. J. Jiang, Y. Jing, G. J. Cost, J. C. Chiang, H. J. Kolpa, A. M. Cotton, ... J. B. Lawrence, "Translating Dosage Compensation to Trisomy 21," *Nature* 500, no. 7462 (2013): 296–300.
81. E. S. Sharp, and M. Gatz, "Relationship Between Education and Dementia: An Updated Systematic Review," *Alzheimer's Disease & Associated Disorders* 25, no. 4 (2011): 289–304.
82. G. A. Kaplan, E. R. Pamuk, J. W. Lynch, R. D. Cohen, and J. L. Balfour, "Inequality in Income and Mortality in the United States: Analysis of Mortality and Potential Pathways," *British Medical Journal* 312, no. 7041 (1996): 999–1003.
83. M. Huisman, A. E. Kumst, M. Bopp, J. K. Borgan, C. Borrell, G. Costa, ... J. P. Mackenbach, "Educational Inequalities in Cause-Specific Mortality in Middle-Aged and Older Men and Women in Eight Western European Populations," *Lancet* 365, no. 9458 (2006): 493–500.
84. L. S. Gottfedson, "Intelligence: Is It the Epidemiologist's Elusive 'Fundamental Cause' of Social Class Inequalities in Health?" *Journal of Personality & Social Psychology* 86 (2004): 174–199.
85. L. J. Whalley, and K. A. Smyth, "Human Culture and the Future Dementia Epidemic: Crisis or Crossroads?" *Neurology* 80, no. 20 (2013): 1824–1825.
86. P. Hirst, and W. Carr, "Philosophy and Education—A Symposium," *Journal of Philosophy & Education* 39 (2005): 4.
87. I. McDowell, G. Guoliang Xi, J. Lindsay, ... M. Tierney, "Mapping the Connections Between Education and Dementia," *Journal of Clinical & Experimental Neuropsychology* 29, no. 2 (2007): 127–141.
88. J. R. Flynn, *Are We Getting Smarter? Rising IQ in the Twenty-First Century* (Cambridge: Cambridge University Press, 2012), 190–236, app. 1.
89. V. Skirbekk., M. Stinawski, and E. Bonsang, "The Flynn Effect and Population Aging," *Intelligence* 41 (2013): 169–177.
90. I. McDowell, G. Guoliang Xi, J. Lindsay, ... M. Tierney, "Mapping the Connections Between Education and Dementia," *Journal of Clinical & Experimental Neuropsychology* 29, no. 2 (2007): 127–141.
91. A. Mechelli, J. T. Crinion, U. Noppeney, J. O'Doherty, J. Ashburner, R. S. Frackoviak, and C. J. Price, "Neurolinguistics: Structural Plasticity in the Bilingual Brain," *Nature* 431, no. 7010 (2004): 757.
92. T. A. Schweizer, J. Ware, C. E. Fischer, F. I. Craik, and E. Bialystok, "Bilingualism as a Contributor to Cognitive Reserve: Evidence from Brain Atrophy in Alzheimer's Disease," *Cortex* 48, no. 8 (2012): 991–996.
93. H. Chertkow, V. Whitehead, N. Phillips, J. Atherton, and H. Bergman, "Multilingualism (but not Always Bilingualism) Delays the Onset of Alzheimer Disease: Evidence from a Bilingual Community," *Alzheimer's Disease & Associated Disorders* 24: 118–125.
94. L. Ossher, E. Bialystok, F. I. Craik, K. J. Murphy, and A. K. Troyer, "The Effect of Bilingualism on Amnestic Mild Cognitive Impairment," *Journals of Gerontology: Series B, Psychological Science & Social Sciences* 68, no. 1 (2013): 8–12.

95. A. E. Sanders, C. B. Hall, M. J. Katz, and R. B. Lipton, "Non-Native Language Use and Risk of Incident Dementia in the Elderly," *Journal of Alzheimers Disease* 29, no. 1 (2012): 99–108.
96. E. Bialystok, F. I. Craik, and G. Luk, "Bilingualism: Consequences for Mind and Brain," *Trends in Cognitive Sciences* 16, no. 4 (2012): 240–250.
97. F. E. Matthews, A. Arthur, L. E. Barnes, J. Bond, C. Jagger, L. Robinson, and C. Brayne; Medical Research Council Cognitive Function and Ageing Collaboration, "A Two-Decade Comparison of Prevalence of Dementia in Individuals Aged 65 Years and Older from Three Geographical Areas of England: Results of the Cognitive Function and Ageing Study I and II," *Lancet* 382, no. 9902 (2013): 1405–1412.
98. L. J. Whalley, "Spatial Distribution and Secular Trends in the Epidemiology of Alzheimer's Disease," *Neuroimaging Clinics of North America* 22, no. 1 (2012): 1–10.
99. G. K. Hulse, N. T. Lautenschlager, R. J. Tait, and O. P. Almeida, "Dementia Associated with Alcohol and Other Drug Use," *International Psychogeriatrics* 17 (2005): S109–S127.
100. M. H. Meier, A. Caspi, A. Ambler, H. Harrington, R. Houts, R. S. Keefe, . . . T. E. Moffitt, "Persistent Cannabis Users Show Neuropsychological Decline from Childhood to Midlife," *Proceedings of the National Academy of Sciences of the United States* 109, no. 40 (2012): E2657–E2664.
101. T. Schilt, M. W. J. Koeter, J. P. Smal et al., "Long-Term Neuropsychological Effects of Ecstasy in Middle-Aged Ecstasy/Polydrug Users," *Psychopharmacology* 207 (2010): 583–591.
102. P. M. Thompson, K. M. Hayashi, S. L. et al., "Structural Abnormalities in the Brains of Human Subjects Who Use Methamphetamine," *Journal of Neuroscience* 24 (2004): 6028–6036
103. J. W. Langston, L. S. Forno, J. Tetrud, A. G. Reeves, J. A. Kaplan, and D. Karluk, "Evidence of Active Nerve Cell Degeneration in the Substantial Nigra of Humans Years After 1-Methyl-4-phenyl-1,2,3,6-tetrahydropyridine Exposure," *Annals of Neurology* 46, no. 4 (1999): 598–605.
104. C. M. Beynon, B. Roe, P. Duffy, et al., "Self Reported Health Status, and Health Service Contact, of Illicit Drug Users Aged 50 and Over: A Qualitative Interview Study in Merseyside, United Kingdom," *BMC Geriatrics* 9 (2009): 1–9.
105. A. S. Reece, "Evidence of Accelerated Ageing in Clinical Drug Addiction from Immune, Hepatic and Metabolic Biomarkers," *Immunity & Ageing* 4 (2007): article number 6.
106. C. Qiu, E. von Strauss, L. Backman, B. Winblat, L. Fratiglioni, "Twenty-Year Changes in Dementia Occurrence Suggest Decreasing Incidence in Central Stockholm, Sweden," *Neurology* 80, no. 20 (2013): 1888–1894. doi:10.1212/WNL.0b013e318292a2f9
107. F. E. Matthews, A. Arthur, L. E. Barnes, J. Bond, C. Jagger, L. Robinson, . . . C. Brayne, "A Two-Decade Comparison of Prevalence of Dementia in Individuals Aged 65 Years and Older from Three Geographical Areas of England: Results of the Cognitive Function and Ageing Study I and II," *Lancet* 382, no. 9902 (2013): 1405–1412.
108. L. J. Whalley, and K. A. Smyth, "Crisis or Crossroads: Human Culture and the Dementia Epidemic," *Neurology* 80 (2013): 1824–1825.
109. J. R. Flynn, *Are We Getting Smarter? Rising IQ in the Twenty-First Century* (Cambridge: Cambridge University Press, 2012), 190–236, app. 1.
110. M. D. Hilchey, and R. M. Klein, "Are There Bilingual Advantages on Nonlinguistic Interference Tasks? Implications for the Plasticity of Executive Control Processes," *Psychonomics Bulletin & Review* 18 (2011): 625–658.
111. T. Bak, J. J. Nissan, M. M. Allerhand, and I. J. Deary, "Does Bilingualism Influence Cognitive Aging?" *Annals of Neurology* 75 (2014): 955–963.

112. L. B. Zahodne, P. W. Schofield, M. T. Farrell, Y. Stern, J. J. Manly, "Bilingualism Does Not Alter Cognitive Decline or Dementia Risk Among Spanish-Speaking Immigrants," *Neuropsychology* 28 (2014): 238–246.
113. I. B. Meier, J. J. Manly, F. A. Provenzano, K. S. Louie, B. T. Wasserman, E. Y. Griffith, J. T. Hector, E. Allocco, A. M. Brickman, "White Matter Predictors of Cognitive Functioning in Older Adults," *Journal of the International Neuropsychological Society*, 18 (2012): 414–427.
114. A. M. Brickman, N. Schupf, J. J. Manly, J. A. Luchsinger, H. Andrews, M. X. Tang . . . T. R. Brown, "Brain Morphology in Older African Americans, Caribbean Hispanics, and Whites from Northern Manhattan," *Archives of Neurology*, 65 (2008): 1053–1061.
115. P. S. Sachdev, D. M. Lipnicki, N. A. Kochan, J. D. Crawford, K. Rockwood, S. Xiao, . . . J. Santabárbara, "COSMIC (Cohort Studies of Memory in an International Consortium): An International Consortium to Identify Risk and Protective Factors and Biomarkers of Cognitive Ageing and Dementia in Diverse Ethnic and Sociocultural Groups," *BMC Neurology*, 13 (2013): 165.
116. I. J. Deary, "Teaching Intelligence," *Intelligence* 42 (2014): 142–147.

第十一章　降低痴呆风险：中年期的干预可否延缓痴呆发生？

1. C. Qiu, E. von Strauss, L. Backman, B. Winblad, and L. Fratiglioni, "Twenty-Year Changes in Dementia Occurrence Suggest Decreasing Incidence in Central Stockholm, Sweden," *Neurology* 80 (2013): 1888–1894.
2. F. E. Matthews, A. Arthur, L. E. Barnes, J. Bond, C. Jagger, L. Robinson, . . . C. Brayne, "A Two-Decade Comparison of Prevalence of Dementia in Individuals Aged 65 Years and Older from Three Geographical Areas of England: Results of the Cognitive Function and Ageing Study I and II," *Lancet* 382, no. 9902 (2013): 1405–1412.
3. W. A. Rocca, R. C. Petersen, D. S. Knopman, L. E. Hebert, D. A. Evans, K. S. Hall, . . . L. White, "Trends in the Incidence and Prevalence of Alzheimer's Disease, Dementia, and Cognitive Impairment in the United States," *Alzheimers & Dementia* 7 (2011): 80–93.
4. K. M. Langa, E. B. Larson, J. H. Karlawish, D. M. Cutler, M. U. Kabeto, S. Y. Kim, and A. B. Rosen, "Trends in the Prevalence and Mortality of Cognitive Impairment in the United States: Is There Evidence of a Compression of Cognitive Morbidity?" *Alzheimers & Dementia* 4 (2008): 134–144.
5. E. M. Schrijvers, B. F. Verhaaren, P. J. Koudstaal, A. Hofman, M. A. Ikram, and M. M. Breteler, "Is Dementia Incidence Declining? Trends in Dementia Incidence Since 1990 in the Rotterdam Study," *Neurology* 78 (2012): 1456–1463.
6. K. Christensen, M. Thinggaard, A. Oksuzyan, T. Steenstrup, K. Andersen-Ranberg, B. Jeune, . . . J. W. Vaupel, "Physical and Cognitive Functioning of People Older Than 90 Years: A Comparison of Two Danish Cohorts Born 10 Years Apart," *Lancet* 382, no. 9903 (2013): 1507–1513.
7. A. Lobo, P. Saz, G. Marcos, J. L. Dia, C. De-la-Camara, T. Ventura, . . . S. Aznar; ZARADEMP Workgroup. *Acta Psychiatrica Scandinavica* 116: 299–307.
8. A. Sekita, T. Ninomiya, Y. Tanizaki, Y. Doi, J. Hata, K. Yonemoto, . . . Y. Kiyohara, "Trends in Prevalence of Alzheimer's Disease and Vascular Dementia in a Japanese Community: The Hisayama Study," *Acta Psychiatrica Scandinavica* 122 (2010): 319–325.

9. K. Y. Chan, W. Wang, J. J. Wu, L. Liu, E. Theodoratou, J. Car, I. Rudan; Global Health Epidemiology Reference Group (GHERG), "Epidemiology of Alzheimer's Disease and Other Forms of Dementia in China, 1990–2010: A Systematic Review and Analysis," *Lancet* 381 (2013): 2016–2023.
10. J. R. Flynn, "Searching for Justice: The Discovery of IQ Gains over Time," *American Psychologist* 54 (1999): 5–16.
11. J. R. Flynn, *Are We Getting Smarter? Rising IQ in the Twenty-First Century* (Cambridge: Cambridge University Press, 2012), 190–236, app. 1.
12. J. Birns, and L. Kalra, "Cognitive Function and Hypertension," *Journal of Hypertension* 23 (2009): 86–96.
13. C. Qi Qiu, E. von Strauss, L. Backman, B. Winblad, and L. Fratiglioni, "Twenty-Year Changes in Dementia Occurrence Suggest Decreasing Incidence in Central Stockholm, Sweden," *Neurology* 80 (2013): 1888–1894.
14. M. L. Daviglus, C. C. Bell, W. Berrettini, P. E. Bowen, E. S. Connolly, N. J. Cox, . . . M. Trevisan, "National Institutes of Health State-of-the-Science Conference Statement: Preventing Alzheimer Disease and Cognitive Decline," *Annals of Internal Medicine* 153 (2010): 176–181.
15. C. Qiu, and B. Winblad, "The Age Dependent Relation of Blood Pressure to Cognitive Function and Dementia," *Lancet Neurology* 4 (2005): 487–499.
16. C. Qiu, M. Kiviplelto, and L. Fratiglioni, "Preventing Alzheimer Disease and Cognitive Decline," *Annals of Internal Medicine* 154 (2011): 211–212.
17. P. Soros, S. Whitehead, J. D. Spence, and V. Hachinski, "Opinion: Antihypertensive Treatment Can Prevent Stroke and Cognitive Decline," *Nature Reviews Neurology* (2012): 174–178.
18. K. Shah, Q. Salah, M. Johnson, N. Parikh, P. Schulz, and M. Kunik, "Does Use of Antihypertensive Drugs Affect the Incidence or Progression of Dementia? A Systematic Review," *American Journal of Geriatric Pharmacotherapy* 7 (2009): 250–261.
19. B. McGuinness, S. Todd, P. Passmore, and R. Bullock, "Blood Pressure Lowering in Patients Without Prior Cerebrovascular Disease for Prevention of Cognitive Impairment and Dementia," *Cochrane Database Systematic Review* 4 (2009): CD004034.
20. B. L. Plassman, J. W. Williams, J. R. Burke, T. Holsinger, S. Benjamin, "Systematic Review: Factors Associated with Risk for and Possible Prevention of Cognitive Decline in Later Life," *Annals of Internal Medicine* 153 (2010): 182–193.
21. P. B. Gorelick, D. Nyenhuis; American Society of Hypertension Writing Group; B. J. Materson, D. A. Calhoun, W. J. Elliott, . . . R. R. Townsend, "Blood Pressure and Treatment of Persons with Hypertension as It Relates to Cognitive Outcomes Including Executive Function," *Journal of the American Society of Hypertension* 6 (2012): 309–315.
22. P. B. Gorelick, A. Scuteri, S. E. Black, C. Decarli, S. M. Greenberg, C. Iadecola, and S. Seshadri, "Vascular Contributions to Cognitive Impairment and Dementia: A Statement for Healthcare Professionals from the American Heart Association/American Stroke Association," *Stroke* 42 (2011): 2672–2713.
23. M. Robertson, A. Seaton, and L. J. Whalley, "Can We Reduce the Risk of Dementia?" *Quarterly Journal of Medicine* 108 (2015): 93–97.
24. C. W. Chen, C. C. Lin, K.-B. Chen, C. B. Chen, Y. C. Kuo, Y. C. Li, and C. J. Chug, "Increased Risk of Dementia in People with Previous Exposure to General Anesthesia: A National Population-Based Case-Control Study," *Alzheimer's & Dementia* 10, no. 2 (2014): 196–204.
25. J. Witlox, L. S. M. Eurelings, J. F. M. de Jonge, K. J. Kalisvaart, P. Eikelenboom, and W. A. van Gool, "Delirium in Elderly Patients and the Risk of Postdischarge Mortality, Institutionalization, and Dementia," *Journal of the American Medical Association* 304 (2010): 443–451.

26. D. H. J. Davis, G. Muniz Terrara, H. Keage, T. Rahkonen, M. Oinas, F. E. Matthews, . . . C. Brayne, "Delirium Is a Strong Risk Factor for Dementia in the Oldest Old: A Population-Based Study," *Brain* 135 (2012): 2809–2816.
27. J. A. Luchsinger, C. Reitz, L. S. Honig, M. X. Tang, S. Shea, and R. Mayeux, "Aggregation of Vascular Risk Factors and Risk of Incident Alzheimer Disease," *Neurology* 65, no. 4 (2005): 545–551.
28. S. Pendlebury, and P. M. Rothwell, "Prevalence, Incidence, and Factors Associated with Pre-stroke and Post-stroke Dementia: A Systematic Review and Meta-analysis," *Lancet Neurology* 8 (2009): 1006–1018.
29. C. Qiu, E. von Strauss, L. Backman, B. Winblad, and L. Fratiglioni, "Twenty-Year Changes in Dementia Occurrence Suggest Decreasing Incidence in Central Stockholm, Sweden," *Neurology* 80 (2013): 1888–1894.
30. K. V. Allen, B. M. Frier, and M. W. J. Strachan, "The Relationship Between Type 2 Diabetes and Cognitive Dysfunction: Longitudinal Studies and Their Methodological Limitations," *European Journal of Pharmacology* 490 (2004): 169–175.
31. G. J. Biessels, S. Staekenborg, E. Brunner, C. Brayne, and P. Scheltens, "Risk of Dementia in Diabetes Mellitus: A Systematic Review," *Lancet* 5 (2006): 64–74.
32. J. A. Luchsinger, C. Reitz, L. S. Honig, M. X. Tang, S. Shea, and R. Mayeux, "Aggregation of Vascular Risk Factors and Risk of Incident Alzheimer Disease," *Neurology* 65, no. 4 (2005): 545–551.
33. L. J. Whalley, F. Dick, and G. McNeill, "A Life-Course Approach to the Aetiology of Late Onset Dementia," *Lancet Neurology* 5 (2006): 87–96.
34. A. J. Sommerfield, I. J. Deary, and B. M. Frier, "Acute Hyperglycemia Alters Mood State and Impairs Cognitive Performance in People with Type 2 Diabetes," *Diabetes Care* 27, no. 10 (2004): 2335–2340.
35. T. F. Hughes, R. Andel, B. J. Small, A. R. Borenstein, J. A. Mortimer, A. Wolk, and M. Gatz, "Midlife Fruit and Vegetable Consumption and Risk of Dementia in Later Life in Swedish Twins," *American Journal of Geriatric Psychiatry* 18, no. 5 (2010): 413–420.
36. M. Richards, R. Hardy, D. Kuh, M. E. Wadsworth, "Birth Weight and Cognitive Function in the British 1946 Birth Cohort: Longitudinal Population-Based Study," *British Medical Journal* 322 (2001): 199–203.
37. C. J. Wilson, C. E. Finch, and H. J. Cohen, "Cytokines and Cognition—The Case for a Head-to-Toe Inflammatory Paradigm," *Journal of the American Geriatrics Society* 50, no. 12 (2002): 2041–2056.
38. P. L. McGeer, and E. G. McGeer, "Inflammation and the Degenerative Diseases of Aging," *Annals of the New York Academy of Sciences* 1035 (2006): 104–116.
39. W. Xu, C. Qiu, M. Gatz, N. L. Pedersen, B. Johansson, and L. Fratiglioni, "Mid- and Late-Life Diabetes in Relation to the Risk of Dementia a Population-Based Twin Study," *Diabetes* 58, no. 1 (2009): 71–77.
40. K. Yaffe, K. Lindquist, B. W. Peninx, E. M. Simonsick, M. Pahor, S. Kritchevsky, . . . T. Harris, "Inflammatory Markers and Cognition in Well-Functioning African-American and White Elders," *Neurology* 61 (2003): 76–80.
41. K. Ya Yaffe, K. Lindquist, B. W. Peninx, E. M. Simonsick, M. Pahor, S. Kritchevsky, . . . T. Harris, "Inflammatory Markers and Cognition in Well-Functioning African-American and White Elders," *Neurology* 61 (2003): 76–80.
42. S. P. Mooijaart, N. Sattar, S. Trompet, J. Lucke, D. J. Stott, I. Ford, . . . A. J. de Craen; PROSPER Study Group, "C-Reactive Protein and Genetic Variants and Cognitive Decline in Old Age: The PROSPER Study," *PLoS*, 274, no. 1 (2013): 77–85.

43. K. Ya Yaffe, K. Lindquist, B. W. Peninx, E. M. Simonsick, M. Pahor, S. Kritchevsky, ... T. Harris, "Inflammatory Markers and Cognition in Well-Functioning African-American and White Elders," *Neurology* 61 (2003): 76–80.
44. T. Jonsson, H. Stefansson, S. Steinberg, I. Jonsdottir, P. V. Jonsson, J. Snaedal, ... K. Stefansson, "Variant of TREM2 Associated with the Risk of Alzheimer's Disease," *New England Journal of Medicine* 368 (2013): 107–116.
45. J. D. Gonzalez Murcia, C. Schmutz, C. Munger, A. Perkes, A. Gustin, and M. Peterson, "Assessment of TREM2 rs75932628 Association with Alzheimer's Disease in a Population-Based Sample: The Cache County Study," *Neurobiology of Aging* 34, no. 12 (2013): 2889.
46. M. P. Mattson, and T. Magnus, "Ageing and Neuronal Vulnerability," *Nature Reviews Neuroscience* 7 (2006): 278–294.
47. L. J. Whalley, I. J. Deary, K. M. Starr, K. W. Wahle, K. A. Rance, V. J. Bourne, and H. C. Fox, "n-3 Fatty Acid Erythrocyte Membrane Content, APOEε4 and Cognitive Variation: An Observational Follow-Up Study in Late Adulthood," *American Journal of Clinical Nutrition* 87, no. 2 (2008): 449–454.
48. L. J. Whalley, H. C. Fox, K. W. Wahle, J. M. Starr, and I. J. Deary, "Cognitive Aging, Childhood Intelligence, and the Use of Food Supplements: Possible Involvement of n-3 Fatty Acids," *American Journal of Clinical Nutrition* 80, no. 6 (2004): 1650–1657.
49. E. M. Reiman, K. Chen, J. B. S. Langbaum, W. Lee, C. Reschke, D. Brandy, ... R. J. Caselli, "Higher Serum Total Cholesterol Levels in Late Middle Age Are Associated with Glucose Hypometabolism in Brain Regions Affected by Alzheimer's Disease and Normal Aging," *NeuroImage* 49, no. 1 (2010): 169–176.
50. E. M. Reiman, K. Chen, J. B. S. Langbaum, W. Lee, C. Reschke, D. Brandy, ... R. J. Caselli, "Higher Serum Total Cholesterol Levels in Late Middle Age Are Associated with Glucose Hypometabolism in Brain Regions Affected by Alzheimer's Disease and Normal Aging," *NeuroImage* 49, no. 1 (2010): 169–176.
51. L. Jones, P. A. Holmans, M. L. Hamshere, D. Harold, V. Moskvina, D. Ivanov, ... J. Williams, "Genetic Evidence Implicates the Immune System and Cholesterol Metabolism in the Aetiology of Alzheimer's Disease," *PLoS One* 15, no. 5(11) (2011): e13950.
52. P. B. Gorelick, "Role of Inflammation in Cognitive Impairment: Results of Observational Epidemiological Studies and Clinical Trials," *Annals of the New York Academy of Sciences* 1207 (2010): 155–162.
53. R. L. Buckner, "Memory and Executive Function in Aging and AD: Multiple Factors That Cause Decline and Reserve Factors That Compensate," *Neuron* 44 (2004): 195–208.
54. B. Bulic, M. Pickhardy, and E. Mandelkow, "Progress and Development in Tau Aggregation Inhibitors in Alzheimer's Disease," *Journal of Medicinal Chemistry* 56 (2013): 4135–4155.
55. G. Bu, "Apolipoprotein E and Its Receptors in Alzheimer's Disease: Pathways, Pathogenesis and Therapy," *Nature Reviews Neuroscience* 10 (2009): 335–344.
56. R. S. Doody, S. I. Gavrilova, M. Sano, and R. G. Thomas, "Effect of Dimebon on Cognition, Activities of Daily Living, Behaviour, and Global Function in Patients with Mild-to-Moderate Alzheimer's Disease: A Randomised, Double-Blind, Placebo-Controlled Study," *Lancet* 372 (2008): 207–215.
57. V. Krishnan, and E. J. Nestler, "The Molecular Neurobiology of Depression," *Nature* 455 (2008): 894–902.

58. R. M. Sapolsky, L. C. Krey, and B. S. McEwen, "The Neuroendocrinology of Stress and Aging: The Glucocorticoid Cascade Hypothesis," *Endocrine Reviews* 7 (1986): 284–301.
59. A. L. Byers, and K. Yaffe, "Depression and Risk of Developing Dementia," *Nature Reviews Neurology* 7 (2011): 323–331.
60. V. W. Henderson, "Alzheimer's Disease: Review of Hormone Therapy Trials and Implications for Treatment and Prevention After Menopause," *Journal of Steroid Biochemistry and Molecular Biology* 142C (2013): 99–106.
61. J. Holland, S. Bandelow, and E. Hogervorst, "Testosterone Levels and Cognition in Elderly Men," *Maturitas* 69 (2010): 322–327.
62. E. Rönnemaa, B. Zethelius, J. Sundelöf, J. Sundström, M. J. Degerman-Gunnarsson, L. Lannfelt,... L. Kilander, "Glucose Metabolism and the Risk of Alzheimer's Disease and Dementia: A Population-Based 12 Year Follow-Up Study in 71-Year-Old Men," *Diabetologia* 52 (2009): 1504–1510.
63. B. Cholerton, L. D. Baker, E. H. Trittschuh, P. K. Crane, E. B. Larson, M. Arbuckle, and S. Craft, "Insulin and Sex Interact in Older Adults with Mild Cognitive Impairment," *Journal of Alzheimer's Disease* 31 (2012): 401–410.
64. Y-H. Rhee, M. Choi, H.-S. Lee, C. H. Park, S. M. Kim,... S. H. Lee, "Insulin Concentration Is Critical in Culturing Human Neural Stem Cells and Neurons," *Cell Death and Disease* 4 (2013): e766.
65. C. McMillen, and J. S. Robinson, "Developmental Origins of the Metabolic Syndrome: Prediction, Plasticity, and Programming," *Physiological Reviews* (2004): 571–633.
66. D. Sitzer, E. Twamley, and D. Jeste, "Cognitive Training in Alzheimer's Disease: A Meta-Analysis of the Literature," *Acta Psychiatrica Scandinavica* 114 (2006): 75–90.
67. P. Heyn, B. Abreu, and K. Ottenbacher, "The Effects of Exercise Training on Elderly Persons with Cognitive Impairment and Dementia: A Meta-Analysis," *Archives of Physical Medicine and Rehabilitation* 85 (2004): 1694–1704.
68. D. E. Barnes, W. Santos-Modesitt, G. Poelke, A. F. Kramer, C. Castro, L. E. Middleton, and K. Yaffe, "The Mental Activity and eXercise (MAX) Trial: A Randomized Controlled Trial to Enhance Cognitive Function in Older Adults," *Journal of the American Medical Association Internal Medicine* 173 (2013): 797–804.
69. R. Brookmeyer, S. Gray, and C. Kawas, "Projections of Alzheimer's Disease in the United States and the Public Health Impact of Delaying Disease Onset," *American Journal of Public Health* 88 (1998): 1337–1342.
70. C. Qiu, E. von Strauss, L. Backman, B. Winblad, and L. Fratiglioni, "Twenty-Year Changes in Dementia Occurrence Suggest Decreasing Incidence in Central Stockholm, Sweden," *Neurology* 80 (2013): 1888–1894.
71. F. E. Matthews, A. Arthur, L. E. Barnes, J. Bond, C. Jagger, L. Robinson,... C. Brayne, "A Two-Decade Comparison of Prevalence of Dementia in Individuals Aged 65 Years and Older from Three Geographical Areas of England: Results of the Cognitive Function and Ageing Study I and II," *Lancet* 382, no. 9902 (2013): 1405–1412.
72. K. Ritchie, I. Carrie're, C. W. Ritchie, C. Berr, S. Artero, and M. Ancelin, "Can We Design Prevention Programs to Reduce Dementia Incidence? A Prospective Study of Modifiable Risk Factors," *British Medical Journal* 5, no. 341 (2010): c3885.
73. D. Wilson, R. Peters, K. Ritchie, and C. W. Ritchie, "Latest Advances on Interventions That May Prevent, Delay or Ameliorate Dementia," *Therapeutic Advances in Chronic Disease* 2 (2011): 161–173.

74. L. J. Whalley, and K. A. Smyth, "Human Culture and the Future Dementia Epidemic: Crisis or Crossroads?" *Neurology* 80 (2013): 1824–1825.
75. J. W. Lynch, G. A. Kaplan, R. D. Cohen, J. Tuomilehto, and J. T. Salonen, "Do Cardiovascular Risk Factors Explain the Relation Between Socioeconomic Status, Risk of All Cause Mortality, Cardiovascular Mortality and Acute Myocardial Infarction?" *American Journal of Epidemiology* 144, no. 10 (1996): 934–942.
76. R. T. Staff, A. D. Murray, T. S. Ahearn, N. Mustafa, H. C. Fox, and L. J. Whalley, "Childhood Socioeconomic Status and Adult Brain Size," *Annals of Neurology* 71 (2012): 653–660.
77. J. W. Williams, B. L. Plassman, J. Burke, T. Holsinger, and S. Benjamin, "Preventing Alzheimer's Disease and Cognitive Decline." Evidence Report/Technology Assessment No. 193. Prepared by the Duke Evidence-based Practice Center under Contract No. HHSA 290-2007-10066-I. AHRQ Publication No. 10-E005 (Rockville, MD: Agency for Healthcare Research and Quality, 2010).
78. T. A. Salthouse, *Major Issues in Cognitive Aging* (Oxford: Oxford University Press), 127–167.

第十二章　降低痴呆风险：多维度方法

1. Z. S. Khachaturian, R. C. Petersen, S. Gauthier, N. Buckholtz, J. P. Corey-Bloom, B. Evans, H. Fillit, . . . J. Touchon, "A Roadmap for the Prevention of Dementia II: The Inaugural Leon Thal Symposium," *Alzheimer's & Dementia* 4, no. 3 (2008): 156–163.
2. F. Mangialasche, A. Solomon, B. Winblad, P. Mecocci, M. Kivipelto, "Alzheimer's Disease: Clinical Trials and Drug Development," *Lancet Neurology* 9, no. 3 (2010): 702–716.
3. R. A. Sperling, P. S. Aisen, L. A. Beckett, D. A. Bennett, S. Craft, A. M. Fagan, . . . C. H. Phelps, "Toward Defining the Preclinical Stages of Alzheimer's Disease: Recommendations from the National Institute on Aging–Alzheimer's Association Workgroups on Diagnostic Guidelines for Alzheimer's Disease," *Alzheimer's & Dementia* 7, no. 3 (2011): 280–292.
4. J. W. Williams, B. L. Plassman, J. Burke, T. Holsinger, and S. Benjamin, "Preventing Alzheimer's Disease and Cognitive Decline." Evidence Report/Technology Assessment No. 193. Prepared by the Duke Evidence-based Practice Center under Contract No. HHSA 290-2007-10066-I. AHRQ Publication No. 10-E005 (Rockville, MD: Agency for Healthcare Research and Quality, 2010).
5. F. Forett, M. L. Seux, J. A. Staessen, L. Thijs, W. H. Birkenhager, M. R. Babarskiene, "Prevention of Dementia in Randomised Double-Blind Placebo Controlled Systolic Hypertension in Europe (Syst-Eur) Trial," *Lancet* 352, no. 9137 (1998): 1347–1351.
6. National Research Council, Committee on Future Directions for Cognitive Research on Aging, Commission on Behavioral and Social Sciences and Education, *The Aging Mind: Opportunities in Cognitive Research*, ed. Paul C. Stern and Laura L. Carstensen (Washington, DC: National Academies Press, 2000).
7. A. D. Dangour, P. J. Whitehouse, K. Rafferty, S. A. Mitchell, L. Smith, S. Hawkesworth, and B. Vellas, "B-Vitamins and Fatty Acids in the Prevention and Treatment of Alzheimer's Disease and Dementia: A Systematic Review," *Journal of Alzheimer's Disease* 22, no. 1 (2010): 205–224.
8. E. Reynolds, "Vitamin B12, Folic Acid, and the Nervous System," *Lancet Neurology* 5, no. 11 (2006): 949–960.

9. S. J. Duthie, L. J. Whalley, A. R. Collins, S. Leaper, K. Berger, and I. J. Deary, "Homocysteine, B Vitamin Status, and Cognitive Function in the Elderly," *American Journal of Clinical Nutrition* 75, no. 5 (2002): 908-913.

10. J. A. Luchsinger, M.-X. Tang, S. Shea, J. Miller, J. Green, and R. Mayeux, "Plasma Homocysteine Levels and Risk of Alzheimer Disease," *Neurology* 62, no. 11 (2004): 1972-1976.

11. L. J. Whalley, S. J. Duthie, A. R. Collins, J. M. Starr, I. J. Deary, H. Lemmon, . . . R. T. Staff, "Homocysteine, Antioxidant Micronutrients and Late Onset Dementia," *European Journal of Nutrition* 53, no. 1 (2013): 277-285.

12. J. Durga, M. P. J. van Boxtel, E. G. Schouten, F. J. Kok, J. Jolles, M. B. Katan, and P. Verhoef, "Effect of 3-Year Folic Acid Supplementation on Cognitive Function in Older Adults in the FACIT Trial: A Randomised, Double Blind, Controlled Trial," *Lancet* 369, no. 9557 (2007): 208-216.

13. C. A. de Jager, A. Oulhaj, R. Jacoby, H. Refsum, and A. D. Smith, "Cognitive and Clinical Outcomes of Homocysteine-Lowering B-Vitamin Treatment in Mild Cognitive Impairment: A Randomized Controlled Trial," *International Journal of Geriatric Psychiatry* 27 (2012): 592-600.

14. I. Denis, B. Potier, S. Vancassel, C. Heberden, and M. Lavialle, "Omega-3 Fatty Acids and Brain Resistance to Ageing and Stress: Body of Evidence and Possible Mechanisms," *Ageing Research Reviews* 12 (2013): 579-594.

15. L. J. Whalley, H. C. Fox, K. W. Wahle, J. M. Starr, I. J. Deary, "Cognitive Aging, Childhood Intelligence, and the Use of Food Supplements: Possible Involvement of n-3 Fatty Acids," *American Journal of Clinical Nutrition* 80, no. 6 (2004): 1650-1657.

16. L. J. Whalley, I. J. Deary, J. M. Starr, K. W. Wahle, K. A. Rance, V. J. Bourne, and H. C. Fox, "n-3 Fatty Acid Erythrocyte Membrane Content, APOE Varepsilon4, and Cognitive Variation: An Observational Follow-Up Study in Late Adulthood," *American Journal of Clinical Nutrition* 87, no. 2 (2008): 449-454.

17. D. Harman, "Aging: A Theory Based on Free Radical and Radiation Chemistry," *Journal of Gerontology* 11 (1956): 298-300.

18. S. Melov, J. Ravenscroft, S. Malik, M. S. Gill, D. W. Walker, P. E. Clayton, . . . G. J. Lithgow, "Extension of Life-Span with Superoxide Dismutase/Catalase Mimetics," *Science* 289, no. 5484 (2000): 1567-1569.

19. A. Smith, R. Clark, and D. Nutt, "Anti-oxidant Vitamins and Mental Performance of the Elderly," *Human Psychopharmacology Clinical and Experimental* 14 (1999): 459-471.

20. J. H. Kang, N. Cook, and J. Manson, "A Randomized Trial of Vitamin E Supplementation and Cognitive Function in Women," *Archives of Internal Medicine* 166, no. 22 (2006): 2462-2468.

21. G. A. McNeill, A. Avenell, M. K. Campbell, J. A. Cook, P. C. Hannaford, . . . L. D. Vale, "Effect of Multivitamin and Multimineral Supplement on Cognitive Function in Men and Women Aged 65 Years and Over: A Randomised Controlled Trial," *Nutrition Journal* 6 (2007): 10.

22. J. H. Kang, N. R. Cook, J. E. Manson, J. E. Buring, J. E. Albert, and F. Grodstein, "Vitamin E, Vitamin C, Beta Carotene, and Cognitive Function Among Women with or at Risk of Cardiovascular Disease: The Women's Antioxidant and Cardiovascular Study," *Circulation* 119, no. 21 (2009): 2772-2780.

23. I. Denis, B. Potier, S. Vancassel, C. Heberden, and M. Lavialle, "Omega-3 Fatty Acids and Brain Resistance to Ageing and Stress: Body of Evidence and Possible Mechanisms," *Ageing Research Reviews* 12, no. 2 (2013): 579-594.

24. L. J. Whalley, I. J. Deary, J. M. Starr, K. W. Wahle, K. A. Rance, V. J. Bourne, and H. C. Fox, "n-3 Fatty Acid Erythrocyte Membrane Content, APOE Varepsilon4, and Cognitive Variation: An Observational Follow-Up Study in Late Adulthood," *American Journal of Clinical Nutrition* 87, no. 2 (2008): 449–454.
25. L. J. Whalley, H. C. Fox, H. A. Lemmon, S. J. Duthie, A. R. Collins, H. Peace, . . . I. J. Deary, "Dietary Supplement Use in Old Age: Associations with Childhood IQ, Current Cognition and Health," *International Journal Geriatric Psychiatry* 18, no. 9: 769–776.
26. F. Chollet, J. Tardy, J.-F. Albucher, C. Thalamas, E. Berard, C. Lamy, . . . I. Loubinoux, "Fluoxetine for Motor Recovery After Acute Ischaemic Stroke (FLAME): A Randomised Placebo-Controlled Trial," *Lancet Neurology* 10, no. 2 (2011): 123–130.
27. M. Aboukhatwa, L. Dosanjh, and Y. Luo, "Antidepressants Are a Rational Complementary Therapy for the Treatment of Alzheimer's Disease," *Molecular Neurodegeneration* 5 (2010): 10.
28. W. Chadwick, N. Mitchell, J. Caroll, Y. Zhou, S. S. Park, L. Wang, . . . S. Maudsley, "Amitriptyline-Mediated Cognitive Enhancement in Aged 3xtg Alzheimer's Disease Mice Is Associated with Neurogenesis and Neurotrophic Activity," *PLoS ONE* 6 (2011): e21660.
29. X. Han, J. Tong, J. Zhang, A. Faravah, E. Wang, J. Yang, . . . J. J. Huang, "Imipramine Treatment Improves Cognitive Outcome Associated with Enhanced Hippocampal Neurogenesis After Traumatic Brain Injury in Mice," *Journal of Neurotrauma* 28, no. 6 (2011): 995–1007.
30. I. Lourida, M. Soni, J. Thompson-Coon, N. Purandare, I. A. Lang, O. C. Ukoumunne, and D. J. Llewellyn, "Mediterranean Diet, Cognitive Function, and Dementia: A Systematic Review," *Epidemiology* 24 (2013): 479–489.
31. N. Scarmeas, J. A. Luchsinger, N. Schupf, A. M. Brickman, S. Cosentino, M. X. Yang, and Y. Stern, "Physical Activity, Diet, and Risk of Alzheimer Disease," *Journal of the American Medical Association* 302 (2009): 627–637.
32. N. Scarmeas, Y. Stern, R. Mayeux, J. J. Manly, N. Schupf, and J. A. Luchsinger, "Mediterranean Diet and Mild Cognitive Impairment," *Archives of Neurology* 66 (2009): 216–225.
33. C. Feart, C. Samieri, V. Rondeau, H. Amieva, F. Portet, J. F. Dartigues, . . . P. Barberger-Gateau, "Adherence to a Mediterranean Diet, Cognitive Decline, and Risk of Dementia," *Journal of the American Medical Association* 302 (2009): 638–648.
34. T. F. Hughes, R. Andel, B. J. Small, A. R. Borenstein, J. A. Mortimer, A. Wolk, . . . M. Gatz, "Midlife Fruit and Vegetable Consumption and Risk of Dementia in Later Life in Swedish Twins," *American Journal of Geriatric Psychiatry* 18, no. 5 (2010): 413–420.
35. M. Kivipelto, A. Solomon, S. Ahtiluoto, S. Ahtiluoto, T. Ngandu, J. Lehtisalo, . . . H. Soinenen, "The Finnish Geriatric Intervention Study to Prevent Cognitive Impairment and Disability (FINGER): Study Design and Progress," *Alzheimer's & Dementia* 9, no. 6 (2013): 657–665.

新 知
文 库

01 《证据：历史上最具争议的法医学案例》[美]科林·埃文斯 著　毕小青 译
02 《香料传奇：一部由诱惑衍生的历史》[澳]杰克·特纳 著　周子平 译
03 《查理曼大帝的桌布：一部开胃的宴会史》[英]尼科拉·弗莱彻 著　李响 译
04 《改变西方世界的26个字母》[英]约翰·曼 著　江正文 译
05 《破解古埃及：一场激烈的智力竞争》[英]莱斯利·罗伊·亚京斯 著　黄中宪 译
06 《狗智慧：它们在想什么》[加]斯坦利·科伦 著　江天帆、马云霏 译
07 《狗故事：人类历史上狗的爪印》[加]斯坦利·科伦 著　江天帆 译
08 《血液的故事》[美]比尔·海斯 著　郎可华 译　张铁梅 校
09 《君主制的历史》[美]布伦达·拉尔夫·刘易斯 著　荣予、方力维 译
10 《人类基因的历史地图》[美]史蒂夫·奥尔森 著　霍达文 译
11 《隐疾：名人与人格障碍》[德]博尔温·班德洛 著　麦湛雄 译
12 《逼近的瘟疫》[美]劳里·加勒特 著　杨岐鸣、杨宁 译
13 《颜色的故事》[英]维多利亚·芬利 著　姚芸竹 译
14 《我不是杀人犯》[法]弗雷德里克·肖索依 著　孟晖 译
15 《说谎：揭穿商业、政治与婚姻中的骗局》[美]保罗·埃克曼 著　邓伯宸 译　徐国强 校
16 《蛛丝马迹：犯罪现场专家讲述的故事》[美]康妮·弗莱彻 著　毕小青 译
17 《战争的果实：军事冲突如何加速科技创新》[美]迈克尔·怀特 著　卢欣渝 译
18 《最早发现北美洲的中国移民》[加]保罗·夏亚松 著　暴永宁 译
19 《私密的神话：梦之解析》[英]安东尼·史蒂文斯 著　薛绚 译
20 《生物武器：从国家赞助的研制计划到当代生物恐怖活动》[美]珍妮·吉耶曼 著　周子平 译
21 《疯狂实验史》[瑞士]雷托·U. 施奈德 著　许阳 译
22 《智商测试：一段闪光的历史，一个失色的点子》[美]斯蒂芬·默多克 著　卢欣渝 译
23 《第三帝国的艺术博物馆：希特勒与"林茨特别任务"》[德]哈恩斯-克里斯蒂安·罗尔 著　孙书柱、刘英兰 译
24 《茶：嗜好、开拓与帝国》[英]罗伊·莫克塞姆 著　毕小青 译
25 《路西法效应：好人是如何变成恶魔的》[美]菲利普·津巴多 著　孙佩妏、陈雅馨 译

26 《阿司匹林传奇》[英]迪尔米德·杰弗里斯 著　暴永宁、王惠 译

27 《美味欺诈：食品造假与打假的历史》[英]比·威尔逊 著　周继岚 译

28 《英国人的言行潜规则》[英]凯特·福克斯 著　姚芸竹 译

29 《战争的文化》[以]马丁·范克勒韦尔德 著　李阳 译

30 《大背叛：科学中的欺诈》[美]霍勒斯·弗里兰、贾德森 著　张铁梅、徐国强 译

31 《多重宇宙：一个世界太少了？》[德]托比阿斯·胡阿特、马克斯·劳讷 著　车云 译

32 《现代医学的偶然发现》[美]默顿·迈耶斯 著　周子平 译

33 《咖啡机中的间谍：个人隐私的终结》[英]吉隆·奥哈拉、奈杰尔·沙德博尔特 著　毕小青 译

34 《洞穴奇案》[美]彼得·萨伯 著　陈福勇、张世泰 译

35 《权力的餐桌：从古希腊宴会到爱丽舍宫》[法]让-马克·阿尔贝 著　刘可有、刘惠杰 译

36 《致命元素：毒药的历史》[英]约翰·埃姆斯利 著　毕小青 译

37 《神祇、陵墓与学者：考古学传奇》[德]C. W. 策拉姆 著　张芸、孟薇 译

38 《谋杀手段：用刑侦科学破解致命罪案》[德]马克·贝内克 著　李响 译

39 《为什么不杀光？种族大屠杀的反思》[美]丹尼尔·希罗、克拉克·麦考利 著　薛绚 译

40 《伊索尔德的魔汤：春药的文化史》[德]克劳迪娅·米勒-埃贝林、克里斯蒂安·拉奇 著　王泰智、沈惠珠 译

41 《错引耶稣：〈圣经〉传抄、更改的内幕》[美]巴特·埃尔曼 著　黄恩邻 译

42 《百变小红帽：一则童话中的性、道德及演变》[美]凯瑟琳·奥兰丝汀 著　杨淑智 译

43 《穆斯林发现欧洲：天下大国的视野转换》[英]伯纳德·刘易斯 著　李中文 译

44 《烟火撩人：香烟的历史》[法]迪迪埃·努里松 著　陈睿、李欣 译

45 《菜单中的秘密：爱丽舍宫的飨宴》[日]西川惠 著　尤可欣 译

46 《气候创造历史》[瑞士]许靖华 著　甘锡安 译

47 《特权：哈佛与统治阶层的教育》[美]罗斯·格雷戈里·多塞特 著　珍栎 译

48 《死亡晚餐派对：真实医学探案故事集》[美]乔纳森·埃德罗 著　江孟蓉 译

49 《重返人类演化现场》[美]奇普·沃尔特 著　蔡承志 译

50 《破窗效应：失序世界的关键影响力》[美]乔治·凯林、凯瑟琳·科尔斯 著　陈智文 译

51 《违童之愿：冷战时期美国儿童医学实验秘史》[美]艾伦·M.霍恩布鲁姆、朱迪斯·L.纽曼、格雷戈里·J.多贝尔 著　丁立松 译

52 《活着有多久：关于死亡的科学和哲学》[加]理查德·贝利沃、丹尼斯·金格拉斯 著　白紫阳 译

53	《疯狂实验史Ⅱ》[瑞士]雷托·U.施奈德 著 郭鑫、姚敏多 译
54	《猿形毕露:从猩猩看人类的权力、暴力、爱与性》[美]弗朗斯·德瓦尔 著 陈信宏 译
55	《正常的另一面:美貌、信任与养育的生物学》[美]乔丹·斯莫勒 著 郑嬿 译
56	《奇妙的尘埃》[美]汉娜·霍姆斯 著 陈芝仪 译
57	《卡路里与束身衣:跨越两千年的节食史》[英]路易丝·福克斯克罗夫特 著 王以勤 译
58	《哈希的故事:世界上最具暴利的毒品业内幕》[英]温斯利·克拉克森 著 珍栎 译
59	《黑色盛宴:嗜血动物的奇异生活》[美]比尔·舒特 著 帕特里曼·J.温 绘图 赵越 译
60	《城市的故事》[美]约翰·里德 著 郝笑丛 译
61	《树荫的温柔:亘古人类激情之源》[法]阿兰·科尔班 著 苜蓿 译
62	《水果猎人:关于自然、冒险、商业与痴迷的故事》[加]亚当·李斯·格尔纳 著 于是 译
63	《囚徒、情人与间谍:古今隐形墨水的故事》[美]克里斯蒂·马克拉奇斯 著 张哲、师小涵 译
64	《欧洲王室另类史》[美]迈克尔·法夸尔 著 康怡 译
65	《致命药瘾:让人沉迷的食品和药物》[美]辛西娅·库恩等 著 林慧珍、关莹 译
66	《拉丁文帝国》[法]弗朗索瓦·瓦克 著 陈绮文 译
67	《欲望之石:权力、谎言与爱情交织的钻石梦》[美]汤姆·佐尔纳 著 麦慧芬 译
68	《女人的起源》[英]伊莲·摩根 著 刘筠 译
69	《蒙娜丽莎传奇:新发现破解终极谜团》[美]让-皮埃尔·伊斯鲍茨、克里斯托弗·希斯·布朗 著 陈薇薇 译
70	《无人读过的书:哥白尼〈天体运行论〉追寻记》[美]欧文·金格里奇 著 王今、徐国强 译
71	《人类时代:被我们改变的世界》[美]黛安娜·阿克曼 著 伍秋玉、澄影、王丹 译
72	《大气:万物的起源》[英]加布里埃尔·沃克 著 蔡承志 译
73	《碳时代:文明与毁灭》[美]埃里克·罗斯顿 著 吴妍仪 译
74	《一念之差:关于风险的故事与数字》[英]迈克尔·布拉斯兰德、戴维·施皮格哈尔特 著 威治 译
75	《脂肪:文化与物质性》[美]克里斯托弗·E.福思、艾莉森·利奇 编著 李黎、丁立松 译
76	《笑的科学:解开笑与幽默感背后的大脑谜团》[美]斯科特·威姆斯 著 刘书维 译
77	《黑丝路:从里海到伦敦的石油溯源之旅》[英]詹姆斯·马里奥特、米卡·米尼奥-帕卢埃洛 著 黄煜文 译

78 《通向世界尽头:跨西伯利亚大铁路的故事》[英] 克里斯蒂安·沃尔玛 著 李阳 译

79 《生命的关键决定:从医生做主到患者赋权》[美] 彼得·于贝尔 著 张琼懿 译

80 《艺术侦探:找寻失踪艺术瑰宝的故事》[英] 菲利普·莫尔德 著 李欣 译

81 《共病时代:动物疾病与人类健康的惊人联系》[美] 芭芭拉·纳特森–霍洛威茨、凯瑟琳·鲍尔斯 著 陈筱婉 译

82 《巴黎浪漫吗?——关于法国人的传闻与真相》[英] 皮乌·玛丽·伊特韦尔 著 李阳 译

83 《时尚与恋物主义:紧身褡、束腰术及其他体形塑造法》[美] 戴维·孔兹 著 珍栎 译

84 《上穷碧落:热气球的故事》[英] 理查德·霍姆斯 著 暴永宁 译

85 《贵族:历史与传承》[法] 埃里克·芒雄—里高 著 彭禄娴 译

86 《纸影寻踪:旷世发明的传奇之旅》[英] 亚历山大·门罗 著 史先涛 译

87 《吃的大冒险:烹饪猎人笔记》[美] 罗布·沃乐什 著 薛绚 译

88 《南极洲:一片神秘的大陆》[英] 加布里埃尔·沃克 著 蒋功艳、岳玉庆 译

89 《民间传说与日本人的心灵》[日] 河合隼雄 著 范作申 译

90 《象牙维京人:刘易斯棋中的北欧历史与神话》[美] 南希·玛丽·布朗 著 赵越 译

91 《食物的心机:过敏的历史》[英] 马修·史密斯 著 伊玉岩 译

92 《当世界又老又穷:全球老龄化大冲击》[美] 泰德·菲什曼 著 黄煜文 译

93 《神话与日本人的心灵》[日] 河合隼雄 著 王华 译

94 《度量世界:探索绝对度量衡体系的历史》[美] 罗伯特·P. 克里斯 著 卢欣渝 译

95 《绿色宝藏:英国皇家植物园史话》[英] 凯茜·威利斯、卡罗琳·弗里 著 珍栎 译

96 《牛顿与伪币制造者:科学巨匠鲜为人知的侦探生涯》[美] 托马斯·利文森 著 周子平 译

97 《音乐如何可能?》[法] 弗朗西斯·沃尔夫 著 白紫阳 译

98 《改变世界的七种花》[英] 詹妮弗·波特 著 赵丽洁、刘佳 译

99 《伦敦的崛起:五个人重塑一座城》[英] 利奥·霍利斯 著 宋美莹 译

100 《来自中国的礼物:大熊猫与人类相遇的一百年》[英] 亨利·尼科尔斯 著 黄建强 译

101 《筷子:饮食与文化》[美] 王晴佳 著 汪精玲 译

102 《天生恶魔?:纽伦堡审判与罗夏墨迹测验》[美] 乔尔·迪姆斯代尔 著 史先涛 译

103 《告别伊甸园:多偶制怎样改变了我们的生活》[美] 戴维·巴拉什 著 吴宝沛 译

104 《第一口:饮食习惯的真相》[英] 比·威尔逊 著 唐海娇 译

105 《蜂房:蜜蜂与人类的故事》[英] 比·威尔逊 著 暴永宁 译

106 《过敏大流行:微生物的消失与免疫系统的永恒之战》[美]莫伊塞斯·贝拉斯克斯-曼诺夫 著 李黎、丁立松 译

107 《饭局的起源:我们为什么喜欢分享食物》[英]马丁·琼斯 著 陈雪香 译 方辉 审校

108 《金钱的智慧》[法]帕斯卡尔·布吕克内 著 张叶、陈雪乔 译 张新木 校

109 《杀人执照:情报机构的暗杀行动》[德]埃格蒙特·R.科赫 著 张芸、孔令逊 译

110 《圣安布罗焦的修女们:一个真实的故事》[德]胡贝特·沃尔夫 著 徐逸群 译

111 《细菌:我们的生命共同体》[德]汉诺·夏里修斯、里夏德·弗里贝 著 许嫚红 译

112 《千丝万缕:头发的隐秘生活》[英]爱玛·塔罗 著 郑嬿 译

113 《香水史诗》[法]伊丽莎白·德·费多 著 彭禄娴 译

114 《微生物改变命运:人类超级有机体的健康革命》[美]罗德尼·迪塔特 著 李秦川 译

115 《离开荒野:狗猫牛马的驯养史》[美]加文·艾林格 著 赵越 译

116 《不生不熟:发酵食物的文明史》[法]玛丽-克莱尔·弗雷德里克 著 冷碧莹 译

117 《好奇年代:英国科学浪漫史》[英]理查德·霍姆斯 著 暴永宁 译

118 《极度深寒:地球最冷地域的极限冒险》[美]雷纳夫·法恩斯 著 蒋功艳、岳玉庆 译

119 《时尚的精髓:法国路易十四时代的优雅品位及奢侈生活》[美]琼·德让 著 杨冀 译

120 《地狱与良伴:西班牙内战及其造就的世界》[美]理查德·罗兹 著 李阳 译

121 《骗局:历史上的骗子、赝品和诡计》[美]迈克尔·法夸尔 著 康怡 译

122 《丛林:澳大利亚内陆文明之旅》[澳]唐·沃森 著 李景艳 译

123 《书的大历史:六千年的演化与变迁》[英]基思·休斯敦 著 伊玉岩、邵慧敏 译

124 《战疫:传染病能否根除?》[美]南希·丽思·斯特潘 著 郭骏、赵谊 译

125 《伦敦的石头:十二座建筑塑名城》[英]利奥·霍利斯 著 罗隽、何晓昕、鲍捷 译

126 《自愈之路:开创癌症免疫疗法的科学家们》[美]尼尔·卡纳万 著 贾颋 译

127 《智能简史》[韩]李大烈 著 张之昊 译

128 《家的起源:西方居所五百年》[英]朱迪丝·弗兰德斯 著 珍栎 译

129 《深解地球》[英]马丁·拉德威克 著 史先涛 译

130 《丘吉尔的原子弹:一部科学、战争与政治的秘史》[英]格雷厄姆·法米罗 著 刘晓 译

131 《亲历纳粹:见证战争的孩子们》[英]尼古拉斯·斯塔加特 著 卢欣渝 译

132 《尼罗河:穿越埃及古今的旅程》[英]托比·威尔金森 著 罗静 译

133 《大侦探：福尔摩斯的惊人崛起和不朽生命》[美] 扎克·邓达斯 著 肖洁茹 译

134 《世界新奇迹：在20座建筑中穿越历史》[德] 贝恩德·英玛尔·古特贝勒特 著 孟薇、张芸 译

135 《毛奇家族：一部战争史》[德] 奥拉夫·耶森 著 蔡玳燕、孟薇、张芸 译

136 《万有感官：听觉塑造心智》[美] 塞思·霍罗威茨 著 蒋雨蒙 译 葛鉴桥 审校

137 《教堂音乐的历史》[德] 约翰·欣里希·克劳森 著 王泰智 译

138 《世界七大奇迹：西方现代意象的流变》[英] 约翰·罗谟、伊丽莎白·罗谟 著 徐剑梅 译

139 《茶的真实历史》[美] 梅维恒、[瑞典] 郝也麟 著 高文海 译 徐文堪 校译

140 《谁是德古拉：吸血鬼小说的人物原型》[英] 吉姆·斯塔迈耶 著 刘芳 译

141 《童话的心理分析》[瑞士] 维蕾娜·卡斯特 著 林敏雅 译 陈瑛 修订

142 《海洋全球史》[德] 米夏埃尔·诺尔特 著 夏嫱、魏子扬 译

143 《病毒：是敌人，更是朋友》[德] 卡琳·莫林 著 孙薇娜、孙娜薇、游辛田 译

144 《疫苗：医学史上最伟大的救星及其争议》[美] 阿瑟·艾伦 著 徐宵寒、邹梦廉 译 刘火雄 审校

145 《为什么人们轻信奇谈怪论》[美] 迈克尔·舍默 著 卢明君 译

146 《肤色的迷局：生物机制、健康影响与社会后果》[美] 尼娜·雅布隆斯基 著 李欣 译

147 《走私：七个世纪的非法携运》[挪] 西蒙·哈维 著 李阳 译

148 《雨林里的消亡：一种语言和生活方式在巴布亚新几内亚的终结》[瑞典] 唐·库里克 著 沈河西 译

149 《如果不得不离开：关于衰老、死亡与安宁》[美] 萨缪尔·哈灵顿 著 丁立松 译

150 《跑步大历史》[挪] 托尔·戈塔斯 著 张翎 译

151 《失落的书》[英] 斯图尔特·凯利 著 卢葳、汪梅子 译

152 《诺贝尔晚宴：一个世纪的美食历史（1901—2001）》[瑞典] 乌利卡·索德琳德 著 张婍 译

153 《探索亚马孙：华莱士、贝茨和斯普鲁斯在博物学乐园》[巴西] 约翰·亨明 著 法磊 译

154 《树懒是节能，不是懒！：出人意料的动物真相》[英] 露西·库克 著 黄悦 译

155 《本草：李时珍与近代早期中国博物学的转向》[加] 卡拉·纳皮 著 刘黎琼 译

156 《制造非遗：〈山鹰之歌〉与来自联合国的其他故事》[冰] 瓦尔迪马·哈夫斯泰因 著 闾人 译 马莲 校

157 《密码女孩：未被讲述的二战往事》[美] 莉莎·芒迪 著 杨可 译

158 《鲸鱼海豚有文化:探索海洋哺乳动物的社会与行为》[加]哈尔·怀特黑德 [英]卢克·伦德尔 著 葛鉴桥 译

159 《从马奈到曼哈顿——现代艺术市场的崛起》[英]彼得·沃森 著 刘康宁 译

160 《贫民窟:全球不公的历史》[英]艾伦·梅恩 著 尹宏毅 译

161 《从丹皮尔到达尔文:博物学家的远航科学探索之旅》[英]格林·威廉姆斯 著 珍栎 译

162 《任性的大脑:潜意识的私密史》[英]盖伊·克拉克斯顿 著 姚芸竹 译

163 《女人的笑:一段征服的历史》[法]萨宾娜·梅尔基奥尔-博奈 著 陈静 译

164 《第一只狗:我们最古老的伙伴》[美]帕特·希普曼 著 卢炜、魏琛璐、娄嘉丽 译

165 《解谜:向18种经典谜题的巅峰发起挑战》[美]A.J.雅各布斯 著 肖斌斌 译

166 《隐形:不被发现的历史与科学》[美]格雷戈里·J.格布尔 著 林庆新等 译

167 《自然新解》[澳]蒂姆·洛 著 林庆新、刘伟、毛怡灵 译

168 《生态现代主义:技术、政治与气候危机》[澳]乔纳森·西蒙斯 著 林庆新、吴可 译

169 《身体的价值:当科技重塑死亡的边界》[美]约翰·特罗耶 著 林庆新、吴楠、陈晖 译

170 《裸露的尺度:泳衣文化史》[法]奥黛莉·米耶 著 彭禄娴 译

171 《衰老之谜:解码脑老化与阿尔茨海默病》[英]劳伦斯·J.惠利 著 孙晓宁、王赫男、严仕达、杨子仪 译